医生如是说

主编 金昌晓 付卫

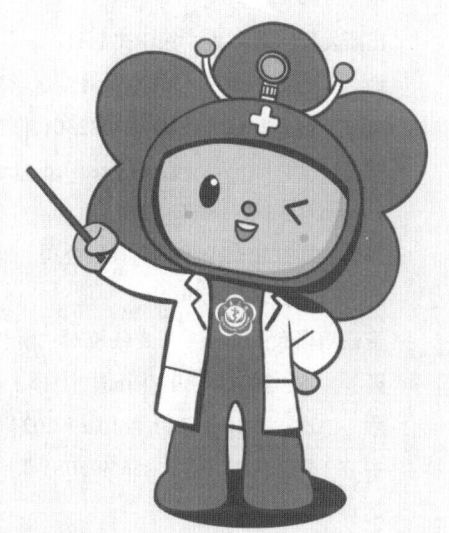

北京大学医学出版社

YISHENG RUSHI SHUO

图书在版编目（CIP）数据

医生如是说 / 金昌晓，付卫主编. —北京：北京大学医学出版社，2024.7

ISBN 978-7-5659-3085-0

Ⅰ.①医… Ⅱ.①金… ②付… Ⅲ.①医学—普及读物 Ⅳ.①R-49

中国国家版本馆 CIP 数据核字（2024）第 038541 号

医生如是说

主　　编：	金昌晓　付　卫
出版发行：	北京大学医学出版社
地　　址：	（100091）北京市海淀区学院路 38 号　北京大学医学部院内
电　　话：	发行部 010-82802230；图书邮购 010-82802495
网　　址：	http://www.pumpress.com.cn
E - m a i l：	booksale@bjmu.edu.cn
印　　刷：	北京溢漾印刷有限公司
经　　销：	新华书店
责任编辑：王　楠	责任校对：靳新强　责任印制：李　啸
开　　本：	787mm×1092mm　1/16　印张：36　字数：700 千字
版　　次：	2024 年 7 月第 1 版　2024 年 7 月第 1 次印刷
书　　号：	ISBN 978-7-5659-3085-0
定　　价：	98.00 元

版权所有，违者必究

（凡属质量问题请与本社发行部联系退换）

编者名单

主 编 金昌晓　付　卫
副主编 李　蓉　仰东萍　孙　静
编 委（按姓氏笔画排序）

丁士刚　马　宁　王　成　王　威　王文慧　申洪波
刘慧琳　闫　燕　孙永昌　孙垂国　李常虹　李葆华
李樽彝　杨　进　杨　蕊　杨延砚　杨毅恒　汪宇鹏
张　艳　张轩烨　姜　宇　洪　晶　姚永玲　栾景源
郭婧博　崔立刚　崔丽艳　葛洪霞　韩彤妍　傅　瑜
路　明　魏　威　魏　瑷

前 言

"医生怎么说?"当患者从诊室出来后,家属及亲友常常如此问。他们关心医生对疾病的诊断以及后续的治疗、用药、饮食、锻炼等方面的指导。编写这本《医生如是说》正缘于此。

做好科普工作,助力健康中国。北京大学第三医院(北医三院)为国家首批公立医院高质量发展试点医院,十余年来,医疗服务量和效率位居北京市前列,在常见病、多发病的诊疗上积累了丰富经验。"全民大健康,科普正当时",北医三院医学专家结合大量临床一线诊疗经验,针对读者普遍关心的健康问题,在本书中做出了科学解答,希望可以为读者了解医学知识、关爱身体健康提供重要参考。

医学是一门关于人类生命和健康的科学,具有一定复杂性、专业性、局限性和不确定性。北医三院致力于构建医患沟通的新桥梁,通过打造融媒体平台,提升科普创作能力,推动医疗信息共享,将医学知识以更加通俗易懂的方式呈现给广大读者。本书力求贴近大众生活,内容包含来自42个临床、医技科室的280篇优质文章,均选自2019—2023年北医三院微信公众号发布的健康科普文章,并经多位资深专家组成的编委会审阅。

全书分为循环系统、呼吸系统、运动损伤及康复、脊柱关节、生育健康、合理用药等20章,其中不仅有常见疾病的症状、临床表现、治疗和康复建议,还有运动、养生等方面实用的健康小贴士。全书力求用简洁明了的语言,将复杂的医学知识简单化。书中采用生动形象的比喻和实例,让读者在轻松愉快的阅读中,更好地了解自己的身体,积累保持健康和预防疾病的相关知识,倡导"做自己健康第一责任人"的理念。

我们希望这本书能够激发更多人对医学的兴趣和热爱,在引导大众树立正确健康观的同时,为促进医学科技进步和卫生健康事业发展贡献北医三院人的智慧和力量。

二〇二四年六月

| 目 录 |

01 循环系统

"一高"没控制好,为什么"三高"全都找上门 1
"冠心沟"——耳垂上的心脏病预警是真是假 3
高血压,知多少 4
永久心脏起搏器的 5 个常见误区 6
心力衰竭发作,竟然是喝水惹的祸 8
何为主动脉瓣狭窄？主动脉瓣重度狭窄可以药物治疗吗 10
关于高脂血症,您关心的问题都在这里 11
心肌坏死了,以后还能运动吗 13
什么时候嗓子疼、肩膀疼、左臂疼可能提示与心肌梗死相关 14
睡觉打鼾不是说明睡得香吗？怎么还和高血压有关系 17
心脏的"爱"与"不爱" 19
秋季疲乏别大意,莫把心脏病当成"秋乏" 22
偏头痛,要警惕"小心眼儿" 25
心脏是维持生命的永动机,出现这些症状是危险信号 27
夏季养心,听听中医怎么说 29
血压居高不下,可能是肾惹的祸 31

02 呼吸系统

秋冬季节流感高发,找对病因积极应对 33
哮喘的主要症状和治疗药物 35
身边的隐形杀手——静脉血栓栓塞症 37

咳嗽、咳痰、一动就喘，千万别忽视 42
潜藏在长期咳嗽、咳痰、咯血背后，支气管扩张症为何如此"低调" 44
肺真的会炸吗 46
呼吸之间来训练 48

传染性疾病

孕产妇如何加强新冠感染防护 50
10 个发热门诊的高频问题 51
新冠感染康复六大热点问题 54
长假期间返乡、旅游出行，如何做好新冠感染防护 55
新冠病毒流行季，孩子发热怎么办 57
新冠病毒流行季，小朋友就医宝典 58
孕产妇"阳了"，还能去医院吗 62
这份特殊时期的就医宝典，准妈妈们请收好 64
孕妈妈"阳了"，应如何用药 69
新冠抗体检测 IgM 和（或）IgG 升高，是说明接种疫苗有效吗 71
疫情防控期间，神经内科常见问题解答 72
"三高"人群如何应对新冠感染 75
新冠感染遇上高血压，什么情况怀疑是心肌炎 77
疫情期间，家中需要紫外线消毒灯吗 80
新冠感染居家药物治疗十问十答 81
高热要少吃高蛋白？新冠感染恢复阶段这样补 85
当疫情防控遇到化疗周期 86
新冠感染症状多，如何正确选择中成药 88
PPD 试验是什么？结果应该怎样看 90
流行性腮腺炎并非小朋友的"专利" 91
医务人员教您口罩的正确佩戴方法 93
猴痘，从来源到症状，从预防到治疗，您想知道的都在这里 96
俯卧位通气那些事儿 98
艾滋病离我们并不遥远——主动检测，知艾防艾，共享健康 99

04 消化系统

- 不想得慢性胃炎、胃癌，要防患于"胃"然 102
- 为何没有症状却被查出胆结石？胆结石知识十问十答 105
- 胰腺炎频繁复发，去查查胆管 108
- 溃疡性结肠炎，到底是什么病 109
- 哪些人需要进行结直肠癌筛查 112
- 凛冬已至，您的肠道"激动"了吗 114
- 您有"脂肪肝"吗 116
- 萎缩性胃炎都会癌变吗？多久做一次胃镜检查 118
- 小林历险记——消化道出血 1 例 119
- 来自肠息肉的自白 123
- 学会与胃"和平共处" 125
- 饭后反酸、反流、烧心，如何应对胃食管反流病 126
- 致命的胆结石 129
- 饭后腹胀，慢性萎缩性胃炎真的那么可怕吗 131

05 泌尿系统

- 梗阻性无精子症 133
- 尿石症——不同结石成分，各有各的防治方法 134
- 划重点！尿频、尿急、尿痛……出现这些症状要警惕肾结核 138
- 早期可能不疼不痒，发现肾病应当这样做 142

06 神经系统

- 为什么最爱你的人可能会慢慢忘记你 145
- 除了是急救电话，"120"还能识别脑卒中 147
- "肉跳"不一定要"心惊" 148

谈谈像公鸡一样跨阈步态的"芭蕾舞足" 150

07 内分泌系统

"甜蜜"的烦恼——如何远离糖尿病 151
低血糖时,应该选择哪种高糖食物 155
您的体重达标吗?糖尿病患者居家期间常见问题解答 156
米饭、馒头、面条,糖尿病患者如何吃主食 159
胰岛素比口服降糖药的副作用大吗?——走出胰岛素使用误区 161
除了关注血糖数值,还要警惕抑郁这只"黑狗" 165

08 免疫系统

别让银屑病关节炎破坏您的生活 168
起病隐匿、常累及全身,强直性脊柱炎是种什么病 169
狼疮患者夏季如何防晒 171
得了类风湿关节炎,应该怎么办 172

09 脊柱关节

如何预防腰椎间盘突出症?保守治疗方式有哪些?
　　什么情况下选择手术治疗 174
骨折"爱找"高血糖 178
腰椎间盘突出了,手术可以等一等吗 179
预防腰肌劳损,挺直腰杆做人 182
骨质疏松是老年人的"专利"吗?九大误区,一次看懂 184
治慢性腰痛,不能纯靠"静养" 186
面对骨关节炎,医生有哪些新帮手 188
"断骨增高"为何不可取 191

哪些人群易患骨质疏松？应当如何预防 194

寒冷会导致骨关节炎吗？爱护关节，这几点很重要 198

仰头看手机、"吊脖子"，这些网传方法能保护颈椎吗 200

年纪轻轻的，怎么就得了坐骨神经痛 202

颈椎病术后，有哪些训练可以加速康复 204

10 运动损伤及康复

关节有响声还疼痛，请及时就医 206

肩周炎，越疼越要动吗 207

运动员使用的"彩色胶布"，普通人用得上吗 208

运动医学专家谈——反复"崴脚"有哪些危害 210

路跑或机跑，哪个对膝关节更友好 211

如何分辨是膝关节扭伤还是髌骨脱位 212

引体向上、仰卧起坐、篮球……中考体育的运动损伤防治建议 214

是的！髌骨有问题也可能坐立难安 216

肩部疼痛 = 肩周炎？肩部疼痛背后的原因不简单 217

运动时注意这几点，预防跟腱断裂 219

军训季剧烈运动，要警惕横纹肌溶解 221

运动疗法示范——"戴好"运动中"无形的护膝" 223

每天 10 分钟，让膝关节"长寿" 226

心血管疾病患者，能做力量训练增强骨骼肌吗 229

11 眼耳鼻喉

声音哑了怎么办？听听耳鼻喉科医生怎么说 231

简单易学的嗓音保健方法——让优美的嗓音成为自己的另一张名片 232

感冒后容易得中耳炎？一个动作帮助缓解 235

鱼刺卡喉咙要喝醋吗 236

老年人得了神经性耳聋怎么办？如何保护儿童听力？"耳屎"要不要掏 237

别怕！有些"打喷嚏、流鼻涕"其实都是鼻炎所致 239
注意这些因素，保护我们的听力 242
春天到，喷嚏也到，过敏性鼻炎怎么办 243
关于近视手术，专家为您答疑解惑 244
青光眼患者使用药物控制眼压，需要注意什么 247
白内障必须成熟才可以做手术吗？可以药物治疗吗 249
预防近视，科学护眼，重视全眼健康 251
白眼球上有一片红，难道是眼底出血了 253
最近看灯光时四周总是有彩虹一样的光晕，该不会得青光眼了吧 254
"迎风流泪"有玄机 257
春天来了，我的鼻涕眼泪也来了 258
秋冬护眼小贴士——除了使用滴眼剂，还有这些缓解眼部不适的方法 260
经常戴耳机听歌，竟让他差点丢了工作 262

12 老年健康

医生总说"清淡饮食"，老年人应该怎么吃 264
挠破皮也解决不了的老年皮肤瘙痒，这几个方面您注意了吗 265
老年人睡眠质量不好，应该怎么办 267
您听说过老年高血压吗 268
老年女性反复发作尿频、尿急、尿痛，为什么要去妇科更年期门诊 269
登高远眺，别让这些行为伤害老人的膝盖 271

13 儿童健康

儿科专家团队共话儿童科普热点话题 274
10个小窍门，帮助孩子培养饮食习惯 278
关于手足口病，核心问题都在这里 279
排尿哭闹、小便频繁？警惕儿童尿路感染 281
反复发热、眼睛红、草莓舌、皮疹、手指足趾肿胀……可能得了这种病 283

诺如病毒来袭，儿科医生给您支招 284
脐带不脱落、皮肤长痱子，宝宝的皮肤如何护理 286
流感来袭，儿科专家谈流感的预防与治疗 288
"神兽"上课注意力不集中，是多动症吗 291
孩子身高达标吗？想帮助孩子长高，家长要注意什么 293
孩子突然"愣神"，警惕儿童癫痫 297
聊聊儿童腹泻那些事 298
小朋友磕碰、摔倒怎么办？来看这份儿童外伤处理指南 301
担心孩子脊柱侧弯？这些细节要注意 303
视力筛查建议"眼科复查"怎么办 305
6个不可忽视的斜弱视防治误区，别让孩子因视力输在起跑线上 307
关于儿童散瞳验光的那些事 309
科学防控近视，关爱孩子眼健康 311
孩子的膝盖怎么突然伸不直了 312

14 生育健康

关注生命起点，预防出生缺陷 314
HPV感染，可以和宫颈癌画等号吗 316
腹痛到怀疑人生……妇科医生帮您找到原因啦 317
患高血压的女性，还可以生孩子吗 320
40多岁不用避孕？可别心存侥幸 321
优生顺娩二三事——孕期营养与运动 324
女人四十如何"养" 325
女性的难言之隐，可以一洗了之吗 327
出生缺陷的三级预防策略 329
怀孕和卵巢储备功能有何关系？AMH又是什么 332
生育请趁早 334
"一代""二代"试管婴儿技术有何区别？有"三代"吗？
　　治疗能挑"高级别"的吗 336
哪些女性需要生育力保存 339

基因编辑与遗传病干预，区别在哪里 340
育龄女性和放射检查二三事 342
乳腺癌的危险因素有哪些？如何早期发现 344

15 口腔健康

种植牙，您了解吗 348
牙不疼并不代表口腔健康，定期检查很重要 350
我知道牙线对牙齿好，但听说越用牙线牙缝越大，是真的吗 351
硬毛牙刷还是软毛牙刷，这是个问题 353
儿童口腔及口腔正畸常见问题解答 354
牙疼得厉害，我该怎么办 355
高血压患者拔牙，需要注意什么 357
牙周炎可能与心脑血管疾病密切相关，这是真的吗 358
智齿周围的牙龈突然肿痛，半张脸肿得像包子一样，这是怎么了 359
人老了就一定会掉牙吗 360

16 检查检验

办理病理会诊，需要注意什么？病理切片需要冷冻保存吗 361
空腹抽血前可以喝水、吃药吗 362
尿潜血"潜藏"的秘密 365
同样是咳嗽，别人只做 CT 平扫，为什么让我再做 CT 增强 366
磁共振检查前，为什么要把身上携带的金属物品全部取下 367
哪些疾病需要做磁共振检查？检查时身上为什么不能有金属物？
  为什么检查时间那么长 368
磁共振检查有辐射吗？孕妇和胎儿可以做吗 372
什么是低剂量 CT？和普通 CT 比有哪些优点 373
之前只听过 CT，CT 介入是什么？能为患者做什么 374
我做过支架，还有假牙，能做 MRI 吗 375

MRI 检查噪声太大了，可以消除或者降低噪声吗 376

夏天放射科检查室为什么那么冷 378

口干、眼干，多喝水、滴眼药就可以吗 379

尿液异常也是身体的报警信号吗 381

如何解读体检报告中的血脂指标 382

糖尿病诊断相关的实验室检查 383

糖尿病并发症相关的实验室检查 387

谈"癌"不色变——认识肿瘤标志物 389

"三高"后的"第四高"——高同型半胱氨酸血症 392

头孢、青霉素……您家药箱里备了几种消炎药？用对了吗 395

看病时医生让留标本，这样留取对吗 397

关于胃肠镜检查，那些您不知道的事儿 398

提到胃镜检查，您害怕吗 401

超声检查"十万个为什么" 403

甲状腺里长了小"疙瘩"，应该怎么办 406

如何读懂糖尿病化验单——糖尿病相关自身抗体 407

17 合理用药

烟和药物不可"兼得" 410

眼药水大揭秘，这些误区别大意 413

冬季鼻病，慎重选药 415

过敏性鼻炎患者，家庭小药箱应备点什么药 416

小妙招助您控制冬季血压 419

咳嗽就吃甘草片，对吗 420

中药＋西药，如何"1+1＞2"？关于中西药联用，这些需要注意 421

天然牛黄和人工牛黄区别大吗？药师教您来区分 422

同时用药超 5 种，需找药师来指导 425

网购"买买买"，海淘药品真的那么"神奇"吗 426

家庭小药箱如何配备？如何管理小药箱里的药品 428

降压药、降糖药、降脂药，可以同服吗 433

两人症状相似，吃同一种"消炎药"，为什么效果截然不同 434
到了夏天，药品要不要放到冰箱里保存 436
面对骤变的气温，感冒药可不能乱吃 438
鼻喷剂的正确打开方式 439
尿酸高＝痛风？发现尿酸高一定要使用降尿酸药治疗吗 440
为什么吃这种药期间，医生不让我拔牙呢 442
明明吃了治疗痛风的药，为什么症状没缓解呢 443
更年期使用激素治疗，会增加乳腺癌风险吗 445
更年期女性补充激素会发胖，这是真的吗 446
如何正确使用保肝药 447
额头滚烫，需要马上吃退热药吗？不妨先问问自己这3个问题 449
阿司匹林是饭前吃还是饭后吃 450
加班后来一滴？年轻人，快放下您的网红眼药水 452
夏季只要感冒，就可服用藿香正气水吗 453

18 饮食营养

小龙虾可能导致横纹肌溶解？看看一位患者的就医经历 455
自家院子里长的蘑菇能吃吗 457
爱吃烫的食物，会增加食管癌发生率吗 458
心衰患者，可以想喝水就喝水吗 460
肝病患者饮食三问 462
天热吃水果，是多多益善吗 464
贴秋膘，就是吃肉补一补吗 467

19 预防保健

更年期遇上青春期，妈妈们该怎么办 470
女性更年期如何自我保健？雌孕激素能否与治疗其他疾病的药物同服？
　　出现骨质疏松只能静养吗 472

冰袋冷敷及温水、酒精擦浴，这些物理降温的方法您用对了吗 474
测量体温很简单吗 476
打针或输液后，如何避免局部皮肤淤青 477
雾化吸入知多少 479
极限运动，要警惕失温 481
高温预警＋三伏天，急诊医生讲解如何预防热射病 482
"空调病"是怎么回事 484
什么是急性酒精中毒？醉酒后如何护理 485
走路一瘸一拐，当心间歇性跛行 486
认识颈动脉狭窄，预防脑梗死 487
动起来！一起来做体能恢复操 488
轻松几招，预防崴脚 492
弹力带——随身携带的"热身专家" 495
怎样洗澡才正确 498
遮阳伞真的能防晒吗 499
滑雪季警惕皮肤冻伤，这里有一份冻伤应急手册 500
如何预防银屑病（牛皮癣）的发生和复发 502
小动作，大收益——踝泵运动：简单易行的下肢功能锻炼法 505
手机不离手的我们，眼睛还好吗 506
滑雪"小白"和"高手"都应该重视这几点 508
"网红"筋膜枪对哪些人有效？专家来支招 509
且练且珍"膝"——腿部力量的练习与评估 511
足踝虽小，学问却大——选择鞋子的6个建议 513
家庭氧疗小技巧 515
科学健身，不能跟自己较劲 517

20 其 他

五招教您辨黑痣"善恶" 520
就诊时，如何与医生"过招" 522
一起了解蚊子的黑历史 525

冰雪运动的"速度与激情" 527
您知道急诊看病要分级吗 529
牙龈出血的患者，怎么来了急诊科 530
食物意外堵塞气道怎么办 532
下肢水肿真的有那么可怕吗 534
颈动脉斑块会导致中风吗 536
静脉曲张有哪些危害？穿高跟鞋会引发静脉曲张吗 538
要做手术了，千万别再"美甲" 540
关于荨麻疹，这里有您想知道的 540
关于湿疹皮炎，您需要知道的几件事 544
减肥"魔法"，您适合吗 546
被猫抓伤了，就会得猫抓病吗 548
淋巴结肿大，按着还疼，莫不是得了淋巴瘤 549
射波刀，是真的"刀"吗 551
为什么我们管不住自己的脾气 553

缩略语 555

01 循环系统

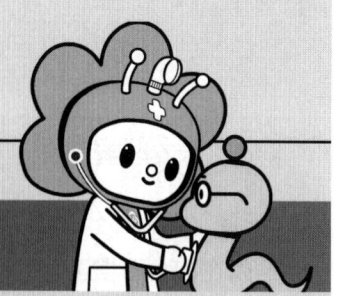

"一高"没控制好，为什么"三高"全都找上门

心血管内科 唐熠达

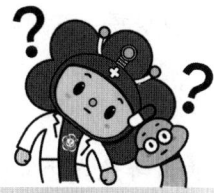

一位 40 岁左右的患者，在 8 年前发现自己血压高，由于生活节奏非常紧张，经常有应酬，晚上也总是熬夜，随之而来的是，他的体重从大学毕业时的 130 多斤一下长到了 240 斤。由于他**自己并没有感觉到任何不适，便没有在意，也没有加以控制**。

又过了几年，他在体检时发现血糖和血脂也高了，但还是一样，只有指标的异常，并没有自我感觉不舒服，这次，他依旧没有重视。

直到前段时间，他忽然发现自己一走路就喘，甚或上两三节台阶就会有胸痛的症状，坐下来休息就能缓解。

到医院做检查发现，他的冠状动脉狭窄程度已经很重了，达到 80%~90%，另外还发现了主动脉整体增宽。直到这时候他才意识到，是不是因为前期没有控制好，才逐渐发展到了这个地步？

医生经常和患者强调，**不论是高血压、高血脂还是高血糖，如果患者有单独的危险因素，一定要早期控制，目的就是不让另外"两高"也随之而来**。有研究数据表示，如果发现"三高"中的任何"一高"，却不加以控制，5 年后这类人群发生糖尿病、高脂血症或者冠心病的比例要比正常人群高 40%~50%。

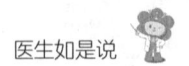

◎ 该怎么理解血糖、血脂、血压的相互影响和变化？

"三高"与人体代谢紊乱有关，"三高"之间互相影响。

例如在饮食习惯上，一些朋友特别喜欢吃油腻的食物，导致血脂逐渐增高，血流速度逐渐减慢，血管阻力增加。心脏需要将血液输送到全身，为了应对增高的血管阻力，心脏就需要"拼命使劲"，久而久之，血压也就逐渐增高，这就是不控制高血脂，进而引起血压增高的原因。

反过来也是一样，如果血压增高，会导致血管硬化。人体正常血管是有弹性的，随着血流的运行，血管会逐渐伸缩。但是在高血压的情况下，血管收缩功能变差，久而久之会导致血糖、血脂沉积，引发血管损伤。

所以说，**平时经常提到的"三高"，并不是三个独立的问题，而是会互相影响的**，因此经常会出现"一高没有控制好，三高全部找上门"的情况。

◎ 瘦人会得"三高"吗？

"三高"偏爱胖人，但并非瘦人不会得。刚才提到，"三高"的核心是代谢紊乱或者是代谢出了问题。无论是胖人还是瘦人，都可能出现代谢问题。

"三高"与遗传、饮食习惯等因素有关。如果携带相应疾病的致病基因，或是有一些特殊的饮食习惯，比如饮食过咸，可能会患上盐敏感性高血压，都会导致相应疾病的发病率增高。

◎ 为什么现在得"三高"的年轻人越来越多？

现在年轻人出现"三高"的比例越来越高，这与其工作和生活压力大有关。

高血压中有一种类型称为年轻人高血压，年轻人高血压的主要特点有2个：**低压高、心跳快**。通过调整生活方式、舒缓压力、保持良好的心态，可尽量避免出现年轻人高血压。

"冠心沟"
——耳垂上的心脏病预警是真是假

心血管内科　白　瑾

　　有些人的耳垂上面会出现一道明显的皱褶，有人称之为"耳垂冠状沟"或"冠心沟"，据说是一种医学的名词，是冠心病的表现，有些专家也提示大家重视，那这是真的吗？

　　从西医角度，我们先看看书本上是怎么说的吧。无论是从教学课本，还是我们常用的各种实用内科学、心脏病学书籍，只有一本书里记载耳垂皱褶和冠心病可能存在一定的关系，并将此命名为"Frank沟"，但这项记载是20世纪70年代的调查结论。大部分心脏方面的书籍中都没有这样的记载，因此对医生的指导意义并不是特别大。

　　还有人说耳垂皱褶的发生机制主要与特殊的睡觉姿势、遗传学背景、提早衰老、氧化应激、胶原降解等有关。小范围的调查研究数据显示，耳垂皱褶对于冠心病的诊断敏感性为48%左右，特异性为88%左右。换句话说，机制并不明确，只是有可能。另外这种调查仅仅限于小范围，真实性还有待考证，实用性可以说没有。

◎ **既然不能根据耳垂皱褶来判断有无冠心病，那么依据什么来诊断呢？**

　　我们会根据患者是否具有冠心病的危险因素，如高血压、高血脂、糖尿病、肥胖、家族史、抽烟、喝酒、不健康的饮食习惯、久坐不动等。这些因素越多，患冠心病的可能性就越大，这些人就更应该重视健康的生活习惯，严格控制自身的"三高"。

　　对于已经有症状的冠心病人群，就更不需要看耳垂有无皱褶了，我们可以根据症状及冠状动脉影像学检查来诊断冠心病。

　　从中医角度而言，确实存在耳诊，耳朵其实也是人体各部位的一个缩影，其中耳垂对应的是我们整个头面部，经常按摩此部位可以促进头面部的血液循环。相信大家都摸过自己的耳垂，它是软软的，解剖结构不存在软骨或者韧带，有研究认为，这里能够体现动脉硬化这种全身性疾病。当冠状动脉硬化导致缺血缺氧时，会在耳垂这些没有骨性支撑的部位表现得更加明显。也有研究认为，当耳垂出现凹陷皱褶时，是心脏血管胶原纤维减少，引起血管缺乏弹性所致，而耳垂刚好最需要这种血管弹性支撑，所以症状或许更加明显。

　　无论哪一种说法，实际上，让医学界认为应该重视耳垂冠心沟的最主要原因是在我们遇到的冠心病或心肌梗死人群中，有些病例确实存在相对比较明显的耳垂冠心沟。但还是

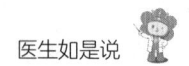

那句话：有"冠心沟"并不代表一定是冠心病！因为目前并没有任何明确的循证医学证据可以证明耳垂出现冠心沟一定与冠心病有关。同样我们在临床工作中也发现，有些年纪较大的人多少都会存在耳垂皱褶。

最后提示，对于一些中老年人，无论耳垂有无明显皱褶，只要平时出现胸痛、胸闷、气短等症状，就一定要引起重视。

高血压，知多少

心血管内科　崔　鸣

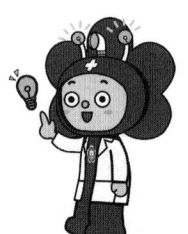

高血压可以说是历史最久、危害最大、隐蔽最深的健康杀手。患者可能在毫无察觉的情况下，就出现了高血压。2023年10月8日是第26个全国高血压日，其主题是"健康生活，理想血压"。对于高血压患者来说，**认识血压、长期监测血压非常重要**。

◎ 什么是血压？

血压是最重要的生命体征之一，人体的血液要想在全身流动，就需要有压力。血压的定义是指**血液在血管内流动，对血管壁产生的压力，这种压力驱动血液在血管中循环**。

血压一般用两组数字来表示，分别是收缩压和舒张压，以正常血压 120/80 mmHg 为例，前面比较高的数字表示收缩压，也就是大众口中的"高压"，后面较低的数字表示舒张压，也就是常说的"低压"。

在一个心动周期之间，血压是连续出现的，有波峰和波谷。血压的产生源自心脏的收缩，心脏收缩时，心脏的血液迅速进入主动脉，这时候为配合心脏的收缩，主动脉会扩张，此时的血压是最高的，也称为收缩压；心脏收缩停止后进入舒张期，没有血液再进入大血管，这时候大血管回弹，此时的血压是心动周期中最低的，称为舒张压。

◎ 高血压的诊断标准是什么？

在未使用降压药物的情况下，非同日三次测量诊室血压，如果收缩压（高压）大于等于 140 mmHg，和（或）舒张压（低压）大于等于 90 mmHg，就可以诊断为高血压。

在这里有几点需要提醒大家。首先是需要非同日3次测量诊室血压，不能仅凭1次诊室血压就做出高血压的诊断。在谈到高血压时，经常会提到一种现象——"白大衣高血压"，是指有一些患者来到医院就诊时血压就高，而在家中自测血压一直是正常的，所以把这种现象叫做"白大衣高血压"。因此，诊断高血压需要非同日3次测量诊室血压，而不是根据同一天的测量结果。

其次，经常有患者问："医生，我的高压比较高，低压正常，这样也是高血压吗？"

答案是肯定的。在前面提到的诊断标准中，高压140 mmHg和低压90 mmHg并不是同时存在才叫高血压。如果患者的高压大于等于140 mmHg或低压大于等于90 mmHg，就符合高血压的诊断标准。

例如，一些患者血压为160/80 mmHg，或者一些年轻患者血压为130/100 mmHg，其实都是高血压患者。

◎ 怎么判断高血压的严重程度？

判断高血压的严重程度，除了看症状和血压值，更重要的是看靶器官的损害程度。

如果血压过高，会持续侵袭血管，如侵犯脑血管可能会造成脑出血或者脑梗死，侵犯心血管会造成冠心病或者心力衰竭，侵犯肾脏血管会造成肾功能损坏，侵犯眼底动脉会造成视网膜病变甚至失明。

所以说，高血压本身并不可怕，可怕的是高血压带来的一系列并发症。

高血压的治疗并不是控制症状，总目标是降低发生心、脑、肾及血管并发症和死亡的总风险，而高血压治疗最核心的是降压达标。

一般高血压患者家庭血压应低于135/85 mmHg；65～79岁患者家庭血压应低于140/90 mmHg；80岁以上老年人血压应降至150/90 mmHg以下；糖尿病患者的血压目标应低于130/80 mmHg；老年高血压或有其他疾病的高血压患者，建议按照之前医生确定的标准控制血压。

◎ 高血压的治疗方式有哪些？

高血压的治疗包括生活方式干预、药物治疗和手术治疗，其中主要是生活方式干预和药物治疗。

1. 生活方式干预

生活方式干预是高血压治疗的基石，适合于每一个高血压患者，而且应该贯穿整个高血压治疗的全过程。

生活方式干预包括五大基石：合理膳食、适当运动、控制体重、戒烟限酒、心理平衡。合理膳食，主要强调限制钠盐的摄入，推荐每天摄入量小于5 g。需要注意的是，这里指的不止是食用盐，还要考虑一些含盐的调味品（如酱油、味精）和高盐的食品（如咸菜、腌制食品）。另外，高血压患者应增加钾的摄入，低钾是高血压的危害因素之一，所以说合理膳食主要是推荐低钠高钾的健康饮食。

适当运动是大家都比较熟悉的。一般推荐每周5~7天的中等强度运动。很多患者会问："什么是中等强度运动？是不是每天走10 000步，就达到中等强度了？"中等强度运动可以通过心率来换算。用220减去年龄，再乘以60%或70%，得到的数字就是中等强度运动时的心率。

高血压患者还应该控制体重。减肥不要急于求成，要因人而异，推荐每年减轻初始体重的5%~10%，根据患者自身情况与医生共同制定目标。

此外，高血压患者需要戒烟限酒，还要保持心理平衡。工作压力、生活压力以及一些抑郁焦虑的情绪都可能对高血压患者控制血压造成影响。

2. 药物治疗

药物治疗是控制血压的重要手段。

临床常用的降压药物有五大类，包括钙通道阻滞剂（硝苯地平、氨氯地平、非洛地平等）、血管紧张素转化酶抑制剂（ACEI，普利类）、血管紧张素Ⅱ受体阻滞剂（ARB，沙坦类）、利尿剂（氢氯噻嗪、吲达帕胺等）和β受体阻滞剂（美托洛尔、比索洛尔等）。

应根据患者高血压程度、合并的其他心血管危险因素及并发症针对性选药，进行个体化治疗。

永久心脏起搏器的5个常见误区

心血管内科　李艳莹　马　媛　李　蕾

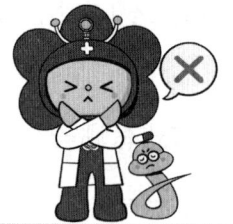

◎ 误区一：患者植入永久起搏器，就可以永久使用

永久起搏器与临时起搏器相对应，临时起搏器一般在条件尚不够安装永久起搏器或紧急情况下使用。临时起搏器电极放置在体内，起搏器放置在体外，放置时间一般为1~2周，最长不超过4周，待达到治疗和预防目的后随即撤出电极导线，如仍需继续起搏治

疗则应考虑植入永久起搏器。

永久起搏器则是植入体内，将起搏器埋藏于皮下，达到持久起搏的作用。但它也不是永久使用，应根据起搏器的电池电量决定更换时间，患者的使用情况不同，使用时间也不同，起搏器使用时间一般在10年左右，电池电量耗竭后要及时更换起搏器。

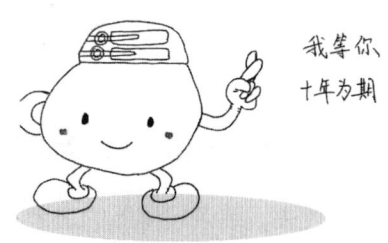

◎ **误区二**：**患者植入永久起搏器后感觉良好，不用再来医院了**

植入永久起搏器后，仍然需要定期随访，一般在植入术后1个月、3个月、6个月、1年进行随访，之后每年随访1次。主要是检测起搏器的工作状态是否安全，根据个人情况调整优化参数，以达到节省电池电量和安全使用的目的。特别是起搏器依赖的患者，当电池电量即将耗竭时，更应及时随访，并更换起搏器，一旦电量耗竭，将危及生命。

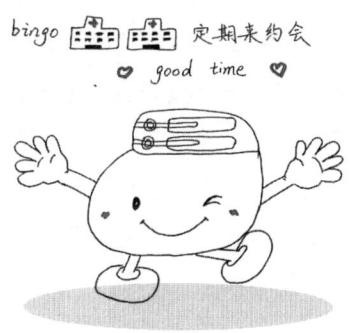

◎ **误区三**：**植入永久起搏器的患者不能使用家用电器**

大多数家用电器如电视、电脑、电话、冰箱、洗衣机等不会影响起搏器的工作，患者安装永久起搏器后可回归正常生活，但应远离或者避免使用一些向外发出强电磁波的电器，如微波炉、电磁炉、低高频治疗仪等。

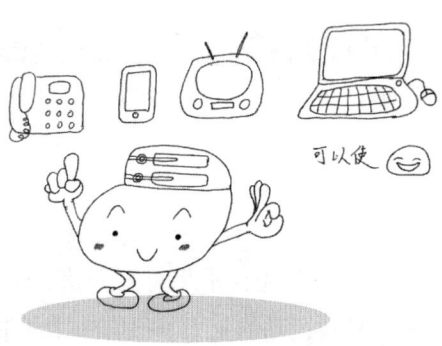

◎ **误区四**：**植入永久起搏器的患者不能坐火车、坐飞机去旅行**

安装永久起搏器的患者可以乘坐交通工具去旅行。火车站和飞机场安检门的金属探测器会探测到体内的起搏器，患者快速通过即可，同时请避免安检人员拿着探测器扫描身体，可换成手动检查。如安检人员质疑，可出示起搏器卡片解释清楚。当患

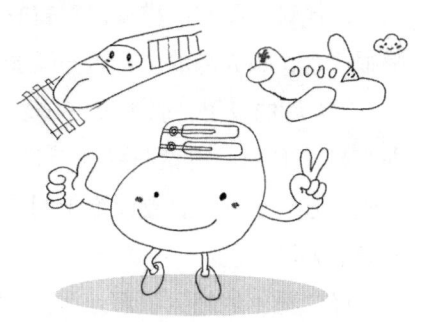

者出国或到有时差的地区时，如果起搏器设置了夜间休息频率，在出发前请找工作人员调整夜间参数。

◎ **误区五**：植入永久起搏器的患者绝对不能做磁共振成像检查

在过去，装了起搏器的患者不能做磁共振成像（MRI）检查，但随着起搏器技术的不断发展，出现了磁共振兼容起搏器，植入后可以做 MRI 检查，但在检查前需要调整起搏器为磁共振兼容状态，检查后再调整回原状态。

另外，需要更换起搏器的患者，如果之前安装的起搏器电极为磁共振兼容电极，可以更换为磁共振兼容起搏器，以后也可以做 MRI 检查。如果患者忘记安装的起搏器是否为磁共振兼容起搏器，可查询起搏器卡片有无磁共振兼容标志（起搏器卡片标记 MRI）。

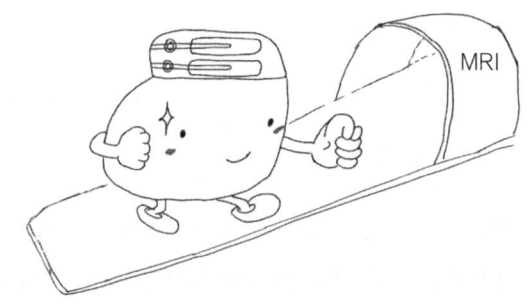

（绘图 马 媛）

心力衰竭发作，竟然是喝水惹的祸

心血管内科 王 润 王 琳

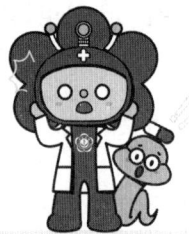

78 岁的张大爷患有冠心病，5 年前行心脏支架植入术，之后一直遵医嘱服药。几年来，喜欢运动的张大爷日常生活和锻炼都没受影响。不过最近张大爷感冒了，咳嗽、流鼻涕的同时浑身乏力，爬两层楼就呼吸不畅，下肢还时常水肿。老两口都觉得是感冒导致的。老伴说多喝水能排毒，感冒好得快。于是张大爷每天除了正常吃三餐外，一有空就会喝很多水，每天喝的水可达一暖壶的量（2000 ml）。

3 天后的夜里，张大爷在睡梦中被憋醒，呼吸困难伴有咳白色泡沫样痰，于是老伴立即拨打 120 急救电话将张大爷送往医院。经过一系列检查，医生判断张大爷为急性心力衰竭（心衰）发作，立即给予利尿药及血管扩张药。经过治疗，张大爷的症状很快减轻，几天后顺利出院。

经过医生的细致讲解，张大爷恍然大悟，自己感冒没好，"心脏病"却更严重了，原来都是喝水惹的祸。对于心功能不全的患者，大量饮水就如同让受伤的战士负重前行。喝水越多，循环系统中的容量增加，心脏负担也就越重。只有通过限制饮水、增加排尿量以及扩张血管，才能减轻心脏负担，让心脏得以充分休息。

那究竟吃多少、喝多少才算合适呢？这点要从入量和出量的概念说起。

入量：心衰患者根据病情，一般每天入量控制在 1500～2000 ml，包括每日总饮水量、进食的各类食物总含水量（表 1-1）及输液总量；可将喝水的杯子标好刻度，不口渴不要饮水。如果嘴发干，可以尝试含一块冰。

表 1-1　常见食物含水量

食物	单位	原料重量（g）	含水量（g）	食物	单位	原料重量（g）	含水量（g）
米饭	1 中碗	100	240	松花蛋	1 个	60	34
大米粥	1 大碗	50	400	藕粉	1 大碗	50	210
大米粥	1 小碗	25	200	鸭蛋		100	72
面条	1 大碗	100	250	馄饨	1 大碗	100	350
馒头	1 个	50	25	牛奶	1 大杯	250	230
煮鸡蛋	1 个	40	30	豆浆	1 大杯	250	230
牛肉		100	70	猪肉		100	30
青菜		100	90	大白菜		100	96
西瓜		100	80	苹果		100	68
香蕉		100	60	梨子		100	70

出量：一般指每天大小便总量、呕吐物总量及引流量。

除此之外，可以通过每日测量体重来管理出入量，测体重时需要注意以下事项。

（1）每日清晨排便后，保持空腹状态；
（2）穿同样的衣服和鞋子；
（3）使用同一个体重计；
（4）详细记录每日体重（如使用备忘录或日历）。

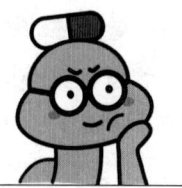

若体重在 1~2 天内突然增加，排除其他原因，应警惕急性心力衰竭的发生，并及时就医。

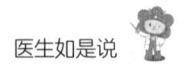

医生如是说

何为主动脉瓣狭窄？
主动脉瓣重度狭窄可以药物治疗吗

心血管内科　汪宇鹏

心脏是人体最重要的器官，而主动脉瓣是心脏射血时最后的门户。当主动脉瓣出现狭窄之后，会影响我们心脏向全身各个脏器的泵血功能，进而引发一系列的症状，甚至出现生命危险。当主动脉瓣瓣口狭窄严重时，可表现出呼吸困难、心绞痛、乏力、晕厥等症状。

主动脉瓣狭窄常由主动脉瓣退行性改变、钙化所致，故常见于老年患者。调查显示，我国75岁以上的老年人中，有1/8的老年朋友存在主动脉瓣狭窄的问题。一旦出现重度主动脉瓣狭窄，患者两年内的死亡率高达50%，这个比例甚至比一般的恶性肿瘤还要高一些。

所以，主动脉瓣狭窄是一个非常严重的疾病，需要引起我们的重视。

说到这里，有些朋友可能会问，如果出现主动脉瓣狭窄，该如何治疗呢？

对于主动脉瓣狭窄的治疗，目前主要有微创手术、外科手术和药物治疗这三种方式。

在门诊中，还有一个经常被患者问到的问题：主动脉瓣狭窄常见于老年患者，老人年龄较大，担心无法承受手术治疗，能不能通过药物治疗的方式根治呢？

在刚刚提到的针对主动脉瓣狭窄的治疗方式中，药物治疗只能起到延缓疾病进展的作用，唯一有效治疗主动脉瓣狭窄的方式就是手术治疗。

不同患者主动脉瓣狭窄的程度不同，治疗方式也不同。**对于轻度和中度主动脉瓣狭窄患者，只需要定期进行心脏超声检查，来观察病情变化。而对于已经达到重度主动脉瓣狭窄的患者，需要及早进行手术。**

手术治疗的方式包括两种。第一种是经典的开胸手术，第二种是目前比较新的技术——经导管主动脉瓣手术。第二种手术采用微创的方式，创伤比较小，患者的痛苦也比较小，也就恢复得更快。所以，对于合并多种基础疾病、耐受力不好的老年人，通过这样的微创手术方式，可以达到更好的治疗效果，也更安全。一般来说，进行微创手术，患者术后1~2天就可以下地活动，3~5天就可以出院了。

关于高脂血症，您关心的问题都在这里

心血管内科　徐东晓　汪宇鹏

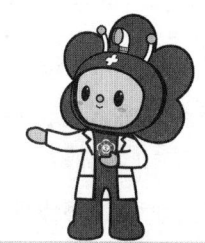

提起高脂血症，大家并不陌生，无论是医院检查还是体检，为了明确您的血脂是否正常或达标，均需检查血脂含量。**血脂升高是心血管疾病重要的危险因素，积极控制血脂可以显著降低心血管疾病的发病率和死亡率，意义重大。**

◎ 什么是高脂血症？

高脂血症是指血液中某一类或几类脂蛋白水平超出正常范围，主要表现为血清总胆固醇（TC）、甘油三酯（TG）和低密度脂蛋白胆固醇（LDL-C）的浓度升高，有时伴有高密度脂蛋白胆固醇（HDL-C）降低。而其他血脂项目如载脂蛋白 A1、载脂蛋白 B、脂蛋白 a 的临床价值也日益受到关注。

◎ 化验单上，最需要关注的血脂指标是什么？

低密度脂蛋白胆固醇下降，就可稳定、延缓或消退动脉粥样硬化病变，并能显著减少这些致死、致残性疾病的发生率、致残率和死亡率，是需要控制的首要指标。

◎ 化验单上的血脂指标均在正常范围，就不用服降脂药了吗？

个体发生心血管疾病的风险，不仅取决于胆固醇水平，还取决于同时存在的其他可导致动脉粥样硬化性心血管疾病的危险因素数目和水平。

医生需要结合现病史、既往史、年龄、体重指数、吸烟和家族史等诸多因素进行总体心血管危险评估，根据危险分层确定治疗目标。危险层级越高，低密度脂蛋白胆固醇水平需要控制得越低。 如果您已经患有冠心病，低密度脂蛋白胆固醇应小于 1.4 mmol/L 或较基线水平降低幅度大于等于 50%。

因此，**化验单中血脂虽然均在正常范围，但是根据个人风险，降脂目标便因人而异，并不是血脂正常就不用服降脂药物了。**

◎ 我们应该如何控制血脂呢？

人体血液循环中，胆固醇的来源主要有两种：肝与外周组织生物合成和饮食摄入。其

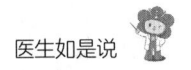

中体内合成占 70%~80%，饮食摄入占 20%~30%。

因此，**控制血脂水平应从两个环节入手，一是减少体内合成（通过降脂药物控制），二是饮食控制。**

目前可以使用的药物包括他汀类如瑞舒伐他汀钙片、阿托伐他汀钙片等，胆固醇吸收抑制剂如依折麦布片，还有新型降脂药，需要皮下注射。

◎ 降脂药物的副作用很大吗？是否少吃一些为好？

降脂药物通过肝脏代谢，不良反应之一为肝功能异常，而谷丙转氨酶（ALT）增高的发生率仅为 0.5%~3%，而且医生会定期进行肝功能监测，所以不必过分担忧不良反应而自行停药。一旦发生不良反应，医生也会给予应对措施。另外一个副作用为可能出现肌肉损害，如肌痛或者肌酸激酶指标升高，但发生率也比较低。

如果您的血脂不达标，服用降脂药物一定是利大于弊。

◎ 日常饮食中，哪些食物胆固醇含量高呢？

控制血脂需要控制膳食胆固醇和富含饱和脂肪酸食物的摄入。

胆固醇含量高的食物有动物脑、蛋黄、鹌鹑蛋，每 100 g 上述食物中，胆固醇的含量就超过 1000 mg；而鸡蛋、鱼子、鱿鱼、墨鱼及动物肝、肾、肥肠等内脏的胆固醇含量均较高，这些食物可适量食用，但不宜过多；大部分饼干、糕点、薯条、土豆片等油炸食品和加工零食，这些食物在加工过程中往往会使用人造黄油和奶油，容易含有较高的饱和脂肪酸和反式脂肪酸，因而应减少或避免食用。

🔔 注意

除了饮食外，还需注意生活方式，如**规律运动**。建议每周进行 5~7 天、每次 30 分钟的中等强度运动。

戒烟限酒。戒烟时间越长，心血管健康获益越大。研究表明，在 30 岁、40 岁、50 岁戒烟，可分别延长 10 年、9 年、6 年的寿命。对于每日摄入的酒精量，男性应小于 25 g，女性应小于 15 g。

保持理想体重。体重指数（BMI）的计算方式为：体重（kg）除以身高（m）的平方。BMI 应控制在 20~23.9 kg/m^2，每减轻 10 kg 体重可以使 LDL-C 下降 8 mg/dl。

血脂控制对于降低心血管疾病的发病率和死亡率有着十分重要的意义，希望您在读完上面的建议后，积极做好自我管理，控制血脂，远离心血管疾病。

心肌坏死了，以后还能运动吗

心血管内科　赵　威

运动可以说是最近几年大家都在关注的话题。不论是爬山、跳舞、打球、游泳、跑步，还是到健身房"举铁"，大家都或多或少参与了不同种类的运动。

对于健康的人群来说，运动是简单的幸福，运动带来的快乐可以说是唾手可得。而对于患有心血管疾病的人群，尤其是**心肌梗死的患者，还能随心所欲地运动吗？** 这是一个经常被患者和家属问到的话题。

这不，前几天，病房里即将出院的张先生就带着问题来了。

◎ 什么是心肌梗死？

要回答"心肌梗死后还能否运动"这个问题，首先需要了解什么是心肌梗死。

心脏在我们身体内每天大约要跳动 10 万次，是个不折不扣的发动机。给心脏提供血液和氧气的血管，叫做冠状动脉。**如果冠状动脉被血栓完全堵死，就会造成它所支配的心肌发生坏死，这就是心肌梗死**。就如同田地里的禾苗，有水灌溉才能长势喜人，一旦缺水就会干枯死亡。

◎ 心肌坏死了，还能运动锻炼吗？

听完叙述，张先生又问道："既然心肌坏死了，那还能运动锻炼吗？是不是应该静养？"

事实上，近 30 年来的科学研究证据表明，**对于心肌梗死后的患者，适当运动不仅是安全的，而且是有治疗作用的**，并且对患者延长生存期限、改善生活质量，甚至减少症状发作和住院次数都有着极大的作用。

一旁的家属继续问道："医生，他的心脏血管里放了支架，如果运动的话，支架会不会掉下来？"

实际上，支架是一个像弹簧一样的金属网格圆筒，医生借助导丝将支架放在血管病变处，然后利用球囊从内部向支架加压，把支架固定在血管内壁上。手术之后撤出导丝和球囊，但支架的固定过程其实还没有结束。**从植入支架的那一刻开始，血管最内层的细胞就会开始"爬"到支架表面，并最终把支架完全覆盖，使支架成为血管壁的一部分**。因此，患者在运动时，支架是掉不下来的。

医生如是说

◎ 什么是适当运动？

每一位心肌梗死患者和家属都最为关心的问题就是"什么叫适当运动？怎么能够判断运动的强度是否适宜？"

需要提醒的是，对于心肌梗死患者，一定要个体化定制运动处方。就像服用药物需要遵循医生开具的处方一样，**对于心肌梗死后患者的运动，也应遵循专业医生的处方**。运动处方包括运动的类型、强度、时间、频率、总量和进阶6个部分。

推荐以有氧运动为主，在医生的监测下科学评估运动强度，每天30分钟以上，每周至少3~5天。另外，适当地增加力量、柔韧、平衡训练，对心脏病患者也大有裨益。

回到张先生一开始提出的问题，心肌梗死后，是动还是养呢？

正确的答案是：既要动，也要养，像给汽车做保养一样，心肌梗死患者定期到医院复查非常重要。

| 助记口诀 | 得了心梗不要慌，
康复运动帮您忙，
私人定制有方案，
定期复查勤保养。 |

什么时候嗓子疼、肩膀疼、左臂疼可能提示与心肌梗死相关

心血管内科　徐昕晔

急性心肌梗死（心梗）的发病年龄上至八九十岁，下至二三十岁，研究显示，从2000年至2013年，35岁以下的患者发病率增长了59%。

有研究表明，70%~80%的心梗患者其实都有心梗信号，但是只有大概25%的年轻患者会提供给医生，而75%的年轻患者都不会注意到这些信号。所以，能够认识到心梗信号对患者早期就诊非常重要。

◎ 咽痛

对于一些患者，咽痛可以作为心梗的先兆症状出现。

实际上，我们对于疼痛部位的认知来自大脑，外周给了大脑很多信号，告诉大脑哪里疼痛了，所以我们才知道疼痛的部位。但是信号有时会有混淆，由于心脏传入神经和很多其他神经是交杂的，所以大脑有时会误认为疼痛来源不是心脏，而是其他部位。

一般来说，患者除了描述嗓子疼，还会有一些其他描述，如嗓子烧灼感、嗓子发紧，还有一些患者描述"好像是吃了辣椒、喝热水的感觉"。但实际上，并不是所有的嗓子疼都是心脏的症状。

如何鉴别心梗与感冒引起的咽痛？

感冒时除了咽痛，还有一些其他的症状，如流鼻涕、打喷嚏、头晕、脑部胀痛等，但是**心梗的时候往往不会合并有流鼻涕、打喷嚏等症状**。

一般来讲，感冒引起咽痛的原因是炎症反应，炎症的持续时间为 1 周。但是心梗的症状不会持续 1 周，心梗前的心绞痛或前期症状通常不会超过半个小时，而即便已经出现心梗，症状持续时间通常不会超过 1 天。

◎ 肩痛

发生心梗时，患者可以出现左侧肩胛骨、左上臂疼痛的症状，同时有心前区（胸口）不适的感觉。所以，反复出现左肩部疼痛很有可能也是心梗发病前的信号。

如何鉴别心梗与肩颈疾病引起的疼痛？

心梗与肩颈疾病引起的肩痛之间的关系，与刚才提到的咽痛的内在逻辑是一样的。

如果是肩颈疾病引起的肩痛，会影响局部的功能，限制某些动作，这也是医生询问病史时的重要环节。

而心梗的肩痛特点，主要体现在活动量受影响。心梗的原因是给心脏供血的血管（冠状动脉）堵塞，导致心肌细胞坏死。在活动时，心脏需要的供血量增加，由心梗导致的缺血症状就会更加明显。

此外，**疼痛的持续时间也不一样**。心梗前的这种预兆性疼痛通常持续时间不超过半个小时，而肩周炎疼痛的时间可能会更长，通常持续几天。

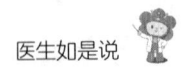

◎ 左臂疼痛

左上肢的感觉神经和心脏的感觉神经在上传路径上有交叠，传到大脑之后可能会让大脑误判疼痛位置来自左上肢，如果左上肢疼痛的同时伴有胸部放射痛，那就是典型的心梗前期信号。

如何鉴别心梗与肌肉问题？

肌肉本身的症状会影响局部功能，而心梗的放射痛不会影响局部功能。

另外，左上肢的酸麻可能有物理性因素，如睡眠中左侧卧位时压迫手臂血管供血或压迫神经。通过调整姿势可以缓解症状，而心梗的放射痛不会因体位变化而改变。

◎ 心梗的预警症状

1. 与活动量相关

如果这个症状明确与活动量相关，那么它非常有可能是心梗的预警症状。

2. 不限制功能

如果这个症状的发生并不限制这个部位的功能，就非常有可能是因为其他疾病引起的，其中包括心梗。

3. 物理方法无法改善

如果这个症状通过一些物理方法无法改善，如变换姿势、揉、压、按摩等，就需要考虑一些内脏疾病，其中包括心梗。

一般来讲，对于心梗导致的胸痛，我们描述为"像压榨一样，就像被捏着的感觉"，其他描述还有"像吃馒头噎到了，堵着的感觉"和"好像胸口压着一块石头的感觉"等。

◎ 心梗的诱因有哪些？

1. 寒冷

当温度降低时，我们的皮肤感觉到温度变化，会激活交感神经系统，以抵御寒冷。但是在抵御寒冷的同时，可能会造成心血管损伤，如血压上升；或产生一些化学物质，使血管上的斑块变得不稳定，更容易造成斑块破裂，进而形成血栓。

2. 饱餐

饱餐是心肌缺血和心梗的一个特别典型的诱因。如果吃得过饱，会有大量血液分布到消化道，促进消化道的蠕动，以加速食物吸收。当心脏的供血血管本身有问题时，容易导致供血不足。

3. 饮酒

有一些患者在大量饮酒之后会出现心肌血管的痉挛。心脏的血管上有环形分布的肌肉，肌肉痉挛时会使血管收缩，管腔变窄，导致血流淤滞，甚至形成血栓。

4. 熬夜

熬夜也是心梗的一个特别常见的诱因。熬夜后感觉头昏脑涨，实际上是交感神经兴奋的表现，可出现血管收缩、血压上升、心肌收缩力增强等，甚至有一些患者还会因为熬夜出现心律失常。

在神经兴奋性突然增加的情况下，血管也会出现痉挛等反应，造成管腔急剧变窄，形成血栓。

睡觉打鼾不是说明睡得香吗？怎么还和高血压有关系

心血管内科　祖凌云

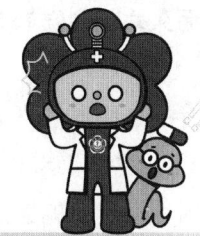

老张平时身体还不错，但是随着年龄的增长，他发现周围朋友的身体出现了各种各样的问题，他也担心自己会生病，于是坚持每年体检。

前些年的体检结果基本都正常，血压也是正常的，在今年体检时，他给自己多加了一个检查，叫做心脏彩超，然而结果一出来，发现心肌变厚、心脏变大了。老张觉得非常奇怪，赶紧去找医生。医生看到这个结果，高度怀疑是高血压导致的心脏损害。

这下老张和老伴着急了，老两口近几年的体检都很正常，多次测量血压也都正常，怎么会因为高血压引起心脏损害了？

医生安抚了老张的情绪，并告诉他，需要通过24小时动态血压监测来明确病因。结

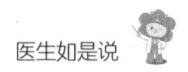

果发现，导致心脏损害的"元凶"还真是高血压。

正常人的血压白天相对高一点，到夜晚睡觉时会有一个轻度的下降，所以医学上称之为"勺型血压"，看起来就像我们平时用的勺子一样。24小时动态血压监测结果显示，老张在晚上睡觉的时候，血压反而会升高，比白天还要高，我们称之为夜间高血压，也叫反勺型血压，而这种反勺型血压会造成心脏损害，这也是导致他心脏肥厚的原因。

医生进一步探寻老张出现夜间高血压的原因，最终发现，**罪魁祸首竟然是打鼾**。

原来，老张一直有打鼾的习惯，但是并没有什么不舒服，所以从来没把打鼾当回事儿，老张觉得"睡觉打鼾，不是说明我睡得香吗？怎么还和高血压有关系？"

并不是所有打鼾都与血压有关，很多人都有打鼾的习惯，而像老张的情况，在医学上称为**睡眠呼吸暂停综合征**，简单来说，在打鼾的过程中会出现呼吸暂停的情况，这就比较危险了。

研究显示，高血压患者当中约有30%合并睡眠呼吸暂停综合征，而对于一些难治型的高血压患者，大概有40%都合并睡眠呼吸暂停综合征。

夜间进入睡眠后，随着气道变化，会出现呼吸暂停的情况。呼吸暂停后会导致全身出现低氧血症，随着氧含量的降低，身体的交感神经就会兴奋，使心肌收缩力增强，导致全身血管的张力增加，血管收缩，血压上升。

对于**睡眠呼吸暂停综合征的患者，往往对血压增高的压力反射敏感性降低，反射性的血压调节功能减弱**，久而久之就会发展成为持续性高血压，不仅仅是反勺型，可能在白天也会出现高血压。

大部分的高血压患者都是原发性高血压，所谓原发性高血压，指的是找不到明确致病因素，需要通过药物来长期控制。继发性高血压的占比相对较低，往往是某些特殊病因导致的高血压，在去除病因后，患者的血压就能够恢复正常。

对于上文提到的老张，在接受睡眠呼吸暂停综合征治疗后，他的血压也得到了良好控制。

◎ **什么样的打鼾比较危险？**

有些人是一种习惯性打鼾，可能是因为气道有轻度狭窄，或者睡着以后气道松弛，导致气流受阻，引起均匀的打鼾；还有一些人打鼾的原因是睡姿不合适，对于这两种打鼾，如果没有出现呼吸暂停的情况，就没有很大的风险。

若打鼾时，**呼吸暂停的时间超过10秒**，则需要引起注意。如果呼吸暂停的时间持续1分钟左右，甚至可能会引发猝死。通过睡眠呼吸监测，可以判断打鼾是否存在危险。

◎ 打鼾引起的高血压有什么特点？

其中一种情况就像是前面提到的老张，血压节律紊乱，出现反勺型血压，也就是夜间高血压，建议晨起后自测血压，如果非同日 3 次数值均超过 135/85 mmHg，需要引起注意，建议尽快到医院进行 24 小时动态血压监测，明确是否有高血压。

同时，睡眠呼吸暂停综合征引发的高血压往往**对多种降压药都不敏感**，血压不易控制，而睡眠呼吸暂停综合征得到有效治疗后，血压可很快恢复正常。

心脏的"爱"与"不爱"

心血管内科　祖凌云　杨林承

心血管疾病是人类健康的"大杀手"，其死亡率逐年攀升，也越来越受到人们的重视。然而，在高工作压力、不良生活习惯等因素影响下，心血管疾病也逐渐呈现年轻化趋势，患病群体不再局限于老年人。防治心血管疾病，就要了解心脏的"脾气"，摸清心脏的"小心思"，投其所好。

◎ 心脏"爱"均衡饮食，听说"地中海饮食"能预防血管硬化？

西班牙研究人员发现，地中海饮食者比普通饮食者死于心血管疾病的危险降低约 30%。地中海饮食的特点主要有：①橄榄油是主要的食用油，其富含单不饱和脂肪酸，它能预防低密度脂蛋白胆固醇（俗称"坏胆固醇"）的氧化，并能保护血管壁；②食物种类丰富，富含植物性食物，可提供丰富的维生素，具有很好的抗氧化功能，可以预防血管硬化；③多鱼少肉，红肉中所含的大量饱和脂肪酸易引发动脉粥样硬化，而海鱼中富含 ω-3 脂肪酸，可以降低胆固醇和甘油三酯，有助于抑制动脉粥样硬化。

地中海饮食的烹调方式简单，可保持食物的原汁原味，使食物中的各种营养物质得以保存。此外，不同于美国、法国那样餐后常配有各类蛋糕等甜点，地中海地区的人们喜欢以新鲜水果作为餐后食品，这样的饮食习惯确实对心脏大有裨益。

◎ 心脏"不爱"高盐饮食，警惕零食里的"隐形盐"

高盐摄入是高血压发病重要的危险因素之一，同时也会增加心血管疾病的发病与死亡

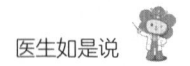

风险。过多的盐分摄入会造成体内血容量增加，肾为了调节电解质平衡也会分泌一些缩血管激素，导致血压升高。长期的高血压会逐渐引起心室壁肥厚，严重时可导致心力衰竭。同时，高血压还会破坏动脉内膜的完整性，导致粥样斑块形成，斑块逐渐增大会导致冠状动脉明显狭窄，造成心肌缺血，引发冠心病。冠状动脉内斑块突然破裂会引起血栓，使管腔闭塞，无法向心肌组织输送新鲜血液，造成心肌梗死。

世界卫生组织推荐每人每日盐摄入量不超过5g（大概一个普通啤酒瓶盖的量），而我国居民平均每日食盐摄入量是9.2g，远超世界卫生组织的推荐剂量。

相比于看得见的食用盐，我们更应该警惕身边的"隐形盐"。零食中就含有大量"隐形盐"，所以在购买各种食品时，应注意包装上标识的盐含量；平时炒菜时，等炒完菜后再放盐，可以在保持同等咸度下削减盐摄入量。

◎ 心脏"爱"适量饮茶，泡茶有何小技巧？

茶中含有多种有益成分。茶的保健作用很大程度上得益于茶多酚，茶多酚具有较强的抗氧化作用，可以使血管保持弹性、防止血管痉挛，常饮茶对预防动脉硬化有良好作用。茶中还含有咖啡因，具有兴奋大脑皮质、解除疲劳和增强记忆力的作用。

研究认为，适量的咖啡因摄入与心血管疾病并无直接相关性，但如果过量饮用浓茶，大量的咖啡因摄入反而会引起心悸、胸闷、头晕、乏力等症状。可见饮茶的关键是"适量"。推荐成年人一天的饮茶量在9g左右（一包7g），分2~3次冲泡为宜。老年人建议减半，控制在5g左右。

泡茶小技巧：茶叶泡开的前3分钟左右有70%~80%的咖啡因溶解在茶水里，这时候的茶最提神，3分钟以后，茶叶中的茶多酚就会开始溶解，可以抵消一部分咖啡因的作用。所以我们喝茶时，尤其是在下午、晚上，把前3分钟的茶倒掉，就能更好地避免咖啡因引起的副作用。

◎ 心脏"不爱"吸烟，戒烟能增加多少预期寿命？

在我国吸烟者的死因中，心脏病位居第3位。小于45岁的心肌梗死患者中，大约80%以上都有吸烟的习惯。所以，吸烟是年轻患者发生心肌梗死的重要危险因素。

烟草烟雾中含有大量有害物质，其中，尼古丁会导致心率加快、血压升高；焦油会损害血管内膜、加速血栓形成，还会导致血脂紊乱；一氧化碳会取代血液中的氧气，减少心肌和其他身体组织的氧气供应。电子烟也包含尼古丁等成分，同样危害很大，不会降低心血管疾病风险。

什么时候戒烟都不晚。世界卫生组织的研究表明，戒烟20分钟内，心率减缓，血压下降；12小时内，血液中的一氧化碳降至正常水平；2~12周后，血液循环改善，肺功能增强；戒烟1年后，冠心病风险比吸烟者大约降低一半，死亡风险比继续吸烟者降低将近一半；戒烟15年后，冠心病风险与从不吸烟者相当。

此外，戒烟还可以延长人们的预期寿命，与持续吸烟者相比，30岁左右戒烟，可增加近10年的预期寿命；40岁左右戒烟，可增加9年的预期寿命；50岁左右戒烟，可增加6年的预期寿命；60岁左右戒烟，可增加3年的预期寿命。

◎ 心脏"爱"运动，这几点需注意

心脏是身体的马达，每次运动的时候，心脏就得射出血液来供养全身。经常运动的人心脏射血能力强，如果我们把心脏射血比喻成挤牙膏，假如我们想挤出相同量的牙膏，每次挤出的牙膏多，挤的次数就会少，也就是心率不会那么快；但若每次挤出的牙膏少，挤的次数就会多，心率也就会快。所以，运动确实可以有效增加我们心肌的收缩力，改善心功能。

但怎样才能更"科学"地运动呢？我们要注意以下几点。

（1）**提倡有氧运动**。心脏就像发动机一样，如果好好保养，它会更健康，有氧运动就是一种有效的保养办法。有氧运动时，血氧供需能保持平衡，好比是燃料供应正好充足，发动机能在平衡稳定的状态下工作。有氧运动通常包括快走、慢跑、游泳、骑自行车等。

（2）**不提倡无氧运动**。无氧运动是指肌肉在"缺氧"的状态下高速剧烈地运动，对于老年人，这种高强度锻炼可能存在引发心绞痛、心梗的风险。

（3）**适度运动也很重要**。运动强度大容易导致损伤，甚至让心脏不堪重负。我们自己如何判断活动强度是否适宜呢？可以通过主观及客观两个指标来判断。

主观指标：运动后如果可以不费力地交谈，并且能保持微笑就说明运动强度是适宜的；

客观指标：活动时适宜心率=170-年龄，运动中注意监测心率。

（4）**应注意运动频率和时间**。例如跑步，建议每次大于15分钟，最好是30~60分钟，距离在3km左右，每周5次。

医生如是说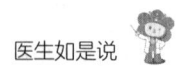

秋季疲乏别大意，莫把心脏病当成"秋乏"

心脏外科　凌云鹏

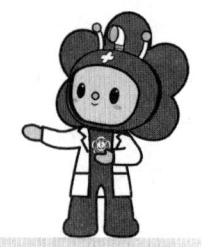

进入秋季后，炎热逐渐退去，却让人感觉疲乏。特别是中老年人，由于调节功能差，更容易在秋天感到疲惫。"秋乏"是一种正常的生理现象，但并非所有的疲劳现象都属于"秋乏"，尤其是心脏病，如果将其当成秋乏疲劳就会延误病情。

◎ 秋季疲乏别大意

秋季天气凉爽，人体出汗明显减少，体热产生和散发以及代谢逐渐恢复到原有的平衡状态，进入到生理的休整阶段，使机体出现"秋乏"。**秋乏的现象较为普遍，除了总感到睡眠不足之外，还有疲惫、反应迟钝等症状。**另外，由于秋季干燥，身体的水分大量消耗，也会导致人精神不振。

秋乏的多发人群一般是上班族，由于身体无法得到合理休养，导致秋乏症状比较明显，再加上长期在室内工作，活动量相对较小，更容易感到疲乏。**生理性秋乏经过调理，很容易得到缓解**，可以喝杯热茶、躺下来休息一会儿或吃点水果，如果感到精神状态明显好转，这种情况就不必担心。但**有些疲劳却是病理性的，需要引起重视。**

◎ 疲劳会引发心脏猝死

长期疲劳可引起不同程度的疾病。如经常工作时间过长，休息不好，处于紧张、压力较大的状态下，就会出现焦虑、失眠、记忆力减退、精神抑郁，使机体长期处于应激反应中，引发心、脑、肺、肾等器官损伤而导致死亡。在过度疲劳引发的死亡中，心脑血管疾病尤其是心脏病占主导地位。**过度疲劳、情绪激动、过量的体力活动和脑力活动，都会引发心脏猝死。**

在人们的印象里，心源性猝死一般只会出现在那些原本就有心脏病的患者身上，实际则不然。**导致心源性猝死的原因有多种，其中最常见的就是心室颤动，简称室颤，而室颤既可发生于有器质性心脏病的患者，也可发生于心脏正常的人。**过度疲劳、精神紧张、天气寒冷等因素都可能使原有心脏病急剧加重，如果得不到及时抢救，就会导致死亡，尤其在过度疲劳等因素刺激下更容易猝死。

◎ 警惕心脏病的早期信号

1．频繁耳鸣

有关研究人员发现，心脏病特别是高血压心脏病、冠心病、动脉硬化患者，都会出现不同程度的耳鸣，这是因为内耳对微细血管变化比较敏感，心血管动力学上出现异常尚未引起全身反应时，耳内可以得到先兆信息。因此，**45岁以上的中年人如果一周内频繁出现耳鸣，应及时去医院检查。**

2．运动后不适

大约在2000年前古人就已经开始研究心脏病的早期征兆，汉朝张仲景在《金匮要略》中提出"阳微阴弦，即胸痹而痛"，痹的意思是麻痹，不能活动，即一旦活动就不舒服，需要停止活动，这种不适可能表现各异，胸闷、胸痛、咽痛、腹痛、肩胛疼痛均有可能，古文描述为"胸膈痞窒满闷，胸膺内外疼痛"，这是因为心脏病患者一旦进行高强度活动，心肌耗氧量明显增加，心脏却无法提供足够的氧气与营养，从而导致活动后出现周身不适，需要停下休息才能缓解。

3．经常打鼾

20世纪80年代末，英国医学家曾对4388名40～69岁男子进行了3年的跟踪调查，将他们分成长期持续打鼾者、偶发打鼾者和不打鼾者这3类。结果表明，长期持续打鼾者中患心脏病、脑卒中（中风）的人数远比其他两类高。打鼾时虽然心脏仍处于工作状态，但却是心脏病的警报信号。如果您长期持续打鼾，就要留心有无心血管方面的疾病。

4．呼吸困难

心脏病患者胸闷、呼吸困难多与肺淤血有关，为阵发性，常发生在夜间、卧位时，坐位时症状减轻，活动或上楼时也可发生。

5．腿部水肿

心脏负荷过重导致静脉回流受阻，远端血管充血发生水肿，也是心脏病患者的常见症状。除心力衰竭外，腿部水肿往往是先兆症状。凡中老年人出现水肿，都应及早求医。

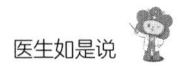

◎"多事之秋"如何保护心脏

虽然猝死的发生都很突然，但并非无法预防。注意以下几个方面，在"多事之秋"保护好心脏。

1. 饮食合理

在饮食上，应注意营养搭配合理，一点肉都不吃并不科学，从营养学角度来说，脂肪层也是心脏的必要保护层。但要少吃动物内脏、蛋黄等胆固醇含量高的食物；肉类宜选用鱼类及去皮家禽；炒菜时，用不饱和脂肪酸含量高的植物油；多吃些粗粮、杂粮、绿叶蔬菜和水果。应避免过度饱餐，如果吃得太饱，胃肠道大量吸收营养物质，易增加血液黏度，诱发心脏病。

2. 情绪愉快

入秋后，发生血管疾病的中老年人特别多，除了与天气相关外，情绪因素同样不容忽视。古人早就注意到情绪与健康的关系，认为养生中养神为首，"喜、怒、忧、思、悲、恐、惊"七情中任何一种都不能失调。有人曾对正在发脾气者的心脏进行测试，发现这时他们心跳急剧加快，血压骤升，耗氧量倍增。不仅如此，任何恶劣的情绪，如极度紧张、焦虑、悲痛或忧愁等，均会危及心脏的健康。所以，对于心脏病患者，要学会减轻压力，正确对待各种精神或环境的应激事件。保持平和心境，切忌大喜、大悲、大怒。

3. 适度运动

人在运动时，全身各个器官都能得到锻炼，其中受益最大的是心脏。运动可以促进血液循环，加速新陈代谢，增加肌肉与血管弹性，并能降低血液中的胆固醇水平。运动的选择要因人而异，如中老年人可选择散步、打太极拳等。应注意，对于心脏病患者，运动千万不能过量，否则会加重症状，应以没有疲乏、自我感觉良好为度。

4. 起居有律

生物钟的准确性受到生活节律的影响，所以要按规律生活，起居有常，活动有序，生活有节，以保证生物钟正常运行，使生理活动处在最佳状态。通宵不睡或劳作无度，血管壁会一直处于收缩状态，并渐渐僵化、失去弹性，容易发生动脉硬化。

除上述几点外，还要**戒烟限酒**，香烟里的有害物质会损伤血管壁细胞，造成动脉硬化。

应定期体检。除了心电图检查外,心脏超声检查可发现心脏结构异常的疾病,CT 或冠状动脉造影可检测心脏血管病变的情况。

我们可以把心脏保健比做"健康银行",只有坚持规律、良好的生活习惯,才能使心脏长久保持健康。

偏头痛,要警惕"小心眼儿"

心脏外科 傅元豪

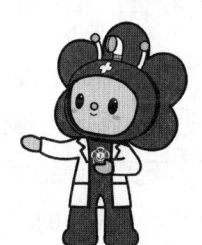

冯女士刚三十出头,头痛的毛病却已有许久。冯女士身边也有情况类似的同事,她自己觉得这和平时带孩子休息不好、工作压力大有关系,便没有重视。痛得厉害时也只是吃点镇痛药,从未就医。

一天凌晨,冯女士突然头晕、心慌,本以为是熬夜太晚累的,没想到突然出现右侧肢体麻木无力,也不能正常行走了。

就医检查后,年轻的冯女士被确诊为脑梗死(脑梗)。但她的颈动脉、脑血管都没有狭窄或闭塞,是什么原因引起的脑梗呢?直到冯女士转到心脏外科做了超声心动图才发现,原来冯女士存在卵圆孔未闭,就是这个心脏上的"小心眼儿"导致冯女士长期头疼,并引发了此次脑梗。

◎ 卵圆孔未闭很普遍,可能导致脑卒中

"卵圆孔未闭"听上去很专业,似乎离我们很远。我们可以通俗地将其理解成心脏上有个"小眼儿"。这个"小眼儿"本名为卵圆孔,在胎儿时期是开放的,允许右心房的血进入左心房,维持胎儿血液循环。当宝宝出生后,肺开始工作,它就失去了作用,慢慢自己闭合了。大多数宝宝在出生后半年内闭合,部分宝宝会延迟,直到 3 岁闭合。但是,正常人群中仍然有高达 1/4 的比例存在卵圆孔未闭。

未闭的卵圆孔相当于左右心房之间存在一个活瓣,正常情况下,左心房压力高于右心房,这个活瓣是关闭的。但是,在特殊的情况下,如咳嗽、憋气、潜水时,右心房压力一过性增高,活瓣就开放了。一般来说,卵圆孔未闭也不会出现症状。但是,由于右心系统(静脉系统)血流较慢,容易形成血栓,特别是下肢静脉的微栓子经过卵圆孔到达动脉系

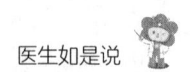

统，就可能引起脑梗，这就是医学上所谓的"矛盾栓塞"。此外，未闭的卵圆孔周围本身也容易形成微血栓。

所以，有这个"小心眼儿"的人一定要谨防脑梗。据目前的相关数据统计，卵圆孔未闭的确是相当一部分年轻脑梗患者的病因所在。

◎ 六七成的先兆偏头痛患者都有"小心眼儿"

偏头痛是一种常见的慢性神经血管性疾病，中青年高发，以女性多见，人群中患病率为5%~10%。相当比例的偏头痛找不出原因，称为原发性偏头痛，很多人将其归因于生活工作压力大、精神紧张、焦虑等。不但部分脑梗与卵圆孔未闭有关，偏头痛与卵圆孔未闭也存在相关性，而这一发现来源于一个有趣的巧合。

最早发现偏头痛与卵圆孔未闭有关系的是日内瓦大学医院的神经科医生Roman Sztajzel，他收到一封患者来信，感谢他治好了自己30多年的偏头痛。这名患者曾经2次发生脑栓塞，检查心脏时发现有卵圆孔未闭，医生为她封堵了卵圆孔，没想到几十年的偏头痛也随即消失了。从那以后，医学界开始关注卵圆孔未闭与偏头痛的关系。统计表明，高达60%~70%的先兆性偏头痛患者都存在卵圆孔未闭。但是，目前学界只是证实了两者存在关系，至于卵圆孔未闭到底是怎么造成偏头痛的，原因还有待研究。

◎ 卵圆孔未闭都需要治疗吗？

既然是心脏上的"小眼儿"，那这算心脏病吗？

严格来说，卵圆孔未闭确实属于先天性心脏病的范畴，但是它一般很小，大多不超过4 mm，对心脏血流基本没有影响，一般不需要进行处理。因为卵圆孔未闭十分普遍，治疗与否要看分流量的大小，还要看是否出现相关的临床症状和并发症。

如果脑栓塞、偏头痛等确实是因它而起，封闭卵圆孔就十分必要了。当然，卵圆孔未闭造成的矛盾栓塞也需要配合一些药物治疗，比如抗血小板或抗凝治疗。

对于卵圆孔未闭的治疗，传统的治疗方式是开胸手术，但为了一处小小的畸形，而冒着出血多、创伤大的风险进行开胸手术，如今已经很少见了。现在最常采用介入封堵的治疗方式，进行股静脉穿刺建立通路，在超声心动或射线引导下，采用特制的封堵器将卵圆孔封住，手术即完成，此种方式微创、快捷且高效，技术相对成熟，对患者生活工作影响较小。

01 循环系统

心脏是维持生命的永动机，出现这些症状是危险信号

心脏外科　宫一宸

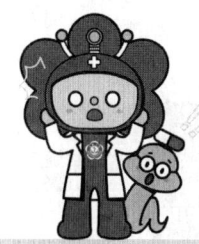

古往今来，永动机是一个神秘的传说，很多先人为了发明一个永远不停歇的机器做了无数努力，然而都没有成功。可是，上帝在创造人类的时候，给予了我们人体一个最为神奇的器官，它可以永不停歇地为我们工作，直到生命的终结，这就是我们的心脏——维持生命的永动机。

◎ 强劲有力的心跳是生命延续的表现

心脏对人的重要性不言而喻，平时我们在工作和生活中，并不能感觉到心脏的跳动，然而任何人都不会忽略它对于维持生命的重要性。一颗活力十足的心脏，就是我们生命的发动机，它会持续强劲有力地收缩，把充满养分的血液送到全身各个器官，以维持生命代谢。在漫长的生命周期中，心脏一秒也不会停歇。

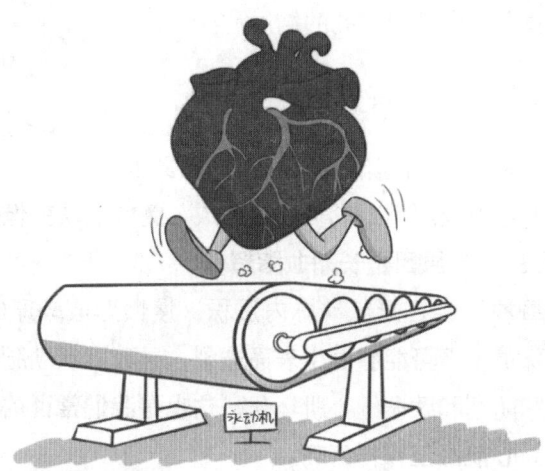

心脏能够持续工作，也是需要条件的。既然是发动机，心脏在工作时，就需要"燃料"来提供能量，所谓的"燃料"，就是包含氧气和养分的新鲜血液。

心脏表面分布着3条主要的动脉血管，这就是发动机的"输油管路"，我们称之为冠状动脉，随着心脏的跳动，冠状动脉也会不断地为心脏供血。

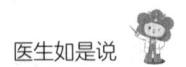

医生如是说

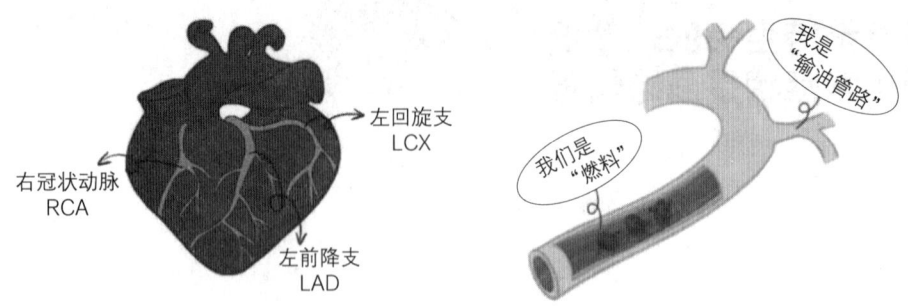

◎ 为心脏提供能量的"输油管路"——冠状动脉

如果冠状动脉出现狭窄，那么就会造成心脏供血不足，相应地会产生胸痛的感觉，这就是我们说的心绞痛，这是一个极其危险的信号。

如果不进行有效治疗，病变继续发展，冠状动脉发生了堵塞，血流完全无法通过，那么就会引起严重的心肌细胞坏死。更为不幸的是，**维持生命的"发动机"一旦"爆缸"或者"损毁"**，是难以修复的。心肌细胞一旦坏死将无法再生，这会使心功能下降，甚至导致心搏骤停或猝死的结局。

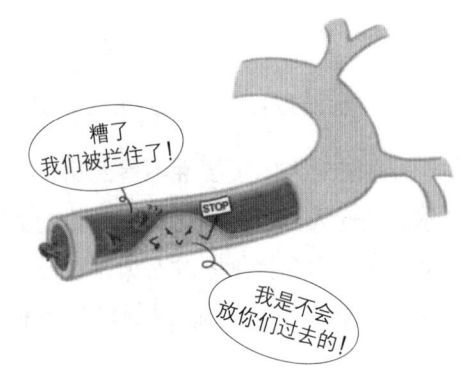

◎ 粥样斑块引起的冠状动脉狭窄

上述一系列由冠状动脉狭窄引起的心脏缺血的相关疾病，就是我们经常提到的冠心病。引起冠状动脉狭窄的最主要原因是粥样斑块形成，粥样斑块就像是堵塞"输油管路"的"油垢油渣"，其主要的形成原因是**长期血脂超标**。

血液中小的"脂肪颗粒"会在冠状动脉内沉积，慢慢形成较厚的斑块，导致血管狭窄。有的斑块在一些特殊情况下可能会发生表面破裂，导致冠状动脉内短时间形成大量血栓，突发严重的冠状动脉闭塞和致命的心肌坏死，**这也是我们常说的急性心肌梗死。一旦发生心脏缺血，可表现为心前区压榨样疼痛。**

对于冠心病，最好的治疗方法就是防患于未然。冠心病的主要危险因素包括高血压、高胆固醇血症、吸烟、糖尿病、肥胖及家族史等。

存在这些危险因素的患者，要通过锻炼、戒烟及减重等改善生活方式的方法，辅助规律的药物治疗以控制血压和血糖，避免发生严重的冠状动脉狭窄。

一旦出现活动后胸痛的症状，就要及时前往医院就诊，接受全面的检查和治疗。千万

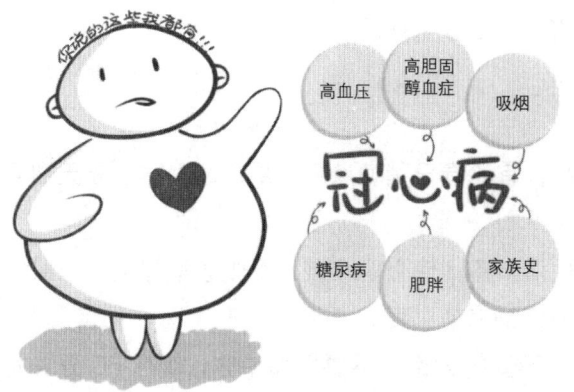 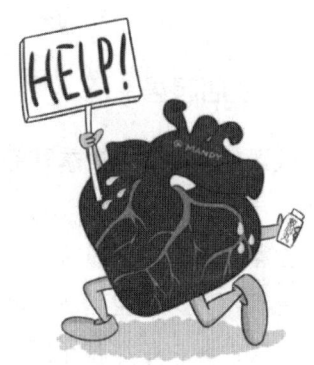

不要讳疾忌医，以免维持生命的"永动机"受到损伤。

有危险因素的患者一旦出现胸痛症状，是个极其危险的信号。 如果确诊冠心病，也不用慌张，随着现在医疗技术的发展，除了传统的药物、支架和开胸手术外，一系列创伤小、痛苦少的微创手术方法，将为更多的患者带来福音。

（绘图 崔 曼）

夏季养心，听听中医怎么说

中医科 李 赛

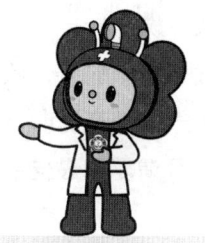

进入夏季，气温升高，热浪来袭。

中医认为，夏季在五行中属火，对应人体五脏为心，所以夏季要重视养心。

"天人相应"是中医养生的重要原则，人作为万物之灵，就应该顺应不同的节气，调整自己的生活起居、情志、饮食，与天地相应。

心的主要生理功能是主血脉、主神志，起着主宰生命活动的作用。心在体合脉，其华在面，在液为汗，开窍于舌，心与小肠相表里。心在五行属火，与夏季阳热之气相应，火气通于心，故夏季与心气相通。火性为阳，易干扰心神，所以夏天人们容易出现烦躁不安，心悸失眠，面赤口渴，多汗，口舌生疮，小便赤黄等不适症状。夏季养心，重在滋阴清火，宁心安神。

据《素问·四气调神大论》记载："夏三月，此谓蕃秀，天地气交，万物华实，夜卧早起，无厌于日，使志无怒，使华英成秀，使气得泄，若所爱在外，此夏气之应，养长之

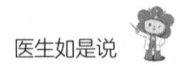

道也。逆之则伤心，秋为疟疾，奉收者少，冬至重病。"

◎ 生活起居

做到起居有节，夏季则宜晚睡早起，宜比春日稍晚点睡、早点起，结合夏天白昼长的特点，早5点起床，晚10点后安寝。

注意卧室凉爽、通风。适当减慢生活节奏，使心率减慢、呼吸频率降低，心脏才能得到休息。不宜久居空调房，睡觉勿贪凉，纳凉勿过度。

有条件者中午尽量小睡片刻，午饭不要吃太饱，不要立即午休，饭后60分钟左右为宜，养足心脏阳气，有助于缓解疲劳，以保持心神安宁。

选择轻薄、透爽、颜色浅淡、宽松的衣服，勤沐浴换衣。

◎ 运动

夏季天气炎热，血液循环加速，心脏容易负担过重，所以要减少活动强度，避免高温环境。不宜劳累，忌大汗淋漓，汗泄太多易伤心之气阴。运动后适当饮用凉开水，切勿大量喝冷饮以及用冷水冲头、洗澡。

对于夏季依然坚持锻炼身体的人，散步、游泳、打太极拳等都是适宜的运动方式，时间可选择在清晨、傍晚天气较凉爽时。其中，太极拳动静相兼，刚柔相济，开合适度，与自然的阴阳消长相吻合，可谓夏季最佳的养心运动之一。

◎ 情志

夏季与心气相通，火气通于心，易干扰心神，人们容易出现烦躁不安、心悸失眠等症状。

养心首先要做到心静，心静自然凉。保持淡然的心态，则平和宁静，可有效避免焦虑、紧张等不良情绪影响正常生活，诱发各种疾病。

中医认为，"过喜伤心"，因此在夏季不能大喜大悲。凡事不要着急，要善于调节心情，更需要多清静，保持一个淡泊宁静的心境。多闭目养神，可帮助排除心烦杂念；多静坐，静则神安，每次可在阴凉处或屋内静坐15～30分钟即可；多听音乐、看书、钓鱼、打太极拳等。

◎ 饮食

饮食方面，要尽量避免辛辣油腻等易上火的食物，多吃一些清淡的食物，如新鲜蔬菜、水果等。

五行中，心对应五味为苦味，故可适当食用苦味的食物，具有清心泻火的作用，如苦瓜、苦菜、苦菊、莴笋、马齿苋、蒲公英、百合、苦丁、苦荞、莲子心等。另外，心对应五色为红色，很多红色食物具有活血化瘀的功能，有助于心主血脉，预防心血管疾病的发生，如西红柿、山楂、草莓、葡萄、苹果、西瓜、红薯、红豆等。

体虚患者，夏季宜选用清补的方法，即选用药味平或偏于凉性的益气滋阴类中药、食物进行补益。其中，中药有太子参、西洋参、百合、麦冬、沙参、石斛等；食物有小米、薏米、绿豆、豆腐、鸭肉、猪皮、萝卜、冬瓜、丝瓜、油菜、芹菜、苦瓜、黄瓜、茭白、莲藕、海带、紫菜、西瓜、苹果、梨等。

失眠者可食用百合、莲子心，有助于清心安神，出汗过多可食用山药、小麦等益气养阴之品，有助于安心度夏。

血压居高不下，可能是肾惹的祸

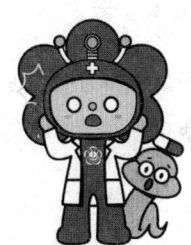

介入血管外科　栾景源

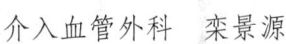

李女士患高血压已有八九年了，起初吃 1 种降压药就能控制血压。但近两年李女士的血压比以前升高了，降压药逐渐从 1 种增加到了 3 种。即便如此，血压控制得也很不满意，收缩压一直在 150～160 mmHg。由于血压始终降不下来，李女士和家人很是疑惑，也意识到问题可能没有那么简单，到医院全面检查后发现，导致血压居高不下的根源竟然是"肾动脉狭窄"。

◎ 什么是肾动脉狭窄？它和血压有怎样的关系呢？

肾是人体的重要器官，可以通过生成肾素来调节人体的血压。肾动脉狭窄时，进入肾的血流量减少，导致肾缺血，缺血的肾为了得到充足的血液供应，就会分泌肾素，向人体发出求救信号。心血管系统收到信号之后就会收缩血管，提升血压，从而导致高血压。**这种"肾动脉狭窄性高血压"往往比较顽固，难以用药物控制。若通过增加药量强行降低血压，则会造成肾缺血、萎缩，甚至肾功能衰竭（就是平常所说的尿毒症）。**

◎ 肾动脉狭窄有哪些症状？早期如何发现？

肾动脉狭窄性高血压是继发性高血压中最常见的一种，占高血压患者的 5%～10%，

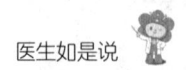

往往缺乏特征性的表现。

高血压患者如果出现下列情况,就要警惕高血压是否由肾动脉狭窄引起。

（1）血压波动大；
（2）吃降压药效果不理想；
（3）原来控制良好的血压失去控制；
（4）往往无高血压家族史。

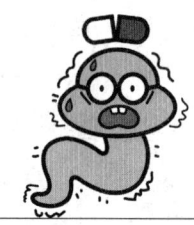

◎ 如何确定是否患有肾动脉狭窄？

如果有肾动脉狭窄,在患者的上腹部或腰部可听到血管杂音；超声检查是诊断肾动脉狭窄的可靠方式。

◎ 如果确诊患有肾动脉狭窄,该如何治疗？

肾动脉支架手术可有效治疗肾动脉狭窄。肾动脉支架手术属于微创手术,通过皮肤上的一个铅笔芯粗细的小孔就可以完成,整个过程需要 1 小时左右,患者也是清醒的。开头提到的李女士,医生及时查出其高血压的病因是一侧肾动脉严重狭窄,介入血管外科医生通过细致地术前评定,进行了肾动脉支架手术。术后已有半年,血压得到了有效控制,目前只吃 1 种降压药就可以把血压控制在正常范围内,避免了对肾造成更大的危害。

一般情况下,患者按时吃降压药就能控制高血压,如果服用降压药后血压不下降,一定要查找根源。肾动脉狭窄性高血压是继发性高血压中最常见的一种,当血压忽高忽低、不稳定,或者出现血压突然升高、用药物控制不好的情况时,一定要及时到医院检查,明确是否患有肾动脉狭窄性高血压,以便早日采取治疗。

02 呼吸系统

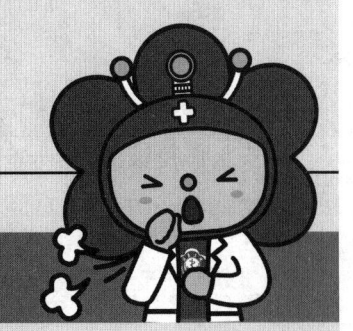

秋冬季节流感高发，找对病因积极应对

呼吸与危重症医学科　贺 蓓

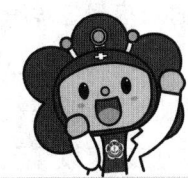

秋冬季是流行性感冒（流感）等呼吸道传染病的高发季节。据了解，全球每年约10亿人感染流感，其中29万~65万人死亡。应重视对流感病毒感染的认识和防护。

◎ **加强自我鉴别及防护**

到了秋冬季，呼吸系统疾病高发，从流感、感冒和新型冠状病毒肺炎（新冠肺炎）这几种疾病的临床表现来看，确实比较难区分。流感全身症状比较重，上呼吸道卡他症状轻（临床上常见症状，包括咳嗽、流涕、打喷嚏、鼻塞等）。普通感冒的症状则正好相反，患普通感冒后基本不发热，或者只有低热，但上呼吸道卡他症状重。

我们要注重对流行病学情况的了解或调查。对公众来讲，在流感高发季节，要做好个人防护，尽量减少跟可能发热的患者、有疑似症状者和有暴露史的人群接触，以减少接触和患病的风险，如果发热一定要去医院发热门诊寻求诊治。

治疗普通感冒主要是对症用药。一般普通感冒患者主要是上呼吸道卡他症状严重，需要多休息，多喝水，保持空气流通，针对这些症状可以用一些复方药，如泰诺，既可以缓解打喷嚏、流鼻涕，也可以减轻咳嗽和咽痛，针对老人、孕妇这类特殊人群，在医生指导

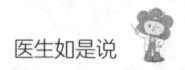

下可以安全服用该药物。同时还可以加一些常用的中药对症治疗。如果咳嗽症状重，上呼吸道卡他症状不明显，也可以只用一些镇咳祛痰类药物，以缓解不适。

◎ 咳嗽频发，需对症用药

咳嗽在秋冬季就更多见了，包括换季易复发或加重的慢性呼吸道疾病。引起咳嗽的原因有两种，一种是感染引起的，另一种是非感染因素引起的。比如一些病毒、细菌感染可能引起咳嗽，而秋冬季冷空气的刺激则会引起非感染性咳嗽。咳嗽可根据发病时间长短来划分，小于3周的咳嗽为急性咳嗽，一般由急性上呼吸道感染引起；如果咳嗽超过8周，就是相对慢性的咳嗽。另外咳嗽也可以从症状上进行区分，有痰的咳嗽为湿咳，无痰的咳嗽为干咳。对于治疗咳嗽，存在一些误区，比如不合理使用抗菌药物，或是久咳不治，而迁延不愈的咳嗽，除影响生活质量外，还可能引起其他问题。

面对咳嗽，需要查明原因，同时对症治疗咳嗽也是必要的。对于市面上诸多镇咳祛痰药物，在选用时要注意成分，比如右美沙芬，含有中枢镇咳药物成分，起效快，无成瘾性。还有一些祛痰药，如愈创甘油醚，可以使痰减少，降低痰的黏稠度，使痰容易排出。痰排出后，咳嗽也就会减轻，现在药店也可以买到复方镇咳祛痰药，如右美沙芬愈创甘油醚糖浆。同时，自行在药店购买时要避免使用有相同成分的药物，以防用药过量。如果症状持续不缓解，应积极就医。

◎ 接种流感疫苗不等于不会感冒

秋冬季接种流感疫苗是我们预防流感的一个更为经济有效的手段。但是大家有一个误区，以为接种流感疫苗就不会感冒。其实不然，流感疫苗是针对流感病毒的，并不能预防普通感冒。除了疫苗，实际上还有很多重要的预防方法，包括保持良好的个人卫生习惯，戴口罩，勤洗手，尤其是到人多的地方要做好个人防护、保持社交距离。同时，虽然冬季天气寒冷，但还要在保暖的前提下注意居室通风。这些良好的卫生习惯也是很好的预防措施，我们称为"社会疫苗"，它跟生物疫苗一样有效。

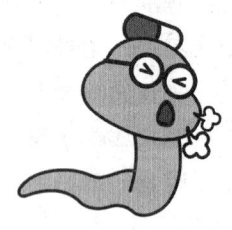

哮喘的主要症状和治疗药物

呼吸与危重症医学科　常　春

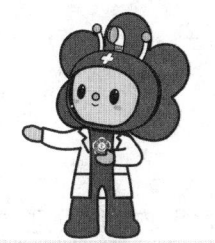

◎ 什么是哮喘？

在门诊中，医生经常告诉患者"哮喘是炎症"。很多患者听到这里，可能会产生误解，既然说哮喘是炎症，那么哮喘跟肺炎是不是一样呢？

哮喘是由多种细胞参与的非感染性慢性炎症，在这种炎症的刺激下，气道结构发生改变，引起咳嗽、喘息等症状。而肺炎是由感染性病原体侵入引起的。

诱发哮喘的病因主要是一些过敏原的刺激，如花粉、灰尘、羽毛、一些食物等，或者是吸入冷空气。这些诱发因素引发炎症后，在炎症的刺激下，气道结构发生痉挛，黏液分泌增加，使哮喘患者出现呼吸不顺畅。

◎ 哮喘的主要症状有哪些？

常见的哮喘症状包括咳嗽、喘息、胸闷、气促等，一些患者在哮喘急性发作、症状比较重的时候，会听到自己发出类似于拉风箱的声音，我们称之为"哮鸣音"。

哮喘患者可以有上述一种或多种症状，而一些患者可能并没有喘息、胸闷或气促的症状，只有顽固性干咳的表现，这种情况叫做咳嗽变异性哮喘。

说到这里，大家可能会好奇，咳嗽、喘息、胸闷、气促，在很多的呼吸系统疾病中都可以有这些症状，哮喘的症状与其他疾病有什么不同？

哮喘的症状存在**发作性**、**节律性**、**可逆性**的特点。

1. 发作性

发作性是指在诱因刺激下哮喘患者才会出现症状，比如刚才提到的吸入过敏原或是冷空气。

2. 节律性

主要指昼夜节律性，哮喘患者的症状多表现为昼轻夜重，很多患者会在凌晨或是夜间出现症状，白天的症状可能很轻。

3. 可逆性

哮喘的症状可以通过用药缓解或是自行缓解，在哮喘不发作的时候，哮喘患者的状态如同常人。

> **注意**
>
> 除了哮喘以外，一些呼吸系统疾病或者心脑血管疾病可能也会有咳嗽、喘息、胸闷、气促的症状。患者出现这些症状，一定不要擅自诊治，应当及时到医院就诊，由医生进行正确诊断，避免贻误病情。

◎ 哮喘有哪些危害？

哮喘急性发作时，患者会出现喘息、咳嗽、气促、胸闷的症状，这些症状会使患者的生活质量下降，肺功能明显降低，导致患者活动受限。

哮喘严重发作甚至会威胁生命，如果哮喘控制不佳，反复急性发作，还可能出现不可逆的肺功能损害，容易发展成肺心病等慢性疾病。因此，哮喘的诊治是一项需要引起重视的问题。

治疗一种疾病，可能有很多种方式，而对于哮喘来说，药物治疗就是核心。

◎ 哮喘的药物治疗

治疗哮喘的药物有很多，哮喘的患者可能很难把所有药物一一记住，在临床中，医生通常把哮喘的治疗药物分为长期控制药物和缓解药物。

1. 长期控制药物

我们知道，哮喘是一种慢性疾病，它的本质是炎症，因此，长期控制药物的作用就是长期控制慢性炎症。

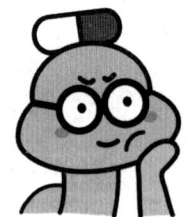

长期控制药物是需要患者坚持每天使用的，但是不需要终身使用，在哮喘病情得到良好控制的前提下，可以在专业医生指导下逐渐减量，甚至停用。

在常用的哮喘长期控制药物中，首先就是糖皮质激素，大家千万不要"谈激素色变"，此外还有长效 β2 受体激动剂、缓释茶碱、白三烯受体拮抗剂等。

2．缓解药物

另一类很重要的药物就是缓解药物，它的特点是快速起效，说到这里大家应该已经知道缓解药物的使用时机了，就是在哮喘急性发作、出现症状时使用。缓解药物的作用是缓解症状，因此不需要每天使用。

常用的缓解药物包括短效 β2 受体激动剂等，再次强调，缓解药物只在出现症状的时候按需使用。

◎ 哮喘的药物治疗，首选哪种给药途径？

治疗哮喘，药物治疗是核心。说起药物治疗，可以分为 3 种不同的药物给药途径：吸入用药、静脉注射和口服。

对于哮喘患者来说，呼吸科医生推荐的是吸入用药。为什么首先推荐吸入用药？刚才提到，哮喘的本质是一种慢性气道炎症，也就是说病变的部位在气道，所以吸入用药的好处是药物可以直达肺部，疗效很好。

另外，采用吸入用药的给药方式，药物进入血液循环的量比较少，因此，可能出现的不良反应就会比较少。

如果采用静脉注射或者是口服药物，药物进入血液循环的量就会比较多，不良反应也会更多；同时，药物进入血液循环之后，分散到全身各处，在肺部的沉积反而会比较少，从而影响疗效。

因此，哮喘的药物治疗，首选吸入用药，因其可以使药物直达肺部，疗效好，而且全身的不良反应会比较少。

身边的隐形杀手——静脉血栓栓塞症

呼吸与危重症医学科　伍　蕊

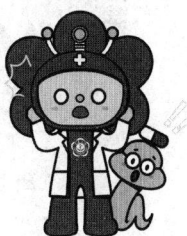

先给大家讲一个发生在身边的真实故事。

陈先生出国时因意外导致左小腿骨折，当地医院给予石膏固定治疗，随后陈先生搭乘航班回国治疗和休养。航班降落后，正当陈先生起身准备下机时，突然出现胸闷、心慌、满头大汗、头晕，后意识丧失倒在座位上。拨打 120 急救电话后医护人员随即赶到，把他送往了周边医院，但不幸的是，经过奋力抢救，依旧没能挽回陈先生的生命。

下面就让我们共同来认识一个身边的隐形杀手——**静脉血栓栓塞症**。

在临床上血栓分为两大类，一是动脉血栓，二是静脉血栓。动脉血栓主要来自心脑血管疾病和外周血管疾病。而静脉血栓，它的发病率是动脉血栓的 4 倍。由于大家对静脉血栓的症状不太了解，很容易忽略发病前的一些蛛丝马迹，进而延误了诊断和治疗，严重威胁我们的生命。

经济水平提高、人口老龄化、外出旅游长时间久坐、饮食结构改变以及高血压、高血脂、糖尿病"三高"人群和肥胖人群的增加，促使这十几年来我国静脉血栓栓塞症的发病率呈现逐年增长的趋势。该病不仅有很高的发病率，更可怕的是，它还有很高的死亡率。

◎ **什么是静脉血栓栓塞症？什么是肺血栓栓塞？**

静脉血栓栓塞症（VTE）是肺血栓栓塞和深静脉血栓的一个合称，我们肺动脉内流的是静脉血，当机体静脉系统和（或）右心房被血栓堵塞后，右心血液无法顺利排出，导致右心扩大，严重时将室间隔向左心挤压，导致左心射血减少，机体出现循环衰竭（休克表现）或呼吸功能障碍（缺氧表现）。深静脉血栓脱落，沿血管迁移到达肺部，是肺血栓栓塞形成的主要途径。所以，防止深静脉血栓，就能防止肺血管栓塞，防住了肺血管栓塞，就保护了我们的生命。

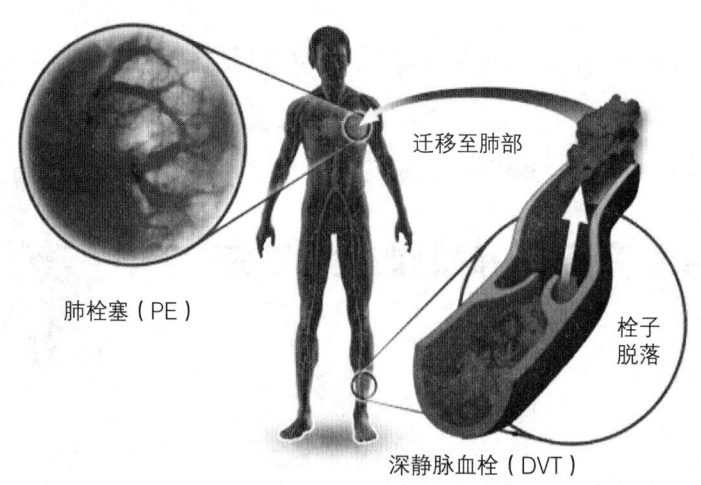

◎ **血栓是如何形成的？**

血栓的形成有三大原因：①血管内皮损伤；②血液淤积；③高凝状态。

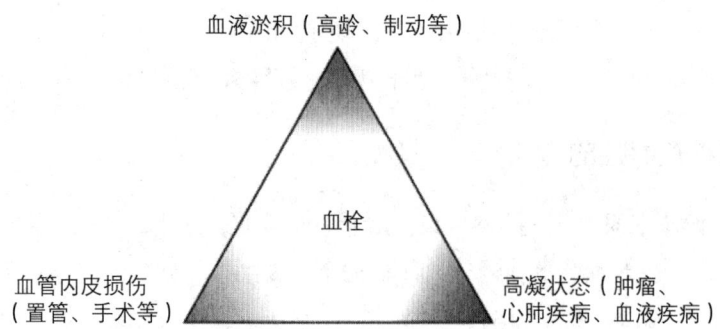

◎ 静脉血栓栓塞症的危险因素

了解了血栓的形成原因，下面就来看一看静脉血栓栓塞症的危险因素有哪些。

1. 原发性（个人因素）

多由遗传变异引起，包括V因子突变、蛋白C缺乏、蛋白S缺乏、抗凝血酶缺乏等。

2. 继发性（环境因素）

继发于某种临床情况，如骨折、创伤、手术、恶性肿瘤、口服避孕药、制动、高龄、肾病综合征、系统性红斑狼疮、抗心磷脂抗体综合征等。

根据导致血栓事件的发生频次，我们又将环境因素分为高风险因素、中风险因素和低风险因素（表2-1）。

表2-1 血栓形成的风险因素

高风险因素	中风险因素	低风险因素
严重创伤	化学治疗（化疗）	卧床>3天
髋关节或膝关节置换	充血性心力衰竭或呼吸衰竭	糖尿病
脊髓损伤	口服避孕药	高血压
下肢骨折	癌症（转移性疾病风险最高）	久坐（长途旅行）
心肌梗死（3个月以内）	瘫痪性中风	肥胖
既往VTE	自身免疫性疾病	年龄增长
因心力衰竭、房颤、房扑住院治疗（3个月以内）	关节镜下膝关节手术等	妊娠等

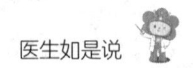

因此，若存在上述风险因素，临床上又出现了胸闷、心慌、咯血、胸痛、血氧饱和度下降、口唇发绀等表现，一定要预警，尽早就医，以除外肺血栓栓塞事件的发生。

◎ **静脉血栓栓塞症的诊断**

诊断包括疑诊（血浆 D-二聚体、血气分析、心电图、胸部 X 线、超声心动图检查）和确诊（CT 肺动脉造影、核素肺通气/灌注显像、磁共振肺动脉造影、肺动脉造影）。

◎ **危险分层**

主要基于患者血流动力学状态、心肌损伤情况及右心室功能情况进行综合评估，指导个体化治疗（表 2-2）。

表 2-2　静脉血栓栓塞症的危险分层

危险分层	休克或低血压	影像学（右心室功能不全）	心肌损伤标志物
高危	+	+	+/-
中高危	-	+	+
中低危	-	+/-	-/+
低危	-	-	-

警惕低血压，如果高血压患者未服用降压药，高压（收缩压）较基础血压下降 40 mmHg 以上持续 15 分钟，需要引起警惕，建议来医院就诊，以除外肺血栓事件。

◎ **下肢深静脉血栓的表现**

下肢深静脉血栓往往是肺栓塞最常见的原因，如果早发现、早预防、早治疗，就可能减少致死性肺血栓栓塞的发生。出现以下症状，就要考虑下肢深静脉血栓的可能。

（1）单侧肢体肿胀发红、疼痛或压痛、周径增粗（测量双侧大小腿周径：髌上 15 cm/髌下 10 cm，左右相差 1 cm 以上）；

（2）行走后患肢易疲劳或肿胀加重；

（3）浅静脉扩张；

（4）皮肤色素沉着；

（5）通过无创超声技术可发现 95% 以上的近端下肢静脉血栓。

◎ 静脉血栓栓塞症的治疗

1. 一般治疗

包括监测血氧、血压及心率,给予吸氧,抬高患肢,呼吸及循环支持。

2. 抗凝治疗

(1)胃肠外抗凝药物包括:肝素、低分子量肝素、磺达肝癸钠、阿加曲班、比伐芦定等。

(2)口服抗凝药物包括:维生素K拮抗剂,如华法林,需定期监测凝血,使INR值维持在2~3;使用新型口服抗凝药需定期监测肾功能,推荐直接Xa因子抑制剂,如利伐沙班、阿哌沙班、艾多沙班等,或直接抗凝血酶抑制剂,如达比加群酯。

抗凝时程为去除诱因至少3个月;若诱因不详,在出血与抗凝平衡的基础上,宁长勿短,一般下肢静脉血栓需要治疗3~6个月,肺血栓栓塞症需要治疗1年以上;反复无诱因者需警惕隐匿肿瘤的排查,建议长期甚至终身治疗。

3. 溶栓治疗

对于高危险分层、出血风险小的患者可选择阿替普酶50 mg持续静脉滴注2小时。

4. 介入治疗

导管内取栓或溶栓术,在术前要给予抗凝治疗,患者术后要尽量提早下地活动,配合医生主动或被动进行康复治疗,恢复肢体的功能。如果患者有一些心肺基础疾病,就要遵循医嘱规律地治疗基础疾病,保持病情稳定。

◎ 如何预防静脉血栓栓塞症

基本预防包括加强健康教育,如抬高患肢、术后尽早下地、积极治疗基础疾病等。

低风险人群要多管住嘴,勤迈开腿,遵循"223"原则,即"二戒二多三减";"二戒"即戒烟、戒酒,"二多"即多饮水、多活动,"三减"即减脂、减糖、减体重。

希望大家看完此篇文章,可以做自己的健康守护者,第一时间发现预警信号,尽早就医,避免悲剧的发生。

医生如是说

咳嗽、咳痰、一动就喘，千万别忽视

呼吸与危重症医学科　梁　瀛

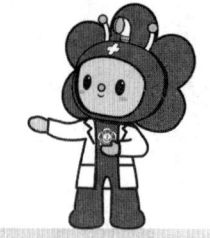

有种疾病，早期往往只有咳嗽或咳痰的表现，症状容易被忽视，而当出现严重呼吸困难或活动耐力下降时，患者的肺功能往往已经出现中重度受损，生活质量明显下降。

在我国，该病的患病人群接近1亿，40岁以上人群的患病率约为13.7%，这种疾病就是慢性阻塞性肺疾病（简称慢阻肺）。

◎ 什么是慢阻肺？

慢阻肺是一种常见的慢性呼吸系统疾病，主要是由吸烟等原因引起慢性气道炎症和（或）肺气肿等结构改变，导致呼吸气流受阻，患者感到呼吸费力或透不上气，常伴有咳嗽、咳痰等不适。

人们常说的"慢性支气管炎""肺气肿"，如果出现肺功能下降，就属于这个范畴。

◎ 哪些人容易患慢阻肺？

吸烟是引起慢阻肺最重要的危险因素。另外，接触职业性粉尘或化学物质、农村地区生物燃料（如煤、柴草等）的长期使用、被动吸烟、室内外空气污染、既往感染肺结核等都是引发慢阻肺的高危因素。

◎ 慢阻肺有什么症状？

慢阻肺多见于中老年人群，特别是在40岁以后，患者有长期的呼吸困难、慢性咳嗽、咳痰、活动时气促等症状。部分患者体重下降、食欲减退、外周肌肉萎缩和功能障碍，出现精神抑郁和焦虑等。

通俗地讲，慢阻肺患者平时往往表现为咳嗽、咳痰、一动就喘，对于稍远距离步行和上楼等简单的活动也难以完成，正直壮年就可能丧失劳动力。随着病程的进展和恶化，患者会逐渐丧失日常活动能力，导致更多的并发症甚至死亡。

疾病过程中可能还会发生急性加重，表现为脓性痰和痰量增多，呼吸困难加重，需要增加药物剂量，甚至可能需要住院。反复发生急性加重的患者，其未来的生活质量和远期寿命会受到严重影响。

◎ 如何诊断慢阻肺？

对于出现长期的呼吸困难、慢性咳嗽、咳痰或气喘等症状，特别是有长期吸烟史以及其他危险因素接触史的人群，应警惕慢阻肺并及时去医院就诊，做胸部影像学和肺功能等检查。

医生会根据症状、既往病史、检查结果判断患者有无慢阻肺及其严重程度，对于不同分级的患者采取不同的治疗手段。

肺功能检查是诊断慢阻肺的金标准，诊断标准为：吸入支气管舒张剂后第 1 秒用力呼气容积（FEV1）/用力肺活量（FVC）<70%。

慢阻肺可以预防和控制，早期识别并规范治疗，可延缓疾病进程，主动筛查是规范化管理的重要环节。《中国防治慢性病中长期规划（2017—2025 年）》也指出，可将肺功能检查纳入 40 岁以上人群常规体检内容。对于有长期吸烟史的高危人群来说，应在医生的指导下提前筛查。

◎ 如何治疗慢阻肺？

慢阻肺稳定期的治疗分为药物治疗和非药物治疗。

1. 药物治疗

慢阻肺是一种慢性病，一方面可通过坚持长期规律治疗来减轻呼吸道症状，另一方面可通过规范用药预防病情急性加重，避免或减轻对身体造成的影响。

慢阻肺稳定期治疗以吸入药物为主，其使用方便，药物可直达肺部，不良反应少，能有效改善呼吸困难和喘息症状。

吸入支气管舒张剂是核心的治疗措施。药物通过直接扩张支气管，使气道从狭窄的状态变为通畅的状态，从而改善呼吸症状。

常用的药物有两大类：抗胆碱能药物（快速起效的异丙托溴铵气雾剂，长效的噻托溴铵气雾剂或粉雾剂）和 β2 受体激动剂（快速起效的沙丁胺醇，长效的福莫特罗、茚达特罗等）。

现在还有两种类型长效药物的固定双联合剂，疗效更好，例如茚达特罗格隆溴铵吸入剂、乌美溴铵维兰特罗吸入剂等。除此以外，还有联合吸入糖皮质激素和支气管舒张剂的固定双联或者三联合剂，例如布地格福吸入气雾剂、氟替美维吸入粉雾剂。

医生会根据病情和用药便捷性等方面综合考虑，为患者制订药物治疗方案。

2. 非药物治疗

包括肺康复计划、接种疫苗、均衡营养与饮食、适当运动增强抵抗力、严格戒烟、氧疗、定期随访等。

在呼吸道传染病流行的季节（例如流感、新冠肺炎等），慢阻肺患者在到医院就诊过程中，应注意佩戴口罩和手卫生，避免集中候诊，与其他患者保持距离。同时，可以结合线上医疗的方式进行随诊。

潜藏在长期咳嗽、咳痰、咯血背后，支气管扩张症为何如此"低调"

呼吸与危重症医学科　孙丽娜

支气管扩张症（简称支扩）是一种慢性呼吸系统疾病，患者容易反复发生呼吸道感染，病情进展可使肺功能逐渐下降。大多数支扩患者会长期咳嗽、咳痰或者咯血，病情严重者因肺功能下降可导致呼吸困难甚至呼吸衰竭。

支气管扩张症有如此大的危害性，却很长时间没有引起人们的重视，它是如何做到这么"低调"的呢？

◎ 诊断延迟

早在1819年，发明听诊器的雷奈克医生将支扩描述为气道感染和炎症恶性循环所致的一种支气管和细支气管的异常扩张。直到1971年，肺部CT才开始逐渐应用于临床，成为简单易行的支扩确诊方法。即便是有了便捷的诊断方法，支扩的诊断时间相比发病时间仍然是明显延迟的，这与支扩的表现不典型以及人们对支扩的重视程度不够有关。

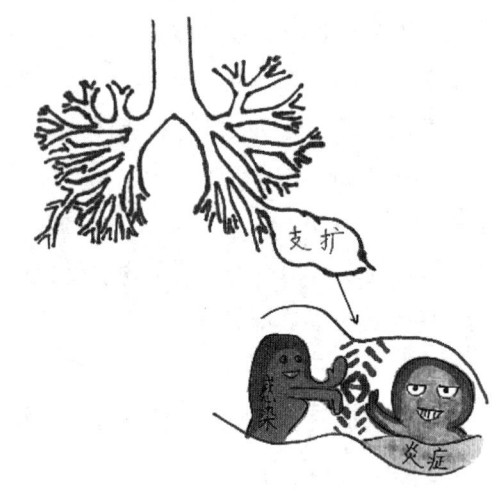

◎ 病因隐匿

研究显示，只有 40%～60% 支扩患者的诊疗过程中涉及病因评估。而实际上，支扩的病因可以有多种，是一个"百变大咖"。

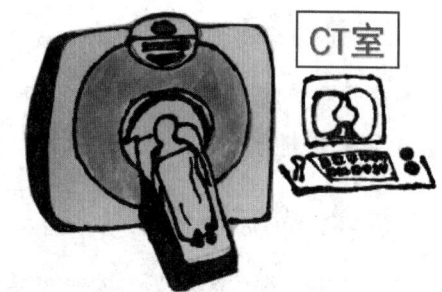

1. 外敌来侵——病原体

患者幼年时期如果出现严重的下呼吸道感染，容易引发支气管扩张。这些病原体"队伍"较为壮大，主要代表有百日咳杆菌（百日咳鲍特菌）、麻疹病毒等。

另一位"婉约派代表"——非结核分枝杆菌并不"执着"于年幼群体，而是更"偏爱"体型瘦弱、温文尔雅的成年女性。这个病还有一个名字——温夫人综合征，出自王尔德的喜剧《温夫人的扇子》，其讲述的是英国维多利亚时代上流社会的女性故事，描述了一种过于挑剔的行为即"淑女不吐痰"。痰液在气道内堆积，久而久之为病菌营造了感染入侵的机会。

还有一个以曲霉为首的真菌"双枪团队"，除了可因感染导致支扩外，还可以通过致敏的手段引起，这类患者总会有类似哮喘的症状。

2. 先天不足——先天性疾病

源自基因的异常，如原发性纤毛运动障碍这一罕见疾病，是一种以纤毛运动障碍为特征的先天性疾病，患者多在幼年发病，表现为慢性呼吸道疾病（鼻窦炎、支扩），可合并内脏转位、不孕或不育等。这种疾病可以通过鼻呼出气一氧化氮浓度测定来筛查，需要通过基因检测、活检病理学检查来明确诊断。

3. 自相残杀——自身免疫疾病

主要原因是机体对自身的抗原产生免疫反应，简单地说就是身体内部产生了"矛盾"。包括多种疾病，如类风湿关节炎、干燥综合征等，其肺部损害往往以间质性病变著名，而其引起的支扩却没有得到足够的重视。

4. 城门失守——免疫缺陷

这里面又分两个派系，一个是获得性免疫缺陷，也就是常说的艾滋病（获得性免疫缺陷综合征），只是艾滋病会导致支扩确实鲜为人知；另一个是先天性免疫缺陷，如低丙种球蛋白血症等，由于是先天性疾病，也属于前面提到的"先天不足"。

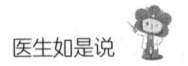

5. 散兵游勇

慢阻肺、哮喘、异物吸入、反流性食管炎等都可能引起支扩,而缺少查找病因这一环节,会失去进行针对性治疗的机会。

◎ **支气管扩张的治疗**

多年来,支扩的主要治疗方式是在急性加重感染期进行抗感染治疗。实际上,除了应该增加针对病因的治疗外,在稳定期可以通过多种方式,达到预防急性加重、改善生活质量、延缓疾病进展的目的。

例如,铜绿假单胞菌常在支扩患者的气道内定植,导致反复感染,降低患者的生活质量,加速疾病恶化,也会使患者的医疗费用增加。对于有铜绿假单胞菌定植或者反复急性加重的患者,建议长期雾化吸入抗生素或者口服大环内酯类药物治疗。

除此之外,气道廓清、肺功能康复等都对支扩患者的治疗很有帮助。同时,随着病因诊断的明确,可以采用针对病因的治疗方式。

总体而言,支气管扩张症的历史过于"低调",如今,随着患病率持续增高,医生也越来越关注对支扩病因的筛查,治疗手段也逐渐增多。

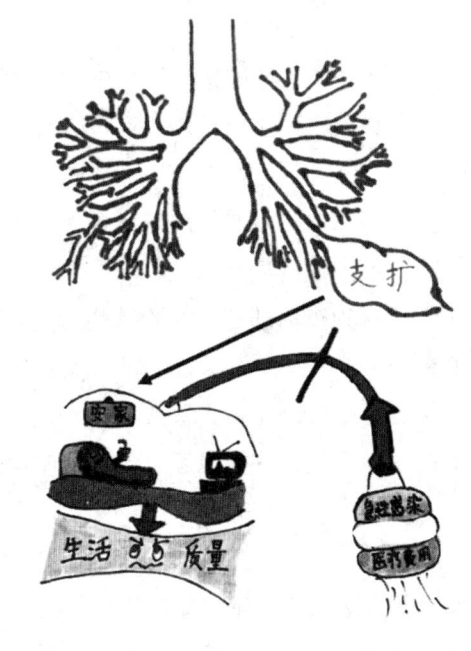

(绘图 孙丽娜)

肺真的会炸吗

胸外科 金 亮

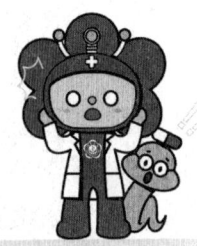

有时我们会听到人说:"我的肺都要被气炸啦!"通常这是一句玩笑话,但是也会引发大家的疑问,肺真的会炸吗?

其实，肺就像一个气球，肺泡里面充满了气体，如果肺破了一个口，真的会像瘪了的气球一样缩成一团。这是由什么引发的？这时候又该怎么办呢？

这种病称为气胸，是指胸膜腔内出现游离气体，将肺组织压缩，大多因肺大疱破裂引起。

我们先看几个案例：

> 小胡是个青年学生，身材比较瘦高，也喜欢锻炼身体。有一天晚上他做了30多个俯卧撑，突然感到胸口憋闷不适，到医院一检查，发现原来是得了气胸。
>
> 小王是个年轻上班族，身材比较健硕。有一次跟同事开玩笑，将一个200多斤的小胖子抱了起来，之后他出现了胸痛、咳嗽，到医院一检查，原来也是气胸。
>
> 老梁是个中年工人，平时抽烟比较凶。有一天晚上他突发胸痛，怀疑是心梗发作，经120送到医院抢救室紧急救治，一经检查竟然又是气胸。
>
> 退休的张大爷因为最近天气凉感冒了，连续咳嗽了好长时间不见好转，后来他又出现了发热和咳痰，到医院拍片子检查，同样还是气胸。
>
> 上述几例患者都在急诊放置了胸腔闭式引流管，做了胸部CT检查发现肺上存在肺大疱，后来做了胸腔镜微创手术。手术都很顺利，也都恢复得很好。

◎ 气胸的好发人群

气胸的发病率为1/1000，好发于32岁以下青年人及65岁以上老人，多与体型瘦高和遗传有关。男性患者多于女性，抽烟人群的发病率是不抽烟人群的8倍。一侧气胸，对侧也发生气胸的概率为20%。90%的气胸发作于静息状态下，也可因熬夜、感冒、运动、坐飞机等诱发。

◎ 气胸的种类

气胸发作时先为闭合性气胸，胸膜腔内积气增多后压迫肺，可使肺裂口封闭，或者破口自动闭合而不再漏气。小量气胸，肺萎陷在30%以下者，对呼吸和循环功能影响较小，患者多无明显症状，无须治疗，2周可自行吸收。

若破口未闭合，持续性漏气，可变为张力性气胸。大量气胸，肺萎陷超过30%者，会出现明显症状，如胸闷、胸痛和气短。在呼吸时形成纵隔摆动等病理改变，导致严重的呼吸、循环功能障碍。患者表现为极度呼吸困难，呈端坐呼吸，个别可发生猝死。

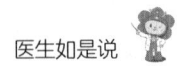

医生如是说

气胸最大的特点是易复发，反复发作容易形成粘连带，气胸时一旦撕破则会引起胸腔大出血，威胁生命。

◎ **气胸的治疗**

气胸的治疗主要有以下 3 种方法。

1. 胸膜腔穿刺排气

简单易行，但治愈率低，常需反复穿刺，有肺二次损伤及肋间血管出血的风险。

2. 胸腔闭式引流

常规气胸的急诊治疗方式，可缓解症状，若持续 3 天仍有漏气，则需手术治疗。

3. 胸腔肺大疱切除，胸膜固定术

可基本根治气胸，复发率低，恢复快。

呼吸之间来训练

护理部　李葆华　刘春霞　王　璐　于庆昕

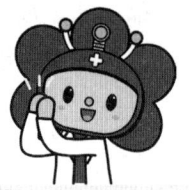

生命在于运动，但并不是所有人都适合强度比较大的活动，比如瑜伽、举铁、跳健身操等。虽然这些运动能使身体得到良好锻炼，却不是每个人都能承受的。对于身体虚弱或疾病康复期人群，尤其是处于呼吸系统疾病恢复过程中的人群来说，可以先从呼吸系统的运动做起，也就是我们下面说的呼吸训练。呼吸训练能很好地促进肺部疾病康复，从而改善全身氧气供给，利于身体功能的恢复，这具体是怎么做到的呢？简单来说，呼吸训练能让参与呼吸的肌肉更有力量，肺的通气量更大，还能提升肺储备能力，有利于肺部及支气管炎症的吸收及肺组织的修复。接下来我们就开始呼吸训练吧！

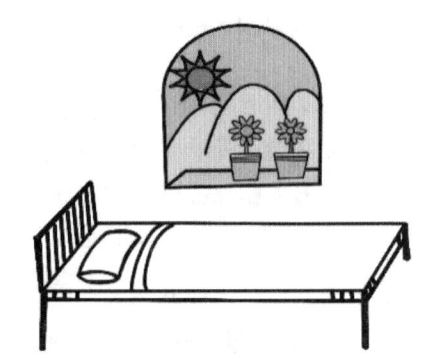

准备工作： 首先选择一个安静的环境，确保机

体没有新发的胸骨和肋骨骨折,全身放松。

开始训练:闭上嘴经鼻深吸气,同时鼓肚子,持续2~3秒,吸气末稍屏气片刻,然后再缩唇呈吹口哨状,慢慢呼气的同时缩肚子,持续4~6秒,整个过程吸气与呼气的时间比为1∶2。

姿势非重点:站着练,坐着练,躺着也能练,每次练完咳咳痰。

持之以恒:每次15~30分钟,每天练习3~4次。

循序渐进:一段时间后,根据个体的情况可以增加难度,如呼吸训练器、吹气球、吹奏乐器都是不错的选择,随着呼吸肌力量提升,肺容量和储备量增加,这就是从量变到质变。

随时中断:训练过程中,很少会出现胸闷、憋气等不适症状,一旦发生则随时中断训练。

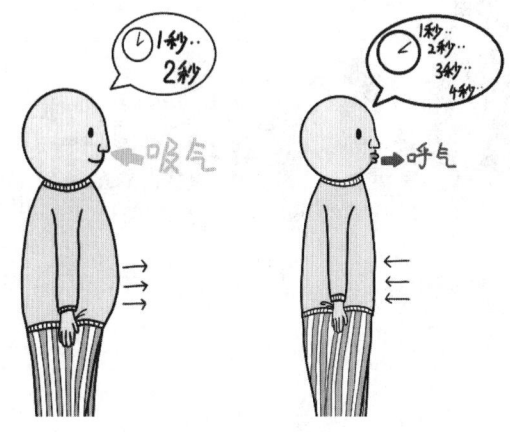

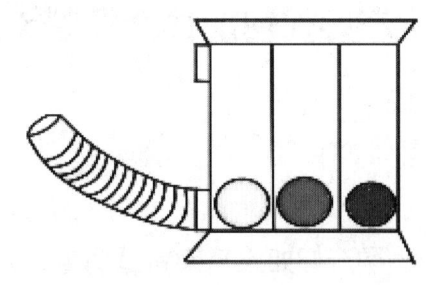

助记口诀	呼吸功能常训练, 经鼻吸气鼓肚圆, 缩唇吹气要缓慢, 坐躺站姿都能练, 持之以恒最关键。

(绘图 于庆昕)

03 传染性疾病

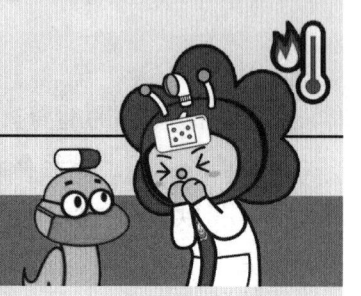

孕产妇如何加强新冠感染防护

妇产科 乔 杰

◎ 孕产妇如果感染新冠病毒，会有什么样的症状？孕妇感染者会把病毒传染给胎儿么？

目前的证据显示，孕产妇感染新冠病毒后，其中无症状感染者和轻型比例与普通人群相似，疾病经过也和普通人群相似，主要以上呼吸道症状为主，例如咳嗽、咽痛、浑身酸痛、流鼻涕和发热等，一般症状持续3~4天后会有好转，病程持续7天左右。

目前的研究显示，孕妇感染新冠病毒，几乎不会传染给胎儿。当然，分娩后产妇和新生儿接触时还是需要做好防护，避免接触传染。

◎ 孕产妇出现发热、干咳等症状该怎么办？

当孕产妇出现发热、干咳等症状时，可以做核酸检测或抗原检测，明确是否感染新冠病毒。抗原检测相对更便捷，也是居家期间较为合适的选择。

针对出现的症状可以采取相应的措施，发热者可以进行物理降温，多饮水，必要时可以服用对乙酰氨基酚，以达到退热目的。此外，孕产妇需要均衡饮食，增加蔬菜、水果等富含维生素C的食物；不要焦虑，足够的休息和睡眠对于早日康复也非常重要；需要加强自我健康监测，包括体温测量，如果能监测心率和血压，就做好记录，就诊时提供给医护人员，还需要注意胎动的情况。通常发热和咽痛等症状会在 3~4 天后明显缓解，体温逐渐恢复正常。

若发热者服药后体温下降不明显，或感到头痛、头晕、心慌、喘憋等严重不适，或出现腹痛、阴道出血、阴道流液、胎动异常等症状，要及时联系助产机构，遵医嘱及时就医。

◎ 孕产妇身边出现感染者或密接者怎么办？孕产妇应如何加强自身防护？

如果孕产妇家里人出现阳性，首先要评估是否具有居家隔离的条件，尽可能保证孕产妇居家隔离，更好地保证其生活和休息，做好隔离房间的通风和消毒工作，除了不能在一起就餐外，其他日常用物也需要分开，尤其要注意卫生间的消毒。

如果工作环境中出现感染者，可以申请安排居家工作，以保证相对隔离。如果需要继续在同一环境下工作，则需要严格佩戴 N95 口罩，注意手卫生，同时还要注意工作环境通风，保证足够的休息和睡眠。

孕产妇应加强自身防护，具体包括：在公共场所务必佩戴好口罩，在医院就诊需要佩戴 N95 口罩；保持手卫生，从公共场所返回以及触摸可疑暴露物后，均建议用洗手液或香皂按标准洗手法用流动水洗手，或者使用含 75% 酒精的免洗洗手液；非必要不出门、不聚餐，不去或少去人流量大的地方；出行尽量不乘坐人员密集的公共交通工具；和其他人尽可能保持 2 米以上的距离；尽量减少在医院的停留时间，可在网上预约挂号、预约检查等，包括线上问诊，可以和医生进行便捷的沟通；孕妇学校的内容非常丰富，各级妇幼保健机构都有相应的课程，建议孕妇和家人主动学习，了解孕产期知识，对自身状况进行监测。

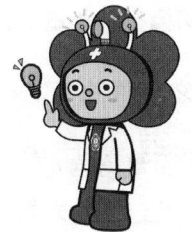

10 个发热门诊的高频问题

呼吸与危重症医学科　沈　宁

◎ 发热了怎么办？咳嗽、嗓子疼得厉害怎么办？

发热最常见的原因是上呼吸道感染，如果患者既往没有基础疾病，可以多喝水、多休息，先观察有无其他症状，再决定是否需要就医。

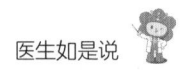

咳嗽和咽痛是最常见的上呼吸道感染症状。年轻人如果没有太多基础疾病，首先要做到的就是休息、喝水，不要恐慌。

◎ 我发热了，但是没"阳"，能就诊吗？

建议先自我评估一下。

如果只是单纯的发热，没有发现新冠阳性，也没有其他基础疾病，建议在家先观察病情的变化，再决定是否需要就医。

如果发热的同时，出现不太常见的上呼吸道感染症状，如明显的呼吸困难、气短、痰中带血、胸痛等，或是基础疾病明显加重，建议及时就医。

◎ 发热到多少度时，需要到医院就诊？

大家都比较关心体温，其实医生评估病情时，体温并不是判断疾病严重程度的标准，而是需要综合判断。

对于年轻人，有时即使发热体温很高，但是没有出现其他症状，通过对症治疗，物理降温就可以达到很好的疗效，不一定需要就医。而对于患有一些基础疾病的老年人，体温可能只有 37.5 ℃，但当出现精神萎靡或合并其他系统的症状时，也应积极就诊。

◎ 怎么评估是否需要到医院就诊？

若处于新冠病毒感染相对高发的时期，到医院就诊确实存在一定风险，可先评估就诊的必要性。

对于大多数年轻人，发热时可以居家自行处理和观察。当病情确实有明显进展，或患者年纪大且有基础疾病、病情控制不稳定时，才需要到医院就诊。

◎ 家里有老人，应该注意什么？

首先要正确识别哪些是新冠高危人群，判断因素主要有以下三个方面。

一是年龄，一般来说，超过 80 岁的高龄老人是我们特别需要关注的。

二是基础疾病，对于患有常见的、已经控制平稳的基础疾病（如高血压、糖尿病、高脂血症等）人群，相对风险不高。真正的高危人群是肾透析、血液病或正在接受肿瘤放化疗的患者等。大多数情况下，高危人群并不像大家想象得那么多，因此不用太担心这个问题。

三是接种疫苗情况，接种疫苗对预防老年人群发生重症有非常好的效果，如果家里老人还没有按照要求接种疫苗，建议积极完成接种。

◎ 得了新冠，发热后能吃消炎药吗？

新冠是病毒感染，所谓的消炎药（通常指抗生素和抗炎药）其实是针对细菌感染的。现有研究证据显示，新冠感染合并细菌感染的比例较低，所以大家不要盲目应用消炎药来治疗新冠，必要时到医院就诊，请医生判断有无应用抗菌药物的指征。

◎ 得了新冠应该吃什么药？吃几天？在哪里获得特效药？

新冠感染后，最重要的还是多休息、多饮水，进行积极的对症治疗。如果体温超过 38.5 ℃，可以进行退热治疗；如果出现上呼吸道症状（如咳嗽、咽痛），可以用缓解症状的药物治疗。另外还可采用中医药治疗。

目前也有抗病毒药物，主要用于有危险因素的新冠感染者。对于奥密克戎毒株感染，多数情况下表现为轻症或无症状，无须常规应用抗病毒药物治疗。

◎ 急诊和发热门诊最多开 3 天的药，如果吃完药后还没好转，需要到医院来复查吗？什么情况下可以继续观察？

上呼吸道感染有一定自限性，过程是 5~7 天。许多患者的症状在 3 天后并没有完全缓解，如果用药 3 天后，症状有一定程度的减轻，不用急于来复诊，建议进一步观察症状变化。如果症状继续加重，一定要到医院复诊。

◎ 到医院就诊，需要注意什么？

如果出现发热及相关呼吸道症状需要就诊时，要前往医院发热门诊。就诊时应遵守医院相关规定，特别是做好自我防护，有条件者建议规范佩戴 N95 口罩，并遵照医院相关要求。

◎ 我不舒服，担心去医院有风险怎么办？

如果出现相关上呼吸道症状，又担心到医院就诊有风险，可以选择线上医疗的方式，例如，可下载"北医三院"APP，找到感染疾病科、呼吸内科、中医科以及相关科室专家进行咨询，评判是否需要线下就诊。

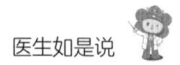

新冠感染康复六大热点问题

呼吸与危重症医学科　沈　宁

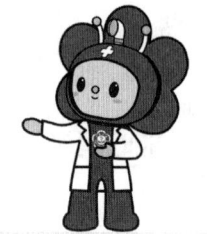

◎ 新冠感染后，如何判断是否要到医院就诊？

奥密克戎病毒株感染多数是轻症，大多数患者可以自行居家治疗。但是如果出现了明显的呼吸困难，呼吸频率加快，血氧饱和度低于93%，就需要到医院就诊。

此外需要观察患者的全身状况，特别是年纪大的患者，如果出现精神萎靡、食欲下降，甚至意识障碍，这时候也需要及时到医院就诊。

◎ 如何判断病情严重程度？不是高热，但连续发热超过3天，需要去医院吗？

发热是新冠感染非常突出的一个症状，但是体温水平并不代表疾病的严重程度。我们需要关注的是发热的伴随症状，如果发热伴随有呼吸困难等其他表现，就需要就诊。

另外，大多数患者发热会在3天以后出现体温逐渐下降的趋势，如果3天之后体温呈下降趋势，虽然还没有到完全正常的水平，而全身症状有所改善，那么这种状态下，可以继续居家治疗。

如果体温持续超过38.5℃，连续3天没有任何好转的趋势，或者全身症状进一步加重，这个时候就需要到医院就诊。

◎ 新冠康复后，嗅觉、味觉多久会恢复正常？

嗅觉、味觉减退是呼吸道病毒感染一个比较有特异性的变化，其发生率并不高，大多数的患者可能在1~2周后逐渐恢复。

其实这并不是新冠感染独有的症状，其他呼吸道病毒感染也会出现，所以大家不用恐慌。

◎ 抗原转阴后，还会传染别人吗？

抗原检测其实是一个相对来说敏感性并不是特别高的检测手段，其结果和取材方法也有一定关系，因此不能完全凭借抗原结果判断传染性。但目前来说，抗原如果已经转阴，传染性基本上是很低的，大家可以放心。

◎ 新冠康复后，抗原、核酸会"复阳"吗？"复阳"是怎么回事？

我们通常讲的"复阳"是指以下两种情况。

一种是感染了一次新冠病毒之后又感染一次，也就是"二阳"。大多数患者感染以后，在3~6个月内很少会出现复阳，大家不用担心。

另外一种情况是已经转阴了，在复查核酸的时候又出现阳性。这种复阳并不是真正的再次感染，可能是我们体内还有一些病毒的核酸片段，而由于核酸检测是非常敏感的，这种情况下其实已经不具备传染性，大家也不用恐慌。

◎ "刀片拉嗓子"、咳嗽痰中带血，怎么办？

很多患者可能会出现咽部剧烈疼痛，就像大家常说的"刀片拉嗓子"一样。对于这些患者，我们需要注意的就是，即使在咽痛非常明显时，也要尽量保证进食和饮水量，特别是老年人应用退热药之后，可能更容易出现入量不足。

其实这种剧烈的咽痛大多会在1~2天内缓解。也可采用一些对症治疗的药物，包括一些含片、局部喷雾等药物，都能够适度缓解咽痛的症状。

退热后，咳嗽、咳痰的症状比较明显，也有很多患者会合并出现咳少量黄痰，甚至是痰中带血，很多患者都会担心自己是不是合并了细菌感染。其实在奥密克戎感染的情况下，退热后出现咳嗽和少量黄痰，甚至痰中带血的情况并不少见，但是真正合并细菌感染的患者并不多，所以我们还是按照常规的对症处理，不需要应用抗菌药物。

长假期间返乡、旅游出行，如何做好新冠感染防护

呼吸与危重症医学科　孙永昌

每年长假期间，在出行、旅游或返乡途中，要做好哪些防护措施？怕传染家人，"阳康"后多久返乡比较好？返乡会感染不同毒株吗？我们将就以上热点问题为大家做解答。

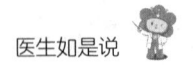

◎ 担心传染家人，"阳康"后多久返乡比较好？

对于新冠感染康复后多长时间可以返乡或出行，要根据症状的恢复情况来判断。至少要不发热，体力恢复到没有明显不适，在没有症状的情况下就可以返乡或出行了。

◎ 家人感染了，返乡前后需要做哪些准备？

回家以后，如果发现家人正处于新冠感染期，有发热、呼吸道症状或者全身症状，在这种情况下，一定要保障家人休息充足，尽量不要过多地打扰。

在家人感染期间，**要注意观察呼吸道症状、发热情况以及其他一些症状**，如果症状逐渐缓解，表明身体在慢慢康复。若出现症状加重，如持续发热不退，则要及时就医。

◎ "阳康"后返乡，会感染不同的毒株吗？

如果已经感染过了，"阳康"后返乡，在近期内不会感染新的毒株。从目前来看，我国奥密克戎流行的毒株是大致相同的，所以不会在短期内重复感染或者再次感染相同的毒株，这一点大家不用过多担心。

◎ 返乡或旅行途中，要做好哪些防护措施？

在返乡或旅行的途中要做好个人防护，戴口罩、勤洗手，特别是对于"阳康"后不久的人群，如果还有咳嗽、咳痰等症状，需要注意戴好口罩，尽量保持一定的社交距离。另外，在旅途当中要注意休息，不要过度劳累。

◎ 返乡后回家聚餐，有什么注意事项？

在长假期间，家人朋友团聚，可能会有各种聚餐等场合。很多朋友都非常关心聚会、聚餐时需要注意什么？

在这种情况下，建议大家一定要生活规律，不要暴饮暴食，特别提醒不要过量饮酒，少量饮酒是可以的，但一定不能过量，否则会使人体的抵抗力下降，容易发生感染，这一点要特别注意。

另外，应尽量避免人群聚集。如果到了人特别多的地方，建议保持良好的卫生习惯，做好个人防护，戴口罩、勤洗手。

新冠病毒流行季，孩子发热怎么办

儿科　韩彤妍

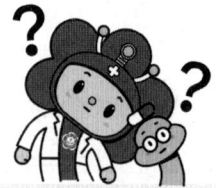

孩子的健康牵动着每位家长的心，新冠病毒流行季，儿童如何做好防护？如果孩子感染奥密克戎（新冠病毒变异毒株），会很严重吗？孩子发热到多少度时需要就医？

◎ 孩子感染奥密克戎有什么特点？

孩子感染奥密克戎后，可能出现呼吸道感染症状，如发热、咽痛、流鼻涕、咳嗽等。实际上这些症状与成人呼吸道感染是一样的。

◎ 小婴儿感染奥密克戎，会很严重吗？

小婴儿感染奥密克戎后，由于是病毒感染，有的婴儿可能会出现发热，甚至更严重的一些症状。医生会根据每个婴儿症状的不同，制订个体化治疗方案。

◎ 孩子什么情况下需要来医院？

对于小婴儿，建议家长观察婴儿体温，如果体温持续超过 37.5 ℃，同时还有吃奶反应差、精神状态不够好、哭声不够响亮、呼吸急促等表现，需要及时到医院就诊。

对于年龄稍大一点的孩子，若体温超过 38 ℃，医生一般会判定为发热。如果孩子同时伴有精神状态不好，建议家长观察孩子咳嗽的情况，是"一会儿咳一下"还是"连续咳嗽不停"，如果是连续咳嗽不停，可能是症状加重，需要及时到医院就诊。

◎ 孩子咳嗽、嗓子疼得厉害怎么办？

如果孩子自述嗓子很疼，需要给孩子多喝水，根据体温、咳嗽的情况，判断是否需要去医院。如果孩子精神状态很好，"吃喝都不耽误"，这种情况下并不一定要去医院，可以在家服用一些清热、抗病毒药物。

◎ 孩子发热到多少度时需要就医？

体温超过 38.5 ℃，可以给孩子服用一些退热药。通常情况下，病毒感染在 3~5 天后会逐渐好转，在此过程中最重要的是观察孩子的精神状态，监测体温，以及咳嗽、腹泻、呕吐等症状是否加重。

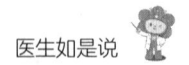

◎ 给孩子用药 3 天后，什么情况下需要到医院复查？

一般情况下，儿科医生会给孩子开 3 天的药，如果 3 天后症状逐渐减轻，就不需要到医院来复查。如果症状不但没有减轻，反而继续加重的话，需要及时到医院复查，避免发展成肺炎等情况。

◎ 孩子如何预防新冠病毒感染？

如果家人感染新冠病毒，建议感染者尽可能与孩子分隔开，在单独的房间内居住。照顾孩子的家人应佩戴 N95 口罩，因为家人也有被传染的风险，尽量与孩子保持呼吸道隔离。

新冠病毒流行季，小朋友就医宝典

儿科 刘子源 汤亚南 张伊佳 马源培

新冠病毒流行期间，一旦小朋友出现身体不适，到医院就诊有哪些注意事项？日常生活中，在照护小朋友时有哪些是家长需要特别留意的？新生儿母乳喂养，家长需要关注哪些问题？

◎ 门诊篇

孩子有哪些就医渠道？

以北医三院为例，除常规门诊外，同时还开展线上医疗服务，通过手机下载安装"北医三院"APP，实名注册后即可在线问诊；家长还可以通过公众号"北医三院育儿家"，了解儿童保健、儿童常见病的科普知识和儿科就诊的注意事项。

发热患儿可到北医三院儿科发热门诊一层进行现场挂号就诊。北京市二级以上医院实行非急诊全面预约挂号，如果孩子不发热、症状轻微，或是长期随访的慢性病患儿，可在日间前往儿科门诊就诊，北医三院门诊实行"7 天医疗空间有效开放"，可提前 3 天线上预约挂号。患儿就诊可以通过"北医三院"APP、微信"北医三院服务号"、114 电话预约等方式进行挂号，在北医三院儿科门诊二层就诊，亦可现场加号。

如果儿童突发紧急情况，如出现高热、喘息、憋气、腹痛剧烈、吐泻不止、急性严重过敏反应、惊厥、抽搐、嗜睡、昏迷、意识障碍等危急重症，为避免延误病情，应及时就医，可拨打120电话联系救护车紧急送至医院急诊。北医三院儿科急诊24小时接诊急危重症患儿。

北医三院儿童健康发展中心新生儿复查及规律健康检查的就诊流程是什么？

请按照既往预约时间进行，家长可携带一次性护理垫以供宝宝更换尿布。儿童健康发展中心遵守儿科非发热门诊陪护就诊的相关规定，避免人员聚集。如不能按时就诊，请于工作日重新预约就诊时间。

◎ 住院篇

孩子住院了，家长如何陪护？

（1）住院期间，仅能安排1位固定的女性家属陪护，不能更换、外出；

（2）需要出病区检查时，由医辅人员陪同，按指示路线进行病房外检查，减少和他人接触；

（3）对于呼吸道疾病患儿的陪护家长，建议佩戴口罩，注意手卫生，勤洗手；

（4）陪护家长如出现体温升高、咳嗽、乏力等情况，应主动告知，停止陪护，尽快就医；

（5）住院前尽量带齐所需物品。

◎ 母乳喂养篇

宝宝住院，但哺乳期的宝妈新冠病毒感染了，母乳该如何储存？

（1）母亲准备：吸奶前洗干净双手，佩戴口罩，避免口鼻分泌物接触储奶装置；

（2）准备吸奶器和储奶用具：吸奶器和储奶用具最好是适宜冷冻的、密封良好的塑料制品，不建议使用玻璃制品和金属制品，会影响母乳的营养活性；

（3）吸奶：建议奶水充足的宝妈们每3小时吸一次奶，保持乳汁的持续分泌；

（4）保存：根据宝宝的进食量，每袋存放60~180 ml母乳，贴上日期标签，放入冰箱中冷藏或冷冻储存，储奶袋中奶不要装太满，防止冷冻结冰胀破，母乳在2~4℃环境下可冷藏保存24小时，在-18℃以下可冷冻保存3个月。

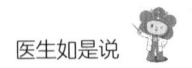

哺乳期的宝妈如果感染了新冠病毒，或者咳嗽、发热了，还能继续母乳喂养吗？

新冠病毒经过乳汁传播的可能性极小，但是直接哺乳时，母婴近距离接触，即使戴口罩也可能发生传播，因此宝妈感染新冠病毒隔离治疗期间，最好避免直接哺乳，可将乳汁吸出后由他人喂养。吸出乳汁前，宝妈要洗手、洗脸、戴口罩，减少病毒污染奶瓶的可能。盛放乳汁的奶瓶交给他人前要做好外部清洗或消毒，避免经奶瓶传播病毒，乳汁无须消毒，待新冠病毒核酸检测转阴后可直接哺乳。

妊娠早期或中期感染新冠病毒且分娩时已经恢复者，无须核酸检测，可以直接哺乳。孕晚期感染，分娩时如果症状已消失2周，新冠病毒核酸阴性，可正常哺乳。如果分娩时仍有症状，或者在哺乳期发生感染，需要母婴分室隔离。

哺乳期的宝妈发生呼吸道感染，或者咳嗽、发热了，还能继续母乳喂养吗？

对于普通感冒引起的发热、咳嗽，可以继续哺乳。流感病毒感染时，应注意隔离，最好避免直接哺乳，可将乳汁吸出后由他人喂养，乳汁无须消毒，待症状消失后可直接哺乳。宝妈接触宝宝时要做好防护，戴口罩、勤洗手，避免正面对着宝宝呼吸，更不能朝着宝宝打喷嚏，以减少宝宝被感染的风险。

◎ 日常篇

带孩子外出或去医院就诊时该如何做好防护？

（1）尽量选择步行、骑车或自驾，避免乘坐公共交通工具；

（2）正确佩戴口罩，少在人多区域停留，与其他人保持1米以上距离；

（3）注意手卫生，教导孩子少触摸公共设施，不揉眼、鼻子和嘴巴，随身携带快速手消毒液，回家后洗手、换外套；

（4）就诊前通过网上预约挂号，减少候诊时间；就诊时通过手机或自助机方式缴费，减少排队和人流聚集。

孩子外出时可以佩戴成人口罩吗？

不建议，成人口罩大，不能贴合孩子面部，留有很多空隙，起不到防护效果，请根据孩子的年龄选择合适的口罩或面屏。但如果孩子已有明显憋气、喘息、口唇青紫等异常，则应避免使用口罩，以免加重呼吸困难。

如何进行家庭消毒及个人防护？

做好居家清洁、通风，无须对家居内部过度消毒，回家后将废弃口罩放入专用垃圾袋，单独挂起外衣外裤，更换室内鞋，清洁双手。

减少收寄快递、外卖，注意对快递、外卖表面消毒。

新冠病毒流行季，家长看护儿童应该注意哪些事项？

（1）少出门，不聚集，不去人流量多的超市、商场、公园等场所；

（2）注意手卫生，勤开窗通风，如家中有出现发热或呼吸道症状患者，注意及时保护性隔离；

（3）看护中注意避免磕碰、误吸、窒息等意外伤害；

（4）对于大龄儿童，除监督孩子认真参与线上课程之外，多与孩子一起画画、搭积木、做游戏、看课外书，丰富娱乐生活，少玩电子产品，保护视力；

（5）规律生活，合理饮食，适当运动，保持良好的心态。

孩子在家如何提高自身免疫力？

（1）均衡膳食，不挑食、偏食，少吃高糖、高油食物，保证优质蛋白质、维生素、膳食纤维摄入；

（2）多饮水，规律作息，保证儿童每日10小时左右睡眠；

（3）坚持锻炼，每日可在空旷的室外适度运动；

（4）避免吸入二手烟；

（5）协调亲子关系，家长和孩子保持心情愉快。

新冠病毒流行季，孩子还能按预防接种程序去打疫苗吗？

（1）新生儿首针乙肝疫苗和卡介苗，应按照国家免疫规划程序在助产机构及时接种；

（2）乙肝表面抗原阳性母亲所生新生儿，第2剂和第3剂乙肝疫苗，应在接种单位预约后及时接种；

（3）用于暴露后免疫的疫苗，如狂犬病疫苗和破伤风疫苗，应及时接种，就近选择接种机构，事先通过网络或电话了解情况，做好预约、核实和准备工作，等待接种，接种后留观时，尽可能减少人群聚集；

（4）急性感染期，可暂停非紧急疫苗接种，痊愈后为儿童尽早补种。

新冠病毒流行季，家里有新生儿宝宝，照护者要注意什么？

（1）保证新生儿足量喂养，鼓励母乳喂养；

（2）观察新生儿黄疸：足月儿皮肤黄染多于生后2~3天出现、4~5天达高峰、2周内消退；早产儿多于生后3~5天出现、5~7天达高峰、可延迟到2~4周才消退；如果皮肤黄染过早出现、延迟不退、消退后又加重，需来院就诊；

（3）观察新生儿体温、反应、皮肤颜色、哭声、吃奶情况，如体温异常、状态不好、吃奶少、哭闹不止等，务必及时就诊；

（4）观察新生儿大便：生后3日大便颜色由黑色逐渐转为黄色，若持续排黑色胎便，提示可能喂养不足，如出现腹泻或黏液血便，需及时就医。

孕产妇"阳了"，还能去医院吗

妇产科　赵扬玉

◎ **孕产妇感染奥密克戎，会影响孩子吗？**

孕产妇感染奥密克戎的临床表现与普通人群基本一样。由于孕妇属于特殊人群，不仅要保障孕妇自身的安全，还要保障胎儿安全，所以要特别注意。

目前大量临床数据表明，母胎垂直传播率非常低，仅有个案报道。如果孕妇感染新冠病毒，持续高热不退，引起肺炎、缺氧的表现，出现胎儿心率持续增快，可能会对胎儿造成一定的影响。因此提示孕产妇，发现任何异常情况，一定要及时就医，寻求医生的意见。

◎ **孕产妇感染新冠会很严重吗？**

孕产妇发现新冠阳性后，可能都会比较紧张，在这里想提醒大家，目前大量临床数据表明，孕产妇感染奥密克戎的症状、严重程度跟普通人群基本相似，很少发生重症，所以不用过于担心。

单纯阳性的感染者，通过充分休息、多喝水，症状就会慢慢减退，如果有发热，一般情况下2~3天就会消退。

当孕产妇发现新冠阳性，千万不要紧张。如果有任何问题或疑虑，可以咨询助产机构，由专业团队指导孕产妇完成后续的产前检查。

◎ 孕产妇什么情况下需要去医院？

孕产妇要听从医生建议，规律产检。如果感染了新冠病毒，没有发热和其他不适症状，可以在家严密监测。

孕产妇若出现发热，也不要着急，如果体温在 38 ℃以上，可以在家中服用退热药，观察发热能否消退。如果使用退热药后还是不能够完全消退，要及时到医院就诊。

如果出现胸闷、头痛，伴有血压异常或胎动异常、阴道出血、不规律下腹阵痛等，需要及时到医院做检查。

◎ 孕产妇咳嗽厉害怎么办？嗓子疼得厉害怎么办？

可以多喝水，口服一些中药。如果还是很严重，没有好转的话，需要到医院就诊。

◎ 孕产妇感染新冠，应如何到医院检查？

孕产妇要密切关注所在地区助产机构门、急诊管理规定，必要时可打电话联系助产机构，咨询如何就医。以北医三院为例，医院设置了固定地点，为新冠阳性孕产妇进行相关检查。

◎ 孕产妇到医院需要注意哪些？

孕产妇是相对特殊群体，一定要严格做好自我防护。因为孕产妇要定期到医院产检，最重要的建议是，产检过程中佩戴 N95 口罩，由于手会触摸到一些公共区域（如门把手等），要注意勤洗手，不要经常揉眼睛。

◎ 发热门诊最多开 3 天的药，如果还没好，什么症状需要再来医院复查？

通常情况下，感染奥密克戎，如果有症状，大多数感染者在 3 天内会比较明显。

如果孕产妇出现发热，可先居家观察，多喝水、注意休息。

如果诊断为奥密克戎感染，医生开具退热药，在服用退热药后发热症状缓解，没有出现其他症状，不需要再到医院就诊。

如果服用退热药后，体温不降反升，应及时返回发热门诊进一步检查，判断有无其他问题（如呼吸道感染、肺炎等）。

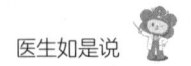

医生如是说

◎ 孕产妇如果感染新冠，还能自然分娩吗？是不是一定要做剖宫产？

无论是否感染新冠，分娩方式的选择都是按照产科指征来决定的，由医生进行综合评估。比如单纯的新冠阳性，没有自然分娩禁忌（如心功能、肺功能异常等），只要能够耐受整个阴道分娩的过程，还是可以选择自然分娩的。

这份特殊时期的就医宝典，准妈妈们请收好

妇产科　赵扬玉　陈　练　石慧峰　原鹏波

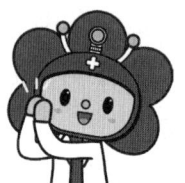

疫情防控期间，对于居家隔离的孕产妇，非急诊不就诊，隔离期满，解除隔离观察之后孕产妇可回到原建档医院继续产检。建议健康孕产妇在医生指导下适当减少现场产检次数，部分检查项目可合并在一次就医过程中完成。根据医生的建议加强自我监测，必要时可采取线上诊疗、远程会诊等形式，最大限度保障孕产妇安全，降低孕期风险。

◎ 就医篇

隔离期间，孕产妇有哪些就医渠道？

疫情防控期间，北京市卫健委协调各妇幼保健机构和社区卫生服务中心，全力保障孕产妇保健和救治。除常规门诊外，目前，北医三院等部分医疗机构开展了在线医疗服务，孕产妇足不出户即可通过网络在线问诊。孕产妇可在各大手机应用市场下载安装"北医三院"APP，或在微信"北医三院服务号"实名注册后在线咨询。孕妇还可以通过各种形式（如网络教育课程）的科普宣教了解孕期保健和病毒感染的相关知识。

如果孕产妇突发紧急情况，为避免延误救治，应及时联系120救护车护送到医院诊治。

孕产妇发热该如何就诊？

如果孕产妇出现发热、乏力、干咳、咳痰、咽痛、腹泻、味觉异常、嗅觉异常、流涕、结膜炎、肌肉酸痛的症状，不能排除新冠病毒感染，且妊娠期发热病因复杂，妊娠期

病情加重的风险大，应尽可能佩戴 N95 口罩，及时前往附近医院的发热门诊就医，不要自行用药，以免延误诊治。

就医途中不建议乘坐公共交通工具。隔离期间，如果出现上述症状，务必向社区及时报备。

隔离期间就医常用联系方式

各社区卫生服务中心和助产机构均设置了咨询电话（建档病历及母子健康手册封面有建档医院和建册社区的咨询电话），会有专业医务人员进行电话评估指导。

隔离期间，如果孕产妇到了预约产检的日期，要主动与社区联系，由社区联系助产机构（联系电话可在建档医院产科门诊病历封面上查找），由助产机构医生评估并预约产检时间。

例如，已经在北医三院建档的孕产妇，也可以在北医三院互联网医院"北医三院"APP 复诊产检，由医护团队提供在线诊疗。

特别提醒：任何健康问题需要就医的，建议拍照记录，方便医生判断病情。

◎ 产前篇

隔离期间发现怀孕了该怎么办？

如果在隔离期间出现月经推迟，应及时确认是否怀孕。如怀孕，需注意观察有无腹痛及阴道出血症状。出现上述症状的最常见原因是先兆流产，通常与劳累、休息欠佳有关，多数情况下出血量少于月经量，腹痛症状轻微，休息 1~2 天可缓解。**如出血持续 3 天或出血量增加、休息后无缓解，或出血伴有腹痛，建议就诊排除异位妊娠（宫外孕）。**

隔离期间孕产妇临近建档日期该怎么办？

在孕早期，不用着急建档问题。隔离期满之后，如果有建档困难，可向社区卫生服务中心和区、市产科质量管理办公室寻求帮助。

隔离期间孕产妇临近产检日期该怎么办？

妊娠早期（停经 13 周内）产检：孕早期检查主要包括血常规、尿常规、肝肾功能等一般实验室检查，NT（胎儿颈后透明层厚度）检查和无创 DNA 产前检测。一般实验室检查无孕周要求，如错过 NT 检查（一般在孕 11~13^{+6} 周）和无创 DNA 产前检测（孕 12~26 周），可以在隔离期结束之后根据医生建议进行相关检查。

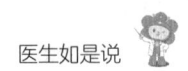

妊娠中期（大于 13 周，小于 28 周）产检：妊娠中期检查一般包括孕 15~20 周血清学唐氏筛查、孕 20~24 周临床常规检查和系统超声检查、孕 24~28 周妊娠期糖尿病筛查（即口服葡萄糖耐量试验，OGTT）。

（1）血清学唐氏筛查：孕妇如在妊娠早期已进行无创 DNA 产前检测，不必再行唐氏筛查。如预产期时年龄≥35 岁，可通过线上医疗预约医生，充分沟通后安排相应检查。

（2）系统超声检查：因隔离错过妊娠中期超声筛查者，可后延筛查时间。可通过线上医疗与医生沟通，协调具体时间。

（3）妊娠期糖尿病筛查：孕妇因故未进行 OGTT，可适当延后筛查时间。孕妇可以通过孕期宣教知识指导自身饮食和运动，做好体重管理，也可通过线上医疗咨询医生。

妊娠晚期（大于 28 周）产检：如孕妇无并发症及其他合并疾病，37 周之前一般建议每 2~3 周产检一次，36~37 周后进行一次全面检查，并行胎心监护。如隔离期短，产检稍有延迟并无大碍。建议每天严格自数胎动，如果出现胎动异常，应及时就医。对于较高风险或高风险孕妇，需要遵医嘱产检。孕妇可以主动联系社区或助产机构寻求帮助，也可以通过线上医疗服务进行诊疗。

注意

（1）胎动计数：孕 28 周以后，建议孕妇每天早、中、晚各数 1 小时胎动。妊娠晚期胎动因人而异，一般每小时胎动≥3 次或每 2 小时胎动≥10 次，**如每小时胎动小于 3 次或较前有明显变化，建议尽快就诊。**

（2）及时监测血压：建议孕妇自我监测血压并做好记录，如血压≥140/90 mmHg，或出现头晕、眼花、心慌、憋气、下肢水肿等，应及时到医院就诊。

（3）关注血糖：妊娠期糖尿病孕妇应按照糖尿病饮食食谱适当分餐，保证运动，严格遵医嘱用药，定期监测血糖，应控制餐前血糖≤5.3 mmol/L、餐后 2 小时血糖≤6.7 mmol/L，控制不满意者应及时就诊，或通过线上医疗咨询。

隔离期间孕产妇出现什么症状需要尽快就诊？

妊娠期间孕产妇可能会出现些许轻微不适，无须紧张，但如果症状严重，均需及时就医。如果出现胎动减少、头痛、头晕、心慌、憋气等异常情况，或者出现腹痛、阴道出血、阴道流液等症状，孕产妇要及时告知所在社区（村）或隔离观察点的负责人，协助联系 120 救护车送往医院诊治。

◎ 产后篇

隔离期间,产妇到了产后访视时间该怎么办?

产妇出院后可及时联系建档社区医生,社区医生会按照疫情防控期间的产后访视要求进行产后访视。

例如在北医三院建档的产妇,隔离期间也可以在北医三院互联网医院"北医三院"APP预约产后访视,由医护团队提供在线诊疗。

如果产妇在产褥期出现阴道出血大于月经量、发热(体温大于37.2℃)、伤口异常,也建议联系社区后到分娩医院就诊。

隔离期间,到了新生儿疫苗接种时间该怎么办?

新生儿疫苗接种一般是基于接种程序、接种间隔要求预约免疫接种门诊。产后应及时将疫苗接种本交予社区医院或及时与社区医院联系,预约疫苗接种。

隔离期间,照护者要留意哪些新生儿健康问题?

隔离期间,照护者需要保证新生儿喂养,并特别观察以下三种情况。

(1)新生儿黄疸:足月儿皮肤黄染多于生后2~3天出现,4~5天达高峰,一般生后2周内消退;早产儿多于生后3~5天出现,5~7天达高峰,可延迟到2~4周才消退。

家长需每日观察新生儿反应、皮肤颜色、哭声、吸吮力等,如果新生儿皮肤黄染过早出现、延迟不退、消退后又加重,甚至睡眠、精神状态不好,躁动哭闹不止,务必及时到医院儿科就诊。

(2)脐带:保持新生儿脐部干燥清洁。在脐带脱落后2~3天有少量出血或清亮的分泌物是正常现象,用酒精棉签擦干净就可以。脐带正常在2周左右脱落。如果有过多渗血、脓性分泌物或脐周红肿有异物,应及时就医。

(3)新生儿大便情况:生后3日新生儿大便颜色逐渐变为黄色,若仍是胎便(墨绿色)则提示喂养不足。如出现黏液脓血便,需要及时就医。

◎ 日常篇

孕产妇处于特殊生理时期,疫情防控期间,在日常生活中应注意防护。

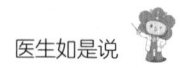

上班或去医院产检时如何做好防护？

（1）尽量选择步行或自驾车出行，尽量不乘坐公共交通工具；

（2）尽量减少在医院的停留时间；

（3）通过网上预约挂号、预约检查，尽量减少在人群拥挤诊室的停留时间；

（4）在医院和外出路上，和其他人尽可能保持1米以上的距离；

（5）全程佩戴N95口罩或医用口罩；

（6）保持手卫生，避免揉眼睛、鼻子和嘴巴。

常规的家庭清洁及个人防护

（1）孕产妇非必要不出门，不聚餐，不去人流量大的地方，尽量不乘坐公共交通工具。

（2）保持手卫生。在接触新生儿前、饭前便后、从公共场所返回后、触摸可疑暴露物后（门把手、电梯按键、手机、钥匙等）、接触动物后、用手捂口鼻咳嗽后，均要用洗手液或香皂按标准洗手法经流动水洗手，或者使用含75%酒精的免洗洗手液。打喷嚏或咳嗽时，用纸巾或肘部遮住口鼻。

保持良好的心态

疫情期间，孕产妇及家人需要保持良好的心态，避免焦虑和恐惧状态。必要时可通过在线心理咨询热线接受专业心理援助及心理疏导。

合理饮食

女性在妊娠期间会发生一系列生理性变化，如血容量增多，碳水化合物、脂肪代谢加快，因而需要从膳食中获得足够的营养素，以保证自身和胎儿生长所需。孕妇需要合理饮食，多吃新鲜蔬菜，不食用变质、过期及隔夜食物，保证饮食安全。

保证适当的活动量

孕期胃肠道蠕动减慢、消化液分泌减少，易出现消化不良和便秘等症状，需要保证适当的活动量，控制好体重，避免妊娠期高血压、妊娠期糖尿病等并发症的发生。

建议孕妇在室内每日活动2~3次，每次15~20分钟，运动强度不宜过大，避免跳跃等危险动作，运动前要做好热身，预防肌肉拉伤，运动前后要适当补充水分。孕晚期可以进行凯格尔运动（提肛运动），以锻炼盆底肌功能，也更有利于分娩。如果运动时感到劳累、腹部紧绷感等不适，应调整运动强度。在阳台等居家环境中照射阳光，每日建议1小时；如果没有条件可适当补充钙剂及维生素 D。

对于有胎盘低置、宫颈功能不全等情况需要卧床的孕妇，视自身情况，可以躺在床上做手臂伸展练习、举小哑铃等，尤其要注意踝泵练习。踝泵练习是通过踝关节的运动促进下肢血液循环和淋巴回流，预防血栓形成。在没有疼痛或者只有微微疼痛的限度之内，主动屈伸踝关节，缓慢而用力地、尽最大角度地勾脚尖（向上勾脚，让脚尖朝向自己），之后再向下踩（让脚尖向下），注意要在最大位置保持 5~10 秒，每天至少练习 3~4 次，每次 5 分钟。

孕妈妈"阳了"，应如何用药

药剂科　李慧博

随着新冠病毒变异株致病性的减弱与疫苗接种的普及，大部分新冠感染者的症状与其他急性上呼吸道感染类似，会出现发热、浑身酸痛、咳嗽、咽喉痛和流鼻涕等症状。孕产妇的感染率和症状与普通人群类似，一般三四天就有好转，五到七天可以恢复，患有基础病和慢性病的孕产妇感染后症状可能会加重。

◎ 孕妈妈明确感染新冠，需要用药治疗吗？怎么用药？

对于没有不适症状的孕妈妈，不需要药物治疗，事实上，避免焦虑和保证休息也是一种治疗。此外，可以在发病早期根据出现的症状有针对性地用药，比如发热使用退热药，咳嗽、咳痰使用止咳化痰药。不需要自行使用其他药物，如抗病毒药物。在用药选择上，尽量选择单方制剂，比如退热药选用对乙酰氨基酚，不要使用含有其他镇咳、祛痰、抗过敏的复方制剂。

◎ 新冠感染后，可用的药物有哪些？

妊娠早期是胚胎发育的关键时期，在这个阶段应该尽量避免用药，以减少药物对胚胎的影响，而在妊娠中晚期用药相对安全，可供选择的药物较多。表 3-1 是为孕妈妈们整理的一份家庭常用非处方药（OTC）用药清单，其中，部分中成药在妊娠期使用的临床经验较少，安全性尚不明确，建议用药前仔细阅读说明书，咨询医生和药师后使用。

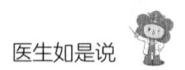

医生如是说

表 3-1 新冠感染居家常用非处方药用药清单及建议

主要症状		常用药物	妊娠期	哺乳期
发热		对乙酰氨基酚	√	√
		布洛芬	不建议	√
呼吸道症状	干咳无痰或少痰	右美沙芬	妊娠早期禁用	√
		甘草片/甘草糖浆制剂	慎用	慎用
	咳痰	氨溴索	妊娠早期慎用	√
		愈创甘油醚糖浆	妊娠早期慎用	不建议
		乙酰半胱氨酸	√	√
	鼻塞、流涕	生理盐水/海盐水洗鼻	√	√
	过敏	氯雷他定	√	用药前咨询医生
		西替利嗪	妊娠早期禁用	不建议
消化道症状	便秘	乳果糖	√（避免腹泻）	√
	腹泻	蒙脱石散	√	√
		口服补液盐	√	√

应注意，布洛芬在哺乳期使用相对安全，分级为L2级。尽管布洛芬可经乳汁分泌，但乳汁中最高药物浓度仅相当于婴儿所需日剂量的0.6%~0.9%。一般认为小于10%都是可以接受的。基于以上数据，世界卫生组织（WHO）在2002年修订的基本药物目录品种中提出布洛芬可以在哺乳期使用。但国内部分说明书较为谨慎，建议哺乳期禁用。综合以上信息，布洛芬可以在病情需要的情况下，权衡利弊谨慎使用。

◎ 泰诺林和泰诺有什么区别？

泰诺林为单方制剂，是对乙酰氨基酚缓释片，主要发挥解热镇痛的作用，是妊娠期可安全使用的退热药。泰诺为复方制剂，含有对乙酰氨基酚（解热镇痛）、麻黄碱（减少黏膜充血）、右美沙芬（止咳）、氯苯那敏（抗过敏）成分，主要用于缓解感冒相关的症状，其中所含成分右美沙芬在妊娠早期是禁用的。因此，若孕产妇出现发热，首选对乙酰氨基酚单方制剂，泰诺林可以安全使用。若需使用泰诺，建议咨询医师或药师。

03 传染性疾病

◎ 合并基础疾病的孕妈妈如果感染新冠,有什么用药建议?

对于感染新冠且有基础病的孕妈妈,如高血压、糖尿病等,在选择治疗新冠的药物时,一定要先咨询医生或药师,告知其之前长期服用的药物,避免出现药物之间的相互作用,或对基础疾病造成影响。如果孕妈妈的病情明显加重,如出现呼吸困难、气短,包括基础病加重,或者有胎动异常、腹痛、阴道出血等,不要犹豫,一定要及时到医院就诊。

新冠抗体检测 IgM 和(或)IgG 升高,是说明接种疫苗有效吗

检验科　吴永华

为构建免疫屏障,越来越多的人已经接种了新冠疫苗。这其中,有很多人都想第一时间知道,自己接种新冠疫苗后究竟有没有产生保护效果。那么,进行哪些检测才能知道呢?此外,有人在新冠抗体检测中出现了 IgM 和(或)IgG 阳性,这是说明有既往感染,还是说明注射疫苗有效呢?

◎ 什么是抗体?

要回答以上问题,首先得从抗体说起。

抗体(antibody,Ab),也称免疫球蛋白(immunoglobulin,Ig),是免疫系统用来识别和中和诸如病原菌和病毒等异物的蛋白。人体内的抗体可以分为五个类型,分别是 IgM、IgD、IgG、IgA 和 IgE。

(1)IgM:作为"免疫先锋",可在体液免疫早期清除病原。

(2)IgD:可激活嗜碱性粒细胞和肥大细胞产生抗菌因子。

(3)IgG:是机体的"免疫主力",针对入侵病原体提供基于抗体的免疫力。

(4)IgA:存在于肠、呼吸道和泌尿生殖道等黏膜区域,可防止病原体定植。

(5)IgE:与过敏原结合,触发组胺释放,并参与过敏反应。

研究表明,引起新型冠状病毒肺炎的病原体为严重急性呼吸综合征冠状病毒 2(SARS-CoV-2),即新型冠状肺炎病毒。该病毒主要是通过病毒颗粒上的突起蛋白(S蛋白)与人体细胞上的 ACE2 受体相结合,从而侵入人体细胞发挥致病作用。此过程中,

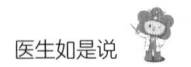

S蛋白被看做是"打开细胞之门的钥匙"。而接种疫苗后产生的中和抗体,或被称为保护性抗体,可以选择性地结合S蛋白,阻止其与ACE2受体结合,保护人体免受病毒侵害。

中和抗体只占到抗病毒抗体中的一部分。要想了解疫苗接种是否有效,就要对中和抗体进行检测,一种思路是利用抗RBD抗体(anti-receptor binding domain IgG)与细胞膜的ACE2受体结合,如果此时血液内存在中和抗体,则会对此过程产生抑制,而对此抑制过程进行检测即可确定中和抗体的滴度。

以北京大学第三医院为例,目前我院开展的新冠抗体IgG/IgM检测,是总抗体检测而非中和抗体检测。所以,如果出现抗体(IgG、IgM)阳性,并不能说明新冠疫苗一定有效。

疫情防控期间,神经内科常见问题解答

神经内科 黄骁 陈璐

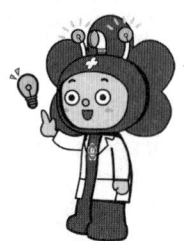

◎ 就医篇

隔离期间,神经内科疾病患者有哪些就医渠道?

除常规门诊外,目前,北医三院等部分医疗机构开展了互联网医院医疗服务,患者足不出户即可通过网络进行在线问诊。对于神经内科疾病患者,可在各大手机应用市场下载安装"北医三院"APP,实名注册后在线咨询。患者还可以通过各种形式(如网络教育课程)的科普宣教了解疾病相关知识。

如果患者突发紧急情况,为避免延误救治,应通过社区及时联系120救护车送往医院诊治。

神经内科疾病患者发热该如何就诊?

神经内科疾病患者易出现吸入性肺炎等情况,发热病因复杂,感染导致病情急性加重的风险大,建议戴好医用口罩及时前往附近医院的发热门诊就医,不要自行用药,以免延误诊治。

如果运动神经元病患者出现发热、乏力、干咳、咳痰、咽痛、腹泻、味觉异常、嗅觉异常、流涕、结膜炎、肌肉酸痛的症状,需警惕新冠感染可能。

就医途中，不建议乘坐公共交通工具。隔离期间，如果出现上述症状，务必及时向社区报备。

隔离期间就医或开药的常用联系方式

各社区卫生服务中心均设置了咨询电话，如有需要，建议与所在地的社区卫生服务中心联系，会有专业医务人员进行电话指导。

神经内科疾病患者也可以在"北医三院"APP进行线上就诊或复诊，由医护团队提供在线诊疗或开药服务。

隔离期间，神经内科疾病患者出现什么症状需要尽快就诊？

神经内科疾病患者若病情稳定，建议居家观察；若病情明显变化，尤其是出现紧急情况，需及时就医。

如果出现头痛、头晕、肢体活动不利、言语不清、反复跌倒、神志不清、意识模糊、走路不稳、记忆力下降、呼吸困难、吞咽困难、无法进食、突发病情加重等情况，或与平时状态相比出现其他明显异常，要及时前往医院诊治。

◎ 日常篇

神经内科疾病患者易出现感染等情况，且感染导致病情急性加重的风险大，因此，在日常生活中需做好防护。

上班或去医院就诊，如何做好防护？

（1）尽量选择步行或自驾车出行，尽量不乘公共交通工具；
（2）尽量减少在医院的停留时间；
（3）通过网上预约挂号、预约检查，尽量减少在人群拥挤诊室的停留时间；
（4）在医院和外出路上，和其他人尽可能保持1米以上的距离；
（5）全程佩戴N95口罩或医用外科口罩；
（6）保持手卫生，避免揉眼睛、鼻子和嘴巴。

常规的家庭清洁及个人防护

（1）神经内科疾病患者应做到非必要不出门，不聚餐，不去人流量大的地方，尽量不乘坐公共交通工具。
（2）保持手卫生。饭前便后、公共场所返回后、触摸可疑暴露物后（门把手、电梯按

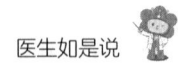
医生如是说

键、手机、钥匙等)、接触动物后、用手捂口鼻咳嗽后,均要用洗手液或香皂按标准洗手法经流动水洗手,或者使用含75%酒精的免洗洗手液。打喷嚏或咳嗽时,用纸巾或肘部遮住口鼻。

保持良好的心态

神经内科疾病患者易出现焦虑、抑郁等情绪,家属应注意观察患者情绪并注意疏导。在疫情期间,患者及家人需要保持良好的心态,避免焦虑和恐惧状态。必要时可通过在线心理咨询热线接受专业心理援助及心理疏导。

合理饮食

神经内科疾病患者应注意营养,保证各种营养素的摄入,合理饮食,多食用新鲜蔬菜、水果,不食用变质、过期食物,保证饮食安全。

◎ **脑血管病患者特别注意事项**

什么是脑梗死?如何自我识别脑梗死?

脑梗死又称缺血性脑卒中,是由各种原因所致的局部脑组织区域血液供应障碍,导致脑组织缺血缺氧性病变坏死,进而产生临床上对应的神经功能缺失表现。

脑梗死的常见症状包括:肢体无力、感觉麻木、口齿不清、嘴角偏斜、视物不清、恶心、呕吐、头痛等。

通过一个简单的"120"口诀,可以帮助大家快速识别脑梗死。

"1"即看1张脸,看看微笑时有无口角歪斜或口水不自觉流出;

"2"即看2只胳膊,动动2只胳膊,看患者有无力量减弱;

"0"即聆听语言,听听说话有无口齿不清。

如果出现上述任何一种症状,就要赶快就拨打120急救电话了。

突发脑梗死,在家里可以做些什么?

应拨打120急救电话;使患者仰卧,头偏向一侧,避免误吸;解开患者领口、腰带等,取出假牙(义齿);安抚患者;尽快前往医院,避免随意用药。

到达医院后,要向医生提供哪些信息?

应向医生提供的信息包括:①患者症状出现的时间,若不能明确,要告知其最后正常的时间；②患者的症状表现如何；③患者有哪些基础疾病，如高血压、糖尿病、心房颤动、胃肠道或肝肾疾病等；④患者平常服用的药物，如抗血小板药物（阿司匹林、氯吡格雷）、抗凝药物（华法林、达比加群、利伐沙班）等。

在医院会接受何种治疗？最有效的治疗手段是什么？

根据病情，患者可能需要在医院接受静脉溶栓、血管内治疗、口服药物治疗等。其中，在发病后4.5小时内进行静脉溶栓是脑梗死的最佳治疗手段。通过静脉输入溶栓药物，可以使血栓中的纤维蛋白溶解，从而使阻塞的血管再通。

静脉溶栓有哪些风险？

静脉溶栓治疗的主要风险是出血，如皮下、消化道、泌尿道出血等。100个人中约有6个人存在症状性脑出血的风险，严重者也可能导致死亡，概率约为1%。

可不可以先观察患者的病情变化，再决定是否治疗呢？

研究表明，每晚1分钟治疗，就会有190万个脑细胞死亡；从发病到治疗的时间每缩短1分钟，将会增加约1.8天的健康寿命。越早救治，越可能获得良好预后，恢复正常生活。

患者溶栓后症状好转了，是否就可以回家了？

溶栓后，患者需要复查CT，观察有无出血，也要警惕症状是否再次出现和加重。最好的选择是住院治疗，进一步筛查危险因素和病因，决定二级预防治疗。

"三高"人群如何应对新冠感染

心血管内科　韩江莉

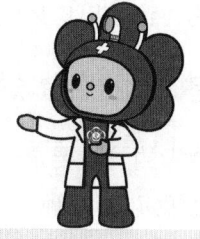

◎ 高血压、高血脂和高血糖人群，如何注意防护新冠？能接种新冠疫苗吗？

高血压、高脂血症和糖尿病人群与普通人的防护要求是一样的。

对于这类人群，只要病情稳定，是可以注射疫苗的。但是在注射疫苗后要注意血压、血脂和血糖的变化，有不适症状要随时就诊。

◎ 发热会引起血压升高吗？

会的，高血压的影响因素非常多，像感染、应激都会使血压升高。因此，应该监测血压，注意血压的变化，及时根据血压情况调整用药。

◎ 血压波动与病情有关吗？

有关，新冠感染大多会影响原有的高血压病情，造成血压波动，需要及时就诊。

◎ 做过心脏支架的患者感染新冠病毒后出现哪些异常，需要警惕可能与新冠有关？

做过心脏支架的患者跟普通人一样，一旦出现发热，伴有寒战、头晕、头痛、鼻塞、流涕或者是关节痛、肌肉痛等，包括有些患者会出现腹痛，都是需要及时就诊的。

◎ 心脏支架术后患者服用退热药与普通人有区别吗？

其实没区别，对于病情稳定的患者，在用药种类上与普通人没有区别，不论用哪种退热药，都要严格按照剂量、用药间隔要求，注意观察有无药物副作用。

◎ 做过心脏支架的患者出现发热，什么情况需要先咨询医生再用药？

对于 65 岁以上的老人、伴有心力衰竭的患者、曾经有过消化道出血或其他部位出血的患者需要谨慎用药，建议通过互联网医院等提前咨询心内科医生，以避免退热药物与抗血小板药物联合应用，造成出血风险增加。

◎ 心脏放置起搏器的患者该如何做好防护？出现哪些症状需要抓紧就医？

这类患者跟普通人的防护要求一样，首先应该注射疫苗，其次应该避免与新冠患者或是发热患者接触。如果必须接触，应该佩戴 N95 口罩防护，勤洗手，同时应该观察自觉症状，如胸闷、头晕、心悸、气短等。一旦出现这些症状或者自觉症状加重，应该及时就诊。

◎ 慢病人群出现哪些症状需要抓紧到医院就诊？

对于高血压患者，如果收缩压在 180 mmHg 以上，或者舒张压在 110 mmHg 以上，则需要及时就诊；即使血压没有达到这么高，但是出现了胸闷、胸痛、呼吸困难、晕厥，也需要及时就诊。对于高脂血症或者糖尿病患者，如果感觉心脏不舒服，如胸闷、胸痛、头晕、心悸，同样需要尽早就诊。

◎ 慢病人群感染新冠后，日常饮食有哪些需要注意？

需要适量饮水，注意摄入富含蛋白质和维生素 C 的食物，同时注意补充热量，这样能够尽早恢复健康。

◎ 担心家里老人发展为重症，该如何观测老人的身体状况呢？

需要注意观察老人口唇有无发绀，也就是青紫的情况，以及有无气短、呼吸困难等症状，如果有可能，可以监测血压、心率、血氧的情况。

对于既往有慢性肺部疾病的患者，可以用家用血氧饱和度监测仪监测血氧情况，必要时及时到医院专科就诊。

◎ 老人痊愈后，是否会加重原有基础病的病情？

对于无症状感染者或者轻症患者，一般不会加重原有基础病。对于重症感染患者，需要评估患者的恢复情况，以明确对既往基础疾病有无影响。

新冠感染遇上高血压，什么情况怀疑是心肌炎

心血管内科　马　媛　周乐群　徐昕晔

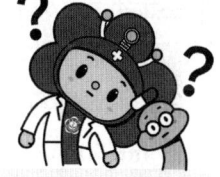

老张患有高血压 10 多年，在北医三院心内科规范治疗，病情一直控制得很好。2022 年 12 月初，老张出现发热，体温最高到 39.5 ℃，咽痛、咳嗽、乏力明显，晚上也睡不好觉，自测抗原显示两道杠。平时老张有监测和记录血压的习惯，他发现，发热那两天的血压比平时低，都在 100/70 mmHg 左右，由于担心药物副作用会影响血压，也对血压降低能否停药有些困惑，于是通过北医三院互联网医院（"北医三院"APP）找到心内科高血压线上诊疗团队。这支团队由不同专业的医生组成，包括心脏影像、康复、电生理、介入等，能对高血压并发症进行全面评估及诊治。结合老张的病情，团队进行了用药指导，在开具处方后通过物流送药到家。

退热后老张因为照顾家人劳累，出现了胸闷、心慌，反复测量血压都在 160/100 mmHg

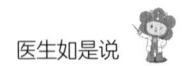

左右，心率也比以前快，总是每分钟90多次。老张很担心自己是不是得了心肌炎，通过再次线上咨询，高血压线上诊疗团队在综合评估后，为他预约了线下就诊。医生针对老张的症状进行了查体、心电图、超声心动图、心肌酶等检查，排除了心肌炎等心脏异常情况。

◎ 感染新冠后，降压药到底要不要吃？

良好控制基础病可减少新冠相关重症的可能。**应该坚持治疗，不要自行改药，更不能随意停药，以免血压明显波动。**

由于新冠感染者可能出现血压波动，建议每日进行血压和心率监测，如果多次测量血压值都在 140/90 mmHg 以上，建议调整降压药物，如有必要及时就医，或通过互联网医疗等方式寻求医生的建议。

在新冠感染时，大多数治疗心血管疾病的药物，如阿司匹林、他汀类以及大多数降压药等都是可以继续服用的。

◎ 为什么发热期间血压会比平时低呢？

感染新冠以后，部分患者因为高热，特别是使用退热药以后出现大汗淋漓，可能造成失水，有的患者还有消化道症状，如食量明显下降，甚至呕吐、腹泻，这些都**有可能会使血容量不足，从而导致血压下降。**

针对这些情况，需要适量补充水分，并注意监测血压变化。

服用降压药的患者如果血压较前降低，建议通过互联网医疗等方式与医生联系，咨询是否需要减少用药剂量或暂停用药。

如果在没有上述原因的情况下发现血压下降或血压低于 90/60 mmHg，则需要及时就诊。

◎ 发热期间大量饮水会增加心脏负荷吗？

新冠感染发热期间，虽然适当增加饮水对疾病恢复有利，但对于有心血管疾病的患者而言，大量饮水会增加心脏的负荷，甚至可能会诱发心力衰竭。

因此，**不建议有心血管疾病的患者过多饮水。**除日常饮食外，每日的饮水量应控制在 500～1000 ml。如体温持续超过 38 ℃，每日可酌情增加 300～500 ml。

◎ 新冠感染以后血压又高了，是因为停药么？

自行停药是引起血压升高的因素之一，但新冠感染后有些因素也可能引起血压升高，

发热、疼痛等不适症状以及这些症状引发的睡眠不好、紧张焦虑的情绪，都会升高血压。 某些药物也可能影响血压，退热药如对乙酰氨基酚和布洛芬以及一些中成药中含有的麻黄、甘草成分也可升高血压。

如果发现血压较前升高，建议与医生联系，咨询如何调整降压药物。一旦发现血压重度升高（收缩压≥180 mmHg 和/或舒张压≥110 mmHg）或血压升高的同时伴有胸痛、胸闷、气短、视物不清、肢体无力等症状，应及时就诊。

◎ 退热药和中药会升高血压，那高血压患者新冠感染以后能不能服用这些药呢？

遵医嘱短期适量服用是可以的。虽说像连花清瘟颗粒（胶囊）和金花清感颗粒中有麻黄的成分，麻黄碱可以兴奋中枢神经系统、收缩血管、升高血压，退热药对乙酰氨基酚和布洛芬也可能升高血压，但这些对症药物可以缓解发热、鼻塞、流涕等症状，而这些症状本身带来的不适同样会引起血压升高。

所以，如果高血压患者在血压控制良好的情况下，遵医嘱短期内适量服用退热药或中药，且坚持降压治疗，一般对血压不会有很大影响。

但要切记，有相似作用的药物选择一种即可，不要几种药混着吃，同时应加强血压监测，如发现血压波动，需及时咨询医生。

◎ 觉得心慌，心率比以前快了，会不会是得心肌炎了？

新冠感染后心率增加也有多种可能的原因。感染和发热这些应激情况会导致心率加快，一般体温每升高 1 ℃，心率大约会增加 10 次/分。

另外，身体疼痛、心情紧张以及严重感染导致缺氧，或因高热、出汗、呕吐、腹泻或进食减少导致血容量不足，均会使心率加快。如果出现严重咳嗽、气短、血氧饱和度降低，需要及时就诊。

少部分新冠感染有导致病毒性心肌炎可能，**如果出现与体温升高不相称的心率增快，或出现心律不齐、胸痛、呼吸困难、晕厥等症状，应该及时到医院就诊**，通过进一步检查确定是否患有心肌炎以及伴发其他心脏疾病，不要在家里扛着。

另外，在发热等症状缓解后的 2~3 周内，也要注意休息，避免大量运动。

◎ 心血管疾病患者在新冠康复期间还应注意哪些问题？

适量活动有利于疾病的康复，建议每天都进行一些力所能及的室内活动，如慢走、做简单的家务等。同时，由于长时间卧床休息会增加下肢静脉血栓的风险，甚或引起肺栓

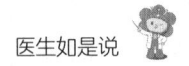

塞;适当活动有助于预防下肢静脉血栓和肺栓塞的发生。

如果出现胸闷、胸痛等症状,尤其当这些症状与步行、家务等体力活动有明显关系或伴有明显出汗时,建议立即停止相关活动,及时就医,必要时呼叫120急救车。

由于心血管疾病患者普遍年龄偏大,发展为新冠肺炎重型的风险升高,因此建议坚持每日监测体温、手指血氧饱和度,观察有无呼吸困难;如果手指血氧饱和度<95%,或出现呼吸困难的症状,建议尽快就医。即使没有任何症状或症状轻微,如果患者在感染10日之后,核酸结果依然未能转阴,也建议去医院就诊。

疫情期间,家中需要紫外线消毒灯吗

药剂科　贾羽茜

新冠疫情发生以来,大家都采取了各种防护措施,居家生活的消毒方式也是举不胜举。这不,防患意识极强的老妈,自酒精、84消毒液、滴露"风波"之后,今天又让我见识了"新花样"——紫外线消毒灯。

我:"老妈,您什么时候买的紫外线灯,买它干什么呀?"

老妈:"你们药剂科的静脉用药集中调配中心,不是每天都用紫外线灯消毒好几遍吗?我也买一个,听说能消灭病毒。"

我:"紫外线灯确实可以杀死细菌、病毒、芽孢等病原体,但是对环境有很高要求呢。需要房间温度在20~40℃,相对湿度在50%~60%,空气中不能有灰尘和颗粒,不然会大大降低杀菌效果。"

这时老妈急忙拿起墩布,还顺手打开了空调和加湿器,在屋里一阵忙活……

我:"妈,您别收拾啦,紫外线的穿透力较弱,只适用于空气和洁净物体表面灭菌消毒,像咱家沙发和柜子后面,紫外线对这些褶皱的地方和照射死角根本起不到作用,您歇会儿吧。"

本以为老妈打消了紫外线消毒的念头,没想到她又拎着紫外线灯去了卧室。

老妈:"闺女,你说它穿透能力弱,我睡觉开着它,多照几个小时,也能当个小夜灯用,肯定能消灭病毒了。"

我:"您可万万不能这么做!"

在此提醒大家,**紫外线直接照射可引起日晒伤,照射部位皮肤发红肿胀**。长期暴露在紫外线下而不进行防护，有发生皮肤癌的风险。眼睛只要暴露在紫外线下几分钟，就会引起眼角膜和结膜上皮的损害，估计第二天眼睛就流泪睁不开了。这在医学上称为电光性眼炎，也叫雪盲。

我一边说着，一边夺回了紫外线灯，转身时无意间发现，窗户怎么都关着呢？！

我："老妈，我还得提醒您，紫外线灯使用的时候确实需要关好门窗，但是消毒完，一定要开窗通风。紫外线可以催化空气中的氧气变成臭氧，对咱们的鼻咽部、呼吸道有很强的刺激，照射后一定要开窗通风30分钟。"

老妈："算了算了，不用了，明天我拿它去消毒口罩好了，可以多用几次。"

我："这也不行哦，口罩的材质对紫外线非常敏感，紫外线照射会破坏吸附电荷层，降低隔离效果，和不戴口罩没什么区别。"

最后提醒大家，**紫外线灯在专业人士指导下通常适用于医院、餐饮、学校等场所，家庭不提倡使用紫外线消毒灯。**勤洗手，多通风，科学消毒，出门戴好口罩，保证充足睡眠，合理膳食，保持良好的心态，是打赢疫情防控战的关键。

新冠感染居家药物治疗十问十答

药剂科　周鹏翔　董淑杰

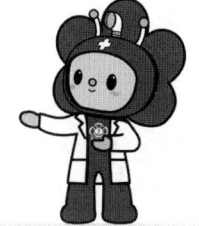

随着我国疫情防控措施的不断优化，一些居民新冠感染后可以居家治疗。

药物治疗的一般原则为：无症状者无须药物治疗，如果有相关症状，可以选用一些必要的药物对症治疗。

关于新冠居家药物治疗，大家关心的十个问题，一次性为您解答。

◎ 如果没有新冠感染相关症状，是否需要提前预防使用一些药物？

不需要。目前没有证据支持药物可以预防新冠感染，如果没有确诊新冠，我们不需要提前预防性地服用药物。

◎ 同时服用多种药物会康复得更快吗？

不会。不推荐同时服用多种治疗同一症状的药物，选择一种即可。对于同一症状，同时服用多种药物并不能加快病情好转，反而可能会导致药物过量。

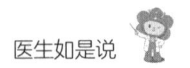

◎ 如果发热了，可以选用哪些退热药？

对于无基础疾病的一般人群，较为安全的退热药包括对乙酰氨基酚和布洛芬，**选择其中一种**即可，可参考表3-2的信息。其他市面上常见的复方感冒药（如白加黑、泰诺等），其名字中含有"氨酚"或"酚"，即对乙酰氨基酚成分，也可以起到退热作用。需要注意，**不要叠加使用多种退热药**。

表3-2 常用退热药的使用方法

药物名称	剂型	适用人群	用法用量*
对乙酰氨基酚	口服溶液/滴剂	儿童	若持续发热，可间隔4~6小时重复用药1次，24小时不超过4次
	片剂	≥6岁儿童及成人	
	缓释片	≥12岁儿童及成人	若持续发热，每8小时1次，24小时不超过3次
布洛芬	混悬液/滴剂	儿童	若持续发热，可间隔每6~8小时重复用药，24小时不超过4次
	片剂	≥12岁儿童及成人	若持续发热，可间隔4~6小时重复用药1次，24小时不超过4次
	缓释胶囊	≥12岁儿童及成人	每日2次

*每次具体用量请参照药品说明书中"用法用量"信息，或咨询医师、药师。

◎ 退热药在什么时候吃？想快一点退热，能不能多吃几片？

体温在37.5~38.5℃时，优先选择物理降温，当**体温升至38.5℃以上**，可以使用退热药。

对于一些有基础疾病的老年人或症状较重但体温未升至38.5℃的发热患者，如果出现精神萎靡或合并其他系统症状，也可谨慎服用退热药。退热药使用一般不应超过3天，若症状仍未缓解，建议就诊。

退热药不是吃得越多体温恢复得越快，如果超量服用或叠加多种退热药，**肝或其他脏器可能会受到损害**，因此一定要仔细阅读药品说明书或咨询医师、药师后服用。**肝、肾功能不全和胃肠道疾病**患者用药，需咨询医师或药师。

◎ 居家治疗期间，有什么好办法可以缓解咽痛、咽干的症状呢？

如果咽部只是轻微不适，可通过少量多饮水、淡盐水含漱的方式来缓解。当咽痛、咽干症状比较严重时，一些中成药（如六神丸、清咽滴丸、疏风解毒胶囊）和地喹氯铵含片等药物可以帮助缓解咽喉肿痛和咽干的症状。

儿童不应服用丸剂、胶囊剂和含片，以免造成呛咳或误吸。孕妇及哺乳期妇女在选择这类药物时，应咨询医师或药师后谨慎服用。

◎ 针对咳嗽、咳痰症状，可以一直吃止咳化痰的药物吗？

咳嗽是一种反射性的防御动作，通过咳嗽可以排出呼吸道的一些分泌物和病毒。一般的轻度咳嗽可以不用药物治疗。若出现严重咳嗽、痰多或痰咳不出的症状，且影响正常休息时，可选择镇咳、化痰药物进行对症治疗。

干咳可选择福尔可定、右美沙芬等，若痰液过多，可使用化痰药，如溴己新、氨溴索、愈创甘油醚、乙酰半胱氨酸等。这类药物在市面上的选择较多，**选择一种即可**，按说明书的用法用量使用。药物起效需要一定的时间，**千万不要"随咳随用"**。

◎ 出现流涕、鼻塞等感冒症状时，可以买普通感冒药来治疗吗？

新冠感染与普通感冒或流感的部分症状有相似之处，一些抗过敏药物可有效缓解流涕的症状，如氯苯那敏、氯雷他定、西替利嗪等，但这类药物可能引起困倦或嗜睡等药物不良反应，在服药期间需格外注意。

严重鼻塞时，可选用一些能够减轻鼻充血的药物，如赛洛唑啉、羟甲唑啉、麻黄碱、伪麻黄碱滴鼻剂或鼻喷雾剂。这类药物使用一般不超过3天，长时间使用可能导致鼻塞复发或加重，萎缩性鼻炎或鼻腔干燥的患者禁止使用。

市面上常见的复方感冒药中也含有对症治疗成分，如药名中的"敏"是指氯苯那敏，"伪"或"麻"是指伪麻黄碱，"美"是指右美沙芬。如果选用复方感冒药来同时退热、镇咳、缓解流涕和鼻塞，选择一种即可，无须再使用其他对症治疗药物。

◎ 居家治疗期间，需要同时服用其他抗病毒药物或抗生素吗？

抗流感病毒药物对治疗新冠感染没有效果，不需要服用。

未合并细菌感染者，不推荐使用抗生素等抗菌药物。若怀疑自己可能有细菌感染，应该在咨询医师后决定是否服用抗菌药物。

◎ 新冠感染相关的症状缓解后，要不要继续吃药巩固疗效？

新冠康复治疗的药物中，绝大部分为对症用药（如退热，止咳，化痰，缓解流涕、鼻塞、咽痛、咽干、腹泻等）。若不舒服的症状已经完全消失了，就应该**及时停止**使用这些药物，无须"巩固"疗效。

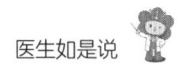

医生如是说

◎ 对于孕妇、哺乳期妈妈和儿童，可以吃这些药吗？

对于孕妇、哺乳期妈妈和儿童这类**特殊人群的用药需格外小心**，笔者根据药品说明书等资料将相关的药物信息进行了整理，供大家参考（表3-3）。

表3-3 特殊人群对症治疗药物信息

药物类别	常用药物	儿童（6~18岁）	孕妇	哺乳期妇女
退热药	对乙酰氨基酚	√	√	√
	布洛芬	√	×	√
镇咳、化痰药	溴己新	√	×	×
	氨溴索	√	×	×
	愈创甘油醚	√	请咨询	请咨询
	乙酰半胱氨酸	√	√	请咨询
干咳无痰用药	福尔可定	√	请咨询	请咨询
	右美沙芬	√	请咨询	请咨询
缓解流涕药物	氯苯那敏	√	√	√
	氯雷他定	√	√	√
	西替利嗪	√	√	√
缓解鼻塞药物	赛洛唑啉	√	请咨询	请咨询
缓解咽痛、咽干药物	地喹氯铵	√	请咨询	请咨询

√：可以选用；×：避免使用；请咨询：咨询医师或药师，权衡利弊谨慎使用。

在使用退热药时，对乙酰氨基酚的口服溶液/滴剂，适用于3个月以上的儿童；布洛芬混悬液/滴剂，适用于6个月以上的儿童。

需要特别注意的是，对于孕妇、儿童、老年人、重症高风险人群以及病情明显加重的患者，应及时到医疗机构就诊，以免延误治疗。

在使用复方制剂时，需要注意药物成分，避免重复用药，必要时咨询医生或药师。两种及两种以上药物联用（包括中成药与西药联用）可能增加潜在相互作用风险。

其他未尽事宜，请参考药品说明书和权威诊疗指南。

总之，应科学选用、正确使用药品，避免药物引起的不良反应。

高热要少吃高蛋白？
新冠感染恢复阶段这样补

运动医学科　常翠青

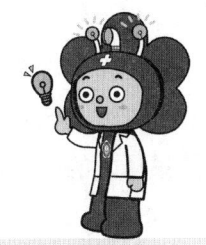

提高身体抵抗力，吃好喝好很关键。在新冠恢复阶段，根据疾病发展进程有针对性地给予精准营养可助力身体快速恢复。在饮食营养方面，我们该注意哪些问题呢？

◎ 如果已经感染新冠，出现发热、咳嗽、咽喉痛，该如何进行饮食调整？

已经感染新冠的患者通常出现的主要症状是上呼吸道症状，其实这种剧烈的反应也是机体对于入侵病毒的前哨工作。

如果患者出现发热，要足量饮水，这样可以保障机体内有足够的水环境供给我们体内的"免疫大战"，还有助于降温，尤其是当出现嗓子疼或不舒服的症状时，也要足量饮水。如果体温上升到 37.5 ℃以上，首选糖电解质饮料，这是一个更好的液体补充。糖电解质饮料进入体内后，不至于让液体很快地排出去，而是最大限度地保留体液，这对我们体温的降低具有很好的保障作用。

有些患者可能因为发热及咽部疼痛，导致没有食欲、不想吃饭或吃不进去饭。这个时候饮食建议以流食为主，尤其是以面食为主。因为面食的主要成分是碳水化合物，还有 B 族维生素，吃进去的碳水化合物不仅可提供能量，而且在消化吸收的过程中相对产热少，这对我们体温的降低也有一定帮助。

需要提醒的是，患者出现高热时，要尽量少吃高蛋白的食物，摄入大量高蛋白的食物不利于降低体温。

另外建议可以多喝果汁，尤其是鲜榨果汁，如橘子汁、橙汁、番茄汁、猕猴桃汁等，每天 1~2 杯。这些果汁中含有丰富的维生素 C 以及抗氧化、抗炎系列非营养素生物活性成分，如番茄红素、绿原酸等。总而言之，建议多摄入富含维生素 C 的蔬菜和水果。

◎ 在恢复阶段，如何从饮食营养方面调养身体？

在经历了上呼吸道症状的"折磨"以后，虽然抗原转阴了，体温也降低了，但是有很多患者可能会出现持续的肌肉酸痛，或者还是觉得乏力。这个时候，在保证足够能量摄入的同时，要多摄入富含优质蛋白的食物。

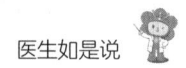

导致肌肉酸痛的其中一个原因是,在高热期间,人体的肌肉收缩、分解供能可能会增加。在这个时候,可以通过补充优质蛋白,来促进我们人体受损的肌肉尽快恢复。所以在恢复阶段,提倡在足量能量摄入的同时,加强优质蛋白的摄入。

当疫情防控遇到化疗周期

肿瘤化疗与放射病科　王墨培　姚艳红

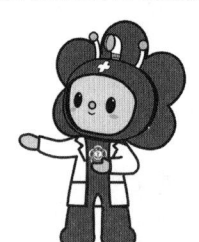

因疫情防控需要,一些市民朋友需要居家隔离,而这其中也有肿瘤化疗患者。对于肿瘤化疗患者在隔离期间的常见问题解答如下。

◎ 就医篇

肿瘤化疗患者有哪些就医渠道?

除常规门诊外,北医三院等部分医疗机构开展了在线医疗服务,患者足不出户即可通过网络咨询进行在线问诊。

肿瘤化疗患者发热该如何就诊?

肿瘤化疗患者如出现发热、干咳、乏力、咳痰、咽痛、腹泻、味觉异常、嗅觉异常及流涕、结膜炎、肌肉酸痛等症状,不能排除新冠病毒感染,应及时到医院发热门诊就诊。患者不要自行用药,以免延误诊治。

肿瘤化疗患者因发热就诊时,应主动告知接诊医务人员,患者从管控区前来就医,以及化疗用药史,同时注意复查血常规。

肿瘤化疗患者就医或开药的常用联系方式有哪些?

可联系社区卫生服务中心咨询电话,如有需要,建议与所在地的社区卫生服务中心联系。

肿瘤化疗患者也可以在北医三院互联网医院"北医三院"APP进行**线上咨询或复诊**。

肿瘤化疗患者出现什么症状需要急诊就诊？

肿瘤患者如果病情稳定，建议居家观察。若出现病情明显变化，尤其是紧急情况，需及时就医。

肿瘤化疗患者 PICC 置管如何护理？

患者 PICC（外周中心静脉导管）置管如需定期护理，应到医院指定区域进行护理。此外，肿瘤化疗患者也可以在北医三院互联网医院"北医三院"APP 线上咨询，由专业护理团队提供 PICC 置管相关的指导。

肿瘤化疗患者化疗周期是否需要延缓？

肿瘤患者如果临近化疗周期，建议**通过互联网医院（"北医三院"APP）咨询主诊医生，由主诊医生评估患者病情，为患者制订治疗方案。**

◎ 日常篇

相比健康人群，肿瘤患者免疫力下降，容易出现感染，**化疗后患者可能出现白细胞减少后继发感染。**因此，肿瘤化疗患者需要特别注意疫情防控期间的个人防护及生活饮食护理。

肿瘤化疗患者个人防护要点

（1）对于病情稳定的肿瘤患者，尽量选择互联网医院诊疗，**不聚餐，不去人流量大的地方，尽量不乘坐公共交通。**

（2）**注意保持手卫生。**在外出返回、收取快递后，用洗手液或香皂按标准七步洗手法经流动水洗手。

（3）外出时，需**正确佩戴医用外科口罩。**

肿瘤化疗患者的饮食

肿瘤患者在饮食上应注意营养均衡，保证各种营养素的摄入，合理饮食，食用新鲜蔬菜、水果，不食用变质、过期食物，保证饮食安全。营养护理知识也可通过线上患者教育项目学习。

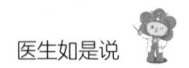

医生如是说

肿瘤化疗患者的心理疏导

肿瘤患者及家属易出现抑郁、焦虑等情绪。必要时患者及家属可通过在线心理咨询热线接受专业心理援助及心理疏导。

肿瘤化疗患者的个人卫生

肿瘤患者应注意个人卫生，保持口腔卫生，尽量使用软毛牙刷。另外，应每日清洗会阴，保持大便通畅，规律作息。如果有化疗后血小板减少的病史，化疗期间要避免磕碰。

新冠感染症状多，如何正确选择中成药

中医科 李 东

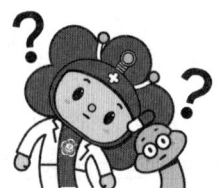

中药对于新冠病毒感染有很好的疗效，可以缩短病程，有效改善发热、咽痛、肌肉酸痛、咳嗽等症状。国家相关诊疗方案中推荐连花清瘟颗粒（胶囊）和金花清感颗粒等中成药。是否所有人群都需要服用连花清瘟颗粒（胶囊）？如果没有，该用什么中药呢？

中医看病讲究因时、因地、因人的"三因制宜"，不同季节、地域的人群体质特征不同，临床表现也会有差异，即使是疗效肯定、副作用小的中药也需谨慎使用。

◎ **是否所有人群都需要服用连花清瘟颗粒（胶囊）？**

不是的，未感染新冠或者无症状感染者，不建议服用这一类药。这类人群可以通过适当运动，采取有效的防护，通过调整饮食和生活作息来增强体质，从而达到预防和康复的目的。

对于轻症和普通型患者，如果出现发热、咽痛、浑身疼痛、咳嗽、舌红苔偏黄等热象比较明显的，建议服用这一类具有疏风解表、清热解毒的药物。

◎ **如果没有连花清瘟颗粒（胶囊），该用什么中药呢？**

大家先不要着急，临床上这一类能够疏风解表、清热解毒的中药还是有很多的，比如双黄连口服液、柴银颗粒、蓝芩口服液、抗病毒口服液、清热解毒口服液等，任选其中之一就可以。

◎ 咳嗽、咳黄痰选择什么中药？

在临床上可以选用具有清肺化痰的中成药，比如我们常用的复方鲜竹沥液、羚羊清肺丸、肺力咳合剂、急支糖浆等都可以。

◎ 出现恶心呕吐、腹痛腹泻该怎么办？

这种现象可能是由于本身脾胃虚寒，再加上寒冷季节交织而造成的，也可能是因过量服用这类清热解毒药，脾胃损伤所致。

遇到这种情况也不要恐慌，建议先暂时停服这类清热解毒药，可以改用具有解表和中、调和脾胃的中成药，比如我们常用的藿香正气胶囊或者藿香正气水。

◎ 这么多种中成药，吃的种类越多，效果越好吗？

不推荐这样使用。因为很多种药叠加使用，不仅不能增加疗效，可能还会带来副作用。

建议同一类药，比如清热解毒的这一类药，只选择其中的一种。如果还伴有咳嗽，可以根据有无咳痰、咳黄痰还是白痰再选择一种止咳药。如果同时伴有咽痛，也可以含服清咽滴丸、六神丸等。

◎ 还有哪些注意事项？

根据症状，通常服药 3~5 天，一般不超过 7 天。

如果在服药的过程中出现症状不缓解，甚至加重的情况，建议及时就医。

◎ 中草药可以预防、治疗新冠吗？

可以的。中草药在预防和治疗方面都发挥了重要的作用。中医讲正气存内，邪不可干。可以通过中草药来增强个人体质，达到预防的目的。但是每个人的体质不一样，用预防方不能"千人一方"。

在治疗方面，中医采用辨证论治的方法，根据患者的症状、体征来治疗，并发挥了很好的治疗作用。

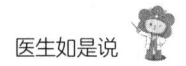

PPD 试验是什么？结果应该怎样看

感染疾病科　耿　轩

当前，PPD 试验被广泛用于结核病的筛查和诊断，不少地区要求新生入学必须进行 PPD 筛查，发热患者在医院就医时也可能会被要求进行该项检查。

PPD 试验是什么？如果您做了 PPD 试验，当看到检验报告上那个大大的"+"号时，您是否心惊胆战？

◎ PPD 试验是什么？

PPD 试验又称结核菌素试验，是指通过皮内注射结核菌素，并根据注射部位的皮肤状况诊断结核分枝杆菌感染所致 Ⅳ 型超敏反应的皮内试验。结核菌素是结核分枝杆菌的菌体成分，包括纯蛋白衍生物（PPD）和旧结核菌素（OT）。

◎ PPD 试验有哪些用途？

PPD 试验的主要用途包括以下三项。
（1）辅助诊断结核病；
（2）卡介苗接种 3 个月后进行 PPD 试验，可了解机体对卡介苗的细胞免疫反应；
（3）判断过敏体质患儿的预后。

其中，PPD 试验最主要的用途是筛查结核病，因为肺结核是呼吸道传染病，容易在学校等人群密集的场所传播。

◎ 您需要做 PPD 试验吗？

根据《学校结核病防控工作规范（2017 版）》要求，学校要按有关规定将结核病检查项目作为新生入学体检和教职员工常规体检的必查项目。所以，可以接受安排进行检查。当然，如果您接触过高危人群，主动筛查也未尝不可。

◎ PPD 试验怎么操作？

以 PPD 0.1 ml（5 U）于左或右前臂内侧行皮内注射，在穿刺处周围皮肤将出现红晕、硬结反应，注射 72 小时后测量和记录反应面积。

◎ PPD 试验结果怎么看？

测试结果通过硬结（明显突起的硬化区）的直径（垂直于手臂）来反映。受试部位无红晕、硬结或有针眼大小的红点或稍有红肿，硬结直径小于 0.5 cm 为（-）；受试部位红晕及硬结直径在 0.5~0.9 cm 为（+）；受试部位红晕及硬结直径在 1.0~1.9 cm 为（++）；受试部位红晕及硬结直径大于或等于 2 cm 为（+++）；除出现红晕、硬结外，局部出现水疱及坏死为（++++）。

结果为阳性＝结核？大错特错！阳性代表以下四种情况。

（1）曾经感染过结核菌但未发病；

（2）曾经患过结核病；

（3）接种过卡介苗；

（4）目前正在患结核病。

即便结果是强阳性，也并非 100% 就得了结核病，只是发病风险比其他人高一些。需要进一步检查，由临床专家来判断。

结果为阴性≠结核？这种说法也不对，如果正处于结核迟发型变态反应前期（初次感染后 4~8 周），也有可能是假阴性。这种情况，需要临床专家综合判断。

◎ 进行 PPD 试验后应该注意什么？

注射部位不能用手抓、擦，也不能涂抹任何药物、花露水、风油精或肥皂等。密切观察试验后反应，不良反应严重者应及时处理。在试验后 72 小时，应准时到医院看反应结果。尽可能避免用激素类的药物。

流行性腮腺炎并非小朋友的"专利"

感染疾病科　李　璐

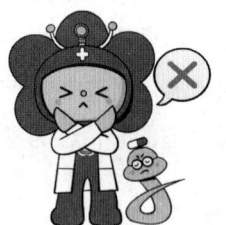

流行性腮腺炎（简称流腮）是一种古老的传染病。早在公元前 460 年，古希腊著名医学家希波克拉底就记载了一个小岛上暴发流腮的情况。后来流腮在全世界曾发生多次大流行。经过多年的预防接种，如今其发病率已明显下降。但是在一些幼托机构、学校、军队，由于人员密集，传染性强，时有聚集性病例发生。

流腮，中医也称痄腮，是由腮腺炎病毒引起的急性呼吸道传染病，以腮腺肿痛为主要

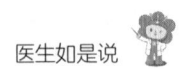

特征，少部分患者出现脑膜炎、胰腺炎、睾丸炎等并发症，属于我国法定管理的丙类传染病。流腮主要见于儿童和青少年，主要通过飞沫和密切接触传播。患者和隐性感染者（感染了病毒，但是不发病）都是传染源。患者在腮腺肿大前7天至肿大后9天具有很强的传染性。其在全年均可发病，但有明显的季节性，发病高峰主要有两个，分别是4月至7月及11月至次年1月。

流腮的潜伏期为8~30天，起病大多数较急，腮腺肿大前一般会出现发热、头痛、全身酸痛、咽痛、食欲不佳等，通常是一侧腮腺先肿大、疼痛，也有两侧同时肿大者，特征性的腮腺肿大以耳垂为中心，向前、后、下方发展，状如梨形，质地坚韧，边缘不清。有触痛，张口咀嚼及进食酸性食物时胀痛加剧，局部皮肤发热、紧张、发亮，但大多不红，多数患者会发展为双侧腮腺肿胀，腮腺管口早期可有红肿，整个病程为10~14天。

流腮可不只是小朋友的"专利"，一些大孩子和成人也会罹患，而且成人患者全身中毒症状更重，并发症发生率更高。

并发症多在起病后3~7天发生，最常见的并发症包括睾丸炎、脑膜炎、卵巢炎、胰腺炎等，也可侵犯心肌、肝、甲状腺、肾、关节、乳腺，引起相应的临床表现。

尤其是睾丸炎，在青壮年男性中发生率高达20%左右，部分患者因双侧睾丸萎缩引起精子生成障碍而致不育。妊娠期妇女在最初3个月感染流腮，还可能会引起胎儿死亡或者流产。所以一旦得了流腮，还要继续监测疾病有无进展。

在实验室检查方面，由于是病毒感染，外周血白细胞正常或轻度升高，分类以淋巴细胞相对增多，这有别于细菌感染引起的化脓性腮腺炎。90%的患者血和尿中淀粉酶升高，且升高程度与腮腺肿胀程度成正比。如需明确胰腺是否受累，还需要查脂肪酶。病原学方面的检查包括血清特异性抗体测定以及病毒分离培养等。一般来说，根据流行病学史、特征性的腮腺肿大以及实验室检查就可以明确诊断。

控制流腮最有效的预防措施仍是接种腮腺炎疫苗。当然，还应注意个人卫生、劳逸结合、保持舒适的心情，为身体筑起一道重要的防线。

注意

对于流腮患者，应做好呼吸道隔离，至腮腺肿胀完全消退，一般不早于发病后14天。患病期间一定要注意休息，加强口腔护理。饮食以流质、软食为宜，避免酸性食物。

有并发症者应采取相应的治疗，疾病早期也可使用干扰素或者病毒唑（利巴韦林）抗病毒治疗。

中医中药内外兼治，以疏风清热、消毒消肿为主。

医务人员教您口罩的正确佩戴方法

感染疾病科　刘彩红　李晓光

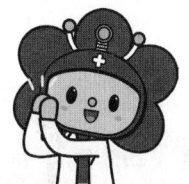

戴口罩是医务人员的必修课，对患者和家属而言，正确佩戴口罩，可以保护自己和他人。

错误的戴口罩方法主要体现在以下三个方面。

（1）不能正确识别口罩正、反面；

（2）不能正确识别口罩上、下边；

（3）佩戴口罩后未塑形以使口罩更贴合面部。

错误佩戴口罩很容易造成流感、新冠病毒感染等急性呼吸道传染病的院内**交叉感染**。口罩最好每 4 小时更换一次，如口罩变潮湿、难呼吸或出现破损，应立即更换。

正确佩戴一次性外科口罩或医用防护口罩，均可有效预防由空气和飞沫传播的传染病。下面结合图片，为大家讲解两种口罩的正确佩戴方法。

◎ 一次性外科口罩的正确佩戴方法

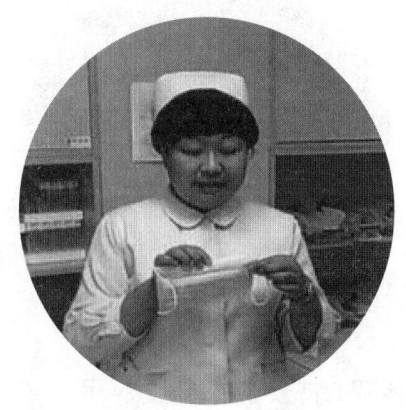

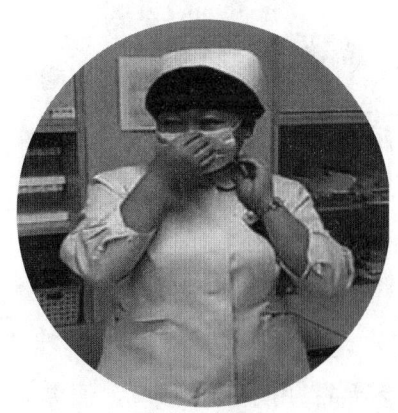

步骤 1：首先分清口罩的上、下边及正、反面，打开包装袋，口罩的浅色面为里面，深色面为外面，带鼻夹部为上边；

步骤 2：将鼻夹贴在鼻梁上，将口罩的系带套在耳后；

医生如是说

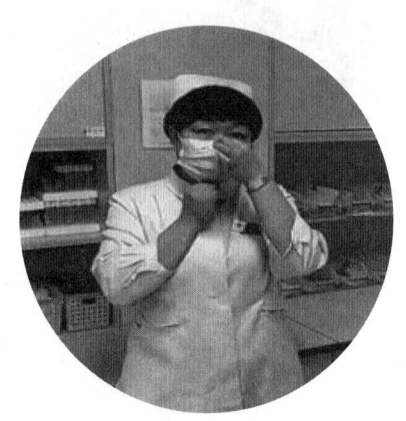 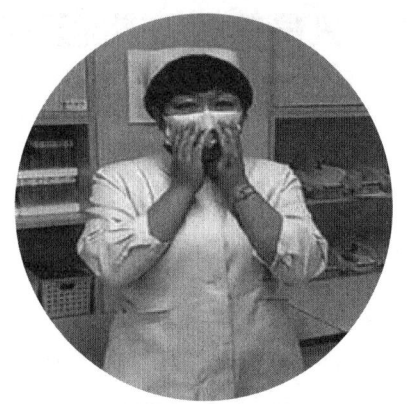

步骤3：戴上后一手用力适度从鼻梁向面部两侧轻抒，另一只手向下将口罩拉开，全面覆盖口鼻及下巴，使口罩紧贴面部直至舒适；

步骤4：佩戴气密性检查，双手捂住口鼻快速呼气或吸气，应感觉口罩略微有鼓起或塌陷，以鼻夹及面部两侧没有气体泄漏为准。

◎ **医用防护口罩的正确佩戴方法**

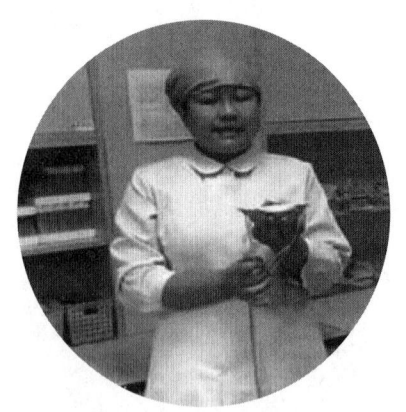 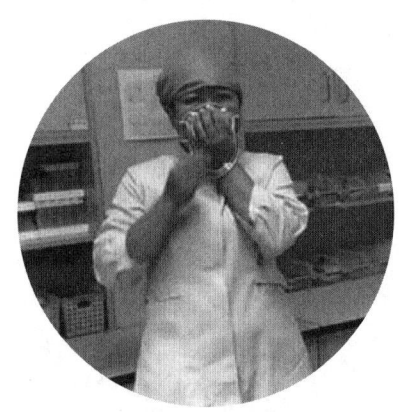

步骤1：用手托住口罩，使鼻夹位于指尖，让头带自然下垂；

步骤2：使鼻夹朝上，用口罩托住下巴；

03 传染性疾病

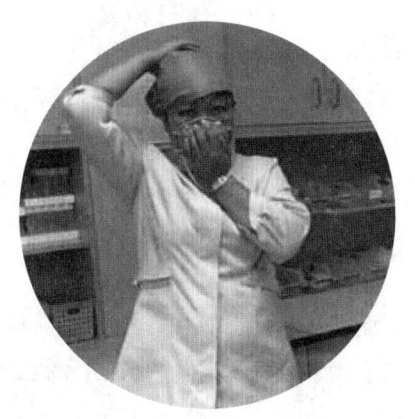 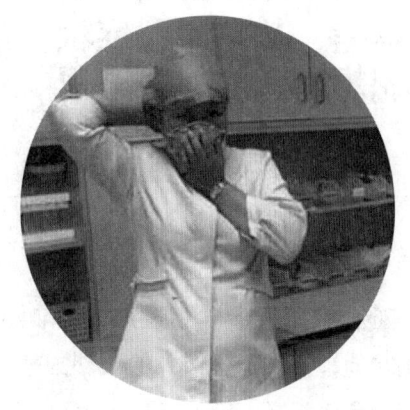

步骤3：将上头带拉过头顶，放在脑后较高的位置；

步骤4：将下头带拉过头顶，放在颈后耳朵以下的位置；

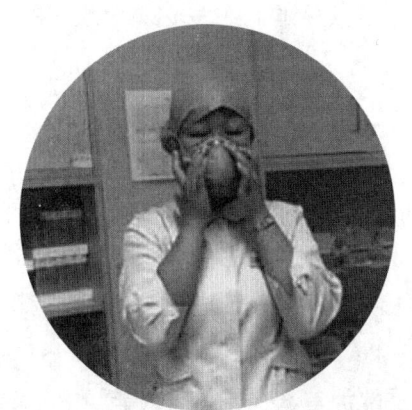 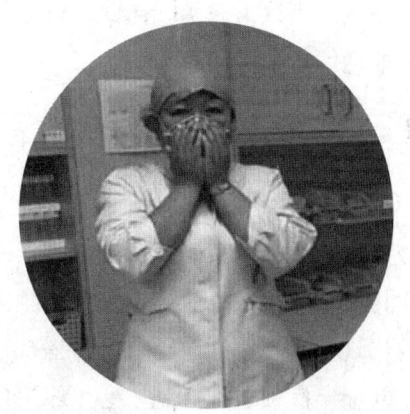

步骤5：将双手指尖放在金属鼻夹顶部，用双手一边向内按压，一边向两侧移动，塑造鼻梁形状；

步骤6：佩戴气密性检查，双手捂住口鼻快速呼气或吸气，应感觉口罩略微有鼓起或塌陷，若感觉有气体从鼻梁处泄漏，应重新调整鼻夹，若感觉气体从口罩两侧泄漏，应进一步调整头带位置。

（绘图 刘彩红）

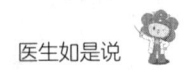

猴痘，从来源到症状，从预防到治疗，您想知道的都在这里

感染疾病科 路 明

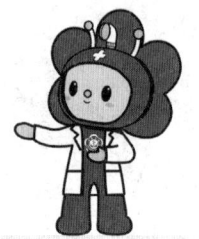

2022年5月，一名近期去过非洲尼日利亚的英国人首先在伦敦确诊猴痘。随后，在英国其他地区和英国以外的欧洲国家，以及美国、加拿大、澳大利亚等多个国家相继出现了猴痘病例报道。

◎ 什么是猴痘

大家都听过"水痘"，水痘是由水痘-带状疱疹病毒引起的以发热、皮肤疱疹为特征的传染性疾病。而"猴痘"是由猴痘病毒引起的一种罕见的传染性疾病。之所以称为猴痘，是因为研究人员最早于1958年从丹麦哥本哈根一个实验室的猴子皮肤疱疹（痘）中首次分离出该病毒，因此得名。但猴痘病毒真正的来源并非是猴，其自然宿主可能为非洲啮齿动物（如冈比亚巨鼠和松鼠）。1970年，刚果民主共和国的一名9个月男婴被确诊为第一例人类感染病例。自此，猴痘逐渐在非洲多个国家蔓延，绝大多数病例发生于中非和西非地区。

◎ 关于猴痘疫情

此次的猴痘疫情，短短1个月已波及非洲以外的30多个国家，确诊病例远超1970年以来非洲以外国家确诊例数总和，而且在感染病例中，仅少数患者有猴痘流行地区（非洲）接触史，多数患者并无流行病学关联，这意味着猴痘病毒在未进入各国监测的情况下已经出现了大规模的隐匿社区传播。

欧洲疾病预防和控制中心（ECDC）指出，这是欧洲首次报告了与西非和中非没有已知流行病学联系的传播链。世界卫生组织（WHO）已将猴痘的全球公共卫生级别评估从低级风险上调为中级风险。

◎ 猴痘和天花的关系

虽然我们对猴痘并不熟悉，但一定听说过另外一种传染病——天花。天花是由天花病毒导致的严重传染病，而猴痘病毒和天花病毒"师出同门"，均隶属于痘病毒科正痘病毒属。20世纪初，天花是一种常见的传染病，随着大规模疫苗接种，WHO于1980年正式宣布全世界消灭了天花。而自20世纪80年代以来，猴痘病例一直保持增长态势，刚果民主共和国的猴痘患者数量增加了14倍。有学者认为，猴痘数量的猛增与天花的根除有关，因为天花病毒与猴痘病毒的基因组存在90%以上的同源性，接种天花疫苗预防猴痘的有效率可达85%。而当全世界消灭天花后，各国常规停止了对儿童接种天花疫苗，因此世界各地40~50岁以下的人群因未接种过天花疫苗，对猴痘病毒缺乏抵抗力。

◎ 猴痘的传播途径

猴痘作为一种人畜共患病，既可从动物传播给人，也可发生人际传播。猴痘的传染源通常为携带或感染病毒的动物，包括非洲啮齿类和非人灵长类等多种动物，其传播途径包括被感染动物咬伤、抓伤，以及狩猎、剥皮、加工和食用感染动物等接触传播，或者长时间近距离经呼吸道飞沫传播。此外，与猴痘患者密切接触，尤其是通过直接接触感染者的体液（皮肤疱液），也可导致在人与人之间传播。

◎ 感染猴痘有致命风险吗

对大多数人来说，猴痘是一种自限性疾病，通常持续2~4周，并且能够完全康复。2003年，美国疫情中的47例患者未出现死亡病例。但不可否认，猴痘病毒感染也可导致肺炎、脑炎、角膜炎，进而危及生命。

◎ 猴痘的诊断与治疗

结合21天内的流行病史（非洲、欧洲、美洲等地感染动物和患者的密切接触史）以及临床表现（发热、淋巴结肿大、皮疹），临床可做出疑似诊断。有病原学结果，包括核酸检测、血清学检测或病毒培养阳性者，可予以确诊。

如同其他病毒感染一样，对于猴痘目前尚无循证支持的有效治疗方法，以对症、支持治疗以及防治皮损继发感染等并发症为主。具有抗痘病毒的药物包括西多福韦（Cidofovir）、特考韦瑞（Tecovirimat）和布林西多福韦（Brincidofovir）。

◎ 猴痘的预防

随着欧美地区的疫情扩散，我国输入性病例的风险也会相应增加。因此，有必要开展猴痘的大众科普和宣传，加强类似症状病例的监测，以便及时发现输入性病例，从而阻断传播和流行。

作为临床医生，应将猴痘感染作为发热、皮肤疱疹疾病的鉴别诊断之一，重视流行病史的询问。及早发现病例，严格控制传染源和切断传播途径是预防的关键。

医生如是说

俯卧位通气那些事儿

护理部　李葆华　刘春霞　王　璐　于庆昕

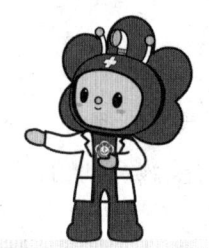

大家知道吗？对于有顽固性缺氧症状的人，每天趴着也是一种治疗手段。国家卫健委组织专家制定的《新型冠状病毒感染诊疗方案（试行第十版）》中明确强调，具有重症高风险因素，病情进展较快的中型、重型、危重型病例应当给予规范的俯卧位通气治疗。可见趴着不仅能治病，关键时候还能救命呢！接下来我们就针对俯卧位通气那些事儿为大家答疑解惑吧！

◎ 俯卧位，也就是俗称的趴着，为什么比躺着有利于通气？

人躺着（仰卧）时，靠近背部的一些组织（肺泡）会被压瘪，趴过来后，血液会充盈前胸部，被压瘪的肺组织能减压，并能更好地促进氧气的吸收和二氧化碳的排出。血液往低处流，气体往高处走，这样血液和气体更好地交换，"早趴早通畅"。

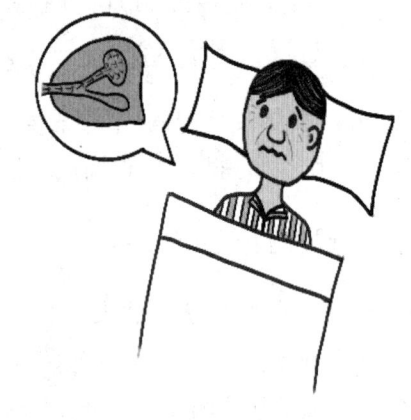

◎ 趴着是有效，可是并不舒服怎么办？

趴之前可以做一些准备工作，比如解小便，1小时内避免进食，孕妇或者肚子大的人还可以用几个软枕垫起来，给肚子留点空间，会让趴着更加舒服。

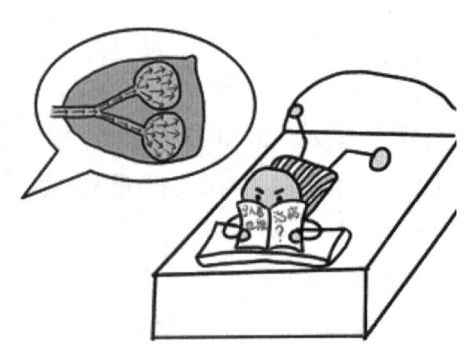

◎ 趴的姿势,哪种效果更好?

怎么趴都好,各种姿势都有效,可以自由切换。但要注意如果身上有一些管路的话,则要保护好,还要避免受压皮肤硌伤。

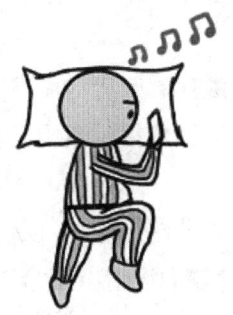 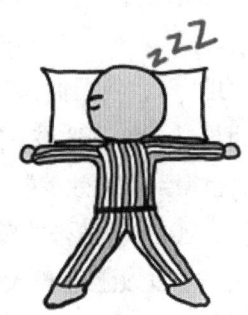 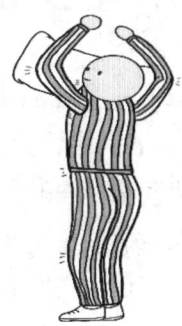

◎ 趴的姿势到位了,时长有什么要求吗?

每天累计 12 小时以上效果更好,可以分 3~5 次趴。待症状好转就可以躺平。早趴早好,趴着有利于咳痰,趴累了可以侧卧,条件有限时,也可以采取前倾坐位。

| 助记口诀 | 俯卧尽早趴着好,
肺泡减压很重要,
姿势不必太妖娆,
时间够,症状消,
管路皮肤要关照。 |

(绘图　于庆昕)

艾滋病离我们并不遥远
——主动检测,知艾防艾,共享健康

疾病预防控制处　胡何晶　张文丽

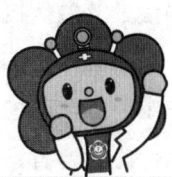

医院接待室里,戴着黑框眼镜的帅气文艺青年小张,双手颤抖地接过自己的确证报告

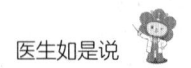

单——HIV（人类免疫缺陷病毒）抗体阳性。一米八的小伙子整个人瞬间怔住了。"我只是近期慢性腹泻才来医院检查的……嗯，我有固定的同性性伴侣，医生，我还有救吗？"

像大多数 HIV 抗体阳性者一样，即便科普信息触手可及，他们仍然对这个"恶魔"一知半解，对被感染的原因或是懵懂无知，或是心存侥幸，最终皆追悔莫及。冷静后的小张摘下双肩背包，默默地收起检测报告，声音哽咽地通知了自己的伴侣尽快去做检测……

艾滋病离我们并不遥远。截至 2021 年，我国估计存活艾滋病感染者约 115 万，新报告人数为 12.9 万，其中，约 70% 为男性，约 93% 是通过性途径传播。我国已基本阻断输血传播，母婴传播、注射吸毒传播也得到了有效控制。

性传播是艾滋病的主要传播途径，2021 年报告的感染者中异性传播为 70%~80%，男性同性传播为 20%~30%，**学生、60 岁以上老年人这两个群体的感染比例有升高趋势**。目前，我国至少**约三分之一**的感染者仍未被发现。尽早检测可以知晓自身感染状况，阻断艾滋病传播。

◎ **艾滋病的发展有哪些阶段？什么是艾滋病检测的"窗口期"？**

如果未给予及时规范治疗，艾滋病的发展分为四个阶段：①急性感染期（2~8 周）；②无症状潜伏期：长短因人而异，平均 8~10 年，虽无症状但具有传染性；③艾滋病前期；④典型艾滋病期。

个体刚刚感染 HIV 时，由于病毒量少，不能马上通过血液检测发现，这段时间称为检测的"窗口期"。抗体检测的窗口期为 4~12 周，核酸检测的窗口期为 1~4 周。**在窗口期内个体已有传染性**。

◎ **什么情况下应考虑去做检测？**

（1）曾有高危性行为者，如同性或异性性行为中未使用安全套者、多性伴者、共用针具吸毒者等；

（2）性伴侣是艾滋病抗体检测阳性者；

（3）在非正规医疗机构拔牙、文身、输血者；

（4）提倡婚前、孕前检测。

凡有以上行为之一者，应尽快主动去做检测。总之，早检测、早发现，正确使用安全套，及时进行抗病毒治疗，可以保护自己和性伴侣，也可避免疾病进一步传播。

◎ 目前都有哪些主要的艾滋病检测方法？

（1）尿液、唾液检测：目前很多高校设立了自助尿液检测包售卖机，北京市也已启动了艾滋病尿液匿名、免费检测项目，可通过微信小程序"e检知"检测及查询结果。但此结果仅可作为参考，最终还需到正规医疗机构进行血液抗体检测。

（2）血液抗体检测：包括初筛试验和确证试验，确证试验阳性方可诊断为HIV感染。

（3）病毒核酸检测：一般传染病专科医院可进行核酸检测。

◎ 本次检测结果为阴性，今后该如何避免性传播感染？

预防措施主要包括以下几方面。
（1）决定发生性行为前，充分了解对方的生活史，综合评估经性途径感染的风险；
（2）性行为前避免饮酒、吸毒，以防因神志改变而不能正确使用安全套；
（3）在性行为中全程正确使用质量合格的安全套；
（4）减少性伴侣人数；
（5）发生高危性行为后，尽快到专业机构咨询、检测，必要时进行暴露后预防用药（72小时内）。

◎ 与HIV感染者或艾滋病患者日常接触会感染吗？

HIV不会通过空气、一般的社交接触或公共设施传播。在日常生活和工作中，与艾滋病患者及病毒感染者接触（如握手、拥抱、共同进餐等）不会感染；HIV也不会经马桶圈、电话、餐炊具、卧具、游泳池或公共浴池等传播；此外，蚊虫叮咬不会传播HIV。

每个人都是自己健康的第一责任人，在此提醒大家，主动检测，知艾防艾，共享健康！

04 消化系统

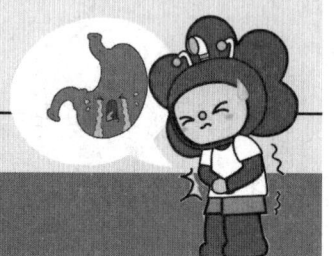

不想得慢性胃炎、胃癌，要防患于"胃"然

消化科　丁士刚

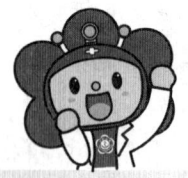

吃香喝辣是人们尤其是年轻人向往的生活方式，日常的喝酒应酬也是上班族推脱不掉的烦恼。除了暴饮暴食、频繁应酬、工作压力大以外，长期奔波、缺乏锻炼的人群以及中老年人群都是慢性胃炎的高发人群。

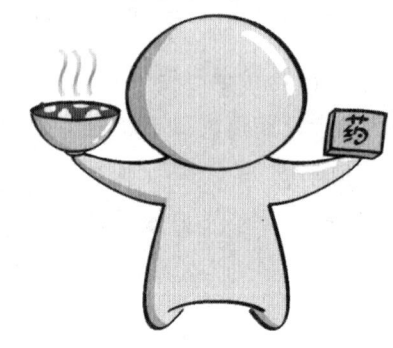

慢性胃炎是一种常见病，是由于各种病因所致的各种胃黏膜炎性反应，其发病率在各种胃病中居首位。

日常生活中，很多人一旦出现腹胀、胃痛等消化不良的症状，就以为是吃太饱撑着了，胃动力不足，动不动就去药店随便买些药物应付，这是防治慢性胃炎的一个误区。有些人没吃饭胃痛，就去吃健胃消食类的药物，还有些人喝酒不舒服，就去吃促进胃动力的药物，其实这些都是不完全正确的。

吃饱了不舒服、消化不良不完全是因为撑着了或者胃缺乏动力，有些人吃一点东西就会胃胀，这种现象叫做早饱。早饱是功能性消化不良的症状，确诊需要胃镜检查以除外器质性疾病。

关于慢性胃炎的防治，应注意以下问题。

◎ 是否到医院检查要看年龄

对于小于40岁的人群，如果吃了药两天后症状好转，则问题不大，如果吃药没有效果，就要到医院做胃镜检查。大于40岁的人群如果出现症状，就应该及时到医院检查。

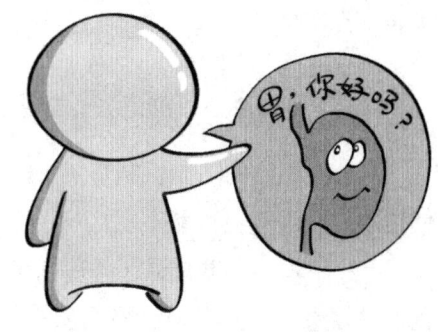

众所周知，冰、辣、油、烫的食物会损伤胃黏膜，但不是说我们绝对不能吃这些美食。关键是要看自己的胃，如果吃了受不了，那最好忌口，如果可以接受，那就要注意适量。

要特别注意酒精类对胃黏膜的直接刺激，这对胃的伤害更大。在我国，慢性胃炎患病率在50%以上，而在大型综合医院，年轻人患病率占50%～70%。而慢性胃炎长久不治，就有可能导致胃癌的发生。

◎ 中药的副作用是不是比西药小？

中药也有很多是处方试剂，所以不是一点副作用都没有。我们需要看胃病的症状如何，吃西药能控制症状就有好处，而且西药不一定副作用大，一些药物可以起到保护胃黏膜的作用，短期应用副作用都不大。

◎ 喝酒前，吃一点胃药保护胃黏膜有无科学道理？

有些人吃了冰、辣、油、烫的食物，再加上喝酒，会出现胃痛，这种可能是由于胃酸过多引起的，这时应该要注意对胃黏膜的保护，临时服用一些胃黏膜保护剂会有一定效果。但如果持续胃痛，就要去医院就诊。

◎ 慢性胃炎变成胃癌时身体会有怎样的变化？

慢性胃炎发展成胃癌，在早期一般没有特异性症状，需要通过胃镜检查才能发现。到进展期，部分患者体重迅速下降，疼痛的节律发生改变，比如以前疼痛是饭后痛，现在变得没有规律，任何时候都痛。此外，还可以观察大便，如果大便变黑有血，就要小心由溃疡病或胃癌引起的消化道出血。

医生如是说

◎ 一日三餐怎么吃才能保护我们的胃？

建议规律饮食，吃饭不要过饱，还有就是要吃新鲜的蔬菜、水果，最好不要吃隔夜饭菜。

◎ 多喝热水、热汤能否治愈慢性胃炎？

这与胃黏膜的防御机制有关，热水、热汤可以使胃黏膜血管扩张，增加胃黏膜血流，使症状有所缓和，可能不那么痛了，反酸也减轻了，但实际上改变不了慢性胃炎的本质。

上腹不适、食欲减退、餐后饱胀、恶心呕吐都是慢性胃炎的症状，但值得注意的是，70%～80%的患者没有症状，即便有症状，很多人也不会重视和预防。延误治疗会导致患者发展成慢性萎缩性胃炎，最终一些患者会转成胃癌。这不是耸人听闻，是完全有可能的，慢性胃炎一般10年左右就有可能发展成胃癌。

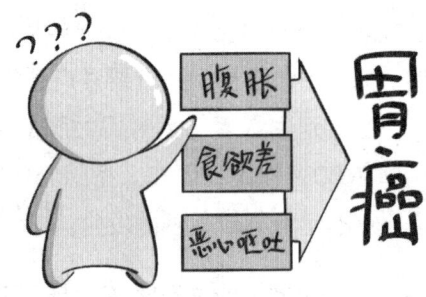

◎ 得了慢性胃炎该如何治疗？

需要强调的是，慢性胃炎的治疗目的是去除病因、缓解症状和改善胃黏膜炎性反应，应尽可能针对病因进行个体化治疗，例如，证实是由幽门螺杆菌（HP）阳性引起的慢性胃炎，无论有无症状，均应进行HP根除治疗；服用胃黏膜损伤药物者，建议加强抑酸和胃黏膜保护，可服用铝碳酸镁制剂等胃黏膜保护剂。

慢性胃炎如果不加以干预，下一步就会发展成为慢性萎缩性胃炎，而目前缺乏有效治疗手段，所以定期检查预防胃癌显得尤为重要。

没有特别有效的药能阻断和逆转萎缩，对于慢性胃炎患者，随着年龄增加，建议加强胃镜监测，及时发现早期胃癌。

◎ 多久需要做一次检查？

在胃癌高发地区，40岁以上人群无论有无症状，均建议进行胃镜筛查，没有肠胃道症状或者浅表性胃炎的人群，可以每三年做一次胃镜检查，慢性萎缩性胃炎患者每一年到一年半复查一次；轻度

异型增生患者每半年到一年复查一次，重度异型增生患者建议胃镜下治疗。

同时在日常生活中，可以多吃柔软、易消化、营养丰富的新鲜食物，要注意避免辛辣、生冷、油腻和坚硬的食物。但也不是说一定不吃，要遵循自身的感受，保持营养均衡，不能过量食用。

（绘图　崔　曼）

为何没有症状却被查出胆结石？
胆结石知识十问十答

普通外科　徐　智

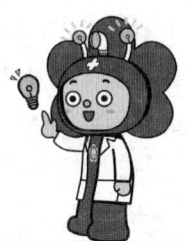

◎ **胆结石是一种怎样的病？**

胆结石是胆道系统里了长了石头，是一种常见疾病，在西方国家，胆结石的患病率是10%～15%，在中国，患病率是8%～10%，按中国约14亿人口估算，有1亿～2亿人患有胆结石。

◎ **胆结石的分类有哪些？**

第一种是按结石的化学成分来分，最常见的是胆固醇结石、胆色素结石和混合结石。胆固醇结石中含胆固醇的量大于70%，白色或浅黄色，质地较硬。主要是体内脂质代谢紊乱所致。胆色素结石中胆固醇的含量小于30%，其余为胆红素、钙、糖蛋白等。根据致病原因不同，胆色素结石又分为：①棕色色素结石，其为深棕色或黑色，质松易碎，主要因胆道感染和胆管狭窄引起；②黑色色素结石，其为黑色，如煤渣，质硬，因胆红素代谢异常所致，如溶血性贫血、肝硬化等。

第二种是按结石所在的位置来分，主要有肝内胆管结石、肝外胆管结石和胆囊结石，人们常说的胆结石多指胆囊结石。

◎ **哪些人容易得胆结石？**

胆囊结石发病的最常见原因，可根据英文首字母总结为比较容易记忆的"5F"。

（1）Fat：肥胖；

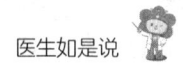

（2）Forty：40 岁左右；

（3）Female：女性；

（4）Fertile：生育次数多；

（5）Family：家族性。

◎ 胆结石的"高管病"名号从何而来？

白领人群工作、生活压力大，熬夜比较多，吃饭不规律，经常不吃早餐，胆囊就有可能经常处于持续性充盈状态，胆汁排不出去，胆汁中的有形成分就可以淤积在胆囊里形成结石。所以，白领人群患胆结石的概率更高。此外，饮食以西餐为主，或者富含油脂，也是引起胆结石的原因之一。

◎ 胆囊结石的常见症状有哪些？

胆囊结石最常见的症状就是**胆绞痛**，是指突然出现剑突下或右上腹阵发性或持续性疼痛、阵发加重，可向右肩或背部放射，多无发热，伴恶心、呕吐。疼痛多在夜间、进食油腻食物或饱餐后发生，持续十几分钟或数小时后自然缓解或用解痉药后缓解。

次要症状是上腹隐痛，多数患者仅表现为上腹部隐痛或饱胀不适、嗳气、呃逆等。

个别患者可表现为梗阻性黄疸，多因结石堵塞胆总管引起。

胆囊结石本身不可怕，但其并发症"很要命"，比如结石堵到胆囊颈部引起急性胆囊炎，堵到胆管引起胆管炎，堵到胆胰管交界的下方引起胆源性胰腺炎等。

◎ 有的人没有症状，为什么还被查出胆囊结石？

这是由胆囊结构的特性决定的，这需要从胆囊的解剖结构来说起。胆囊一般分为底部、体部、漏斗部和颈部四个部分；漏斗部有一个囊状扩大，形成哈特曼袋（Hartmann袋），再向下以 S 形变细形成颈部，与更细的胆囊管相连。如果结石比较小，在这个弯曲逐渐变窄的通道里下行，就容易出现结石堵塞，进而突发胆绞痛等症状。如果结石比较大或者不容易在这个通道中堵塞，也就是人们说的"结石不会卡"，因而不会出现胆绞痛，就可以没有症状，一直与人"和平相处"。在进行常规体检时，通过肝胆超声检查可以发现胆囊结石，而患者没有任何症状。

◎ 体检查出胆囊结石，应该怎么办？

体检查出胆囊结石，应该及时到医院的肝胆外科就诊，再做超声检查，了解结石的数量、大小、分布、有无嵌顿等，同时看胆囊壁有无增厚，然后根据超声检查报告的结果，决定是否需要手术治疗。超声检查对胆囊结石的诊断正确率高达95%以上，但对肝外胆管结石的诊断正确率仅为70%，对肝内胆管结石的诊断正确率仅为30%。所以，如果超声诊断有肝内胆管结石或者有肝内钙化，千万不要武断地给患者扣帽子，一定要做磁共振胰胆管成像，看所谓的钙化是在哪个部位，如果在肝内胆管内，则是肝内胆管结石；如果在肝内胆管外，则有可能是肝组织钙化或者血管钙化，不能混为一谈。

◎ 胆囊结石的治疗方案有哪些？

1. 非手术治疗

（1）口服药物溶石：曾经有口服熊去氧胆酸、鹅去氧胆酸、牛磺熊去氧胆酸等胆汁酸盐溶解胆固醇的应用，但由于效果不肯定、停用后复发、药物昂贵等原因，现应用较少。

（2）观察随访：对无症状胆囊结石患者，无须服药，可定期随访，60%～80%的患者无症状，可终生带石。建议饮食上以低脂肪、高蛋白、高维生素饮食为主，少吃油炸食物，多吃红肉、少吃白肉，少吃坚果、干果等含油量高的食物，动物油和植物油也都应该少吃。如果有症状，但比较轻，患者不愿手术治疗，可以用消炎利胆片、胆宁片等中药治疗，有一定缓解症状的作用。也可以用得舒特解除痉挛症状，用泌特利胆。

2. 手术治疗

手术最为有效，目的是防止胆囊结石引起的并发症及胆囊癌。因此，对有症状的胆囊结石，只要条件允许，均应行手术治疗。随着微创技术的发展和普及，如今在县级以上医院，基本都可以开展腹腔镜下胆囊切除术，手术创伤小，对患者的损伤小，术后恢复快，住院时间短。

如果患者实在不愿意切除胆囊，也有保胆取石的方法，但更需要医生的手术技巧和经验，尤其是对术中胆道镜的应用，故建议寻求有经验的医生，可能手术效果更好。但是保胆取石术最大的问题是术后结石复发，有报告术后2年结石再发率为10%左右，但也有较高的结石复发率报告。所以在保胆取石术后，应采取低脂饮食，如果是胆固醇结石，可用熊去氧胆酸预防结石复发；如果是胆色素结石，除了用熊去氧胆酸外，还要加用肝泰乐（葡醛内酯）抑制胆汁中β葡萄糖醛酸苷酶的活性，用阿司匹林抑制胆汁中糖蛋白的合成，用维生素C抑制胆汁中自由基的活性等。每隔3～6个月复查超声，看有无结石再发。如有再发结石，建议手术切除胆囊。

◎ 哪些情况需要及早治疗？胆囊结石拖着不治会癌变吗？

结石刺激胆囊壁可以引起癌变，癌变率在 0.3%~3%。如果发生癌变，早期治疗效果比较好，若胆囊癌发展到晚期则是很凶险的恶性肿瘤，自然存活率只有 6 个月左右。做胆囊切除术很重要的目的就是预防胆囊癌，如果结石比较大、胆囊颈部或胆管结石对黏膜刺激重，就容易引起癌变。如有下列情况之一应行胆囊切除术：①胆囊壁局限性增厚；②合并胆囊息肉；③胆囊壁钙化（瓷性胆囊）；④结石直径≥2 cm（比直径<1 cm 结石的癌变率大 5 倍）；⑤胆囊内充满结石；⑥胆囊无功能；⑦胆囊萎缩。

◎ 胆囊切除后，会影响正常生活吗？

因为胆囊有浓缩、储存、排空胆汁，调节胆道压力，分泌和吸收功能，胆囊切除后对人体会有一定的影响，所以很多人会顾虑要不要切除胆囊。其实，最大的影响是胆囊切除以后，胆汁无法消化大量的油性食物，容易出现脂肪消化不良而导致脂肪泻。但是，每个人的体质不同，有的人胆囊切除后没有任何不适症状，是否影响正常生活也因人而异。

胰腺炎频繁复发，去查查胆管

消化科　常　虹

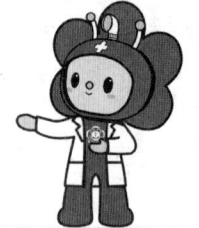

小王马上就要高三了，课业繁重，但是反复发作的急性胰腺炎却一直困扰着他，两年的时间里就犯了三次。每次发作，他就得离开课堂，在医院里禁食、禁水、输液，因此落下很多功课。而经过多次血液、CT、磁共振成像等检查，还是不能明确病因，无法终止胰腺炎的发作。

得知这个情况后，医生给他做了内镜逆行胰胆管造影术（ERCP），发现导致胰腺炎复发的"罪魁祸首"是胆道微小结石。

◎ 什么是胆道微小结石？

微小结石一般小于 3 mm，通常不会堵塞胆道，多会自行排出。而在胆道微小结石自行排出到十二指肠，通过十二指肠大乳头（是胆管和胰管共同开口于十二指肠的地方）时，它造成了胰管开口水肿纤维化，导致胰腺炎反复发作。

◎ 如何治疗胆道微小结石？

按照传统的内镜治疗方法，要切开胆管括约肌，清理胆道结石。但这样可能破坏胆管括约肌的完整性，容易造成十二指肠胆汁反流。对于年轻的患者，可能会增加术后远期并发症的风险，如胆管炎、胆囊炎。针对这种情况，医院对小王实施了内镜下胰管括约肌切开联合胰管支架引流术。在保留胆管括约肌功能的情况下，不仅解除了胰管梗阻、治愈了胰腺炎，还实现了胆胰管开口分离、保留了胆管功能。

专家建议，如果急性胰腺炎反复发作，常规检查不能明确病因，不妨通过内镜相关检查明确是否与胆道微小结石有关，并进行对症治疗。

溃疡性结肠炎，到底是什么病

消化科 李 军

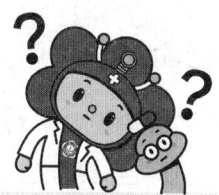

日本前首相安倍晋三因患溃疡性结肠炎辞职的消息使这个相对比较少见的疾病进入大家的视野。许多人都在问，溃疡性结肠炎到底是个什么病？能不能治好？平时有时也腹泻，肠镜报告上诊断了结肠慢性炎，是不是溃疡性结肠炎呢？

◎ 什么是溃疡性结肠炎？

顾名思义，溃疡性结肠炎是结肠的溃疡性病变，是一种病因不明的慢性非特异性的结肠炎症性疾病。

第一个重点是"病因不明"，也就是说，凡是能找到病因的都不是溃疡性结肠炎，比如，慢性细菌性痢疾虽然也是结肠的慢性炎症，但是由痢疾志贺菌感染导致的，不属于溃疡性结肠炎，阿米巴肠病是由阿米巴原虫感染导致的，也不属于溃疡性结肠炎。

第二个重点是"结肠"，溃疡性结肠炎的病变范围局限在结直肠，几乎不累及结肠以上的部位，如食管、胃、十二指肠和小肠，极个别患者可能在结肠和末端小肠连接处有受累。

最后一个重点是"慢性炎症性疾病"，因其病程长，反复发作，迁延不愈，对患者的社会功能和生活质量影响较大。

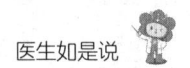

◎ 溃疡性结肠炎的病因是什么？

由于溃疡性结肠炎是随着社会经济发展出现的，人们推测该病和城市化、饮食结构西方化有关，也可能与环境的改变、冰箱的使用、各种甜品和精糖食物的增加、各类食物添加剂的应用有关。

◎ 哪些人易患溃疡性结肠炎？

溃疡性结肠炎发病最多的人群为青壮年，在50岁左右还会有一个小高峰。由于青壮年面临升学、工作、结婚、生育等多项人生大事，这样反复出现的慢性疾病对患者影响还是相当大的。

◎ 溃疡性结肠炎的主要表现有哪些？

溃疡性结肠炎的主要表现是腹痛、腹泻，大便中可以见到黏液脓血，严重的时候大便中见不到多少粪质，几乎全是黏液、脓、血，对人的视觉冲击是非常强烈的。比较重的患者还可以出现发热、消瘦等全身表现。

想想看，这种慢性疾病如果不控制，天天拉肚子，每次看到大便中都是血，对患者的刺激有多大。有些患者还会合并一些肠道外的表现，比如皮肤损伤、肝损伤等。

◎ 溃疡性结肠炎会引发哪些并发症？出现并发症应如何处理？

由于溃疡性结肠炎病程比较长，炎症反复发作造成的损伤会逐渐累积，最终导致一些比较严重的并发症，比如癌变、大出血、狭窄、穿孔等。因此，需要持久地控制病情，定期复查。

溃疡性结肠炎患者的癌变率要高于普通人，尤其是发病年龄早、病变范围广、长期控制不佳、合并原发性硬化性胆管炎的患者，一定要特别关注癌变的问题。这种慢性炎症相关的结肠癌同时发生在多个部位的情况比较常见，由于隐蔽性高，不容易发现，而且恶性度高，因此一旦发现癌变或者出现癌前病变，应及早手术治疗，切除全部结直肠，以免遗漏肿瘤灶。

此外，有些患者在病程中会突然加重，药物治疗效果不好，这种时候也可能需要手术。溃疡性结肠炎几乎只累及结直肠，因此切除结直肠相当于切除了病变器官，能够控制住病情。

◎ 如何治疗溃疡性结肠炎？

目前，除了手术，对溃疡性结肠炎的治疗还限于控制病情、避免疾病反复发作或出现并发症这一层面,内科保守治疗还没有能够根治的方法。主要的治疗药物包括氨基水杨酸盐制剂、激素、免疫抑制剂和生物制剂、小分子药物等。当然,随着人们对疾病认识的深入,各种新药逐步上市推广,而中药治疗、白细胞洗脱技术、干细胞移植治疗、粪便菌群移植等多种非常规治疗方法也给患者带来了更多选择。

除了药物治疗外,控制饮食、保持健康的作息习惯也非常重要。患者要注意避免生冷食物、从冰箱里拿出的食物不能直接食用;避免含有各种添加剂的食物;避免辛辣刺激、不好消化的食物等。病情活动期,可根据病情需要在医生的指导下进行肠道休息,必要时可以给予肠外营养。

患者需要和医生保持定期联系,定期复查,监测病情变化和药物的不良反应。

◎ 其他常见问题

(1) **我的肠镜报告上诊断为结肠慢性炎,我是不是得了溃疡性结肠炎?**

实际上,结肠作为和外界相通的器官,正常情况下也会有低度的炎症反应来抵御外界的刺激和侵袭,维持体内环境的完整和稳定。而溃疡性结肠炎作为病理性的炎症,程度更重,黏膜的损伤更明显,与结肠慢性炎完全不一样。溃疡性结肠炎需要专科医生进行诊断,一般没有症状的人大可不必担心。

(2) **我的结肠镜检查见到结肠溃疡,我是不是得了溃疡性结肠炎?**

这是不一定的,结肠溃疡不等于溃疡性结肠炎,结肠溃疡的原因很多,包括感染、药物、缺血、放射性、肿瘤等。需要一一除外后才能诊断。即使是专科医生也需要结合许多检查和化验结果综合判断,有时候诊断需要一个比较长的时间。千万不要自己想当然地进行治疗,以免延误病情,增加医生判断的难度。

近年来,我国溃疡性结肠炎的发病率明显增加,有人说10年间增加了24倍。尽管溃疡性结肠炎如此令人痛苦,并导致严重的后果。但是它毕竟还是一种少见病,一般人没有明显症状,没有必要怀疑自己得了溃疡性结肠炎。但是一旦确诊,既不要灰心,也不要掉以轻心,应积极配合医生治疗,控制饮食,调整生活方式,定期复查,学会与疾病和平共处,也能拥有美好的人生。

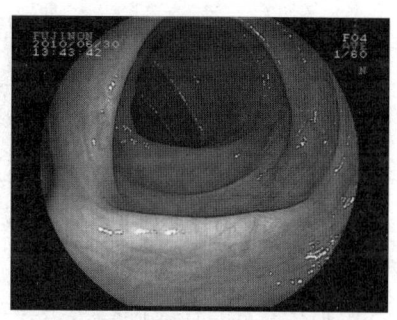

正常黏膜

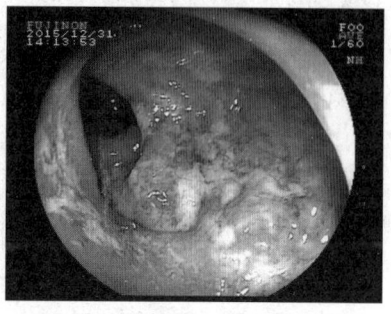

溃疡性结肠炎黏膜

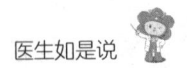

哪些人需要进行结直肠癌筛查

消化科 李军

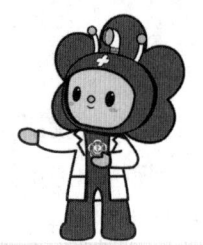

老张最近很烦恼，前一阵子他夫人的哥哥查出了直肠癌，还是晚期，本来挺健壮的一个人，手术、化疗等一系列治疗下来，眼看着就瘦了。据他说，这半年来大便里总有血，总觉得是痔疮，用点药就好了。没承想越来越重，去医院做了结肠镜就发现是直肠癌。医生说这是最典型的把癌当成痔疮的情况。老张回想自己有时候也有点便血，心里总是不踏实，终于下定决心到医院看看。医生说，他与其夫人的哥哥没有血缘关系，但是年过五十，又有便血，是该进行结直肠癌筛查了。

我国目前推荐年龄50～75岁的人群，男女不限，符合下列条件之一者，应进行结直肠癌筛查。

（1）粪便潜血试验阳性；

（2）既往患有结直肠腺瘤性息肉；

（3）患有溃疡性结肠炎、克罗恩病等癌前疾病；

（4）本人及一级亲属具有结直肠癌病史。

此外，某些基因突变的携带者，也就是某些遗传性疾病的患者，包括：家族性腺瘤性息肉病（FAP）；遗传性非息肉病性结直肠癌（又称林奇综合征，HNPCC）；结直肠MUTYH-相关性息肉病（MAP）；色素沉着息肉综合征（又称波伊茨-耶格综合征，PJS）；家族性幼年性息肉病（FJP）患者和家系成员，均应更早开始结直肠癌筛查，甚至必要时进行结直肠切除。

那么，结直肠癌筛查是否等于结肠镜检查呢？

并不是。结直肠癌筛查的方法可以分为无创和有创两类。

（1）无创检查包括粪便潜血试验、血浆Septin9基因甲基化检测、粪便DNA检测、虚拟结肠镜检查、结肠胶囊内镜检查等；

（2）有创检查主要指结肠镜检查，有条件的医院也有钡灌肠检查，从肛门向结肠内灌入一些钡剂和气体，在

结直肠癌检查

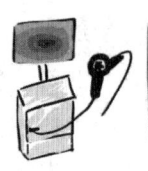
肠镜

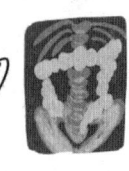
钡灌肠

X 线下观察肠道中钡剂涂布的情况，可以发现息肉、肿瘤、溃疡等病变，还能观察肠管的形态及走行，是畏惧结肠镜检查或因各种原因无法进行结肠镜检查者的一个选择。

我们可以按表 4-1 中各项危险因素做一个简单的测试，预测患结直肠癌的风险。

表 4-1 预测结直肠肿瘤风险评分

危险因素	标准	分值
年龄	50~55 岁	0
	56~75 岁	1
性别	女性	0
	男性	1
家族史	一级家属无结直肠癌史	0
	一级家属有结直肠癌史	1
吸烟	无吸烟史	0
	有吸烟史（包括戒烟者）	1
体重指数	<25 kg/m²	0
	≥25 kg/m²	1
糖尿病	无	0
	有	1

得分在 0~2 分者为低危，可以考虑粪便潜血检查或（和）血清标志物筛查。得分在 3~6 分者为高危，应进行结肠镜检查。大家可以根据自己的分数，选择适当的筛查方法。

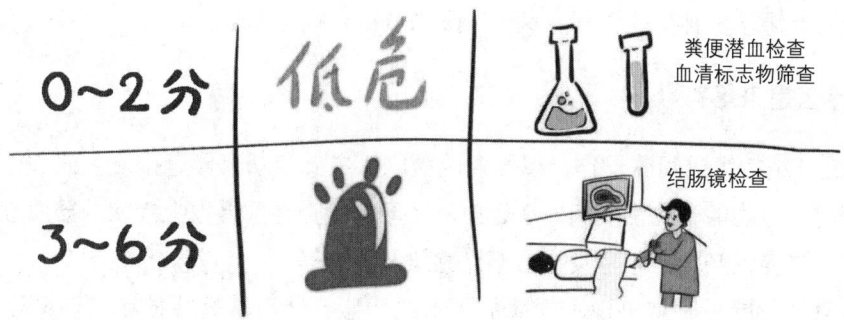

这个看似简单的问卷，其实纳入了很多结直肠癌的危险因素，比如年龄和性别是人口学因素，结直肠癌的发病率随着年龄的增长而增加，而男性结直肠癌患病风险高于女性。家族史是另一个重要的危险因素，结直肠癌是具有比较明显遗传倾向的恶性肿瘤，当有

医生如是说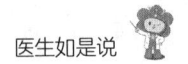

1名以上一级亲属患有结直肠癌时，该个体患结直肠癌的总体风险比为2.24。因此，如果家里有直系血缘关系的亲人患有结直肠癌，那么有条件者，在40岁以后均应进行结肠镜筛查。

此外，2型糖尿病也是结直肠癌的高危因素。还有很多与生活方式和饮食相关的危险因素，如吸烟、超重或肥胖，以及肉类、脂肪、糖的大量摄入。因此，建议保持健康的生活方式和饮食习惯。

有些相对少见的疾病也是结直肠癌的危险因素，比如炎症性肠病，这是一种长期慢性存在的肠道非特异性炎症，目前病因还不是十分明确，现在的治疗措施只能控制炎症，但是不能根治。长期的慢性炎症会刺激结直肠癌的发生，因此，对于病史超过8年或者合并原发性硬化性胆管炎的患者，应该根据病变累及的范围，规律地进行结直肠癌筛查。

专家建议，应根据自己的实际情况，合理选择结直肠癌的筛查方式，做到既不忽视，也不过度检查，最大限度地保护自己，避免延误诊断。

（绘图　郭婧博）

凛冬已至，您的肠道"激动"了吗

消化科　刘作静

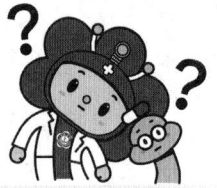

在寒冷的冬天，部分人会出现肠道"激动"，肚子痛、拉肚子可能伴随而至。这些症状的出现可能源于一种功能性胃肠病——肠易激综合征（IBS）。

◎ 什么是IBS？

IBS是一组持续或间歇发作，以腹痛、腹胀为主要症状，伴有排便习惯和（或）大便性状改变的肠道功能紊乱性疾病，缺乏血液及肠镜检查能解释以上症状的器质性病变，如胃肠溃疡、炎症性肠病、憩室炎、胃肠道感染及肿瘤等。

通俗来说，就是时常出现不规律的腹痛或腹胀，伴有腹泻或便秘，但又没有器质性改变。

它虽然不会影响患者的寿命，但会加重其身心负担，降低生活质量。在我国，IBS多见于30～59岁的中年人群，女性更为常见，但由于人们对于该病的认识有限，70%以上的患者并没有得到正确及时的诊断与治疗。

◎ 什么原因导致了 IBS 呢？

研究发现，IBS 的病因是多种多样的，情绪障碍、食物过敏（免疫性）或不耐受（非免疫性）、过度饮酒、肠道感染及菌群紊乱等都可能参与其中。

人体胃肠道由一套独立自主的神经系统支配，通过神经-内分泌网络与中枢神经系统互相作用（即脑-肠轴）。在紧张、焦虑、抑郁等负面情绪的影响下，胃肠自主神经系统出现功能异常，可进一步诱发胃肠节奏性舒缩紊乱导致 IBS。

饮食也是导致 IBS 的重要因素之一，一些生冷、辛辣、油腻及过敏性食物以及烟酒类大多会引起胃肠道分泌异常并诱发 IBS，而且几乎每个人都有在饱食或进食刺激性食物后拉肚子的情况。

发酵性寡糖、双糖、单糖及多元醇（fermentable oligosaccharides, disaccharides, monosaccharides and polyols, FODMAP）在 IBS 的发病中起重要作用。FODMAP 食物在小肠难以被吸收，会升高肠腔渗透压，在结直肠中易被肠道细菌发酵产气，从而引起腹痛、腹胀、腹部不适等 IBS 症状。

肠道微生物影响着人们的生理、代谢、营养和免疫功能，菌群紊乱与胃肠道功能息息相关。肠道感染是 IBS 的重要发病因素，患痢疾或肠炎时腹泻的病程越长，以后发生肠道功能紊乱的风险就越高。

◎ IBS 又该怎么治疗呢？

鉴于 IBS 的发病涉及诸多方面，因此更应强调个体化的治疗方案。除了注意起居、规律进行体育锻炼、戒烟戒酒之外，良好的饮食习惯和放松的心态是治疗的首要条件。

在饮食方面，香蕉、芹菜、胡萝卜等富含膳食纤维的食物能够有效促进结肠蠕动，对便秘型 IBS 患者十分有利；避免摄入过量的脂肪和刺激性食物，如咖啡、麻辣火锅等；避免食用过敏或者机体不耐受的食物，如牛奶、虾蟹等；提倡低 FODMAP 饮食，避免小麦、洋葱、豆类、牛奶、大蒜、高果糖谷物糖浆和人工甜味剂等。

在药物治疗方面，应用抗生素治疗肠道感染，其中利福昔明对有腹胀和（或）肠道产气增多等菌群紊乱症状的患者疗效更佳；应用益生菌作为辅助手段，推荐选择更为安全有效的乳杆菌、双歧杆菌等人体原籍菌；恰当地选择各种解痉药、促动力药和动力抑制药等改善肠道动力，缓解 IBS 症状。

对于难治性 IBS 患者，常常伴有不同程度的心理障碍，若通过自身调整或家人帮助无法缓解，可以求助专业人士进行规范的健康教育、心理疏导，甚或合理地服用药物以改善多种临床症状。

医生如是说

您有"脂肪肝"吗

消化科　陆京京

肝作为人体最大的实体性器官，其作用与心、脑、肾并重。肝也是碳水化合物、蛋白质和脂肪的代谢器官，更是能量、维生素、微量元素等的贮存库。肝参与药物代谢、清除病原体的过程，也发挥重要的免疫调节功能。这样看来，肝一旦受损，危害不容小觑。其实归根结底，脂肪肝就是肝细胞脂肪变性的结果，还会导致脂肪性肝炎，进一步发展成为肝纤维化、肝硬化，甚至肝癌；与此同时，脂肪肝也与糖尿病、心脑血管病息息相关……

◎ 哪些人易患脂肪肝？

脂肪肝其实是很常见的疾病。成人中有10%～20%都患有脂肪肝，近些年更是呈逐渐上升的趋势。酒精最容易诱发肝细胞脂肪变性，其次是高脂肪、高热量饮食以及缺乏运动，因此脂肪肝多见于肥胖人群、酒局应酬多的公关人员、暴饮暴食人群、营养过剩的青少年以及孕妇或哺乳期妇女。此外，营养不良会造成肝细胞营养不良而发生脂肪变性，所以突击减肥后（节食型）的年轻人、素食主义者等也需多加小心。还有一些药物也会引起肝细胞脂肪变性，导致脂肪肝。右图中的黑色箭头即为脂肪变性的肝细胞。

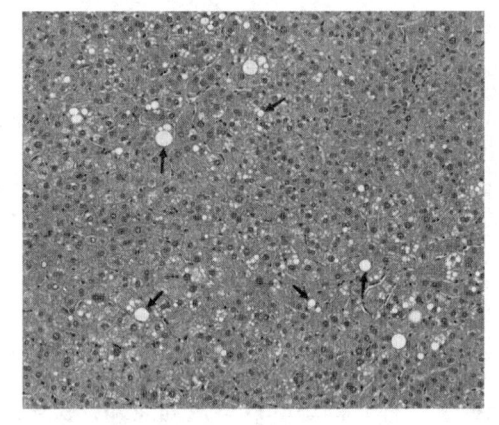

◎ 如何发现脂肪肝并找到病因？

脂肪肝也有轻、中、重度之分，分别指脂肪含量占肝重量的5%～10%、10%～25%和超过25%。脂肪肝早期没有任何不适症状，大部分患者是通过体检和腹部B超发现的，因此，有意识地定期体检显得格外重要。

◎ 得了脂肪肝，应该怎么办？

只要您上传一张腹部超声诊断脂肪肝的检查单，就可以实名加入"脂肪肝病友会"。

入会后,您将完成一张"脂肪肝病情调查表",借此分析您为什么会有脂肪肝、脂肪肝病情轻重并提供治疗建议。

调查表内容包括:

(1)性别、年龄、身高、体重,计算机会自动算出体重指数(BMI),正常是 $18.5\sim23.9\ kg/m^2$,大于 $24\ kg/m^2$ 为超重,大于 $27\ kg/m^2$ 为肥胖;
(2)饮食习惯、运动量;
(3)症状,如恶心、呕吐、厌油腻、腹胀、肝区(右上腹部)不适,体重变化等;
(4)既往病史,包括糖尿病、高脂血症、高尿酸血症、颈动脉斑块、高血压、冠心病等;饮酒史,包括时间、饮酒量,折算为酒精(克/天,克/周);用药史,包括激素、抗生素等;
(5)检查结果,包括病毒性肝炎检测、肝功能、血脂、血糖、尿酸、肾功能、肝纤维化等化验结果,腹部B超等检查结果。

如果资料齐全,计算机就会自动显示您发生脂肪肝的病因,比如,长期饮酒或短期大量饮酒所致的酒精性脂肪肝,高脂、高热量饮食并缺乏运动所致的非酒精性脂肪肝。如果化验肝功能异常(转氨酶升高),就发生了脂肪性肝炎,其病情比单纯脂肪肝更为严重。

应根据患者脂肪肝的严重程度个体化制订治疗方案。

(1)去除病因:如戒酒、调整饮食、控制体重、停用可疑药物等。

(2)饮食:根据标准体重制订需要摄入的热量,均衡饮食,适当低脂饮食,少吃零食(甜食、点心),少喝饮料,可吃少量坚果,多进食新鲜蔬菜水果,比如青菜、苹果、葡萄、柑橘。

(3)运动与减肥:坚持体育锻炼,至少每周3次以上,从小运动量开始,逐步达到适当的运动量(即心率数值达到170减去年龄),运动时间在30分钟以上。对于肥胖者,应循序渐进缓慢减重,半年减少体重的8%即可有益于改善脂肪肝。

(4)伴有肝功能异常或有明显不适症状者,建议到医院就诊,完善检查,应用药物辅助治疗。

对于大多数脂肪肝患者,记住"管住嘴、迈开腿",执行专属治疗方案,坚持半年以上,就可以与脂肪肝"挥手告别"了。

医生如是说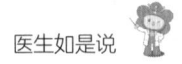

萎缩性胃炎都会癌变吗？多久做一次胃镜检查

消化科　宋志强　胡　南

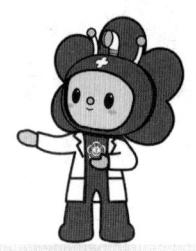

这个话题在临床上常常让患者非常担心和恐惧，所以患者长期大量地服用药物，频繁地进行胃镜检查。那么这个问题究竟是真是假呢？

答案当然是假的。这里首先要明确一些概念，萎缩性胃炎之所以叫它"萎缩"，实际上是指我们正常胃黏膜的固有腺体数量减少，然后被其他的纤维炎性组织替代或者伴有肠上皮化生。大家之所以会担心，主要是因为它确实是一个癌前病变，这意味着，它的确具有转变成胃癌的风险。

从正常胃黏膜到慢性浅表性胃炎、慢性萎缩性胃炎、肠上皮化生、异型增生，最后到胃癌，往往是一个渐进性的过程。但是大家完全没有必要太恐慌，因为随着医学的发展，在诊断和治疗上，我们有了很大的进步，总结起来有以下几点。

第一点，就是患病概率问题。到目前为止，真正由萎缩性胃炎转变成胃癌的概率是很小的，只有少数患者到最后会发展成胃癌。如果仅仅是萎缩、肠化，或者是轻度的异型增生，可能每年也就1‰~5‰的概率，这是很低的。而且这个过程很漫长，往往是十几年、几十年逐渐进展，而非马上就变，因此我们有充分的时间去发现、干预它。

第二点，我们现在有一系列治疗手段，通过规范合理的治疗，能够让萎缩停滞下来，或者是有部分好转。比如说幽门螺杆菌的根除，尤其是早期根除，在没有发生明显萎缩的时候把细菌根除，很多萎缩就不再发展，甚至有部分好转。再比如说通过内镜定期随访，可以看它的演变，如果真发现某些区域有让我们不放心的改变，在内镜下可以给予相应处理。

还有一点很重要，也是我们大家所关注的，就是要有很好的饮食习惯，让胃内环境保持一个良好的状态，比如说应该多吃一点富含维生素、微量元素的新鲜蔬菜水果，少吃熏制、腌制、烧烤类以及隔夜食物，也不要吃得太咸，这些都会使胃内更容易产生亚硝胺。

另外，我们还有一系列可以促进胃黏膜增生的药物，从而发挥一些修复作用。有了这些综合的手段以后，很多萎缩就已经稳定了。

最后我们再退一步，如果很遗憾，少数患者最终变成了胃癌，该怎么办？通常情况下，因为我们有合理规范的胃镜随访，所以往往都会早期发现，当它还在萌芽阶段我们就发现它了。这个时候我们就不用再像以前那样，开刀把胃切掉一部分或者都切掉。我们可以使用内镜下微创的治疗方法，比如在内镜下把有问题的黏膜切除或者剥离，而整个胃都保留着，所以愈后很好，而且患者的生活质量也不受影响。因此，定期随访是非常关键的。

那么一旦发现已经有萎缩性胃炎，多长时间做一次胃镜检查呢？

这个问题是门诊患者问得最多的，这需要根据个人的具体情况来决定，总的原则是如果萎缩比较轻，检查间隔时间就可以长一点，但如果萎缩很重，像中重度的异型增生，检查就需要勤一些。在欧美国家，这个标准是比较宽松的，他们如果看到萎缩、肠化，可能三年左右才会做一次胃镜。但我们作为"胃癌大国"，可能需要更加积极一点。

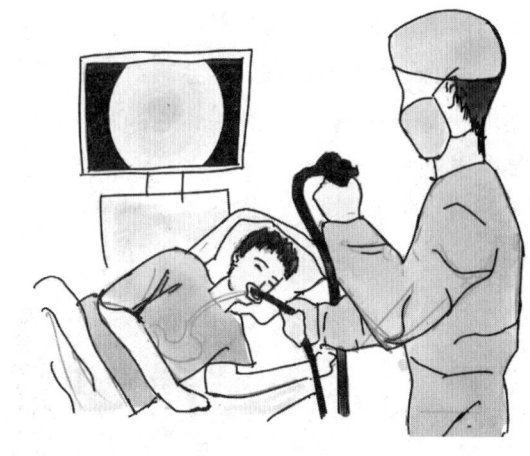

如果萎缩、肠化比较广泛，尤其是有一些异型增生的情况，我们可能推荐一年复查一次，如果异型增生比较严重，可能半年就要做一次。专业的消化科医生会根据患者情况告诉他们复查的时间，大家遵照医嘱就好了。

（绘图　郭婧博）

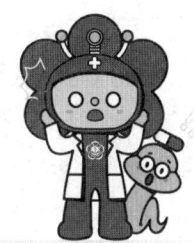

小林历险记——消化道出血 1 例

消化科　索宝军

早晨的校园寝室很安静，突然从卫生间传来"咚"的一声，"小林？小林？小林！"，室友听不到回音，赶紧冲进卫生间，只见博士生小林倒在了地上，人事不省。转身一看便池，一池柏油样黑漆漆的便便，赶紧呼叫其他室友、拨打120，终于，过了几分钟，小林苏醒了，被救护车紧急送到了北医三院。

经一系列化验检查后，初步判断为消化道出血，失血性休克。

小林和室友同时惊讶地问："消化道出血？不是应该吐鲜血吗？电视里我看到过啊……"

医生向他们解释说，并非所有消化道出血都是吐鲜血。新鲜血液是红色的没错，但是血液里有一种重要的成分：铁离子。当血液到了消化道里会发生什么呢？在胃里，它会遇到胃酸，其主要成分是稀盐酸，二价铁离子和盐酸发生反应，就变成了三价的高铁离子，也就是三氧化二铁，和生锈的铁是一种成分。生锈的铁是棕褐色或咖啡色，所以，如果这

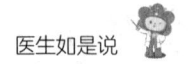

医生如是说

个时候消化道出血从胃里被吐出来,也不是鲜血,而是咖啡色液体。

那消化道的出血往下走会遇到什么呢?血液会进入肠道,肠道里的硫化物和血液中大量的铁离子反应形成硫化铁,它的颜色是黑色。所以,如果排出黑色的粪便,也要考虑是消化道出血。

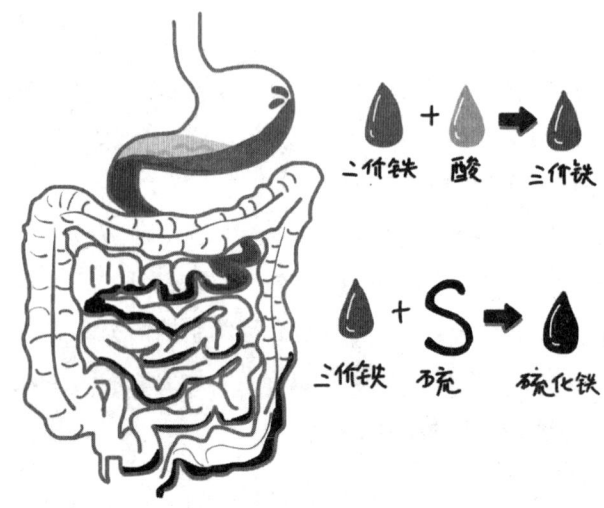

小林后怕地说:"好危险,我要是早发现就好了,也不至于晕倒在卫生间。"在输液后,他感觉好多了,开始琢磨:"我为什么会出血呢?"

这时医生走过来说:"小林,我们去做个胃镜吧,找找出血原因。"

医生和护士把小林推到了内镜中心。小林喝下了护士递过来的一支麻药,顿时口腔、喉部都感觉木木的,然后他按照医嘱,躺在了检查床上,开始了胃镜检查。

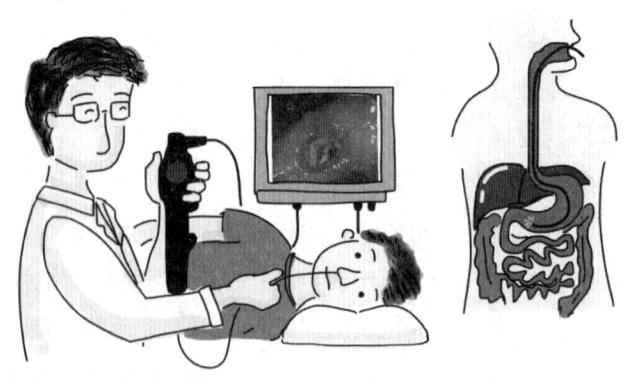

"看,就是这里出的血!"听到这句话,小林不禁一抖。

"不要紧张,这是我们消化系统常见的疾病——消化性溃疡。"

消化性溃疡最常发生的位置是胃和十二指肠球部，大概一半的患者是由于这个原因引起的消化道出血。它和口腔溃疡相似，是消化道黏膜表面形成的一个溃破，深度达到黏膜肌层以下，形成一个凹陷。当这个溃破侵犯到血管，就会引起消化道出血，小林发生溃疡的部位在十二指肠，也是年轻人容易发生溃疡的部位。而消化性溃疡最常见的症状是反复发作的上腹痛。

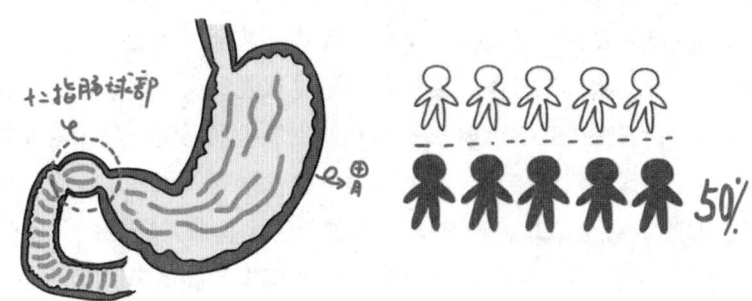

"小林放心，我们可以在胃镜下治疗消化道出血。"

"好了，小林，我们给你的溃疡打了几个止血夹，看起来不会再出血了。"

小林口腔里插着胃镜，心里想："可是……这个夹子就放在里面了吗？"

医生仿佛听到了小林的心里话，接着说："这个夹子大多两个星期就脱落了，即使是在胃里存留的话，也没关系，它是钛合金的，对身体没有任何的伤害，不会出现排异的现象，也不会影响你做其他的任何检查，比如做磁共振检查也是没有问题的。"

胃镜顺利结束，小林被送回病房。他终于放下心来，回想一下，自己真的反反复复胃疼过，还以为和科研压力大、饮食不规律有关，没想到会是消化性溃疡，更没想到溃疡会引起这么严重的出血。小林不禁想起几个同学也说过胃疼，对，等出院了，一定跟他们科普一下自己的经历，避免类似的危险情况发生。

想到这里，小林走进了医生办公室，问："医生，我这个消化性溃疡是怎么发生的呀？"

医生拿出一张纸，开始画画，边画边向小林讲解。

平衡贯穿着这个世界的每一面，在我们各种疾病中也是这样，如果攻击因素和保护因素保持平衡，就不会发生疾病，如

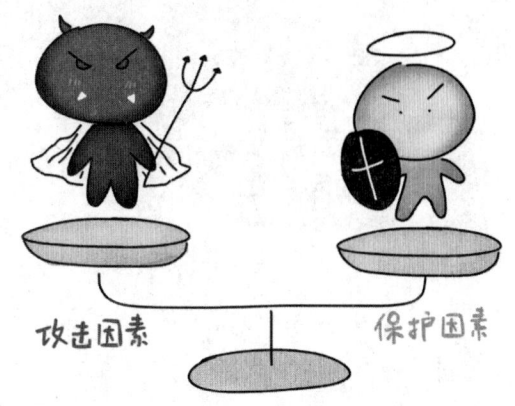

果失去平衡，就可能出现问题。对于消化性溃疡，保护因素就是我们完整的消化道黏膜，它能够防止攻击因素对黏膜的损伤，而攻击因素包括胃酸、幽门螺杆菌感染、药物等。

（1）**胃酸**：胃酸的主要成分是稀盐酸，腐蚀性很强，在正常状态下，胃黏膜有一层防止胃酸的黏液层和紧密连接的上皮细胞，能够防止胃黏膜被胃酸腐蚀，因而保持一个平衡状态。但是如果存在其他的攻击因素，就可能会使黏膜遭到胃酸的破坏。

（2）**幽门螺杆菌**：它侵入人体后，存在于胃腔中，可以通过释放毒素和直接破坏黏膜的途径破坏完整的黏膜屏障，导致胃炎、消化性溃疡、甚至胃癌。

目前有很多方法检测幽门螺杆菌感染，可以通过**胃镜**取病理组织进行检测，还有另一个无创、简便的方法，只需收集患者吹出来的气体，像检测酒驾一样，就能发现是否感染幽门螺杆菌，它叫做**尿素呼气试验**。这种方法的准确性很高，目前发现它的敏感性、特异性都超过95%。对于治疗幽门螺杆菌感染，临床上已经有非常成熟的方案，推荐采取四联疗法，也就是说四种药同时服用，这里面有一个是抑制胃酸的药，有两个是抗生素，还有一个是含有铋剂的药物。

（3）**药物**：目前发现会明确损伤消化道黏膜的药物为非甾体抗炎药，其中包括我们熟悉的一些镇痛药。所有的药都是双刃剑，比如，阿司匹林在保护心脑血管的同时，也可能损伤我们的胃。那是不是所有的这类药物都会引起溃疡呢？答案是否定的，只有同时合并多种危险因素的时候，才容易出现。危险因素包括：合并幽门螺杆菌感染、高龄、同时服用多种非甾体抗炎药、烟酒刺激等。所以，如果有这些危险因素同时出现，就要增加黏膜保护药物。

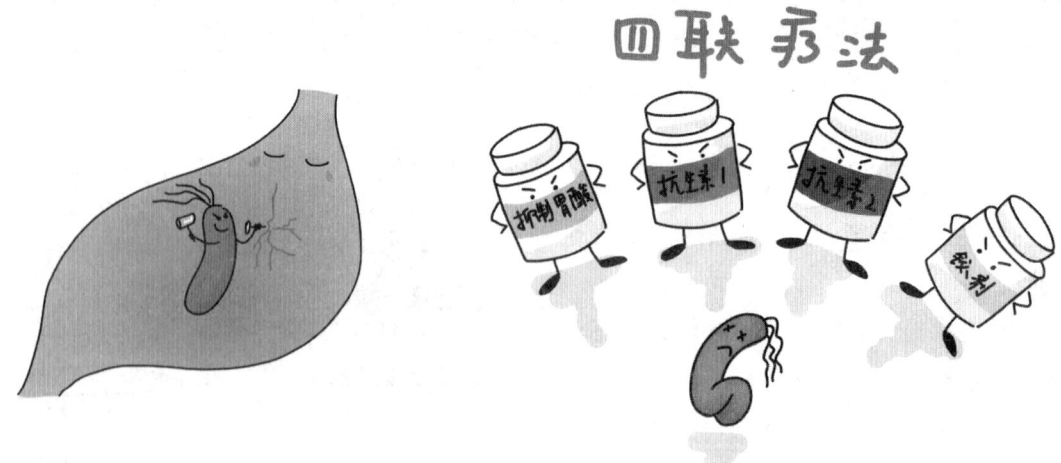

（4）其他攻击因素：劳累、焦虑、饮食不规律、季节变化等各种因素导致的免疫力下降。

根据我们的经验，身心的疲惫以及冷热温差大的季节都是发生溃疡的高危因素。不止溃疡，其实很多的疾病都和这些因素相关。

医生问："说了这么多，小林，你占了几条呢？"

小林已经很惊讶了，心想："现在入秋了，气温变化大，每天要准备答辩，寝食难安，吃饭不规律，而且不注意饮食卫生，非常可能有幽门螺杆菌感染，哎呀，我简直像教科书啊……"

小林走回病房，心中已打好腹稿，一定把自己的经历写成小故事，告诉身边的人，向其普及消化性溃疡和幽门螺杆菌的知识，以便早期发现消化道出血。

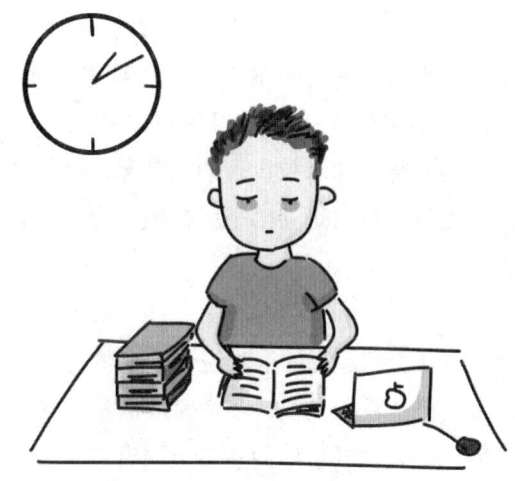

（绘图　李思齐）

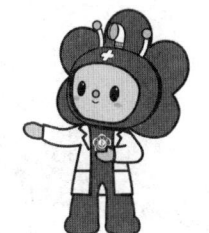

来自肠息肉的自白

消化科　索宝军　宋志强

我叫肠息肉。今天我来回答三个灵魂拷问：我是谁？我从哪里来？我要去哪里？

◎ **我是谁？**

先说说我名字的来历，可是很有讲究的。先看这个"息"，息的金文字形中，"自"代表鼻子，"心"代表心胸，表示以心为鼻进行呼吸，古人形容胎儿借助母体心跳、呼吸来滋养生长的状态，所以代表慢慢滋长的意思。而"肉"则顾名思义，

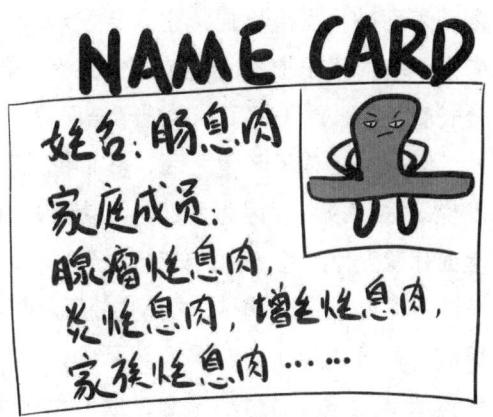

就是长在肠道里的一块肉。所以"息肉"是不知不觉地慢慢在肠道里长出来的多余的肉。

我的家族中有很多分支,其中主流的几个分支有腺瘤性息肉、炎性息肉、增生性息肉、家族性息肉病等。我们的外观也形态各异,有的大,有的小,有的扁扁的,有的高高凸起,有的像米粒,有的像草莓,有的表面光滑水润,有的粗糙不平……总之,不管长成什么样,只要是突出于肠黏膜之上,就是我们的家族成员。

◎ 我从哪里来?

这个问题真的很难说,我们的身世似乎是个谜。

但是我们发现,我们家族成员一般在一些特定人群的肠道中比较常见。比如这个人年龄比较大,或者他的直系亲属有肠息肉病史;又比如这个人以前有肠道溃疡;再比如这个人无肉不欢,厌弃蔬菜和水果。除此之外,在过去的一段时间,我们主要集中在欧美地区,现在,我们也扩展到了亚洲地区。

◎ 我要去哪里?

这个问题一言难尽,因为它取决于太多因素。

在人类发明肠镜之前,我们自在地慢慢在肠道里生长。随着岁月变迁,我们走向了不同的道路:一部分始终默默无闻,除了长大点,没什么大变化,主人也没什么不舒服;一部分不甘心,拼命长,大到阻塞肠腔,导致肠梗阻,主人会肚子疼得死去活来;也有一部分太活跃,血管丰富,表面破损发生出血,主人会发现大便带血,有时候出血量大得惊人;还有一部分长着长着,就长坏了,变成了结肠癌。

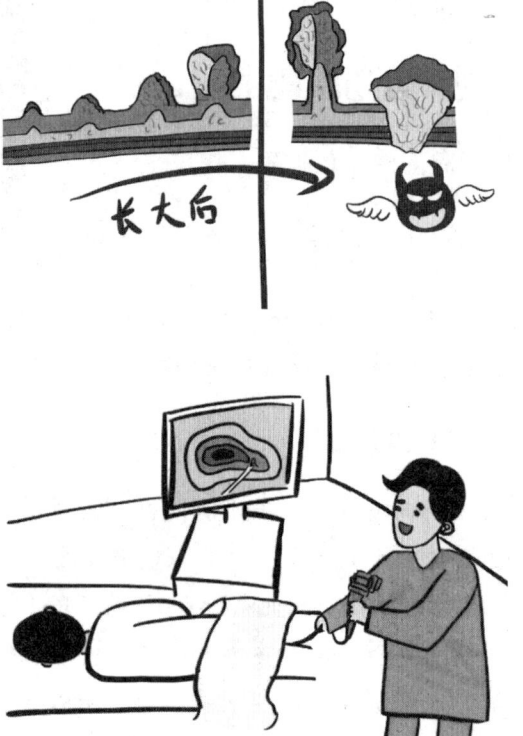

但是,在有了肠镜之后,我们的去处发生了很大改变,因为大部分息肉在发生上面那些变化之前,就被处理掉了。

人类真是太聪明了。他们将肠镜伸进肠腔,打开光源,通过摄像头可以把我们看得清清楚楚。对付小息肉,他们用一个小钳子就轻轻松松夹掉了；对付大个子息肉，他们先用药水把它打成凸起状，然后再用一个金属圈从根部紧紧圈住，最后通电流把它彻底切下来，为了预防出血，他们还设计了止血夹。在如此缜密的计划下，我们家族成员一旦被发现，几乎都在肠镜下被摘掉了，然后送到病理室，被切片检验。

因为肠镜技术，改变了我们息肉家族的生命轨迹，也避免了可能诱发的各种潜在危险，尤其是避免了很多结肠癌的发生。这就是我的自白书，虽说有点小小感伤，但是仍然被人类智慧所折服。

（绘图　郭婧博）

学会与胃"和平共处"

消化科　夏志伟

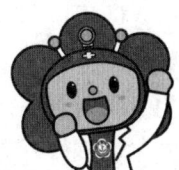

胃是人体消化系统的组成部分之一，上接食管，下通小肠。在胃黏膜分泌胃酸和胃蛋白酶原的共同作用下，胃使食物中的蛋白质初步分解消化，并且杀灭食物中的细菌等微生物。

胃的健康与否与个体的生活习惯相关，学会与自己的胃"和平共处"，要先从规范生活方式做起。

◎ **生活方式诱发功能性消化不良**

上腹痛、上腹胀、打嗝（嗳气）、反酸、烧心、早饱……这些消化不良的症状，每个人或多或少都经历过。

出现消化不良症状，首先要辨清原因。消化不良特指上消化道症状，表现为食管、胃、十二指肠等部位发生的症状，可分为器质性和功能性消化不良。

胃食管反流病、糖尿病、抑郁症、胃癌等疾病患者所表现出来的器质性消化不良，原因在于原发疾病。而功能性消化不良的产生，基本都能从生活方式中找到诱因，如熬夜、饮酒、受凉、暴饮暴食等。

在消化不良的发病人群中，功能性消化不良的发生率为60%～70%。消除症状，首先要去除生活方式诱因，其次才是用药。

在门诊中，因功能性消化不良前来就诊的患者比例非常高，这部分患者中，以胃胀、

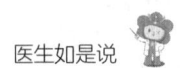

医生如是说

胃痛、打嗝、反酸、烧心等原因寻求医生帮助的最为常见。排除胃食管反流、胃溃疡、糖尿病、肿瘤等器质性病变，患者可以通过调整生活方式和适当用药来缓解或消除症状。

对于功能性消化不良的用药，要依据患者不同的症状进行选择，主要有抑酸药和促胃动力药。功能性消化不良的发生与年龄、生活方式、环境等关系密切，所以不排除它在某一时间段或人体特定状态下卷土重来的可能性。顺应胃的"脾气秉性"，才能让我们的胃保持正常的工作状态。

◎ 顺"胃"而为，才能长治久安

胃有各种喜好，有些人的胃喜欢软食物，有些人的胃喜欢热食物，不一而足。

日常护胃的总体原则是顺"胃"而为，迎合胃的喜好，吃让胃舒服的食物，居让胃舒适的环境。健康的生活方式、积极的身体锻炼、良好的心态，是保障胃健康的基本要素。

随着年龄增长，人的胃肠道功能逐渐减弱，气候、饮食、起居等原因都有可能成为触发消化不良的诱因。正是因为诱因不定期存在，导致功能性消化不良还呈现出反复发作的特点。生活中不能吃得过多、过饱，餐后应适当运动，去除消化不良的诱因，绝大多数功能性消化不良症状是可控的。

此外，定期进行胃肠镜检查，也是保持胃肠功能免受重创的重要措施之一。我国晚期胃肠癌的检出率远高于一些发达国家，其中很大一部分原因在于公众预防理念的落后。若在胃肠癌早期通过胃肠镜检查发现，治愈率几乎为100%，而且可以在胃肠镜下治疗，不必接受胃肠切除手术。但如果到晚期才发现，不但患者要承受身体和经济上的双重压力，也很难达到治愈。

专家建议，对于40岁以上人群，应结合症状及家族史方面的高危因素，进行胃肠镜筛查，以便早期发现并治疗肿瘤。

饭后反酸、反流、烧心，如何应对胃食管反流病

消化科 徐志洁

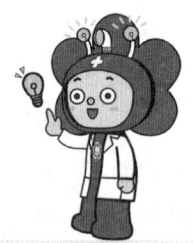

您是否有过在饭后反酸、反流、烧心的现象？据流行病学调查发现，我国人群中每周至少发作1次烧心症状的人数占比为1.9%~7.0%。其实，胃食管反流病在临床上很常

见，与食管胃动力障碍有关，老年人功能衰退，容易发生胃食管反流；另外，在大量饮酒、吸烟、肥胖的人群中发病率也比较高；其高危因素还包括非甾体抗炎药（NSAID）、社会因素、心身疾病和遗传因素等。

◎ 什么是胃食管反流病？

胃食管反流病是指胃内容物反流到食管引起的临床症状和（或）组织病理学改变。胃内容物主要包含胃酸、胃蛋白酶，如果存在明显的十二指肠胃反流，那么胃内容物还会包含胆汁。这其中对食管黏膜攻击作用最强的是胃酸。

由于进食不当，几乎每个人都可能经历过胃食管反流的症状，但是要诊断为疾病，则需要出现下面其中一种情况：

（1）引起患者不适症状，如烧心、反酸、胸痛等，影响患者的生活质量；

（2）引起食管或贲门部的黏膜损害。

胃食管反流病是一种食管动力源性疾病，发生的原因主要是食管动力异常，包括食管下括约肌（LES）压力降低、自发性松弛时间过长或频繁自发松弛、食管的清除功能下降等，结果导致胃内容物反流到食管腔内，这其中的胃酸、胃蛋白酶、胆汁等攻击因子刺激食管黏膜而引起不适症状和（或）黏膜损伤；胃排空减弱时也会加重胃食管反流。

胃食管反流病的典型症状是反酸、烧心或反流，有些人还可表现为胸痛。这种反酸和烧心的症状往往与进食关系密切，比如进食过饱、过于油腻或者因某些特殊食物而诱发症状。此外，反流的发生也常与体位有关，比如吃饭后弯腰、下蹲或者平卧时容易发生。胃食管反流还可引起一些食管外的症状，最常见如慢性咽炎。

◎ 不是所有的烧心、反酸或反流都是胃食管反流病

十二指肠球部溃疡也会有烧心的症状，位置一般在上腹部，而**胃食管反流病的烧心位置比较靠上，多位于剑突或胸骨后**。胃食管反流病是进餐后症状明显，而十二指肠球部溃疡常常是空腹时症状重，进餐后可缓解。

如果症状和进食无关，从早到晚都持续烧心者，尤其是服用奥美拉唑等强效抑酸药无效时，就未必是胃食管反流导致的，可能存在一些功能性的问题，比如焦虑、抑郁或者更年期所致。另外，还有一类因食管下端狭窄（比如肿瘤或贲门失弛缓症）所致的呕吐会被患者误认为是胃食管反流病而长期口服促动力药及抑酸药，结果导致延误诊治。

因此，对于症状比较顽固的患者，尤其是40岁以上中老年人，或者有食管癌、胃癌

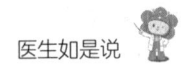

家族史，或出现不明原因贫血、消瘦时，建议及时就诊，完善相关检查（包括胃镜、钡餐以及食管功能性检查等）来明确诊断。

◎ **胃食管反流病采用药物很难根治，饮食调理很重要**

如果有明显的诱因，比如进食不当，偶尔发生一次反流，尤其是年轻人，家族没有食管癌、胃癌等高危病史的患者不用过于担心，主要还是以生活饮食调理为主。但是如果症状持续两个月反复不好，有吞咽困难，尤其是频繁呕吐、消化道出血、贫血或者出现明显消瘦等报警症状时，建议尽早就诊，完善相关检查明确诊断。

胃食管反流病如果不加干预，胃酸持续反流到食管会引起黏膜损伤，最常见的是糜烂，严重会出现溃疡，反复糜烂溃疡可能会引起食管贲门处狭窄；个别会引发消化道大出血；慢性炎症还会增加肿瘤的发生风险，如食管癌、贲门癌等。

对于胃食管反流病的治疗，症状轻微者通过饮食、生活方式的调理就能够缓解。临床上抑制胃酸的药对治疗胃食管反流是最有效的，抑酸药可以帮助食管炎愈合，但是根治不了反流。长期大量服用抑酸药是有一定风险的，因为正常情况下的胃酸具有激活胃蛋白酶、帮助消化及杀菌作用，如果长期过度抑制胃酸，可能会加重胃黏膜萎缩，影响消化，增加小肠细菌过度增生的风险，引起消化不良、腹胀等症状，还会增加艰难梭菌感染的发生率，影响微量元素的吸收，引发骨质疏松等。

中重度胃食管反流病患者有可能需要长期依靠药物来缓解症状，考虑到长期过度抑酸治疗带来的危害，建议患者使用能控制症状的最小剂量来维持（比如1~2天吃一片，甚至可以2~3天吃一片）；另外也可以考虑采用食管射频治疗、贲门缩窄术等内镜下微创治疗来恢复贲门功能，增加贲门压力，减少反流症状，达到减药或停药的目的。

对于预防和改善胃食管反流，生活饮食调理很重要。肥胖、抽烟、喝酒等都会加重反流，患者应控制体重，避免进食过多、过快，不要饭后立即平卧，晚上睡前三个小时避免进食。夜间症状比较明显者，可以将床头抬高，让上半身倾斜。贲门特别松弛的人可以做腹式呼吸训练：吸气鼓肚子，收腹吐气，通过锻炼膈肌，可以提高贲门的压力，减少反流的发生，不过，呼吸训练需要长期坚持才会有效果。

数据显示，中国人胃癌的发生率相对较高，因此，建议40~45岁以上的人至少应该接受一次胃部检查，最可靠的筛查方法依然是胃镜。

04 消化系统

致命的胆结石

消化科 姚 炜

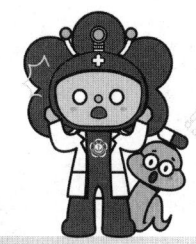

小王曾经体检发现有胆囊结石,也会偶尔发生进食油腻食物后上腹部不适,但是他一直都没有重视。他总觉得自己才30多岁,再怎么讲胆囊也是个器官,切了就等于身体少了个零件。虽然超声提示为胆囊充满型结石,医生也建议他切除胆囊,但是他总是不当一回事,认为胆结石不是什么严重的疾病,能拖先拖着。

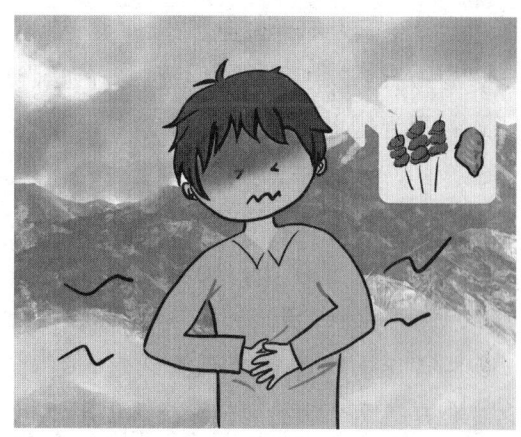

那年小王和新婚妻子出国旅行,打算在国外过春节,没想到刚到国外,他就突然发生腹痛、高热,皮肤、眼睛也变黄了,尿液更是黄得像浓茶一样。

由于在国外看病不方便,他赶忙飞回国内,住院后经过检查,才搞明白原来他的症状是因胆囊结石掉到胆管里引起的。胆管结石还导致了胆源性胰腺炎,由于病情严重,医院下了病危通知,小王连续几天都处于高热、腹痛的状态,所幸诊断明确后,医生通过手术取出了胆管内的结石,他才转危为安。

事后他很后怕地和医生探讨,不声不响的胆囊结石怎么一下子就变得这么凶险了呢?

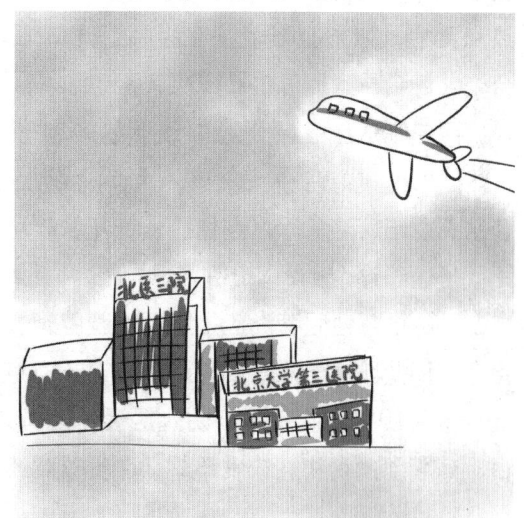

◎ **专家解答**

消化科专家向他这样解释:人体胆道系统的功能主要是储存、浓缩和输送胆汁,胆汁是从肝脏来的,肝脏分泌出来的胆汁通过胆道系统,先是流到胆囊里,正常情况下,当我们吃了油腻的食物之后胆囊就会收缩，把胆囊中储存的胆汁挤出来，通过胆囊管、胆总管，最终将胆汁排到肠道里，跟我们食物中的脂肪进行混合来负责脂肪的消化和吸收。

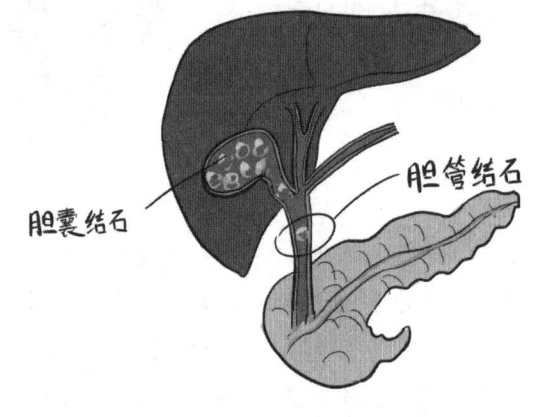

胆管结石大部分来自胆囊，胆囊收缩时，胆结石偶尔会被挤出胆囊。一般情况下，胆囊管是比较纤细的，胆囊结石是掉不出来的，如果这个患者胆囊管发生了一些变异，比如胆囊管增粗了，或者结石很小，那么这种情况下，胆囊在收缩的时候，就有可能把结石挤到胆总管里。

胆管结石和胆囊结石虽然是一字之差，但是这两个病的危害和严重程度却相差很远。胆管结石会导致胆汁排出受阻，引起急性胆管炎，主要表现就是腹痛、发热和黄疸，如果胆石堵塞在胆胰管开口汇合处，还会导致胆源性胰腺炎。

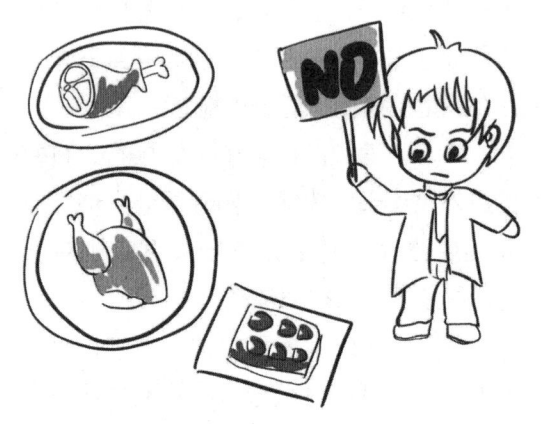

目前临床上主要通过内镜下的微创手术（ERCP，内镜逆行胰胆管造影术）将胆管结石取出，这种手术创伤小，恢复快，可以反复进行，挽救了很多急症患者的生命，小王就是通过这个手术取出的结石。

无论是急性胆管炎还是胆源性胰腺炎，都是非常凶险的，可以在短时间内威胁患者的生命，因此防患于未然更为重要。对于有症状或者曾经发作过胆管结石的患者，还是应该及早接受胆囊切除手术，防止胆囊结石掉入胆管。另外，平时饮食要注意避免摄入高蛋白、高脂肪的食物，饮食不规律、暴饮暴食等不良习惯也与结石的发生有关。

（绘图　郭婧博）

04 消化系统

饭后腹胀，慢性萎缩性胃炎真的那么可怕吗

消化科　张　静　丁士刚

李阿姨今年72岁，因为上腹部不舒服、饭后腹胀半年来医院看病，医生建议她进行胃镜检查，检查后李阿姨看到报告上写着"慢性萎缩性胃炎，轻度肠化生"，上网一查发现，这慢性萎缩性胃炎和肠化生竟是胃癌的癌前病变。

李阿姨心情非常沉重，怎么胃里有点不舒服就成癌前病变了？是不是要得胃癌了呢？带着这个疑问，李阿姨来到北医三院，我们看看专家怎么答疑解惑。

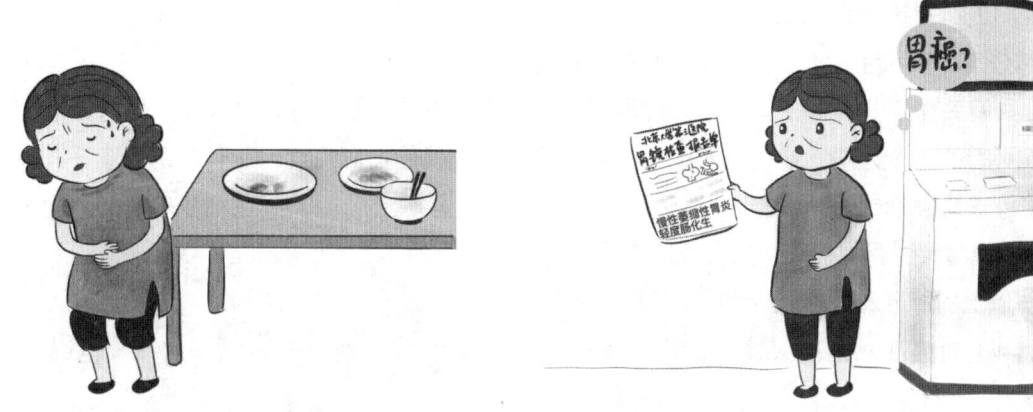

◎ 专家解答

在临床上，慢性萎缩性胃炎是很常见的疾病，它和年龄有一定的关系。随着年龄的增长，慢性萎缩性胃炎的比例在不断增加，在70岁到80岁的老年人中，萎缩的比例可能高达60%~70%，可以说，老年人出现胃黏膜不同程度的萎缩，是一种生理的自然老化过程，大家应该坦然接受。

那么，慢性萎缩性胃炎既然常见，会不会发展成胃癌呢？

慢性萎缩性胃炎，尤其是中重度萎缩性胃炎伴有肠化生或者异型增生，确实与胃癌有一定的关系，从慢性萎缩性胃炎发展到胃癌，年发生率大概只有0.1%，从正常的胃黏膜到浅表性胃炎、萎缩性胃炎、肠化生、异型增生，最后才会发展到胃癌。我们可以看到这

是一个非常漫长的过程。虽然萎缩性胃炎在这个过程当中是非常重要的一步,但是即使发展到了异型增生,也有一些患者是可以逆转的,甚至维持数十年不进展。

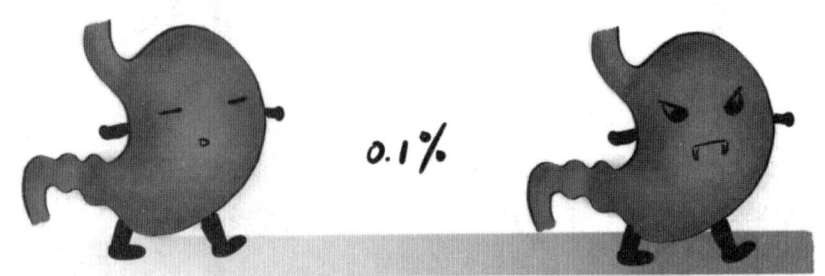

正常胃黏膜→浅表性胃炎→萎缩性胃炎→肠化生→异型增生→胃癌

如果是中重度的萎缩性胃炎,而且伴有肠化生或者异型增生,这种情况要格外重视,要定期进行胃镜检查、复查和随访。

还有一个问题,什么样的人更容易发展成胃癌呢?

我们关注慢性萎缩性胃炎,其实是担心它发展成胃癌,我们有针对胃癌风险人群的有效、可行的筛查方法。这个方法包括血清学筛查,也就是抽血筛查,还有胃镜检查,其中胃镜检查是确诊的一个依据。

专家建议进行胃癌筛查的人群是年龄在40岁以上的特定人群,主要包括以下几类。

(1)胃癌高发区的人群,在我国胃癌高发区往往是指山东部分地区、西北部或者东部沿海地区;

(2)幽门螺杆菌感染者;

(3)既往有慢性萎缩性胃炎、胃溃疡、胃息肉、手术后残胃、肥厚性胃炎以及恶性贫血等癌前疾病者;

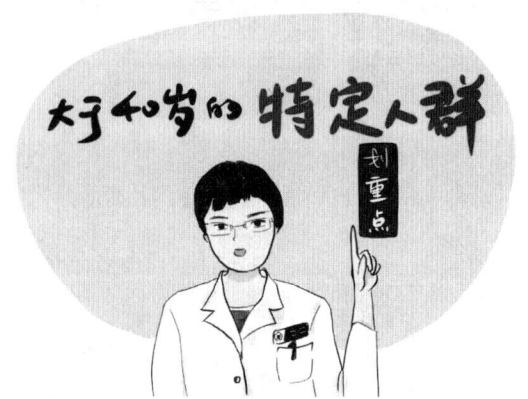

(4)胃癌患者的一级亲属,一级亲属是指患者的父母、子女或者同父同母的兄弟姐妹;

(5)存在胃癌其他风险因素,如摄入高盐、腌制饮食,吸烟以及重度饮酒等。

因此,对于40岁以上的特定人群,应当引起重视。听完医生的讲解,李阿姨没有那么担心了,心情放松了不少,只要按照医生的建议定期复查胃镜就可以了。

(绘图 孙 静)

05 泌尿系统

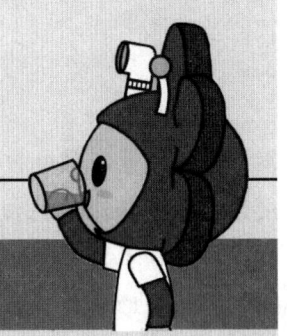

梗阻性无精子症

生殖医学科 洪锴

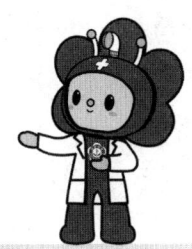

◎ 什么是梗阻性无精子症？

无精子症就是精液中没有精子，也就无法通过正常性生活使女方受孕生育。无精子症在男性不育中占 10%~20%，是男性不育最严重的情况，也是临床治疗的重点。

在无精子症中，约 60% 是非梗阻性无精子症，也就是睾丸无法产生精子；40% 是梗阻性无精子症，是指睾丸可以正常产生精子，但是由于先天或后天因素，导致输出管道堵塞，精子无法排出到精液中。

◎ 如何诊断梗阻性无精子症？

要想诊断是梗阻性还是非梗阻性无精子症，需要有经验的医生通过临床病史、查体、检验检查进行综合判断。

◎ 梗阻性无精子症可以治疗吗？

答案是肯定的，绝大多数梗阻性无精子症患者都可以通过外科手术的方式得到有效治疗。

在梗阻性无精子症中，最常见的是附睾梗阻，男性生殖显微外科医生可以在手术显微镜下将输精管与梗阻部位之上的通畅的附睾管重新进行显微吻合，使精子排出恢复正常，患者配偶进而可通过正常性生活自然受孕。这就是显微输精管附睾吻合术，也是难度最大的显微外科手术。之所以难度最大，是因为医生需要吻合的附睾管极细，通常只有 0.25~0.3 毫米，对医生的手术技术要求非常高。北医三院在 2009 年开展了第一例输精管附睾吻合术，是国内最早开展这一手术的单位之一，是目前国内该手术例数最多、吻合成功率最好的单位之一。

除了发生率最高的附睾梗阻，其他情况还包括输精管梗阻，例如，对于输精管结扎后再通，可以通过显微输精管－输精管吻合术治疗；对于射精管梗阻，可以通过精囊镜手术治疗。

虽然外科手术可以解除大多数患者的梗阻，但仍有一小部分患者无法复通，这时就需要通过睾丸穿刺提取精子，进行体外受精胚胎移植术，也就是我们通常所说的试管婴儿。因此，这一小部分无法复通的患者也将得到有效治疗，完全没有后顾之忧。

◎ 手术会不会有并发症？

对于梗阻性无精子症患者，如果女方生育力正常，建议首选针对性的手术治疗方案。然而一听到手术，很多患者都有一种本能的恐惧，担心手术治疗会出现并发症。

实际上，这类手术都是微创手术，手术切口非常小，像精囊镜手术甚至没有切口，是采用腔镜从尿道进入射精管，手术损伤和并发症发生率非常低，因此患者不用过分担心。

尿石症——不同结石成分，各有各的防治方法

泌尿外科　刘余庆

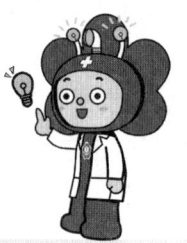

尿石症包括肾结石、输尿管结石、膀胱结石和尿道结石，常可导致肾绞痛、肾积水、尿路感染，甚至肾功能衰竭，对人类健康危害极大。尿石症不但发病率高，而且复发率也很高。如未接受有效的防治措施，终生复发率接近 100%；相反，接受预防性治疗者，复发率仅为 15%。因此，预防结石复发至关重要。

结石本身是"果"，而不是"因"，结石的成分比较复杂，不同成分的结石在病因、诊断和治疗上也各不一样。只有追根寻源，弄清结石成分，针对病因治疗，才能有效控制结石复发。除此之外，有些特殊成分的结石（例如尿酸结石）是不必采用碎石或手术治疗

的，对于这类成分的复发结石或术后残石，可采用药物溶石疗法，治愈率可达 80%~90%。

结石成分多达 30 余种，主要的结石成分有 10 余种。依据化学成分的不同，结石大致可分为 5 类：草酸钙类结石、磷酸钙类结石、尿酸类结石、磷酸铵镁结石和胱氨酸结石（表 5-1）。在这些结石中，**只有磷酸铵镁结石是由尿路感染引起，即感染性结石**；其余 4 种均由代谢紊乱所致，属代谢性结石。

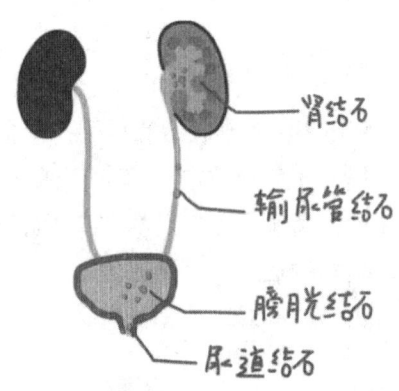

表 5-1　结石的常见成分及其分类

结石类型		晶体成分
钙结石	草酸钙类	一水草酸钙、二水草酸钙
	磷酸钙类	羟基磷灰石、碳酸磷灰石、磷酸三钙、磷酸八钙、二水磷酸氢钙
非钙结石	尿酸类	无水尿酸、二水尿酸、尿酸铵、一水尿酸钠
	感染性结石	六水磷酸铵镁
	胱氨酸	L-胱氨酸
	其他	黄嘌呤、二羟腺嘌呤、二氧化硅、胆固醇

尿石症是一种"富贵病"，其中有 4 类结石与"吃"有关。对于不同成分的结石，可以采用不同的防治措施。

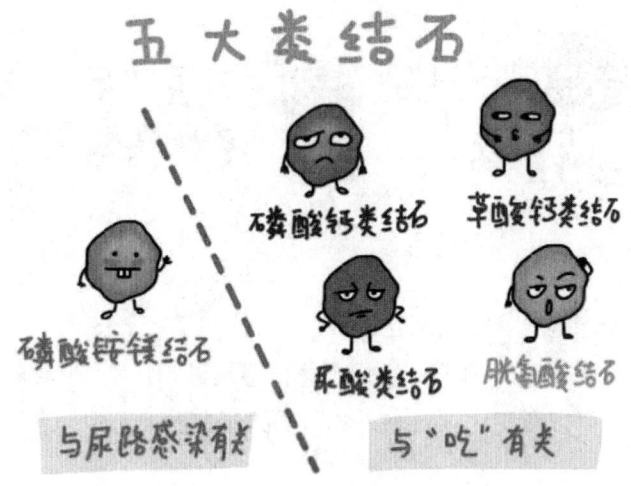

◎ 草酸钙结石

每日限用食盐在 5 克以下，忌食味精；控制非乳制品动物性蛋白（肉类、鱼虾、禽蛋类）摄入，每日 50 克以下；忌食菠菜、欧芹、芦笋、草莓、李子、浓茶、巧克力以及各种干果（核桃、栗子、花生等，质地越硬，含草酸越多）。患者若无高钙尿症，一般不必忌牛奶和豆类等含钙食物。

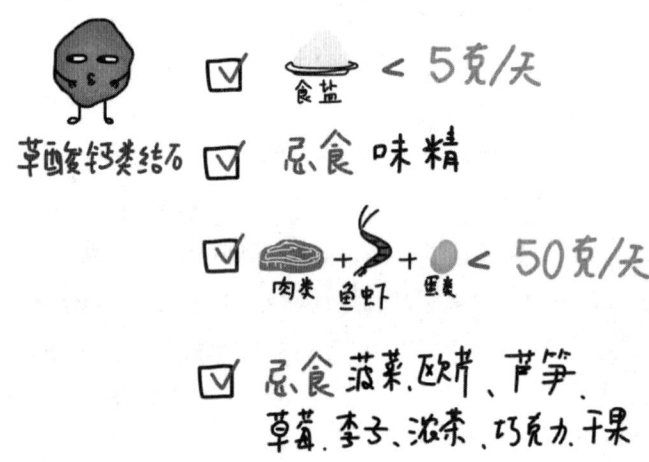

◎ 磷酸钙结石

不宜饮用碱性饮料，例如各种碳酸饮料等；定期复查尿常规，及时纠正尿路感染。

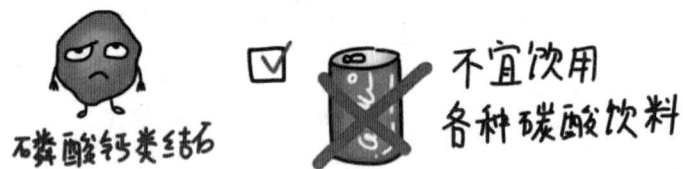

◎ 尿酸结石

忌食动物内脏和酒类；限食肉类、鱼虾，每日不超过 50 克；少食蘑菇、豆类。蛋、奶中的嘌呤含量很低，可以食用，以补充人体所需的蛋白质。

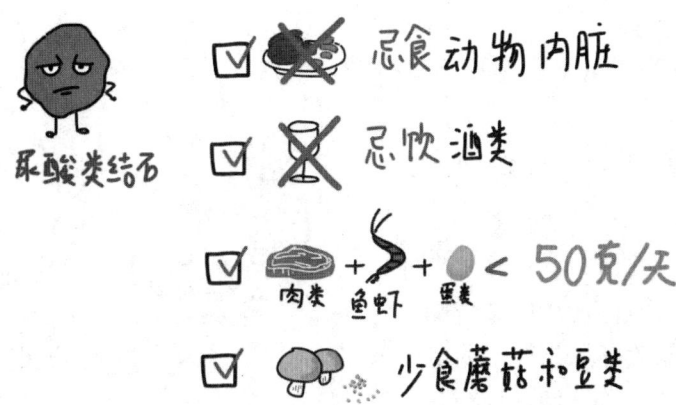

◎ 磷酸铵镁结石

即感染性结石，应注意个人卫生，防止尿路感染。

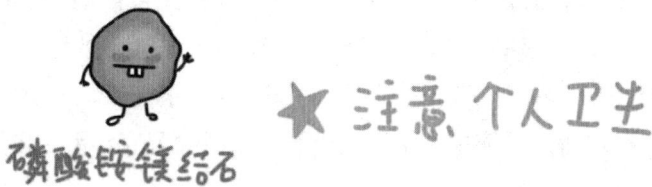

◎ 胱氨酸结石

复发率极高，应严格限食肉、蛋、花生和豆类食品；应以大米为主食，多食蔬菜、水果。遵医嘱终生采用药物治疗。

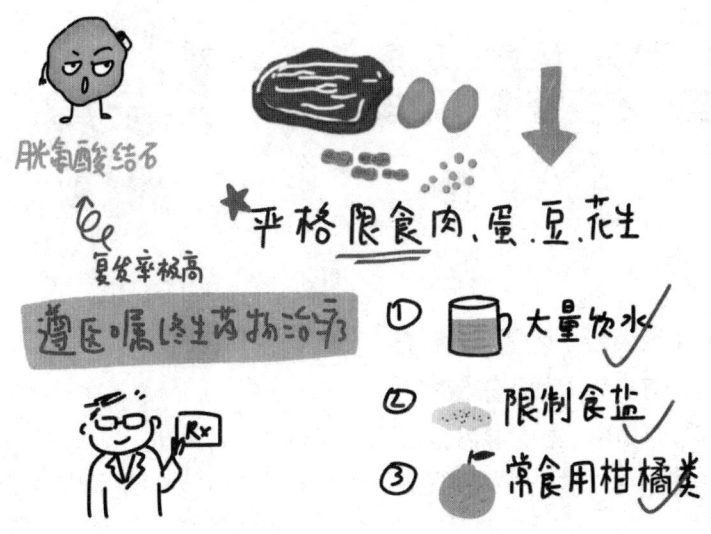

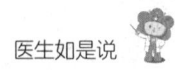

此外，所有患者还应注意以下几点。

（1）大量饮水，保证每日尿量在 2000 毫升以上；

（2）每日限用食盐在 5 克以下，忌食味精；

（3）常食用柑橘类水果，有利于增加尿中枸橼酸（结石抑制因子）的含量。

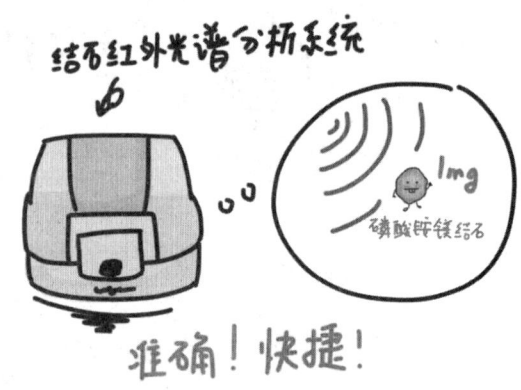

当然，有效防治泌尿系结石的前提是知晓结石的成分。目前，结石成分分析的方法有两种：物理分析法和化学分析法。早期曾采用化学分析法，但因分析误差大，而且难以满足结石标本量需求（100 毫克），该法目前已基本被淘汰。结石的理化分析是鉴定结石成分最可靠的方法。结石标本来源有三：患者自行排石、碎石后排石、手术中取石。目前比较理想的结石分析方法是采用专用的"结石红外光谱自动分析系统"进行成分鉴定。红外光谱法是一种理想的物理分析方法，其优点是准确、快捷，并且所需结石标本仅为 1 毫克（约芝麻粒大小）。患者在碎石、手术或自行排石后，应主动收集结石标本送检。具体方法是：将尿解入便壶中，结石或碎石粉末便会沉底，用水将其漂清后，再取出晾干即可送检。

北医三院泌尿外科具有先进的结石红外光谱自动分析系统，它不仅可为患者自动分析各种结石成分，而且可以提供可靠而有效的结石防治措施，为患者解除复发之忧。

（绘图　李思齐）

划重点！尿频、尿急、尿痛……出现这些症状要警惕肾结核

泌尿外科　刘苗

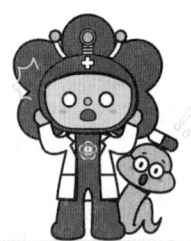

结核病的危害很大，可谓是人类健康的"噩梦"。全世界范围内每年大约有 900 万人被诊断为结核病，有 2 万人死于结核病。

所谓结核病，是指由结核分枝杆菌感染引起的慢性传染病，分为肺结核和肺外结核。顾名思义，肺结核是指结核分枝杆菌侵犯肺。如果结核分枝杆菌侵犯其他器官，则称为肺

外结核，其中就包括泌尿生殖系统结核。结核分枝杆菌可以通过血液循环到达身体的各个器官，例如肾。

肾结核是泌尿生殖系统结核中的常见疾病，患肾结核的患者往往合并肺结核。肾结核一般好发于经济发展落后、卫生条件较差的农村和边远地区。以40岁左右的青壮年较为常见，好发于单侧肾。

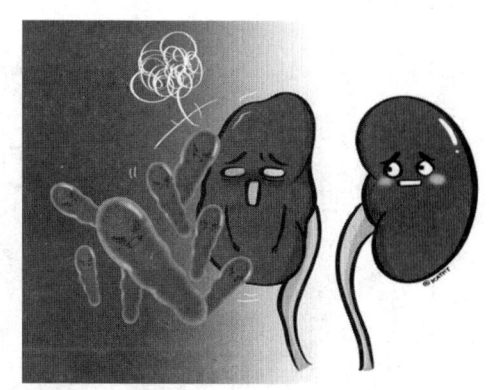

◎ 肾结核患者有哪些不适症状呢？

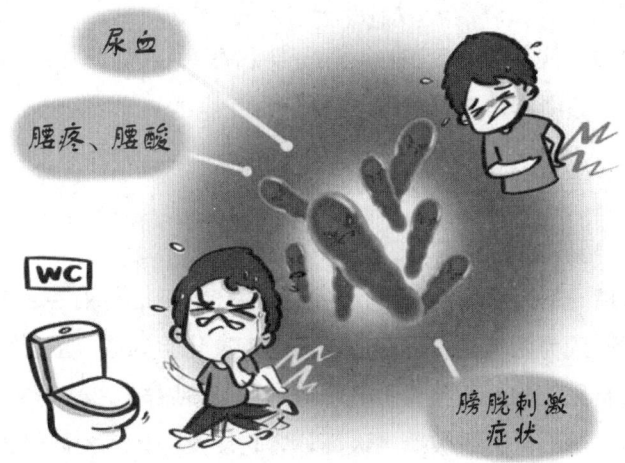

患者首先可以表现为**尿频、尿急、尿痛**的膀胱刺激症状。尿液中存在大量的脓细胞，会使尿液变得浑浊，严重者可以呈米汤样。

少数患者也可以表现为**尿血、腰酸、腰痛**。这可能是由于细菌破坏肾脏，引起结核性肾积脓或者肾周围炎症。

患者还可表现为低热、晚上睡觉时容易出汗、浑身乏力或身体消瘦等。

◎ 怀疑有肾结核，医生会做哪些检查呢？

（1）尿液检查：尿沉渣涂片找结核分枝杆菌对肾结核的诊断具有重要意义。为了提高检出率，最好连续进行3~5次尿液检查。

（2）血液检查：红细胞沉降率、C反应蛋白等炎症指标可以反映结核分枝杆菌的活动性。检测血清中的抗结核抗体也可以协助诊断结核病。

医生如是说

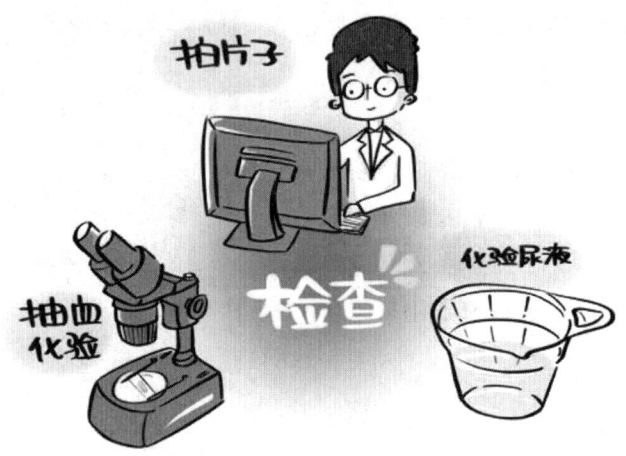

（3）影像学检查：泌尿系 CT、磁共振成像（MRI）或静脉尿路造影等影像学检查可以用来明确肾结核的诊断和严重程度。

◎ 对于肾结核患者，医生建议如何治疗呢？

在生活方式上，要注意加强营养，注意休息。

可以在医生的指导下口服药物。常用的抗结核药物包括利福平、异烟肼、吡嗪酰胺、乙胺丁醇等。疗程一般为两年左右。在服药期间定期化验尿液，应每隔三个月做尿常规检查，并连续三次进行尿抗酸杆菌检查（收集晨尿），来观察药物治疗的效果。

手术治疗方面，对于肾组织被严重破坏，肾功能大部分或全部丧失，而另外一侧肾功能良好的患者，可以做患侧肾切除术。需要强调的是，在手术前和手术后都需要配合抗结核药物的治疗。在肾切除术前应采取药物治疗一个月。

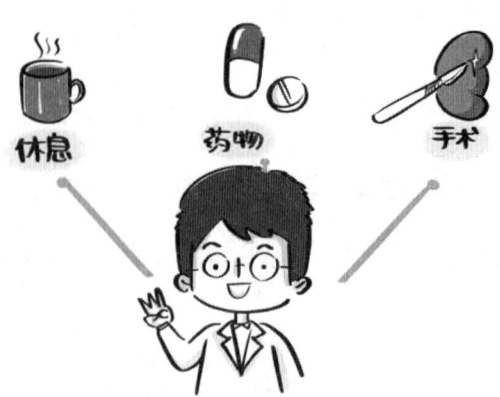

◎ 未雨绸缪——比治疗更重要的，是肾结核的预防

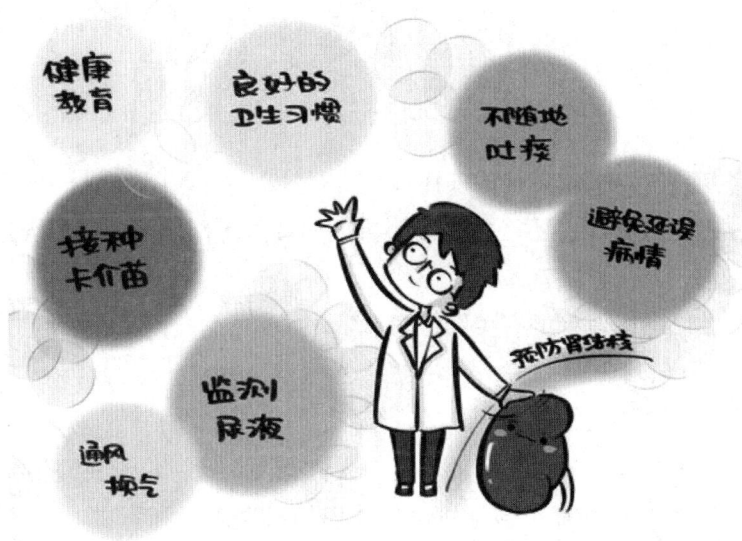

养成良好的健康习惯。生活要有规律，日常坚持体育锻炼，饮食要均衡，这样可以增强机体的抵抗力。

咳嗽或者打喷嚏时应用纸巾捂住口鼻，不随地吐痰。勤洗手、勤晒被褥，加强办公室、教室等人群聚集场所的通风换气，保持室内空气流通。

对于反复出现尿频、尿急、尿痛、尿液浑浊的患者，或者服用常规抗生素后症状改善不明显的患者，要完善肾结核的相关检查。及时到医院就诊，避免讳疾忌医，延误病情。

对于既往有肺结核病史或者有机会接触结核病患者的人，要注意**监测尿液**。

接种卡介苗。出生 24 小内的婴幼儿可以接种卡介苗，接种后 3 个月左右可产生免疫力。

通过健康教育课、宣传画册等多种形式，对在校学生和教职员工广泛宣传结核病防治的核心知识，并开展健康教育。

（绘图 刘凯茜）

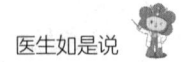

医生如是说

早期可能不疼不痒，发现肾病应当这样做

肾内科　唐 雯

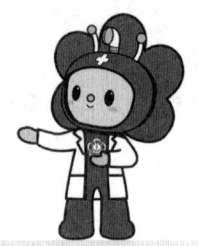

为什么说肾病是容易被人忽视的疾病？

提到肾病，很多人其实并不了解，因为早期的肾病可能没有任何表现，因此这种疾病非常容易被忽视。

下面就和大家聊一聊肾病的有关知识。

◎ 肾有哪些功能？

要了解肾病，首先来认识一下肾的功能。人体有两个肾，位于我们腰部两侧。

肾发挥着重要的生理功能，包括排出身体里的代谢废物和毒物，也就是**排毒**功能；排出多余的水和盐分，调节血压，也就是**排水调压**功能；保持血液中的葡萄糖、蛋白质和血细胞等重要成分不排出，也就是**屏障**功能；肾还可以协助生成红细胞、防止贫血，也就是**升血**功能；另外，肾还可以起到**维持骨骼健康**的作用。

◎ 如何评估肾功能？

在了解了肾的功能之后，很多朋友会问，怎样知道肾功能如何？肾功能用什么方法来评估呢？

临床中，肾功能可以用**肾小球滤过率（GFR）**来评估。肾小球滤过率可通过**血肌酐、性别、年龄**用公式计算得出。一些医院的检查报告单中，会直接给出结果。另外一种评估肾功能的方式是**肌酐清除率**。肾小球滤过率或肌酐清除率越低，提示肾功能就越差。

◎ 提示肾损伤的指标有哪些？

当肾发生损伤的时候，一些指标会出现异常。首先是**尿液成分出现异常**，比如尿中微量白蛋白增加，出现蛋白尿或者血尿等。另外**影像学检查也会发现异常**，比如B超检查发现异常。还有肾的组织学检查，通过显微镜观察如果发现**肾组织病理异常**，这些都提示肾出现了损伤。

◎ 肾病有哪些表现?

值得注意的是,**肾病患者早期可能没有任何表现**,可谓是"不疼不痒"。

但如果患者出现以下表现,则需要及时就医:①**水肿**,包括腿部、面部水肿;②**尿液颜色改变**,特别是浓茶色、发红的尿液;③**排尿困难、尿频**等表现。

严重肾病患者会出现无力、疲乏、恶心、呕吐、厌食等表现,如果影响了心肺功能,还会导致呼吸困难等。

◎ 如何早期发现肾病?

既然肾病患者早期可以没有表现,那么如何才能早期发现呢?在这里给大家提出几点建议。

定期体检非常重要,**定期体检是发现肾病的重要手段**。

首先要关注尿液的检查结果,也就是尿常规的结果,如果尿常规结果有异常,就要及时就医。其次要关注血生化检查中的指标,也就是血肌酐,如果出现异常升高,就需要及时就医,即使在正常范围,如果呈动态持续升高,也需要关注。此外,还要关注肾B超的结果。

需要注意的是,如果各项结果出现异常,要及时就医,由医生判断病情,制订治疗方案。

◎ 如果得了肾病,应该怎么办?

首先需要及时就医,寻求专业医生的帮助。在医生的指导下用药,包括治疗任何疾病的药物,都需要告诉医生。按照医生的要求和患者肾功能的情况,定期到门诊复诊。一般情况下,肾功能越差,门诊复诊的时间间隔就越短。

与治疗团队协作,一起监测肾的健康状况。治疗团队包括专科医生、全科医生,还有护士、营养师和药剂师,患者应与治疗团队多沟通,监测与肾功能相关的指标,如血肌酐、肾小球滤过率和尿蛋白等。在每次门诊复诊前,准备好相关资料和问题,以便治疗团队能够更好地帮助患者。

控制好血压,对保护肾非常重要。血压的控制目标应该低于 140/90 mmHg。对于肾病患者来说,避免低血压(收缩压低于 100 mmHg)非常重要。患者可以在家中测量血压并记录下来,以便医护人员能够更好地了解血压情况。需要提醒的是,戒烟、保持充足的睡眠也有利于血压的控制和肾脏健康。

使血糖达标。在家中进行血糖监测并记录,根据血糖情况调整饮食和运动,需要每

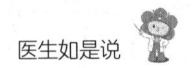

3~6个月监测糖化血红蛋白的水平，另外，要避免发生低血糖。

熟知所有服用的药物名称，包括中药、保健药物以及营养补充剂。使用任何药物的时候，都需要告知医生患者的肾功能情况，药物需要根据患者的肾功能情况减量。

定期观察病情变化。需要定期到肾内科门诊进行评估、随访，在肾内科医生的指导下治疗，防治并发症，延缓肾病的进展。

◎ 什么是慢性肾脏病？

由各种原因引起的肾结构或功能异常超过 3 个月，称为慢性肾脏病。

患者会出现肾损伤的指标，如蛋白尿、尿沉渣异常、肾小管相关病变、组织学检查异常、影像学检查异常，或有肾移植的病史，或出现不明原因的肾小球滤过率下降（低于 60 ml/min）。

慢性肾脏病按照严重程度分为 1 期、2 期、3a 期、3b 期、4 期和 5 期，分期越高，提示肾功能损害越重。

◎ 如何治疗慢性肾脏病？

根据慢性肾脏病的不同分期，应选择不同的防治目标。

（1）1 期：患者肾功能较好，主要进行病因治疗，包括治疗糖尿病、高血压，同时要注意保护肾功能。

（2）2 期：主要是评估和延缓病情进展，降低心血管病的进展。

（3）3 期：从 3b 期开始就要评估和治疗并发症，比如贫血等。

（4）4 期：要进行综合治疗，并为肾脏替代治疗做准备。

（5）5 期：也就是终末期肾病，被大家俗称为尿毒症，这时就需要进行肾脏替代治疗了。

慢性肾脏病的治疗措施需要根据患者的病情来选择，包括控制血压、减轻蛋白尿、控制血糖、饮食和营养治疗、控制并发症（如贫血、钙磷紊乱、酸中毒、高钾血症等）以及肾脏替代治疗。

肾衰竭患者的肾脏替代治疗方式包括肾移植、腹膜透析和血液透析。通过肾脏替代治疗，患者可维持良好的生活质量，仍然可以实现生活和社会价值。

06 神经系统

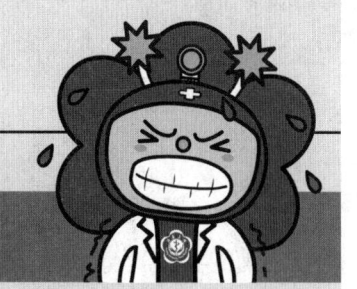

为什么最爱你的人可能会慢慢忘记你

中央党校院区 / 神经内科　彭凯月　肖卫忠

在很多影视作品中都有这样的情节：两个人携手白头，但美好的回忆却被慢慢抽走。在很多阿尔茨海默病患者身上都发生着类似的故事。

阿尔茨海默病一般发生在 65 岁以后，起病初期不容易被察觉，疾病发展缓慢，早期往往是以逐渐加重的记忆力下降为主要表现，有些老年人会说："哎，这人老了，记性也变差了！"这可能就是阿尔茨海默病的先兆。

下面就跟大家聊一聊阿尔茨海默病的常见危险信号。

1．记忆力减退

患者经常忘事，事后不能回忆。比如不记得昨天自己做了什么事，不记得把东西放在哪儿，做事情丢三落四，炒菜放两次盐，做完饭忘记关煤气等。

2．处理熟悉的事情出现困难

患者难以胜任日常家务，不知道炒菜的正确步骤，弄反了穿衣服的次序等。

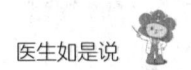

3. 语言表达能力障碍

患者听不懂家人说的话,自己说的话或写的句子让人无法理解,常常答非所问,或者叫错事物的名称。

4. 定向力下降

患者难以分辨时间、地点,比如不记得今天是几月几号、星期几,不知道自己在哪里,有些患者明明在自己家附近却迷了路。

5. 判断力下降

患者在买东西时忘记付钱,或者不记得自己付了多少,简单的加减法也出现错误,不知道简单事情的对错,或者穿衣不符合季节变化,夏天穿着棉衣,冬天却穿着薄衣。

6. 学习能力下降

患者学习新知识、识别新环境、接触新事物的能力下降,难以学会使用家里的新家电、电子产品等。

7. 注意力不集中,缺乏兴趣

患者在家无所事事,社交能力下降,不愿出门见人,对于以前爱好的事情难以提起兴趣。

8. 情绪及行为变化

患者可出现失眠、紧张、焦虑、抑郁等症状,情绪起伏较大,容易发脾气,不爱理人。

很多人会有这样的认识误区:人老了,记性不好是正常的;或者认为得了阿尔茨海默病也没有方法治愈,就不需要去医院治疗,以免浪费钱财。这些都是错误的,的确有些老年人记忆力下降是正常的生理过程,但有些就需要警惕阿尔茨海默病。阿尔茨海默病是一个渐进的病理过程,轻中度患者经过药物、康复治疗,可以延缓疾病的进展,改善生活质量。因此,一旦发现家里老人有上述类似表现,就需要尽快带老人到医院的记忆门诊就诊,寻求医生的帮助,进行记忆相关的测评。早发现、早治疗,才能早获益。

除了是急救电话，"120"还能识别脑卒中

神经内科 傅瑜

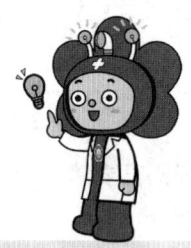

脑卒中俗称"中风"，包括缺血性卒中（脑梗死）和出血性卒中（脑出血），其中缺血性卒中占60%~70%，如果将人的大脑比作田地，脑部血管就是田地里的灌溉沟渠。缺血性卒中就像水渠堵塞，进而导致田地干旱；出血性卒中就像决堤，导致河水淹没田地。

◎ 脑卒中有哪些预警信号

患者可出现口眼歪斜、流口水、眼前发黑、看东西重影、突然眼皮耷拉下来、胳膊或腿麻木无力、晕倒、突然头痛、走路跑偏、站立或走路后头晕、整体感觉像睡不醒、爱忘事儿等。

其实这些症状都是因为大脑里面的血管出问题了，影响到大脑的不同区域。不同区域有不同的功能，因而产生不同的症状。

举个例子，如果运动区域受到影响，自然就会出现与运动相关的一些症状，比如说话不清楚了、肢体没有力气了、站立不了、手里拿不住东西了等；如果小脑系统受到影响，患者就会出现天旋地转、头晕、恶心、呕吐，还会出现炎症等；如果感觉区域受到影响，患者就会出现半身麻木、口角麻木、肢体麻木等。

◎ 如何识别脑卒中？牢记"120"法则

"1"：即1张脸，看有无不对称、嘴巴歪

脑卒中患者由于面部瘫痪，其嘴角是不对称的，会出现一侧口角下拉、下垂的状态。很多患者会说"我的脸怎么歪了？""我吃东西的时候嘴里怎么老含着水？"

"2"：即2只胳膊、2条腿，看有无单侧无力、抬不起来

可以通过一个简单的检测来判断。让患者将两只手臂平伸，我们知道，正常人两只手臂是可以保持平行的，是有力量的。但是，一旦出现脑卒中，患者由于一侧肢体没有力气，就会出现单侧胳膊无力、抬不起来或者单腿不能站立的情况，产生不对称的肢体状态。

"0"：即聆听说话，检查有无口齿不清

可以聆听患者说话，判断其语言表达情况。如果患者说话时言语、口齿不清楚，就提示有可能存在脑卒中的风险。

我们都知道，120是生病时拨打的急救电话号码。如果确认脑卒中发生后，应一边通过"120"法则迅速判断患者情况，一边迅速拨打120电话。请牢记"时间就是大脑"。

"肉跳"不一定要"心惊"

神经内科　徐迎胜

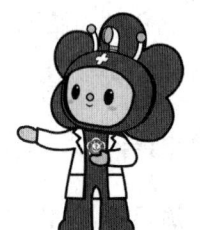

门诊中经常有患者来询问："医生您快看，我肉跳了，是不是跟蔡磊一样得了渐冻症？"

◎ 什么是"肉跳"？

肌肉出现不能控制的颤动，就是我们通常说的"肉跳"。肉跳可以仅发生在局部一小群肌肉，如眼皮（眼睑）跳动，也可以是较广泛的面部、肢体、躯干肌肉跳动。

"肉跳"其实是由一群肌肉细胞不规则、不随意收缩引起的，在医学上称为肌束震颤（束颤），它可以有不同的范围和幅度，表浅的可以通过皮肤看到，深部的可通过触诊、超声或肌电图发现。

如果没有伴随肌肉无力与萎缩，这种肌肉跳动通常是良性的。

随着"冰桶挑战赛"等活动的开展以及霍金等患渐冻症的名人效应，神经内科的顽疾——运动神经元病进入了人们的视野，特别是近来蔡磊的"抗冻"行动及其团队加入的相关研究。

当人们发现自己肉跳时，网上一搜，发现肉跳与运动神经元病相关，就会特别焦虑，常常夜不能寐，甚至做好了身后打算。正是由于这种对运动神经元病的恐惧，在医院神经内科门诊几乎每天都可以见到类似的就诊者。

其实，绝大多数患者的肉跳都是良性的，医学上称为"良性束颤综合征"，预后良好，所以，"肉跳"不一定要"心惊"。

◎ 常见原因

肉跳的常见原因包括运动、急性病毒感染、甲状腺功能亢进（甲亢）、手足抽搐、焦虑及药物使用等。其中，长时间运动是最主要的原因。

可引起肉跳的常见药物有利尿剂、皮质激素和雌激素等。此外，过量的茶、咖啡因，以及杀虫剂、有机磷等化学毒物同样可以导致肉跳。

在临床工作中，我们也常发现许多患者存在一个恶性循环：轻微的肉跳引起焦虑紧张，进而又加重了肉跳，加重的肉跳进一步引起患者的恐慌。

◎ 就诊时机

肉跳也可能是一些神经肌肉疾病的预警。**肌肉的跳动如果伴有肌肉无力、萎缩，就应该到神经内科就诊**。可能的疾病包括运动神经元病、周围神经病变及少数的肌肉疾病。神经内科医师应检查肌肉无力的范围、评估肌肉萎缩的程度、进行神经传导及肌电图等检查，确定病变范围并查找病因。

◎ 如何与运动神经元病相鉴别？

这是每个就诊的肉跳患者最关心的问题。患者早期较为特征性地出现肉跳，这种肉跳多为持续性，在运动及安静状态下均可发生。与良性肉跳不同的是，运动神经元病多存在肌肉无力、萎缩、肢体僵硬感等表现，且在肌电图检查时具有特征性的改变。两者是较容易区分的。

◎ 预防和处理

关键的处理方法是让患者在心理和生理上放松休息，通过正确疏导，减轻其心理上的焦虑和恐惧。

一般来说，良性肉跳不需要药物。对于部分患者来说，给予小量的镇静剂可能会有效。

服用或食用抗氧化、清除自由基的药物或食物目前被认为是有效预防肉跳的方法。

服用充足的维生素E、维生素C、β-胡萝卜素、硒、锌可以减少这种良性肉跳发生。另外，食用富含抗氧化物质的西红柿、蓝莓、海藻、卷心菜、甘蓝、花椰菜、柚子、洋葱、菠菜、山楂等食物将有益于减少肉跳。

对于器质性疾病，应采取病因治疗。

医生如是说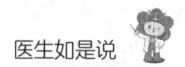

谈谈像公鸡一样跨阈步态的"芭蕾舞足"

神经内科　吴捷颖　徐迎胜

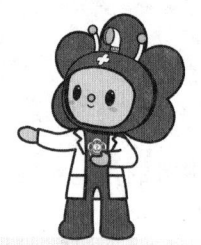

翘二郎腿是许多人的一个习惯动作。当人们看书、写东西、玩游戏、聊天时，随意、舒服的二郎腿是常见姿势。但坐上几个小时后，不适感就会随之而来：小腿麻木无力、过电感，更有甚者足尖抬不起，这便是翘二郎腿惹的祸。

原来，在翘二郎腿时，上位腿的腘窝与下位腿膝盖外侧接触的部位正是腓总神经经过之处，当压迫的时间过久时，神经便会发生嵌压，引起腓总神经损伤。

腓总神经是坐骨神经的一个分支，从大腿后面绕膝外侧的腓骨小头走向小腿前面，在腓骨小头处几乎贴在皮下，位置表浅，对外力极不耐受，压迫、牵拉、摩擦、外伤等很容易伤及腓总神经。腓总神经支配着小腿肌外侧群、前群、足背肌及相应皮肤的感觉。受损后会造成一些功能障碍，如：①足趾不能伸直、踝关节不能背屈和外翻，如病程长，小腿前外侧肌肉可萎缩；②小腿外侧及足背皮肤麻木；③因为足不能背屈和外翻，而呈下垂、内翻状，足背不能上抬，所以行走时必须把大腿抬得很高，使足跟也提高，足尖往往仍在地面上拖曳，呈现像大公鸡一样的跨阈步态，这就是所谓的**"芭蕾舞足"**。

其产生原因主要有：①翘二郎腿久坐；②盘腿坐，长时间下蹲；③因体重急剧下降或减肥导致腓骨小头处缺乏脂肪组织支撑；④长时间卧床时腓骨小头被按压在床边或有凸起的地方；⑤下肢骨折后石膏、小夹板固定不当；⑥牵拉、糖尿病、感染、中毒等亦可引起；⑦部分穿高跟鞋的女性长时间站立后出现孤立性拇趾不能背伸，可能与长时间的踝关节跖屈，腓总神经以腓骨颈为支点受到牵拉损伤从而导致拇长伸肌受累有关。

如果出现上述情况需及时就诊，神经内科医生通过体格检查，必要时辅助神经电生理检查、浅表组织超声、膝关节X线等不难确诊。

07 内分泌系统

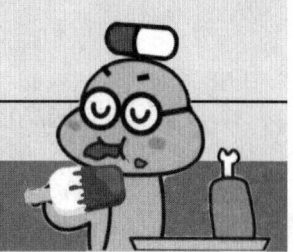

"甜蜜"的烦恼——如何远离糖尿病

内分泌科　杨　进　张文慧　王丹丹

每年的 11 月 14 日是世界糖尿病日，随着社会经济的快速发展，糖尿病已经成为我国最常见的慢性病之一，给患者和家庭都带来很大负担。2015—2017 年全国流行病学调查显示，我国 18 岁及以上人群糖尿病患病率为 11.2%，糖尿病前期更是高达 35.2%。该如何为自己的健康做主，远离糖尿病呢？

正确做法是：做好自我评估，坚持健康的生活方式，必要时寻求医务人员的帮助。

糖尿病健康管理最应该从一般人群和糖尿病高危人群做起。早期管理理念和措施是倡导健康的生活方式，识别糖尿病的危险因素并进行早期管理，以预防为主，将着力点放在预防和延缓糖尿病的发生上。

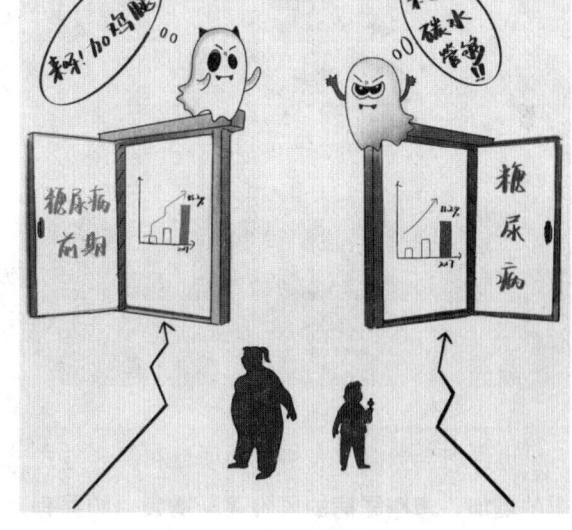

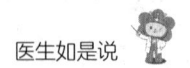

◎ 您是糖尿病高危人群吗？

您可以对照表 7-1 中的各项指标来给自己打个分，如果得分≥25 分，那您就属于高危人群了。

表 7-1 糖尿病高危人群标准

项目	评分指标	分值	项目	评分指标	分值
年龄（岁）	20~24	0	体重指数（kg/m^2）	<22.0	0
	25~34	4		22.0~23.9	1
	35~39	8		24.0~29.9	3
	40~44	11		≥30.0	5
	45~49	12	腰围（cm）	男性<75.0 女性<70.0	0
	50~54	13		男性75.0~79.9 女性70.0~74.9	3
	55~59	15		男性80.0~84.9 女性75.0~79.9	5
	60~64	16		男性85.0~89.9 女性80.0~84.9	7
	65~74	18		男性90.0~94.9 女性85.0~89.9	8
收缩压（mmHg）	<110	0		男性>95.0 女性>90.0	10
	110~119	1			
	120~129	3	糖尿病家族史（父母、同胞、子女）	无	0
	130~139	6		有	6
	140~149	7			
	150~159	8	性别	女	0
	≥160	10		男	2

也许您会觉得，表格中的项目和评分方式过于复杂，简而言之，**随着年龄的增长、体重的增加，患糖尿病的风险逐渐增大**。如果有以下一种或多种情况，患糖尿病的风险也会明显增加。

（1）一级亲属患有糖尿病，平时不爱运动，合并高血压、血脂异常、冠心病等；

（2）长期使用糖皮质激素、接受抗精神病药物或抗抑郁症药物治疗；

（3）女性有巨大儿分娩史、妊娠期糖尿病史、多囊卵巢综合征病史等。

◎ 如何预防和延缓糖尿病的发生？

通过上述方法进行自我判断，如果您是糖尿病的高危人群，**坚持健康生活方式是预防糖尿病最有效的办法**，接下来就聊聊"抗糖五则"。

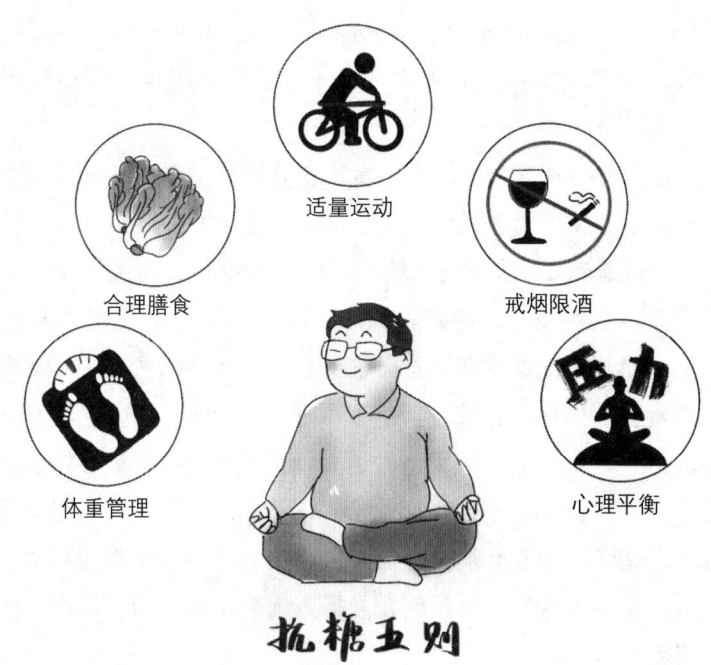

1. 体重管理

应保持理想体重。成人的理想体重（kg）可以简单用"身高（cm）-105"进行计算，也可以通过计算体重指数（BMI）来对自己的体重情况进行初步判断，BMI= 体重（kg）/身高^2（m^2）。对于大多数人来说，**BMI 的正常范围是 18.6~ 23.9 kg/m^2**，高于 23.9 kg/m^2 就需要警惕超重或肥胖的问题了。

此外，还可以结合腰围等指标进行判断，一般男性腰围应小于 85 cm，女性腰围应小于 80 cm。对体重的评估也需要综合考

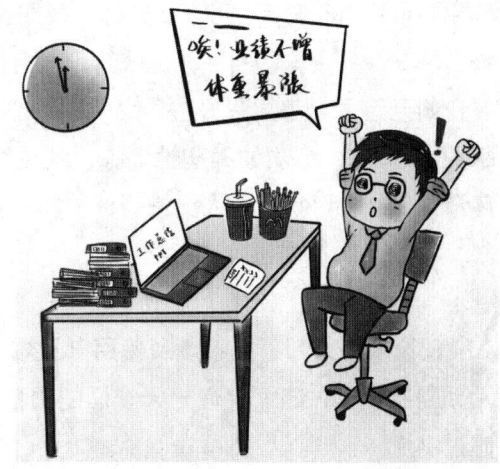

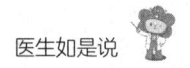

量，如果肌肉含量低、脂肪含量高，即使体重的数值达标，也是不健康的。

2. 合理膳食

应控制总热量，保持营养均衡。成人每日需要的总热量（千卡，kcal）可通过"理想体重（kg）× 热量系数（25~30）"进行计算，如果体重超重可将系数减少5。

三大营养物质中，1 g蛋白质和1 g碳水化合物产生的热量都是4 kcal，1 g脂肪可产生9 kcal热量。每日的总热量中，碳水化合物应占50%~65%，蛋白质占15%~20%，脂肪占20%~30%。

大多数食物都含有多种营养物质，因此**食物种类选择应丰富，保证营养均衡**。同时，应尽量选择有机食品，减少加工食品。

首先，应选择**"优质碳水"**。可适当增加非淀粉类蔬菜、水果、全谷类食物，减少精加工谷类、糖的摄入，全谷类应占总谷类的一半以上；每日摄入蔬菜300~500 g，水果200~400 g。其次，**选择"优质脂肪"同样重要**。可适当增加富含单不饱和脂肪酸和ω-3多不饱和脂肪酸的食物（如鱼油、部分坚果及种子类）；尽量减少饱和脂肪酸的摄入（主要来源有牛、羊、猪等动物的脂肪，椰子油，棕榈油等）；应严格限制富含反式脂肪酸的食物（如人造黄油、油炸食品）。虽然肉、蛋、奶及奶制品是常见的富含蛋白质的食物，大家也别忘记**黄豆、豆腐、种子类蔬菜、谷物、坚果等，这些也是很好的蛋白质来源**，动物和植物蛋白类食物最好组合食用。**每天食盐摄入量应限制在6 g以内**，同时减少味精、酱油、调味酱等的摄入。

3. 适量运动

科学合理的运动可以增加能量消耗、减轻胰岛素抵抗，在糖尿病预防中发挥着重要作用。推荐进行**每天至少30分钟、每周至少5天的中等强度有氧运动**，如健步走、太极拳、骑车、乒乓球、羽毛球、跳舞、健身操、游泳、篮球等。**锻炼肌肉力量和耐力**也很重要，如无禁忌，每周最好进行2~3次抗阻运动（2次锻炼间隔>48小时）；此外，如果每周再增加2~3次的**柔韧性训练**，就更加完美了。如果您过去没有运动习惯，一定要循序渐进，必要时找专业人员进行评估和指导，以确保运动的安全及效果。

4. 戒烟限酒

建议所有人都不要吸烟及使用电子烟，并减少二手烟的吸入。不推荐饮酒，如有社交活动需要饮酒，建议女性一天饮酒的酒精量不超过15 g，男性不超过25 g，每周饮酒不超过2次。

5. 心理平衡

来自生活和工作中过大的压力会对身心健康造成不良影响，面对压力时可通过运动、冥想、瑜伽、呼吸训练等进行自我调节，必要时可向专业的心理医生寻求支持和帮助。同时，**保持健康的生活方式、充足的睡眠也是维持心理健康的关键**。

规范的评估和筛查有助于早期发现糖尿病。如果体检**空腹血糖≥6.1 mmol/L 或非空腹血糖＞7.8 mmol/L**，建议尽快到内分泌科进一步评估血糖状态。如果空腹血糖在 6.1~7.0 mmol/L，或者糖负荷（口服 75 g 葡萄糖）后 2 小时血糖处于 7.8~11.1 mmol/L 的情况为糖调节受损，也被称为糖尿病前期，属于糖尿病的极高危人群，需要内分泌科医务人员对糖化血红蛋白、血脂、血压等指标进行全面评估和专业指导。

近期一项大规模人群研究显示，与不健康生活方式相比，**不管是否存在糖尿病高危因素，各种人群都能从坚持健康生活方式中获益，使糖尿病发生风险降低 60% 以上**。同时，健康生活方式也适用于已确诊糖尿病患者的非药物治疗，它**既是糖尿病管理的基础，也是治疗的首选方法**。做好自我评估，坚持"抗糖五则"，必要时寻求医务人员的帮助，相信大家都可以为自己的健康做主，真正做到远离糖尿病。

低血糖时，应该选择哪种高糖食物

内分泌科　王　群

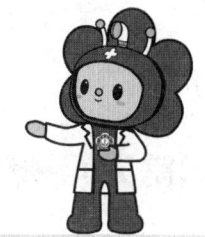

有一位阿姨，63 岁，诊断糖尿病 3 个月，她了解到控制糖尿病需要管住嘴、迈开腿，于是每天吃很少的主食，并且到小区广场跳舞 2 个小时。这一天，阿姨在跳了 2 个小时的广场舞后出现头晕、乏力，随手从口袋中拿出巧克力吃了，可还是倒在了地上。

糖尿病患者的管理之一是控制饮食，很多人就把这个控制饮食、合理饮食理解为不吃了，**这样就容易导致低血糖的发生**。上面说的那位阿姨就是在大量运动以后，导致能量消耗，血糖下降，发生了严重的低血糖，**虽然她吃了巧克力，但没有马上恢复血糖的供给**，低血糖的症状没有及时得到改善。这是为什么呢？下面我们就来说一说低血糖发生时如何进行高糖食物的选择。

目前市场上的常见高糖食物有：水果糖、方糖、砂糖、绵白糖、奶糖、牛轧糖、巧克力、果汁、饼干等。水果糖、方糖、砂糖、绵白糖中所含的是结构简单的糖，到达胃肠道后被直接吸收，在5~10分钟就可以升高血糖；奶糖中除了含有简单的糖之外，还加入了一些奶制品和胶质物品，消化吸收就会慢一些；巧克力中含有大量的脂肪，因而吸收速度慢；饼干为淀粉类的多糖食物，消化吸收会更加慢一些。

另外，在食用这些高糖类食物时，为了保证快速升高血糖，**往往需要通过牙齿进行咀嚼而快速咽下**。所以，患者除了要了解哪些糖可以快速升高血糖之外，还需要了解自己的口腔情况，了解是否可以快速咀嚼糖块并吞咽到胃中。因此，应根据口腔情况来选择高糖食物。对于**没有口腔疾患、牙齿完整的患者**，可以选择所有的高糖食物；对于**口腔有炎症、肿胀或牙齿松动及佩戴义齿的患者**，可以选择方糖、砂糖、绵白糖、果汁、饼干等；对于**晕倒、吞咽功能障碍的患者**，应选择方糖，千万不要用果汁等液体类高糖食物，以免发生误吸等严重事件；如需**预防低血糖发生**，可选择饼干类食物，它可以缓慢吸收，并保持血糖相对平稳。

总之，低血糖发生时会出现一些症状，比如头晕、心慌、饥饿、乏力、眼前发黑（黑蒙）等，这个时候马上吃一些糖，可避免严重的低血糖发生。在这里建议大家，可以随身携带多种类型的高糖食物，依照不同的情况进行选择。最后提示：巧克力脂肪含量高、吸收速度慢，因而不作为低血糖事件的急救首选，当身边没有其他高糖食物时，方可选择食用。

您的体重达标吗？
糖尿病患者居家期间常见问题解答

内分泌科　张文慧　杨　进

在积极响应和落实疫情防控政策期间，很多人开启了居家办公的模式。随着户外体育运动的活动量和强度大大降低，一些人的体重出现了明显增加，这其中，就包括部分2型糖尿病患者。

我们知道，超重或肥胖不仅影响血糖的控制，还会影响血压、血脂、尿酸等指标，导致心脑血管疾病等一系列健康问题，甚至会引起睡眠呼吸暂停综合征、腰椎和膝关节病变等。

对于糖尿病患者来说，体重管理是糖尿病自我管理的重要组成部分，在疫情防控期间，做好居家体重管理尤为重要。

◎ 体重管理常用的监测指标

体重指数和腰围是体重管理常用的 2 个检测指标。人体的重量主要由水、肌肉、脂肪、骨骼 4 部分组成,理想的体重不仅是总重量达标,还要通过专业的仪器设备,测量各种成分重量是否合理分布。在居家条件下,可通过自我监测**体重指数和腰围**这 2 项简易指标,来判断体重处于什么状态。

1. 体重指数(BMI)

BMI(kg/m^2)= 体重(kg)÷ 身高^2(m^2)

例如,一个身高 1.73 m、体重 72 kg 的成年人,其 BMI 为 $72 \div 1.73^2 \approx 24 \, kg/m^2$。BMI 计算简单,可以用来快速判断体重是否达标(表 7-2)。

表 7-2 中国成年人体重分类

分类	BMI(kg/m^2)
体重过低	BMI<18.5
体重正常	18.5≤BMI<24
超重	24≤BMI<28
肥胖	BMI≥28

2. 腰围

腰围可用于判断是否为向心性肥胖(表 7-3)。腰围测量时需自然站立,双脚分开约一肩宽,找到髂嵴最高点(侧面髋部骨突处)与第十二肋下缘的中点,将皮尺紧贴皮肤,绕腹一周。不要用力下压或过度拉紧,测量的长度(精确到 0.1 cm)即腰围。

表 7-3 中国成年人向心性肥胖分类

分类	腰围(cm)	
	男	女
向心性肥胖前期	85~90	80~85
向心性肥胖	≥90	≥85

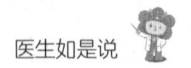

◎ 居家期间如何减重和保持合理体重

合理膳食、规律运动是基础。对于无并发症或合并其他严重疾病、一般情况较好的 2 型糖尿病患者，可在保证膳食结构合理的前提下，将每日所需总热量减少 300~500 千卡，保证每周 200~300 分钟的中、高强度体育锻炼，结合每周 2~3 次的抗阻运动，使能量代谢处于负平衡状态，达到减脂增肌的效果。

此外，规律作息、保持乐观心态、避免紧张情绪和焦虑，也是非常重要的体重管理措施。

如果通过 3~6 个月的生活方式调整，体重管理仍未见效，或出现短期内体重反弹明显的情况，请及时到内分泌科就医。医生会对患者情况进行全面评估，必要时可应用一些药物辅助减重或转诊到相应专科进一步治疗。对于重度肥胖（BMI≥32.5 kg/m^2）、经生活方式干预或药物治疗后仍不能控制的患者，可考虑采用特定的药物或者代谢手术治疗。

如果患者居家期间无法到医院就诊，可以通过北医三院互联网医院"北医三院"APP，联系内分泌科医生进行糖尿病诊疗相关的专家咨询。关于糖尿病患者居家自我管理的相关内容，北医三院护理部的糖尿病自我管理支持团队在"北医三院"APP 开放免费咨询。另外，在符合疫情防控政策的条件下，家庭签约医生或社区负责医生也会为患者提供体重管理知识和措施的学习课程和咨询。

不论是否为糖尿病患者，科学合理的体重管理对于个人健康都很重要。疫情防控期间，遇到相关问题应及时向专业医护人员寻求支持和帮助。携手同行，科学管理体重，为健康护航。

◎ 糖尿病患者居家期间常见问题解答

出现低血糖症状怎么办？

如果出现**心慌、手抖、出虚汗、饥饿感明显等典型的低血糖症状**，症状较轻时，建议先用血糖仪进行自我检测。如果数值小于 3.9 mmol/L，应立即进食 15~20 g 的含糖食物，如糖块、含糖饮料、水果、饼干、牛奶等，等待 15~20 分钟后复测血糖，如果数值大于 3.9 mmol/L，同时上述症状得到缓解，说明低血糖已得到纠正。如果症状较重，建议先找安全的地方坐下或躺下，防止摔倒。请家人按照上面的措施来帮助患者。**纠正低血糖后，还需寻找原因，避免低血糖再次发生。如果是不明原因的低血糖、反复低血糖或者发生无症状的低血糖，则需更加警惕**，可以增加自我监测次数，必要时及时就医。

无法外出运动怎么办?

糖尿病患者可以选择适宜的居家运动方式,如健身操、太极拳、八段锦等,还可以使用弹力带进行一些安全的抗阻运动。运动前后,注意做好热身,运动强度及时间因人而异,达到运动后稍微出汗即可。尽量减少久坐时间。如果运动中出现头晕、心慌、胸闷等不适,需立即停止运动,进行血糖自我检测,如果血糖偏低,可按低血糖处置,如症状不能缓解,或找不到原因,则需及时就医。

什么情况下需及时就医?

糖尿病作为一种慢性疾病,需要患者长期遵循医生的用药医嘱。**常规情况下,糖尿病患者只要血糖控制平稳、达标,遵循医生建议,定期门诊复诊即可。**居家期间,应确保药物充足,不可自行停药或增减药量,对于应用胰岛素治疗的患者更是如此。如果出现不明原因的恶心、呕吐、腹痛、腹泻、胸闷、气短、高血糖难以控制,需及时就医。

米饭、馒头、面条,糖尿病患者如何吃主食

内分泌科 张文慧

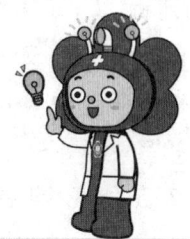

馒头、米饭、面条、米粉……这些是人们餐桌上最常见的主食。在护理糖尿病患者时,糖友们经常会问:"护士,米饭和馒头哪个升糖高?"下面我们就一起来谈谈,面对种类丰富的主食,糖友们应该怎么吃呢?

大家都知道,进餐会对血糖产生很大的影响,其中主食的摄入是餐后血糖升高最常见的原因之一。这是因为,谷物作为我国最主要的粮食作物(如大米、小麦、玉米等),这些食物中大部分都是淀粉,也就是平时我们俗称的"糖",这些大分子的糖经过消化后,会变成小分子的糖而被人体所吸收。餐后血糖升高的程度主要受食物含糖量的影响,也就是专业术语里所说的碳水化合物含量。接下来,我们就看一看常见谷类及其制品的含糖量。表 7-4 中的含糖量是指生重 100 g 该食物(可食部)所含的碳水化合物总量。例如,100 g 稻米的含糖量为 77.2 g,100 g 富强粉的含糖量为 75.2 g,可见二者相差不大。

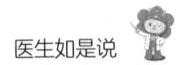
医生如是说

表 7-4 常见谷类及其制品含糖量

谷类及其制品	含糖量（g）	谷类及其制品	含糖量（g）
稻米	77.2	小米面	77.7
玉米糁	75.6	通心粉	75.8
小麦	75.2	挂面	75.6
小米	75.1	富强粉	75.2
青稞	75	玉米面（黄）	75.2
高粱米	74.7	精制龙须面	74.7
大麦	73.3	玉米面（白）	73.1
黑米	72.2	莜麦面	67.8
麸皮	61.4	苦荞麦粉	66
玉米（鲜）	49.6	面条	61.9

其次，餐后血糖升高的程度还受糖分吸收速度的影响，升糖速度常用食物的血糖生成指数（glycemic index，GI）来判断。GI 是指食物与葡萄糖相比升高血糖的速度和能力，表 7-5 展示了部分常见谷类主食的 GI 值，如将葡萄糖的 GI 设为 100，粳米大米饭的 GI 则为 90，GI 越高表示食物的升糖速度越快。

表 7-5 常见谷类主食 GI 值与分级

级别	常见主食 GI 值
高 GI（≥70）	粳米大米饭（90），富强粉馒头（88），烙饼（80），即食燕麦粥（79），粳米型黑米饭（75），裸燕麦焙烤打粉燕麦糊（75），油条（75）
中 GI（56～69）	大米粥（69），玉米糊（68），玉米绿豆东北米饭（66），玉米面、面粉二合面窝头（65），小米粥（60），荞麦面条（59），全麦挂面（57）
低 GI（≤55）	苦荞挂面（55），燕麦粥（55），玉米荞麦东北米饭（55），1∶1∶1 燕麦、荞麦、大米三合米（49），全麦意大利面（48），玉米饼（46），花生绿豆东北米饭（32），大麦整粒煮（25）

一般将食物按照 GI 值分为高、中、低三个级别，高 GI 的食物是不推荐糖尿病患者食用的。那有糖友会问："米饭、馒头都是高 GI 的食物，这些都不能吃了吗？"实际上，我们通过上方的食物列表也可以看到，食物 GI 值会受到烹饪方法、食物搭配的影响。总体而言，烹饪时间越久，越易消化，则 GI 值越高。细心的糖友可能会发现，油条的 GI 值比米饭还低，是不是意味着油条更好呢？答案是否定的。GI 值是一个可以帮助我们合理

选择主食的指标，但遵循饮食总体原则是基础，即总量控制、结构合理，油条的 GI 值比米饭低，是因为大量的油脂延缓了糖分的吸收，如果选择油条作为主食，那这一天的油脂摄入可能就要超标了。因此，选择健康主食还需综合考量。

主食的合理搭配也很重要，例如把大米和燕麦、荞麦搭配后，GI 值可以从 90 下降到 49，可见粗细搭配是降低主食 GI 值非常有效的一种方法。这是因为，粗粮保留了完整的外皮，谷物的外皮主要由纤维素、半纤维素组成，不仅可以增加饱腹感，还可以延缓糖分的吸收。同样 50 g 的大米和燕麦，但燕麦看上去比大米多很多。总体而言，低 GI 食物与高 GI 食物相比，饱腹感更强，不仅吸收速度慢，还有助于控制总量。对于糖友来说，每天摄入的低 GI 食物占到 60% 就可以了。因此，避免精细粮食，粗细搭配，对餐后血糖控制至关重要。

此外，主食的 GI 值还受进餐顺序影响。研究发现，先吃叶菜，再吃肉，最后吃主食，是控制餐后血糖的最佳顺序。因为叶菜和肉类几乎是不含糖分的，GI 值很低，按照这样的顺序进餐，也可以有效降低主食的 GI 值。还有一个有意思的研究发现，与使用勺子进餐相比，使用筷子进餐者餐后血糖控制更好，这主要是因为使用筷子时，每次夹起的量更少，吃饭时间会更长，从而延缓了主食的消化和吸收。

最后，为大家总结一下：对于谷物类主食，我们要在控制总热量、结构合理的基础上，合理烹饪、粗细搭配、细嚼慢咽，这样才能让主食摄入更加健康。如果您现在吃的还是粳米饭，下次不妨加些粗粮试试杂米饭吧！

胰岛素比口服降糖药的副作用大吗？
——走出胰岛素使用误区

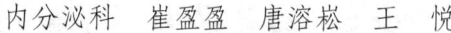

内分泌科　崔盈盈　唐溶崧　王　悦

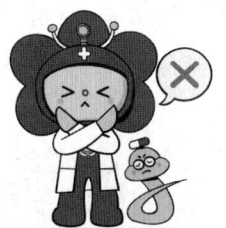

说起糖尿病的治疗，很多糖友会想到胰岛素。而关于胰岛素的使用，您是否有过以下顾虑：胰岛素会上瘾吗，一旦使用是不是就没有办法撤掉了？胰岛素是不是比口服降糖药副作用大，不仅会增加体重，还会导致失明？每天打胰岛素太疼了，能不能改成口服？

下面就让我们一起来找找这些问题的答案。

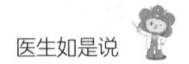

◎ 胰岛素会上瘾吗，一旦使用是不是就没有办法撤掉了？

胰岛素是胰腺分泌的一种激素，它就像一把钥匙，开启了葡萄糖进入细胞的大门。糖尿病患者的胰腺分泌胰岛素减少，相当于失去了钥匙，大门无法打开，葡萄糖就不能进入细胞。而血液中的葡萄糖堵在细胞外面，血糖自然就升高了。俗话说"缺什么，补什么"，注射胰岛素就是将钥匙传递给细胞，让葡萄糖得以顺利进入细胞，给人体供能，从而降低血糖。

从上面内容我们可以发现，胰岛素是我们从出生就有的物质，也是我们赖以生存的关键。**只要胰腺能够分泌足量的胰岛素，就不需要额外补充，也就可以停止注射外源性胰岛素了。**而想让胰腺恢复产能，分泌足量的胰岛素，则需要将血糖降下来，给它一个舒适的环境，让它短暂休息一下，也就需要我们进行注射胰岛素治疗。

◎ 胰岛素是不是比口服降糖药副作用大，不仅会增加体重，还会导致失明？

上面说到，胰岛素是我们胰腺自身就可以产生的物质，所以正确使用胰岛素并不会对我们内脏器官造成过多损害，而许多口服药物对肾、胃肠道都有一定的损害，从这点来讲，胰岛素相对口服药物反而更安全。胰岛素最主要的副作用是低血糖和体重增加，但只要使用方法合理，其副作用就可以大幅减少。

正确使用胰岛素

（1）按照医嘱定时、定量使用胰岛素。

（2）选择合适的注射部位，并有序进行轮换：胰岛素注射部位的吸收速度由快到慢分别是腹部、上臂外侧、大腿外侧、臀部。一般来说，短效胰岛素或预混胰岛素最适合于腹部注射；中长效胰岛素适合于臀部或大腿外侧注射。

此外，注射胰岛素时应对注射部位进行评估，应避开大腿内侧和上臂内侧血管丰富处和关节处，避免在以肚脐为中心直径 5 cm 以内的血管丰富部位注射，避免在有皮疹、瘢痕以及系腰带的部位注射。

除了选择不同的注射部位，同一部位间又该如何进行轮换呢？首先我们将注射部位分为 4 个等分区域（大腿或臀部可分为 2 个等分区域），每周使用一个等分区域并始终按顺时针方向轮换。其次，在任何一个等分区域内注射时，连续 2 次注射应至少间隔 1 cm（或大约成人 1 个手指的宽度），以免重复的组织创伤。

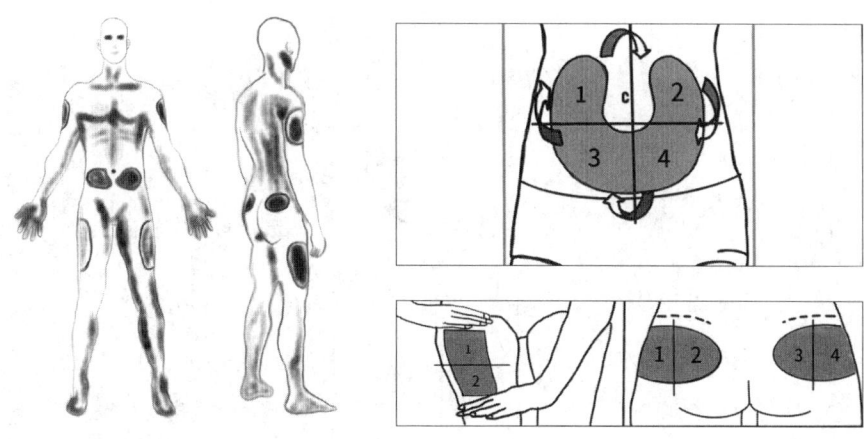

正确储存胰岛素

为避免胰岛素失效导致血糖波动,储存胰岛素需做到以下几点。

(1)未开封的瓶装胰岛素或胰岛素笔芯应储存在 2~8 ℃的环境中,切勿冷冻;

(2)已开封的瓶装胰岛素或胰岛素笔芯可在室温下(15~30 ℃)保存(保存期为开启后的 1 个月内,或按照生产厂家的建议贮存,且不能超过保质期);

(3)避免受热或阳光照射,防止振荡;

(4)在注射胰岛素前,先确认是否存在结晶体、浮游物或颜色变化等异常现象;

(5)精蛋白锌重组人胰岛素和预混胰岛素为云雾状的混悬液,在注射前需摇晃混匀;

(6)如要外出旅行,需随身携带,禁止托运。

◎ 每天打胰岛素太疼了,能不能改成口服?

胰岛素是一种蛋白质分子,口服后遇到消化液就会被消化分解,降糖作用也将消失。不过,虽然我们不能口服,但我们可以通过选择合适的针头、使用合适的注射手法将痛感降至最低,使用各种长度针头注射时的进针角度见表7-6。

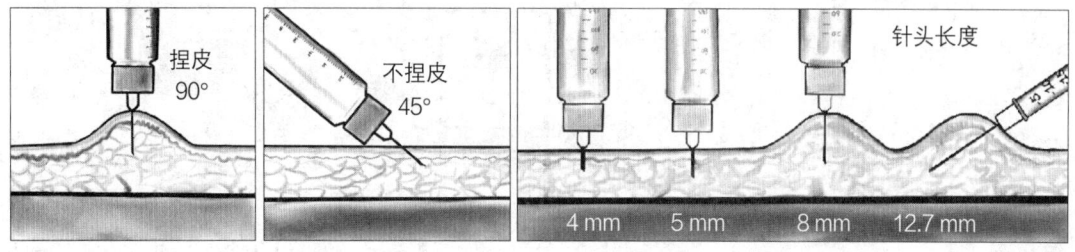

表 7-6　针头使用手法推荐

人群	针头长度（mm）	是否捏皮	进针角度	注射图（参考）
成人	4、5	否	90°	无须捏皮，垂直进针
	6、8、12.7	消瘦 – 是	90°	6mm，消瘦成人需捏皮，垂直进针
		正常及肥胖 – 否	90°	6mm，肥胖成人无须捏皮，垂直进针
儿童	4	否	90°	4mm，儿童无须捏皮，垂直进针
	5	否	90°	5mm，儿童无须捏皮，垂直进针
		消瘦 – 是	90°	5mm，消瘦儿童需捏皮，垂直进针
	6	是	90°	6mm，需捏皮，垂直进针
	8、12.7	是	45°	

（绘图　王　悦）

除了关注血糖数值，还要警惕抑郁这只"黑狗"

护理部　王晶玭　　内分泌科　杨进

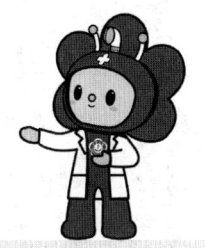

丘吉尔曾说："心中的抑郁就像只黑狗，一有机会就咬住我不放。"

患有糖尿病的朋友们往往很关注自身的血糖数值、降糖药物的使用等问题，但即使一切都"很好"，自己工作顺利，家人也都健康，您是否还时常觉得糖尿病是自己的错，生活"真没劲""没意思"呢？如果是这样，也许您没有意识到，您可能遇到了抑郁这只"黑狗"。其实，这只"黑狗"离我们并不远，有人因为它的失控而失去了工作、生活，甚至丧失生命。

我们先来做一个测试，在过去的两周里，您生活中出现表 *-* 中各项症状的频率有多少？若从来没有，则记 0 分，有几天则记 1 分，一半以上时间则记 2 分，几乎每天则记 3 分。分别记录每一道题目的得分，求和得到总分。

表 7-7　抑郁障碍自评量表

	从来没有	有几天	一半以上时间	几乎每天
1. 做事时提不起劲或没有兴趣	0	1	2	3
2. 感到心情低落、沮丧或绝望	0	1	2	3
3. 入睡困难、睡不安稳或睡眠过多	0	1	2	3
4. 感觉疲倦或没有活力	0	1	2	3
5. 食欲减退或吃太多	0	1	2	3
6. 觉得自己很糟，或觉得自己很失败，或让自己或家人失望	0	1	2	3
7. 对事物保持专注有困难，例如阅读报纸或看电视时不能集中注意力	0	1	2	3
8. 动作或说话速度缓慢到别人已经觉察，或正好相反，烦躁或坐立不安、动来动去的情况更胜于平常	0	1	2	3
9. 有不如死掉或用某种方式伤害自己的念头	0	1	2	3

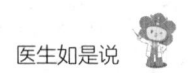
医生如是说

回答完以上9道题目，请将每一题的得分相加，如果总分大于4分，则提示您可能存在抑郁状态，需要多关注自身的情绪状态和心理健康，及时向专业的医务人员求助。

这是一个简便、有效的抑郁障碍自评量表。但请您注意，该量表不能代替医生的诊断，它只是一种筛查工具，可以在一定程度上帮您早期识别抑郁这只"黑狗"。但即便您得分很高，也不一定表示您是抑郁症患者，还需要专业的精神科医生进行诊断。

世界卫生组织调查结果显示，全球范围内超过3.4亿人患有抑郁症，中国大约有9000万抑郁症患者。在糖尿病、肿瘤等慢性疾病人群中抑郁症的发病率则会更高。抑郁症是一组以情感持续低落为基本特征的精神障碍。持续的情绪低落是抑郁症最主要的表现，除此之外，还有一些常见的可能表现：

（1）记忆力减退、大脑反应变慢、行动变得迟缓；

（2）对于原来感兴趣的事情，现在一点都提不起劲来；

（3）只想一个人独处，不愿意参加社交；

（4）焦虑、失眠、早醒；

（5）性欲减退；

（6）疲乏、心悸、胸闷、胃肠不适、便秘等。

抑郁症起病非常隐匿，但看似很安静的"黑狗"往往在悄悄长大。研究显示，有20%~40%的糖尿病患者处于抑郁状态，10%左右的患者被诊断为严重抑郁症。然而，只有5%左右的患者能够及时就诊并得到治疗。其他大多数患者都是当出现严重的自伤或自杀倾向时才被发现。

糖尿病是一个终身性疾病，需要患者每天面对，并且还可能会承受心脑血管病变、视网膜病变、糖尿病肾病等并发症带来的痛苦，**在漫长的血糖管理过程中，大多数糖尿病患者会在不同阶段出现不同程度的与应对糖尿病相关的精神压力，一些不良情绪如果没有得到及时发现和有效处理，会大大增加抑郁症的发生风险。**

糖尿病患者如果合并有抑郁症，诸多负性情绪会使糖尿病的管理和治疗更加困难。**抑郁症可以引起机体生理代谢紊乱，胰岛素、皮质醇等激素失衡，导致糖尿病病情恶化，加速糖尿病并发症的发生及发展。**抑郁症会使糖尿病患者感到挫败、自责，从而失去求助于专业人员的机会。

虽然抑郁这只"黑狗"危害不小，但也不要惧怕它，我们可以掌控它。

1. 改变认识并接纳它

糖尿病患者可能会认为，患抑郁症是因为自己过于脆弱、敏感，是"无能"的表现。其实不然，我们的精神心灵就和身体一样，也会因为受到各种因素的影响而发生疾病，这是一个自然的过程，我们无须对此产生自责心理，接纳自己患病的事实，并积极寻求治疗才是不二法宝。

2．在日常生活中要及早识别它

糖尿病患者应重视早期出现的不良情绪，并积极应对，坚持规律的中等强度运动既是治疗糖尿病的手段，又可以有效缓解不良情绪。临床研究显示，运动缓解轻中度抑郁的作用与药物治疗效果相当。

3．配合专业的治疗

抑郁症是可以治愈的，若发现有抑郁的苗头，要及时到专科诊断和治疗。专业的精神科医生可以提供抗抑郁药物治疗和心理治疗，在短期内有效改善症状，在长期规范的治疗下这只"黑狗"终将伏法。此外，在糖尿病管理和情绪管理过程中，您还应该积极寻求家人、亲友的陪伴和支持，向亲近的人诉说是一个再好不过的途径。

总之，如果糖尿病患者偶然间发现了抑郁这只"黑狗"，应该认识它、接纳它、掌控它，这个过程或许会很艰难，但只要积极应对，终有一天我们会赶走它。

08 免疫系统

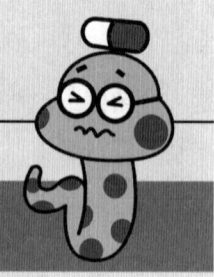

别让银屑病关节炎破坏您的生活

风湿免疫科 穆 荣

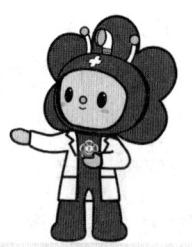

"银屑病"这个词大家听起来可能比较陌生,但是说到它的另一个名字——牛皮癣,相信很多人都知道。在我国,银屑病是相对比较常见的一种疾病,而在银屑病患者中,大约有10%的患者会合并关节肿胀、疼痛和畸形,严重影响患者的生活质量。下面就来聊一聊银屑病关节炎(PA)的相关知识。

◎ 银屑病的临床表现

银屑病关节炎是银屑病患者常见的并发症,是一种慢性、进展性、炎症性、自身免疫性关节疾病。

通常情况下,银屑病发病早于银屑病关节炎,所以对于银屑病患者,一定要关注自己有没有关节的症状。针对银屑病关节炎的症状,请记住P、S、A这三方面。

P:疼痛(pain)

出现关节疼痛。

S:僵硬(stiffness)、肿胀(swelling)

关节肿胀,早上醒来后或静止时间超过30分钟后出现关节僵硬。

A：中轴（axial）

中轴/脊柱受累（与僵硬相关的背部疼痛，随活动而改善）。

如果出现颈肩腰背疼痛，或者手指小关节疼痛，特别是手指最远端关节出现肿胀疼痛，需要特别引起注意，进行银屑病关节炎的筛查。

◎ 银屑病关节炎的治疗及预后

银屑病关节炎之所以会让患者产生恐慌的情绪，主要是因为这个疾病的外观非常可怕。如果病情没有得到很好的控制，绝大多数患者将来会出现骨骼破坏和变形，久而久之会导致生活和工作能力丧失，所以它是一种致残性疾病。

如果出现了银屑病和银屑病关节炎的相关症状，大家不用恐慌，也不用害怕。银屑病和银屑病关节炎本身不具有传染性，随着医疗技术的进步，新的诊疗方法不断出现。通过尽早诊断、个体化治疗、规律用药、定期随访，及时根据病情不断调整治疗之后，可以使银屑病关节炎患者的病情得到很好的控制，从外观上完全看不出来任何异常，与未患病的人一样，此外也不会影响患者寿命或者出现其他的并发症。所以银屑病关节炎患者的预后是非常好的。

起病隐匿、常累及全身，强直性脊柱炎是种什么病

风湿免疫科　刘 蕊

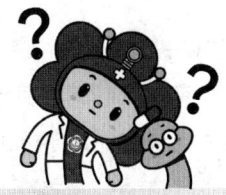

强直性脊柱炎是以累及骶髂关节、脊柱为主的全身慢性炎症性疾病，并常常伴有外周关节炎以及肌腱附着点炎症。在我国，强直性脊柱炎的患病率为 0.25%～0.5%，现有 300 万～600 万患者，该病好发于青壮年男性，男女比例为 3∶1。研究显示，强直性脊柱炎的发病与基因易感性有关，约 90% 的强直性脊柱炎患者人类白细胞分化抗原 -B27（HLA-B27）阳性。

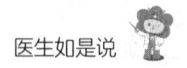

◎ 强直性脊柱炎的临床表现有哪些？

关节及脊柱受累表现

强直性脊柱炎常见的临床表现为腰背疼痛和僵硬，通常见于 45 岁以下人群，起病隐匿，患者下背痛症状持续 3 个月以上，可出现交替性臀部疼痛，可在凌晨因腰背疼痛而痛醒，伴有晨僵，持续时间大于 30 分钟，休息不能缓解，往往适当活动后症状可以减轻，而且口服非甾体抗炎药有效。部分患者可以伴有下肢为主的大关节炎症，髋关节、膝关节、踝关节均为常见受累关节，肩关节受累也比较常见。除了关节本身炎症，以跟腱炎为代表的肌腱附着点炎症也是强直性脊柱炎常见的关节周围炎症表现。

关节外表现

除了关节局部表现以外，强直性脊柱炎也可以非关节症状作为首发表现，比如眼部受累，表现为急性前葡萄膜炎，若不积极治疗，会有继发性青光眼甚至视力丧失的风险。此外，强直性脊柱炎作为一种全身慢性炎症性疾病，乏力、体重下降、低热等全身症状也比较常见，随着病程的延长，还会出现心血管、肺、肾、神经系统、皮肤黏膜以及胃肠道受累，严重影响患者的预后。

◎ 强直性脊柱炎有哪些危害？

由于强直性脊柱炎起病隐匿，又以下腰背痛为主要表现，常容易被误诊为腰肌劳损或者腰椎间盘突出，进而错过疾病最佳的治疗窗口。如果没有经过有效且规律的治疗，在疾病晚期，患者会出现严重的驼背畸形，并可出现膝、髋关节畸形，严重影响其生活质量，往往需要进行正畸手术、膝、髋关节置换手术，给患者躯体、精神和经济上均造成重大影响。由此可见，强直性脊柱炎如果未能得到早期诊断和规律治疗，会严重影响患者的生活质量，给患者及其家庭带来巨大负担。

希望通过这篇文章，能帮助大家认识强直性脊柱炎，一旦出现上述症状，要及时到正规医院的风湿免疫科就诊，争取做到早诊断，早治疗，早达标。

狼疮患者夏季如何防晒

风湿免疫科　魏　慧　赵金霞

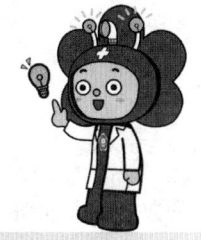

李女士是一名系统性红斑狼疮患者，10余年来病情一直控制稳定，处于完全缓解状态，生活与常人无异。春节期间她在海南旅游度假，因为没做好防晒工作，病情复发，不得不住院治疗。

很多狼疮患者都会遇到这样的苦恼，原本稳定的病情在日晒后会加重，特别是阳光强烈的夏季。那么，为什么会出现这种现象呢？狼疮患者夏季如何做好防晒呢？

如果系统性红斑狼疮患者在阳光下暴晒或受其他射线、人工光源（如白炽灯）照射等，会使面部红斑加重，暴露皮肤出现皮疹及烧灼感、痒痛感，或使全身症状加重，这种现象称为"光过敏"。这是因为紫外线可使皮肤内的DNA转化为胸腺嘧啶二聚体，而使抗原性增强，诱发狼疮病情活动。

所以防晒的关键在于防紫外线，减少光敏感。

紫外线（UV）根据波长分为紫外线A（UVA，波长320～400 nm，占98.9%，透过云层和玻璃到达人体真皮，可导致皮肤老化、变黑、长皱纹、皮肤癌）、紫外线B（UVB，波长280～320 nm，占1.1%，到达人体表皮可导致皮肤晒伤、变红、老年斑）和紫外线C（UVC，波长100～280 nm，几乎不到达地球表面，若臭氧层破坏后到达地表则危害更大）。

做好以下措施，可以有效防晒。

（1）避免照射：避免阳光直射，特别是11:00至15:00的阳光；避免从沙滩、水面和雪地反射的紫外线照射，包括人造紫外光；

（2）自我防护：使用遮阳伞、防护帽，穿长袖长裤，窗户上放紫外线滤光片；

（3）使用防晒霜：选择针对UVA和UVB的广谱防晒霜，玻璃能够隔离UVB，但少数患者会对UVA（如复印机）甚至可见光过敏，需要使用防晒霜保护；

（4）使用抗氧化剂：如维生素E、黄酮类（α-葡糖芸香苷）；

（5）减少光过敏：不吃无花果、芹菜、菠菜等光敏性食物；避免白芷、荆芥、防风等光敏性中药，避免磺胺、阿司匹林、四环素、口服避孕药等光敏性西药；化妆品中的香料也是光敏性物质，应避免使用。

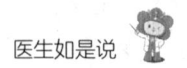

◎ 防晒霜的选择及使用注意事项

（1）广谱防晒：SPF（防晒系数，sun protection factor；是指皮肤抵挡紫外线的时间倍数）≥50，PA（防 UVA 指数，protection grade of UVA）++～+++；

（2）物理防晒：含钛白粉、氧化锌，普通清洁品即可卸除；

（3）提前涂抹：晒前至少 20～30 分钟涂抹足量（2 mg/cm^2）；

（4）重复涂抹：日晒时间较长或皮肤被弄湿时，重复涂抹；

（5）不含酒精：含酒精防晒霜会加重皮疹。

得了类风湿关节炎，应该怎么办

风湿免疫科　赵金霞

王阿姨最近半年出现了双手小关节肿痛，到医院检查之后确诊为类风湿关节炎。这可吓坏了王阿姨，她的母亲就患有类风湿关节炎，因为没有经过正规治疗，最后出现关节畸形，导致了残疾。她觉得类风湿关节炎是不治之症，不知道自己该怎么办。面对王阿姨的担忧，医生告诉她，只要规律用药，定期随诊，类风湿关节炎是可以完全缓解的。

下面我们就来了解一下，得了类风湿关节炎究竟应该怎么办？

◎ 类风湿关节炎的临床表现和诊断

类风湿关节炎最常见的临床表现是持续性多关节肿痛，多以双手小关节受累为主，也可以累及肩、肘、膝、踝等大关节。除了关节受累，部分患者还可以出现关节外表现，比如类风湿结节、间质性肺病、贫血等。如果出现多关节肿痛，需要及时到风湿免疫科就诊并进行相关化验检查。70%～80% 的患者可以出现类风湿因子（RF）阳性或抗环瓜氨酸肽抗体（抗 CCP 抗体）阳性，在疾病活动期往往有 C 反应蛋白和红细胞沉降率升高。医生为了明确诊断，还可能进行关节 X 线片、关节超声或者关节磁共振成像等检查，这些检查有助于发现关节骨质破坏或活动性滑膜炎。

◎ 类风湿关节炎的治疗

1. 药物治疗

类风湿关节炎患者一定要树立战胜疾病的信心，还要有坚持用药的决心。因为类风湿关节炎就像高血压、糖尿病等慢性疾病一样，需要长期用药。类风湿关节炎一经确诊，即应使用传统合成的改善病情抗风湿药（DMARD），其中最常用的是甲氨蝶呤，还包括来氟米特、硫酸羟氯喹、柳氮磺吡啶、艾拉莫德等，一般首选甲氨蝶呤单药治疗，有时医生会根据病情选择2~3种DMARD药物联合使用。因为DMARD药物起效较慢，所以在最初的2~3个月，可以根据病情活动情况联合使用非甾体抗炎药（NSAID），包括双氯芬酸钠、洛索洛芬钠、塞来昔布等，或使用小剂量糖皮质激素帮助控制关节炎症。NSAID仅能改善症状，糖皮质激素能迅速缓解症状，但存在很多不良反应，上述药物仅作为DMARD起效前的"桥梁"治疗，不建议长期使用。如果应用DMARD药物3~6个月，病情未达到缓解或者改善不佳，还可以应用生物制剂（TNF-α抑制剂、IL-6R拮抗剂等）或者靶向合成DMARD（JAK抑制剂）。

需要注意的是，在用药的过程中，需要定期化验血常规、肝肾功能以便监测药物的相关副作用。医生还会评估关节肿胀和压痛的情况，并定期化验红细胞沉降率、C反应蛋白等指标来评价药物治疗效果。如果病情持续缓解1年以上，可以考虑停用生物制剂或靶向合成DMARD，但是不建议完全停用传统合成DMARD药物，以免疾病复发。

2. 坚持关节功能锻炼

除了药物治疗，坚持关节功能锻炼也是保持关节功能的必要辅助手段。可以根据关节的部位及病变选用不同的物理治疗，帮助减轻关节症状及功能恢复，比如增强肌肉训练、耐力训练、热疗法等。

3. 滑膜切除术

如果经过积极的药物治疗仍然有大关节肿痛或者功能障碍，还可以进行滑膜切除术。总之，虽然类风湿关节炎是一种致残性疾病，但是只要早期诊断、规范治疗、规律用药，是可以完全缓解的，类风湿关节炎患者也可以和健康人一样正常工作和生活。

09 脊柱关节

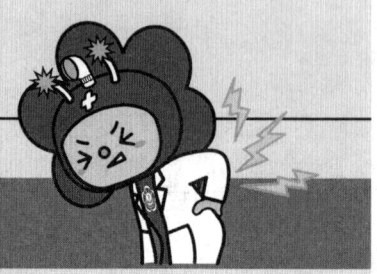

如何预防腰椎间盘突出症？
保守治疗方式有哪些？
什么情况下选择手术治疗

骨科　李危石

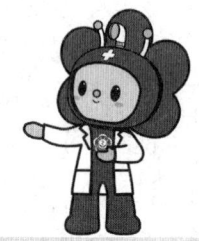

随着现在从事"坐位"工作的人群不断增加,再加上人口老龄化的原因,临床上遇到的腰椎间盘突出症患者越来越多,并有年轻化的趋势。

实际上任何一个疾病,对大家来说更重要的是如何预防。对于腰椎间盘突出症也是一样,我们要重视这个病,同时提早预防,避免将来出现这样的问题。而一旦确诊,不论患者年龄大小,都会对其生活造成很大影响,所以腰椎间盘突出症的治疗也是大家非常关心的问题。

◎ **腰椎间盘突出症的预防**

1. 控制体重

第一个就是要控制体重,因为在体重很大的情况下,腰椎负担是非常重的。许多中年男性比较胖,肚子很大,这种情况下可能出现的问题有很多,除了高血脂、高血压、高血糖以外,还会对腰椎产生较大的影响,可能会导致腰椎负担加重。在完成不同动作的过程中,会导致腰椎甚至椎间盘反复损伤,最后出现椎间盘突出。所以我们要控制体重,实际上，控制体重不单纯是心血管内科医生的建议，同时也是脊柱外科医生的建议。

2．保持正确坐姿

伏案工作的时候，脊柱是一个弯曲的状态，头和上身的重心都会向前移，这对颈椎、腰背部，特别是腰椎，会产生更大的挤压力，也就是说，椎间盘承载的压力会增加。这样反复长时间的慢性损伤可能就会导致椎间盘破坏，因此，在伏案工作时一定要避免出现不良的坐姿。

坐姿状态下一定要保持腰部挺直，当然，长时间挺直会觉得比较累，我们也可以在腰部后方垫一个垫子，帮助支撑，但是要保证腰椎是一个比较直立的状态，而不要像虾米一样弓着背，否则对腰背部的损伤会比较大。同时电脑的高度要适中，这样也能够保证上身的姿势相对比较自然，避免长时间处于不良姿势。

此外，还有一些日常工作、生活中的基本动作也需要注意。比如说在家里扫地、拖地，如果长时间弯腰，那么也可能会造成腰部损伤，所以我们要尽量避免长时间弯腰，能不弯腰的时候，可以尽量地去调整。还有在从地上拿重物的时候，如果直接弯腰去抱重物，所有的力量都集中在腰部，很容易造成腰部应力集中，导致局部的损伤。因此，我们可以先蹲下，保持腰部直立，然后抱着重物再站起来。在这个过程中，虽然上半身承载了负重的力量，但是腰椎是直立的，不至于导致局部应力过度集中而损伤椎间盘。

3．加强体育锻炼

生命在于运动，腰椎是人体承上启下的力量枢纽，如果腰部没有力量，可能会对我们的日常生活造成很大影响。

锻炼腰部肌肉，不仅能够提高我们的生活质量，肌肉的力量强大后，维持腰椎稳定的能力就会增强，因而能够避免在不同体位下出现椎间盘损伤的可能性。所以平时加强体育锻炼还是非常重要的。

针对腰背肌的锻炼，给大家推荐两个动作："**小燕飞**"和"**五点支撑**"。

（1）小燕飞：大家可以买一个瑜伽垫，或者是趴在硬的地上，上半身和双腿同时向上翘，只有腹部挨着地面，使人体呈一个反弓的状态。我们可以绷住这个动作维持5秒钟左右，然后放松，重复做10~20个。

"小燕飞"是一个非常好的锻炼腰背肌的动作，需要注意的是，它对力量的要求比较大，可能刚开始练习的时候做不到这么标准，坚持不了太长时间，做不了这么多次数。特别是老年朋友，肌肉力量相对较弱，在这种情况下，可以循序渐进，一点一点地开始。

（2）五点支撑：我们可以仰卧在床上或平地上，两脚踩着床面，也就是把膝盖蜷起来

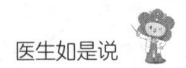

（膝关节屈曲），然后两侧肘部顶着床面，同时用后脑勺或者肩部顶着床面，这一共是五个点。用这五个点作为支撑，把臀部提起离开床面，然后也可以绷一会儿再放松。这也是一个锻炼腰背肌的方法。

"五点支撑"对腰背肌的肌肉力量要求相对会小一些，对于老年朋友或是腰背肌力量较差者，可以先从"五点支撑"练起，通过肌肉的锻炼来加强腰背部肌肉的功能，也会很好地保护椎间盘。

◎ 腰椎间盘突出症的治疗

1. 非手术治疗

非手术治疗，也就常说的保守治疗。尽管腰椎间盘突出症发病率较高，实际上绝大多数患者可以通过保守治疗得到满意的结果。

◆ 适应人群

（1）病程较短，疼痛等症状较轻；
（2）病程较短，疼痛症状重，但神经功能基本正常；
（3）病程虽长，但对工作生活影响小，且神经功能基本正常（特别是肌力）；
（4）病程虽长，但既往非手术治疗有效；
（5）经全身状态评估，无法耐受手术。

◆ 保守治疗的方式

（1）围腰

首先是腰部的局部保护，患者在急性期要佩戴围腰。**围腰能够起到让腰部力量分散的作用，使腰部承载的力量相对降低，这样患者在站立或坐位的时候，椎间盘受的压力会相对减小**。一旦椎间盘突出压到了神经，就会引起神经症状。这时，**腰部的局部压力小一些，神经刺激也会减轻一些**。

需要注意的是，**围腰不能久戴**。我们在临床上见过这样的老年患者，他们经常出现腰痛的症状，觉得戴着围腰舒服，就反复使用围腰，甚至有的患者一戴就是几年。最终，患者对围腰产生了依赖性，在摘掉围腰之后，**患者腰部局部的肌肉由于长时间不受力，已经出现了功能减退，甚至肌肉萎缩**。对于老年人来讲，一旦肌肉萎缩、脂肪化了，再想重新锻炼回来，有的时候是非常困难的，所以围腰不能久戴。

（2）药物治疗

在保守治疗的过程中，常用的药物一般有三大类。

1）抗炎镇痛药：很多人对抗炎镇痛药有一些误解，认为它的作用就是单纯的止痛。

实际上，临床常用的非甾体抗炎镇痛药如扶他林（双氯芬酸钠肠溶片）、芬必得（布洛芬缓释胶囊）等，**不单纯是止痛，同时还可以抗炎**。神经受到压迫后会出现水肿及炎症反应，使用抗炎镇痛药可以有效消除神经的炎症。

2）活血化瘀药：这些药物能够改善局部循环，也能够消除神经的炎症。

3）营养神经药：在治疗过程中，还需要使用一些营养神经的药物，这类药物能够避免神经异常放电。

（3）理疗

理疗可以减轻椎间盘压力，但要根据具体病情来进行相应的选择，并不是所有的患者都适合做理疗、牵引、按摩等。对于巨大突出（脱出）者慎用牵引治疗，因其可能加重神经损害。

对于非手术治疗的患者，在急性期时，我们往往会建议其卧床3~4周。卧床时腰部椎间盘不再受上身重量的挤压，可减轻对神经的压迫，促使神经炎症快速消除。

此外还可以进行一些微创的保守治疗，实际上是局部神经根封闭，我们可以通过神经根封闭来消除神经的炎症，让神经水肿消除，患者病情会得到改善。

除了刚才提到的三种药以外，我们在急性期还会用到脱水药和激素类药物，这两类药物能够快速消除神经水肿，减少神经周围的炎症。

2．手术治疗

如果经过一系列的保守治疗，病情仍没有得到很好改善，就要考虑手术治疗。

◆ **适应人群**

（1）经3个月严格非手术治疗无效或症状继续加重；

（2）腰腿痛反复发作，严重影响工作生活；

（3）疼痛剧烈，出现严重神经损害或肌肉萎缩。

需要注意的是，如果患者出现足下垂或马尾神经功能障碍（大小便功能障碍）的情况，说明神经压迫损害已经非常严重了，需要尽快进行手术治疗，第一时间消除神经的压迫，挽救神经的功能，否则当神经功能受损严重到一定程度时，可能会出现不可逆的神经损害。

◆ **手术治疗的方式**

（1）椎板间开窗腰椎间盘切除术

首先看最经典的手术，我们将它形容为在椎板之间开了一个"小窗户"，通过"小窗户"进去能够看见神经，同时还能看见突出的椎间盘。我们用小拉钩把神经拉到旁边，露出突出的椎间盘，然后用器械把椎间盘切掉，这样神经的压迫就解除了，这是最经典的椎

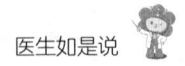

板间开窗腰椎间盘切除术。

（2）微创腰椎间盘切除术

随着微创技术和器械的不断改进和更新，越来越多的患者可以接受微创治疗（椎间孔镜、脊柱内镜）。在内镜下不仅可以通过后路入路，也可以从侧方椎间孔入路到达突出椎间盘的位置，把椎间盘完整切掉。这个创伤非常小，对患者的工作生活影响也都比较小。

（3）腰椎间盘切除、椎弓根螺钉内固定、植骨融合术

如果患者除了腰椎间盘突出，同时合并有椎管狭窄或者是局部有不稳定，在进行腰椎间盘切除的同时可能需要固定，使用椎弓根螺钉把病变椎体都连在一起，以保持稳定。

实际上，腰椎间盘突出症的手术治疗并非只有一个术式，对于采用哪一种，要根据患者病情来决定。

骨折"爱找"高血糖

骨科　蔡　宏

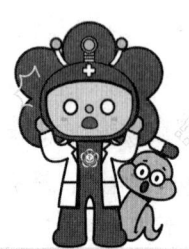

张女士在下台阶时不小心崴了右脚，当时并不疼，也就没太在意，以为涂点药休息几天便会好转。然而，一周以后她发现自己的右脚越来越肿，看起来有点歪，和左脚不对称，走路很别扭，总是使不上劲。

张女士来到医院就诊，医生询问了她的病史并进行了手法检查，高度怀疑张女士有**合并严重骨质疏松的踝关节骨折**。随后进行的X线检查证实了医生的推测。

张女士感到很奇怪，自己还未步入老年，为何已出现严重骨质疏松？一个小小的崴脚，怎么就骨折了呢？以前总认为骨折是很疼的，为何自己不怎么疼还能走路？医生为她逐一解答了这些疑惑，**原来这一切都归因于糖尿病**。

张女士长期患有糖尿病，而血糖和骨骼之间还存在着重要的联系。

随着年龄的增加，**尤其是35~40岁以后，正常人的骨量开始自然减少**，而女性的骨量则丢失更快。糖尿病患者由于高血糖，会在肾脏排出过多葡萄糖的同时，增加钙离子的滤过率，同时骨骼中的镁、磷等成分也随之丢失，这将导致骨骼中钙、镁、磷等无机成分减少，从而使骨的质量下降。

胰岛素具有促进骨基质和胶原合成的作用，糖尿病患者胰岛素分泌不足，因而骨基质和胶原蛋白合成不足，这会增加骨骼的脆性，从而增加骨折的危险。

另外，糖尿病患者多存在肥胖和运动量减少的情形，骨骼由于力量刺激不足也会出现骨质量下降。因此，在糖尿病患者日趋增多的今天，骨质疏松这个隐形杀手也随之而来。

虽然崴脚时力量不大，但由于糖尿病患者代谢紊乱，会导致身体肌肉力量下降。良好的肌肉力量可以维持身体平衡，同时在摔倒时起到卸力缓冲、保护骨骼和关节的作用。糖尿病患者的这种自身保护能力变差，因而容易发生摔倒，出现骨折。

更为严重的是，糖尿病可以引起周围神经病变。这主要是由于长期血糖过高，机体内产生很多毒性物质，如果糖堆积等。这些物质影响了神经细胞的功能状态，比较突出的临床表现就是肢体双侧对称性痛觉降低。其实，疼痛是人体一种非常重要的自我保护机制。**当痛觉降低后，人体由于对疼痛感知不明显，会忽略损伤的存在**。如果不加以保护，继续活动，反而会导致损伤加重，软组织和骨骼愈合延迟。

正是因为以上原因，张女士才在轻微外力作用下出现了严重骨折，而且没有获得及时救治。所以，对于糖尿病患者一定要注意**及早发现血糖异常**，进行科学的血糖管理，减少并发症，同时**注意补充钙质**，**增加活动**，提高骨骼质量。对于活动中出现的损伤，要及时就诊，以免错失最佳治疗时机。

腰椎间盘突出了，手术可以等一等吗

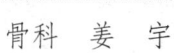

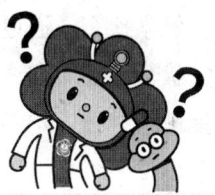

说起腰椎间盘突出症（简称腰突），相信大家都不陌生，它已经成为生活中的常见病了，特别是很多办公室一族，说起腰痛，简直是"一呼百应"。大家不禁要问："发现腰椎间盘突出症需要立即手术治疗吗？可以等一等吗？"

◎ **腰椎与腰椎间盘**

腰椎可以说是人体脊柱中的"劳模"，它位于胸椎和骶椎之间，包括五节，是连接胸廓与骨盆的唯一骨性结构，不但是人体很重要的承重部位，而且拥有很大的活动度。

腰椎间盘是连接两个相邻腰椎椎体的纤维软骨盘，周围部是致密的、相互交错的纤维环，中央部是髓核。髓核富含水分和胶冻样物质，柔软而富有弹性，在腰椎运动时可以增大运动幅度、承受压力、缓冲震动以及保护椎管内神经。

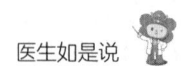
医生如是说

随着年龄的增加以及外力的反复作用，腰椎间盘的纤维环破裂，髓核组织从纤维环破裂处向椎管内方向突出（或脱出），压迫或刺激相邻脊神经根或马尾神经，引发腰部疼痛、一侧下肢或双下肢放射性麻木和疼痛等一系列临床症状，严重者可导致大小便功能障碍。

◎ 常见的腰椎疾病有哪些？

最常见的腰椎疾病多是由腰部所受应力过大及反复活动导致的，包括不良坐姿、长时间伏案工作以及所谓的"瘫躺"。这些姿势均会显著增加腰椎间盘承受的压力，从而导致腰椎间盘突出。构成椎管的其他结构退变，如骨质增生、韧带肥厚等，也会导致椎管狭窄，压迫神经，产生类似的症状，我们称之为腰椎管狭窄症。

此外，腰椎在反复应力的作用下，还会导致上位椎体相对于下位椎体向前滑移，部分患者会无症状，一旦产生反复腰痛或神经受压症状，则可以诊断为腰椎滑脱症。

◎ 如何诊断腰椎间盘突出症？

诊断腰突，要满足以下三个条件。

（1）症状：突出的腰椎间盘压迫或者刺激神经根、马尾神经，引起了相应的症状。

（2）体征：通过查体发现患者的躯干、肢体表现出感觉异常、肌力变化等。

（3）影像学检查：通过X线、CT、MRI等影像学检查发现腰椎间盘突出。

只有症状、体征、影像学检查三者相结合，才能做出明确诊断。仅有影像学变化，没有相应的症状或体征，不能诊断为腰椎间盘突出症，也就不需要进行相应的治疗，积极预防就可以了。

◎ 多数腰突患者不必手术

有的患者抱有"期待自愈"的心态，可以理解。腰椎间盘突出症发生后，髓核水肿、炎症有一部分自行吸收的概率，通过休息，减少腰部的剧烈活动和负重，减轻腰椎间的局部应力，压迫症状是可以缓解或消失的。但是，这个**保守治疗过程需要严格遵循医嘱**，需要经过足够长的时间观察病情，不断评估病情变化，如有加重需要及时评估、调整治疗方案。

对于早期的腰椎间盘突出症，通过保守治疗往往会获得比较好的效果。急性腰椎间盘突出症随着从急性期慢慢转变到亚急性期或者慢性期，通过保守治疗，突出髓核部分还纳，神经根水肿消失，腰腿痛症状会得到不同程度缓解。比较严重的情况是，突出的髓核持续压迫神经根，甚至脱出到椎管里，压迫硬膜囊内的马尾神经，导致神经根麻痹，出现肢体部分区域感觉麻木、肌群肌力下降，压迫马尾神经还会引起大小便功能障碍。这种情况需尽快就诊，积极治疗。

对于70%～80%的新发腰椎间盘突出症患者，通过生活管理、物理治疗、药物治疗等保守治疗，虽然椎间盘突出仍然存在，但是通常会感觉到症状减轻，生活、工作不再受较大影响，这些患者可以不必手术。

◎ 哪些腰突患者需要手术？

（1）腰部或下肢疼痛、麻木严重，反复发作，经3个月以上的保守治疗无效，且病情逐渐加重，严重影响工作和生活者。

（2）突出的椎间盘压迫神经，有明显的神经受累表现，如神经根支配的肌群力量减弱导致足下垂者，应尽快手术治疗。

（3）出现马尾神经综合征、括约肌功能障碍等症状者（如大小便失禁等），应尽快手术治疗，挽救神经功能。

◎ 腰突手术安全吗？手术方式有哪些？

对于那些担心腰突手术有风险的患者来说，可能是担心手术方式不够成熟，会给身体带来其他不可逆的健康风险。其实大可不必如此焦虑，只要手术指征明确，患者通过手术可以获得良好的治疗效果。

腰突的手术方式包括：单纯椎间盘髓核摘除术、半椎板切除术、全椎板切除术和椎间融合术等。根据每个患者的病程、疾病严重程度，椎间盘突出的位置、大小等，医生会制订不同的手术方案。比如单纯髓核摘除术适用于单纯型椎间盘突出症患者。通过脊柱内镜、小切口或者通道下操作，切除黄韧带，经椎板间隙或者椎间孔显露和切除突出的椎间盘。该术式的特点是软组织分离少，切除局限骨质，对脊柱的稳定性影响小。

1. 半椎板切除术

适用于椎间盘突出合并明显退行性改变，需广泛探查减压者。此术式视野清晰，易显露突出椎间盘，可直接切除髓核，神经根减压充分，近期疗效肯定。

2. 全椎板切除术

适用于同一间隙双侧突出，或中央型突出粘连较紧密伴钙化，不易从一侧摘除，或合并明显退行性椎管狭窄需要双侧探查及减压者。此术式显露充分，可充分减压，近期疗效肯定。

3. 椎间融合术

适用于椎间盘突出合并腰椎不稳者；因手术减压，腰椎稳定性受到影响的患者，如椎

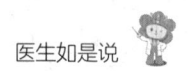

间小关节内聚。目前临床上多采用椎间融合器合并植骨融合的手术技术。椎间融合术可恢复椎间隙高度，扩大椎间孔，解除神经压迫症状，增加受累节段的稳定性。

◎ 对付腰突，防大于治

坐姿不对，腰椎受罪。正确的坐姿应该是"坐如钟"。双膝放平，双侧大腿与地面平行，双侧小腿和腰部均要与地面垂直。如果椅子较高，可以在脚下垫个小凳子，或者调低座椅高度。但**即便坐姿再正确，也要避免久坐**。年轻群体因久坐导致腰突的比例正逐渐增加。此外，脊柱不是仅靠自身的骨性结构连接就能维持稳定的，还需要依靠脊柱周围的软组织（韧带和肌肉），**通过主动锻炼肌肉，拥有较好的肌肉力量，可以维持脊柱的稳定性，维持脊柱的平衡和形态**。

预防腰肌劳损，挺直腰杆做人

骨科　欧阳汉强

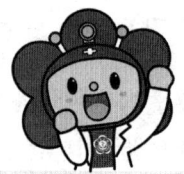

现代人工作性质改变、生活节奏加快，对于办公室职员、会计、司机等久坐人群，常有反复腰酸、腰痛且受凉后加重的症状，这就是一种典型的临床常见病、多发病——腰背肌筋膜炎，也就是大家常说的腰肌劳损。

◎ 腰肌劳损源于"久坐不动"

人体的脊柱分为颈椎、胸椎、腰椎、骶椎和尾椎，其中腰椎是人体承重的关键。在日常生活和运动中，所需的绝大部分力量都要靠腰椎及腰部肌肉来承担。如果我们久坐不动，将导致腰背肌肉过度劳累，椎间盘和椎旁肌长时间处于紧张状态，便会陆续发生腰背肌肉充血、炎症、纤维化和粘连，出现慢性腰肌劳损。腰肌劳损的高危人群包括久坐或久站者、经常搬运重物者和缺乏锻炼者，表现为腰背部僵硬、酸胀、疼痛或俯仰转身困难。随着年龄增长，疼痛发作的频率增高、面积加大、持续时间延长、程度加重。同时，上述症状具有劳动后加重、运动后减轻，受凉后加重、保暖后减轻的特点。严重时，患者甚至1个月不敢下地，要靠吃药才能止痛。

◎ 治疗劳损只需"会坐能动"

对于腰肌劳损，一般的卧床、按摩、理疗、热敷、药物均可短期减轻疼痛症状，但这些方法只能"缓解不适"，不能"治根"，因为我们无法铲除它的两个病因——衰老（20岁后人体的椎间盘和韧带开始老化）和劳累（伏案工作和家务劳动）。同时，所谓的微创手术和开放手术都不能做到"返老还童"或是"延缓衰老"，而仅能缓解症状。防治腰肌劳损的根本措施，是靠我们自己在日常生活中做到三点：注意姿势、规律运动、锻炼肌肉。

1. 注意姿势

坐姿挺拔，也就是"坐如钟"。好的沙发和座椅都是需要保证腰椎前凸，符合人体解剖学的座椅设计如右图所示。最糟糕的坐姿是前倾约70°，通常来说，平卧时腰椎为1.0倍负荷，站立时为1.5倍负荷，而当前倾约70°时则为2.5倍负荷。卧床时，要避免高枕和"窝着"看电视、看书，因为这样还是弯着腰的状态，导致腰椎没有得到真正休息，而是仅仅放松了四肢。

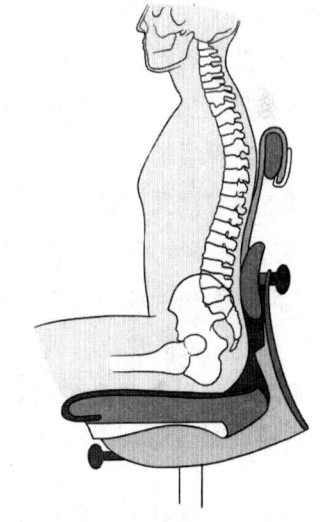

2. 规律运动

应注意在静坐30分钟后活动腰椎，60分钟后站起来走一走，这与学校安排10分钟课间休息的道理相通。玩电脑、看手机、做家务以及开车都是常见的肌肉劳损诱因，在此期间皆需要勤活动。

3. 肌肉锻炼

最好的运动锻炼是游泳，每周2次，一次游600~800米，出水换气时抬头、挺腰，能在无负重状态下有效地锻炼腰背部肌肉群。最经济的方法是练习"小燕飞"：在床上采取俯卧位，以腹部为支点，双臂夹紧尽力后展，双腿并拢、绷腿、绷脚尖稍微向上翘起，头颈部稍微抬起上昂

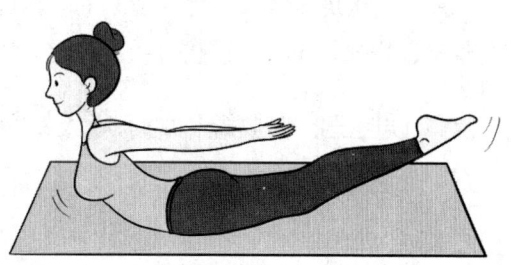

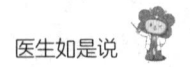

（离开床面即可）；持续5秒钟，放松5秒钟，每天2～3组，每组15～20个。相比之下，小燕飞的优点是经济简便、在家可做。

保护腰椎，全靠自我，挺胸抬头，从我"坐"起——让我们都能"挺直腰杆"做人！

骨质疏松是老年人的"专利"吗？九大误区，一次看懂

骨科　宋纯理

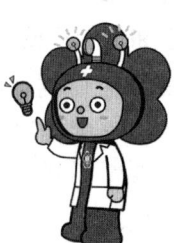

骨质疏松，是由于多种原因导致的骨密度和骨质量下降。它会造成骨脆性增加，是一种容易发生骨折的全身性骨病。

当骨质疏松发展到一定阶段，患者会出现腰背痛、身材变矮、驼背、胸闷、呼吸困难等症状。严重的腰背痛会影响患者的日常生活、饮食和睡眠等，常使患者生活无规律、牙齿过早脱落、茶饭不思、痛苦异常。骨质疏松患者一旦受到外伤，极易发生骨折。尤其是老年人骨折，易引发或加重心脑血管疾病，导致肺部感染、褥疮等多种并发症。

说起骨质疏松，很多人都会把它和老年人挂钩，然而，骨质疏松是老年人的"专属"吗？多喝骨头汤真的可以预防骨质疏松吗？关于骨质疏松的九个误区，下面带您一次看懂！

◎ **误区一：喝骨头汤能预防骨质疏松**

实验证明，牛奶中的钙含量远远高于骨头汤。而骨头汤里溶解了大量骨内的脂肪，不宜过多食用。预防骨质疏松应注意饮食多样化，坚持喝牛奶，少吃高脂食物。

◎ **误区二：补钙等于治疗骨质疏松**

骨质疏松是因骨代谢异常造成的。因此，治疗不应单纯地补钙，而需要综合治疗，提高骨量、增强骨强度和预防骨折。患者应当到正规医院进行诊断和治疗。

◎ **误区三：骨质疏松为老年人特有**

人体骨骼中的矿物质含量在30岁左右达到最高峰。峰值骨量越高，发生骨质疏松的时间越晚、程度越轻。

如果年轻时期忽视运动，沾染上不良嗜好，经常挑食或节食，易导致饮食中钙的摄入量减少，身体瘦弱，达不到理想的峰值骨量。因此，应及早预防骨质疏松，在年轻时期获得理想的峰值骨量。

◎ 误区四：老年人治疗骨质疏松为时已晚

很多老年人认为，骨质疏松无法逆转，到老年时治疗已没有效果，为此放弃治疗。这种认识是错误的。从治疗的角度来看，治疗越早，效果越好。老年人一旦确诊为骨质疏松，应及早治疗，减轻痛苦，提高生活质量。

◎ 误区五：靠自我感觉能发现骨质疏松

大多数人在早期对骨质疏松的症状感觉不明显。发现骨质疏松不能靠自我感觉，不要等到腰背痛或发生骨折后再去诊治。高危人群应定期做骨密度检测，及时了解骨密度的变化情况。

◎ 误区六：骨质疏松是小病，无须小题大做

骨质疏松并不只是表现为腰酸腿痛，一旦发生骨质疏松性骨折，尤其是老年患者发生髋部骨折，会导致其长期卧床，死亡率很高。因此当感到有腰腿痛、胸闷等明显症状时，需及早去医院诊治。

◎ 误区七：患骨质疏松后，自己吃药就可以治愈

对于已经确诊骨质疏松的患者，应及早到正规医院接受专科医生的综合治疗。吃药只是治疗骨质疏松的方法之一，即便吃药，也需要在医生的指导下进行。

◎ 误区八：防骨折，宜静不宜动

体育锻炼对防止出现骨质疏松具有积极作用。保持正常的骨密度和骨强度，需要长期持续的运动刺激，缺乏运动会造成骨量流失，不仅会加快骨质疏松的发展，还会影响关节灵活性，容易跌倒发生骨折。

◎ 误区九：骨折手术后骨骼就正常了

发生骨折，往往意味着骨质疏松已经十分严重。骨折手术只是针对局部病变的治疗方式，而全身骨骼发生骨折的风险并未得到改善。因此，患者不但要积极治疗骨折，还需要客观评价自己的骨骼健康程度，以便及时诊断和治疗骨质疏松，防止骨折再次发生。

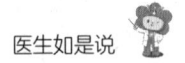

医生如是说

治慢性腰痛，不能纯靠"静养"

骨科 孙垂国

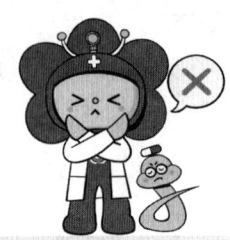

张老先生81岁了，受慢性腰痛困扰已经6年有余。卧床休息时腰痛症状可完全消失，但一起床就会腰部酸痛，得慢慢适应5~10分钟才能缓过劲儿来，刚活动不到半个小时，腰痛就又来了，不得已只能再次躺下……

为了缓解腰痛，张老先生尝试了烤电、贴膏药等方法，均收效甚微，于是决定停止一切治疗，采取"静养"——减少下地活动，每天躺在床上练习直抬腿、蹬腿、屈髋屈膝等动作，希望能够彻底告别腰痛的困扰。这一养就是3年，3年后老先生的腰痛非但没减轻，反而更严重了。

◎ 长期卧床"静养"可能导致肌肉萎缩

常言道："用进废退。"**人体肌肉骨骼系统需要规律地进行一定量的运动才能长期保持健壮**，胳膊和腿上的肌肉如此，颈椎、胸椎、腰椎两侧的肌肉（椎旁肌）也是如此。研究证实，肌肉在完全"静养"状态下，持续14天就会产生肉眼可见的肌萎缩，这种现象的专业名称为失用性萎缩（也称"废用性萎缩"）。

比如，小腿骨折后打石膏做外固定，并需要患肢持续禁负重，患者得拄着双拐用健侧腿单脚走路。这时，打石膏的这条腿不需要负重和用力，就是处于"静养"状态，如果不注意进行"等长收缩"肌肉锻炼或者锻炼量不足，待持续固定4~6周骨折愈合后拆除石膏时，"静养"的小腿肚会明显比另一侧小腿细一圈儿，这就是小腿肌肉发生了失用性萎缩。

同理，张老先生持续卧床"静养"的过程长达3年之久，他只关注了双腿肌力的练习，而椎旁肌的运动量严重不足，所以发生了明显的失用性萎缩。这种过久的"静养"仅获得了一时的腰痛减轻，但长远看却会导致腰部肌力弱、局部失稳，从而导致病情进一步加重。

◎ 锻炼太少，还会导致骨质疏松

长期静养不仅会导致肌肉萎缩，还会导致骨量慢慢流失，严重时有可能发展为骨质疏松。

衡量人体骨质健康的一个指标是骨密度，即骨骼中骨量的多少。持续的负重（应力）

刺激，可以帮助骨骼保持一定的骨量水平。反之，缺少应力刺激，骨量就会持续丢失，继而发生骨质疏松或使原有骨质疏松加重。

比如，宇航员大多都是身强体壮的年轻人，骨骼非常健康。但在太空工作时身体处于完全失重状态，缺少负重刺激，骨骼中的骨量就会慢慢流失。所以即便宇航员们身体素质再好，在太空工作较久后，也会面临骨量丢失的不利状况，因而返回地球后需要经过规范的负重锻炼和一段适应期，才能恢复正常生活。

那普通人日常也必须做负重锻炼吗？非特殊需要，不必专门进行。因为日常生活中，我们迈出的每一步、每一次提拿重物、每一次起身都能让骨骼受到一定的应力刺激，跑步、打球等运动中受到的应力刺激更大，但持续卧床"静养"时，骨骼受到的应力刺激就会大大减小。所以，经常锻炼的人，骨骼通常能够维持较高的骨密度，而长期"静养"的人骨密度则会慢慢降低。

◎ 腰痛的人如何运动？

正确治疗 + 锻炼腰背肌

坚持规律运动可以增强肌肉力量，增强骨密度，强健体魄，有益于增进身体健康。但对于像张老先生这种有腰痛的人也需要坚持运动吗？

答案是肯定的！在经过了无治疗、无锻炼的长期"静养"之后，张老先生下地时的腰痛程度并未缓解，反而呈渐近加重。此时应调整策略，**在腰痛重时积极通过药物治疗、理疗等措施减轻疼痛，在疼痛完全缓解或程度较轻时适量运动，遵循"量力而行，循序渐进"的原则，贵在"持之以恒"**。

除了日常活动，专门锻炼腰背肌的方法还有很多。对于年轻人，游泳、慢跑、打球、使用健身器械都是行之有效的方法；对于老年人或因腰痛不便进行专业运动的人，则应该选择更安全、更简易的锻炼方式，如"小燕飞""五点支撑""平板支撑"等。

"小燕飞"有站姿和卧姿两种，可以很好地锻炼腰背肌，缓解腰部、颈肩部等部位的劳损。"五点支撑"是采取仰卧位，双膝屈曲，以足跟、双肘、头部当支点，抬起骨盆，尽量把腹部与膝关节抬平，坚持几秒后缓慢放下，一起一落为一个动作。建议每天练习几组，每组从练习3~5次开始，每次以坚持5秒钟左右为宜。

🔔 **注意**

无论是何种锻炼，都一定要掌握动作要点，在开始剧烈运动之前一定要充分热身，以免在运动过程中发生其他运动损伤。同时，一定要量力而行，循序渐进，持之以恒。

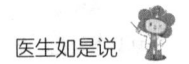

面对骨关节炎，医生有哪些新帮手

骨科　田华

每年的 10 月 12 日是世界关节炎日，关节炎中，最常见的是骨关节炎。骨关节炎是什么？为什么会患上骨关节炎？骨科关节外科医生在为骨关节炎患者解除病痛的道路上都有哪些新方法？下面为大家详细解答。

◎ 骨关节炎是什么？

骨关节炎（OA）是一种以关节软骨损害为主，并累及整个关节组织的疾病，最终导致关节软骨退变、纤维化、皲裂乃至脱落。

骨关节炎的临床表现为疼痛、关节僵硬、活动受限和骨摩擦音等，好发于膝、髋、脊柱和手等关节，多见于中老年人，近年来发病率有逐年上升的趋势。

◎ 骨关节炎常见吗？

骨关节炎的患病率随着年龄增长而增加，女性比男性多见。调查显示，在 50 岁以上人群中，骨关节炎的发病率为 50%，在 55 岁以上人群中发病率为 80%。

◎ 为什么会患上骨关节炎？

关节软骨结构精细，但受损后修复能力差。同时，老化、肥胖、外伤等诸多风险因素会导致关节软骨损伤。简单来说，当软骨损伤的速度超过修复的进程时，这种失衡就会导致骨关节炎的发生。骨关节炎早期，可以通过减轻体重、改变运动和生活方式、外用药物、口服药物或关节内注射药物等方式缓解疼痛，改善生活质量，而关节置换是治疗晚期骨关节炎的唯一有效手段。

北医三院骨关节外科的主要工作是通过关节置换手术，帮助那些膝关节骨关节炎、股骨头坏死、类风湿关节炎患者解除疼痛，改善关节功能。还有一项重要工作内容是纠正关节变形。所以，除了要解除痛苦之外，还要纠正畸形。

◎ 面对新挑战、新难题，医生们都做了哪些工作以填补曾经技术上的空白？

3D 打印技术，协助弥补遗憾

曾经有一位 67 岁的女性患者前来就诊，并进行了膝关节置换手术。这位患者术前腿部变形严重、走路困难，通过手术治疗，患者的症状得到改善，在复查时，尽管患者开心地讲述自己外出旅游的经历，但医生对于患者的手术仍存在一些遗憾。

由于传统膝关节置换手术工具等原因，膝关节置换术后出现下肢力线偏离中立位的概率在 30% 左右，而这位患者碰巧就在其中。手术将原来 30° 的腿部变形矫正了 20°，虽然症状有了明显改善，但是还残留了 10°，这就是传统手术所导致的遗憾。

2009 年，北医三院在全国率先开展了 3D 打印相关技术研究，其中包括脊柱和人工关节等。3D 打印技术研究给我们提供了新思路，利用 3D 打印技术，可根据患者 CT 影像制作打印导板，从而有效地避免传统手术中导致的一些误差。这项技术不仅提高了手术的精准度，还大大减少了手术工具的使用数量。在传统的膝关节置换手术中，由于患者膝关节的一些数据需要术中测量，所以手术工具往往要准备 150 余件。打印导板应用后，手术工具仅需 10 余件，手术时间也缩短了约 15 分钟。

应用机器人，提高手术精准度

髋关节置换手术是关节外科最常见的手术之一。曾经有一位酒精性股骨头坏死的患者，在进行髋关节置换手术后，患者恢复良好，疼痛缓解，生活质量也有很大改善，但是却出现了一个髋关节置换手术的常见并发症，手术侧腿较健侧腿长了 1.5 厘米。这也成为医生心中的一个缺憾。

并发症的产生受很多因素影响。手术过程中，医生视野会受到肌肉的阻挡，同时由于手术切口限制、患者体位变化以及身材不一，医生往往要靠经验来完成操作。在磨掉病变骨的过程中，既要有深度，又要有角度，这就难免会出现误差。

临床工作中的这些遗憾，是医生们继续科研创新的动力！北医三院骨关节外科田华团队和工程师合作研发的手术机器人，可在术前进行个体化建模、数字化测量，测算出精准的人工关节尺寸，并在手术中通过机械臂来指导和协助医生进行精准的手术操作，将假体安放的位置和角度分别精确到 1 mm 和 1°，改善了在传统手术中完全需要依靠术者经验和估算来进行操作的现状，也避免了手术失误所带来的偏差。

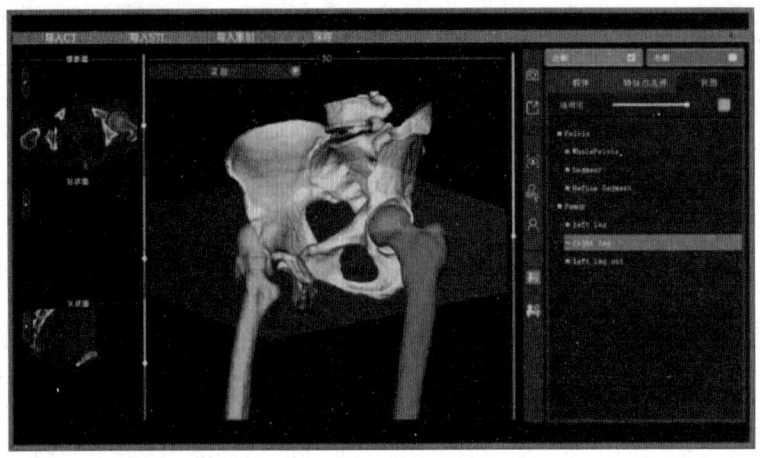

联合科学家，运用新材料

患者进行髋关节置换手术后，假体能否长期使用取决于很多因素。尽管 3D 打印的髋臼杯孔径基本类似于人体骨骼的孔径，然而有时假体并不能与患者自身骨骼很好地长在一起。

2019 年，北医三院成立了医学创新研究院，并和多家高校、科研院所组建了北京学院路临床医学协同创新联盟。这一次，田华医生联手科学家，运用新型材料促进骨长入。3D 打印髋臼杯微孔结构与人体松质骨的骨小梁结构相似，可以加大髋臼杯的摩擦力，获得术后即刻稳定性；同时，有利于患者的骨骼和金属髋臼杯之间能快速发生骨整合，也就是自身骨骼能快速长入金属髋臼杯中，减少假体松动的发生，还可以为存在髋臼侧严重骨

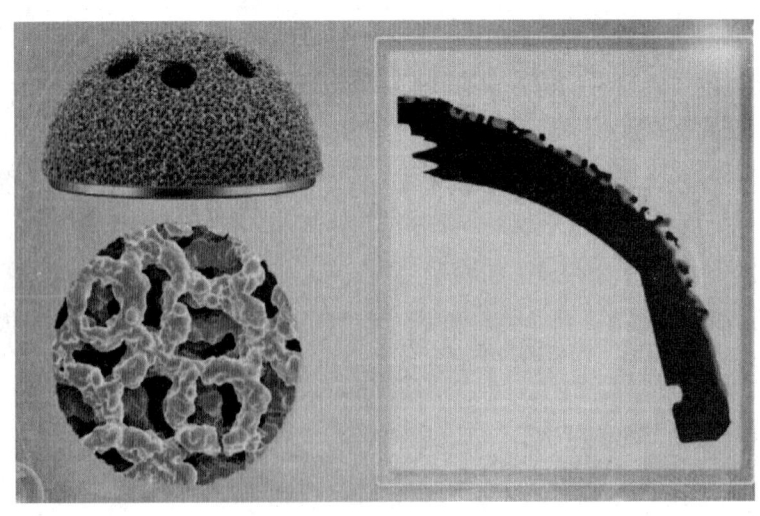

缺损的患者提供更符合个体需要的重建髋臼杯，以解决临床的复杂翻修问题。

作为一名关节外科医生，我们需要以患者的利益为最大利益，面对目前传统手术的缺陷，需要从临床实际问题出发，通过医工结合的方式，积极探索新方法、研制新工具、创造新技术，从而不再因为传统技术的局限而给患者和医生留下遗憾。

"断骨增高"为何不可取

骨科　田耘

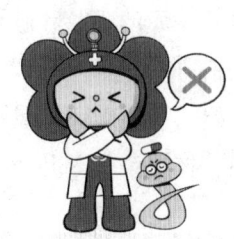

身高是很多男性衡量自身形象的标准之一，但通过手术来增高真的可行吗？媒体曾报道过一则新闻：22岁男子因不满意自己的身高，千里迢迢到国外接受了"断骨增高手术"，然而后来他却因双腿严重感染而无法正常行走。这是怎么回事？原来，他因术后感染引发骨髓炎，非但没能实现增高的愿望，反而可能面临终身残疾。

下面我们来讲讲"断骨增高"为何不可取，以及"败骨"伤身的骨髓炎有哪些危害。

◎ 手术增高，风险很高

医学上确实存在"断骨增高手术"，它又称为"肢体延长术"。顾名思义，是手术将腿骨断开分离并固定后，通过不断拉伸金属固定装置，利用肢体组织能够在外力刺激下逐渐再生重建的原理来填补骨骼空缺，完成"牵拉－骨再生－骨延长"的循环，最终实现延长肢体长度或改善骨骼畸形的目的。这种手术最初由苏联骨科医生伊里扎洛夫用来治疗四肢骨畸形缺损的患者，特别是对于小儿麻痹症后下肢不等长的患者，其治疗效果显著。

然而在商业利益的诱惑下，20世纪末涌现出大批的医疗美容机构，打着"轻松增高"的口号，在民间私自滥用此项技术；但由于操作不合理等因素，"断骨增高手术"的风险很快体现出来，手术实施过程可能造成腿部的神经及血管损伤、皮肤软组织感染及坏死等，患者还可能遭遇骨不愈合或骨髓炎等并发症，严重的可造成肢体终身残疾，给患者的身体及心理均带来沉重打击。

对此，2006年下发的《卫生部关于对"肢体延长术"实施严格管理的通知》中明确规定，**我国实施该技术的适应证为先天畸形、外伤、肿瘤、感染等原因所致的骨缺损或肢体不等长，以及因疾病引起的肢体畸形，并严禁用于医疗美容项目。**

◎ 骨髓炎可不是一般炎症

上方提到的男子接受"断骨增高手术"后无法行走，其原因是腿部外固定支架钉道感染后继发骨感染，即骨髓炎。看到"骨髓炎"三个字，很多人可能觉得就是"发炎"了，其实不然，严重感染常常伴有骨质的吸收和破坏，往往可能导致严重的疼痛肿胀，甚至导致病理性骨折；"败骨"伤身，危害性不可小觑。

骨髓炎是由细菌感染引起的骨质破坏伴骨不愈合的感染性疾病，常见的致病菌有金黄色葡萄球菌、表皮葡萄球菌、链球菌等。儿童与成人均可发生骨髓炎，典型症状为发热和病变部位红肿、压痛等。

骨髓炎分为急性与慢性两种类型。急性骨髓炎发病时多有全身高热寒战、肢体局部剧烈疼痛及红肿发热的表现，病情严重的患者可能出现感染性休克、晕厥或昏迷。而慢性骨髓炎初期不易被发现，它以皮肤局部窦道不愈合并持续溢脓为特点，偶有死骨排出，往往顽固难治，部分患者甚至在发生肢体畸形或病理性骨折时才到医院就诊，此时的诊断与治疗可能已错过最佳时机。

手术操作是骨髓炎发生的主要原因之一。除此之外，骨髓炎的常见诱因还有开放性骨折、邻近感染病灶扩散及血源性细菌散播等。对于一些糖尿病、营养不良以及长期服用激素类药物的患者，由于身体免疫力下降及组织愈合再生能力减弱，更易在创伤后并发严重的骨髓炎。

因此，**采用手术断骨的增高方式存在罹患骨髓炎的巨大风险**。我国对该手术有严格限制，对于实施这项手术的医疗机构也有严格要求。一些患者到国外进行手术，手术后回国休养，实则更不利于术后对骨髓炎等并发症的防治。**作为骨科医生，我们不建议以增高为目的进行这项手术**。

需要提醒年轻人的是，不要执着于身高而做出错误的决定。衡量一个人的标准不应只有身高，更不要因为自己的一时冲动，而接受"断骨增高手术"，所付出的代价可能难以估量。

◎ 青少年怎样增高才靠谱

对于有增高需求的青少年，应赶在骨骺闭合前运用科学合理的方法进行增高，如给予适量高蛋白饮食、科学进行体育锻炼、保证充足睡眠休息等，切不可揠苗助长。

具体来说，吃的重点在于营养均衡，千万别偏食，特别要注意补充**蛋白质**、**含钙食物**和**维生素**。比如，鱼、虾、瘦肉（牛、羊、猪等）、禽蛋、花生和豆制品等就是优质的蛋白质来源。我们日常的食物中，牛奶、虾皮、排骨、海带、紫菜等钙磷含量比较丰富，蔬菜和水果中含有的维生素是人体发育必不可少的。而高糖及碳酸类食品对人体并无益处，应尽量避免。

另外，对于儿童及青少年，充足的睡眠是增高的重要保证，最好不要晚于23点入睡，平时要多参加体育运动，促进骨骼发育。同时大家也应该注意，身高与智力之间没有必然联系，对于部分生长发育明显慢于同龄人的儿童及青少年，建议家长及时带孩子到儿科或骨科就诊，以便早期发现矮小症、侏儒症等疾病，并采取有效的治疗措施。

总的来说，"断骨增高"应被列为骨科及整形美容手术领域的禁区，不仅要求广大儿童及青少年远离此手术，也要求广大医生按照国家相关规定严格把握手术适应证。而骨髓炎患者应在早发现、早诊断的前提下，接受个性化的治疗方案，这将十分有利于他们早日摆脱疾病痛苦。

延伸阅读

3D打印技术或是治骨缺损的良方

如果真的不幸患上骨髓炎，对于这部分患者而言，修复骨骼缺损的重要性不言而喻。慢性骨髓炎患者经历数次彻底的清创截骨术后所遗留的大段骨缺损能否被有效重建，是其能否重获肢体功能并恢复正常生活劳动能力的关键。

对于骨缺损的重建，传统手术方式如骨搬运技术、膜诱导技术、带血管蒂的大段骨移植技术等虽然已在临床实践中取得一定疗效，但当面对巨大的、不规则的骨缺损时，却存在诸多问题，如骨填充材料来源不足、缺损形态难以匹配、操作复杂且治疗周期长、患者术后难以早期负重或开始功能锻炼等。

如今，3D技术的发展或使其成为治疗骨缺损，尤其是骨髓炎所致骨缺损的良方。3D打印技术，又称增材制造技术，是一种基于数字模型文件通过逐层打印来制备物体的新技术，目前已在骨科疾病的诊断与治疗中得到广泛应用。

近年来，北医三院骨科团队对3D打印技术治疗四肢大段骨缺损进行了大量的研究和临床实践，均收获了满意的效果。简单来说，将3D打印技术与传统的膜诱导技术相结合，在对慢性骨髓炎患者有效彻底清除感染病灶的前提下，利用3D打印多孔钛合金假体填充修复骨缺损，同时无须任何额外植入自体骨或人工骨。这套治疗方案摆脱了传统治疗方法对骨材料的依赖，同时个性化的设计能够精准匹配患者需要，有助于患者更早地回归正常生活和工作。

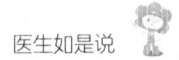

哪些人群易患骨质疏松？应当如何预防

骨科　张志山

目前中国正加速进入老龄化社会，2018年，60岁及以上人口达2.5亿，其中65岁及以上人口达1.67亿，占总人口的11.9%，骨质疏松日益成为影响中老年人生活的突出问题。2018年骨质疏松流行病学调查结果显示，我国50岁以上的男性骨质疏松患者为6%，女性患者为32.1%，65岁以上女性患者达到51.6%，我国女性占比显著高于欧美国家。我国不仅骨质疏松人口比例高，而且对骨质疏松重视程度不够，50岁以上骨密度检测比例仅为3.7%。如何防治骨质疏松成为了一个重要课题。

◎ 哪些人群易患骨质疏松

通过回答国际骨质疏松基金会（IOF）骨质疏松风险一分钟测试题，可以快速得知有无骨质疏松的风险（表9-1）。

表9-1　IOF骨质疏松风险一分钟测试题

序号	问题	回答
1	父母曾被诊断有骨质疏松或曾在轻摔后骨折？	是□　否□
2	父母中一人有驼背？	是□　否□
3	实际年龄超过40岁？	是□　否□
4	是否成年后因为轻摔而发生骨折？	是□　否□
5	是否经常摔倒（去年超过1次），或因为身体较虚弱而担心摔倒？	是□　否□
6	40岁后的身高是否减少超过3 cm以上？	是□　否□
7	是否体重过轻（BMI＜19 kg/m^2）？	是□　否□
8	是否曾服用类固醇激素（如可的松、泼尼松，可的松通常用于治疗哮喘、类风湿关节炎和某些炎性疾病）连续超过3个月？	是□　否□
9	是否患有类风湿关节炎？	是□　否□
10	是否被诊断出有甲状腺功能亢进、甲状旁腺功能亢进、1型糖尿病、克罗恩病或乳糜泻等胃肠疾病或营养不良？	是□　否□
11	女士回答：是否在45岁或以前就停经？	是□　否□
12	女士回答：除了怀孕、绝经或子宫切除外，是否曾停经超过12个月？	是□　否□

续表

序号	问题	回答
13	女士回答：是否在 50 岁前切除卵巢又没有服用雌（孕）激素补充剂？	是□ 否□
14	男性回答：是否出现过阳痿、性欲减退或其他雄激素过低的相关症状？	是□ 否□
15	是否经常大量饮酒（每天饮酒超过 2 个单位，相当于啤酒 570 ml、葡萄酒 240 ml 或烈性酒 60 ml）？	是□ 否□
16	目前是否习惯吸烟，或曾经吸烟？	是□ 否□
17	每天运动量是否少于 30 min（包括做家务、走路和跑步等）？	是□ 否□
18	是否不能食用乳制品，又没有服用钙片？	是□ 否□
19	每天从事户外活动时间是否少于 10 min，又没有服用维生素 D？	是□ 否□

注：上述问题，只要其中有一题回答结果为"是"，即为阳性，提示存在骨质疏松症的风险，并建议进行骨密度检查或简易工具测骨折风险。

建议以下人群进行骨密度检测。

（1）65 岁以上女性和 70 岁以上男性，无论有无其他骨质疏松危险因素。

（2）65 岁以下女性和 70 岁以下男性，有下列一个或多个骨质疏松危险因素。

- 轻微碰撞或跌倒即发生骨折者；
- 年轻的绝经后妇女（因为各种原因在 45 岁以前绝经者）；
- 曾因各种原因连续 12 个月以上没有月经者；
- 各种原因引起的性激素水平低下的成年人；
- 有影响骨代谢的疾病或使用影响骨代谢的药物者；
- 接受或计划长期应用糖皮质激素治疗者；
- 体型瘦小者；
- 长期卧床者；
- 长期腹泻者；
- 长期大量饮酒者；
- 每日吸烟超过 20 支者；
- IOF 骨质疏松症一分钟测试题回答结果阳性者。

◎ 骨质疏松防治原则

骨质疏松的防治要遵循以下五个原则。

（1）增加骨量，提高骨峰值；

（2）延缓骨量丢失；

（3）抑制继发性甲状旁腺功能亢进；

（4）预防发生第一次骨折；

（5）合理膳食结构和营养构成比，戒除不良饮食习惯，增加钙摄入，适量运动，增加日照等。

遵照防治原则，骨质疏松的预防措施按年龄段可分为下列三个阶段。

1. 骨质疏松一级预防

骨质疏松的一级预防是从小做起，要从儿童、青少年时期开始，到30～35岁达到一生中所获得的最高骨量（峰值骨量），尽量增加峰值骨量，以避免或减轻骨质疏松的发生为目标，主要有以下几种方式。

（1）合理膳食结构：牛奶是最理想的钙源，每 100 ml 鲜牛奶中含钙 120 mg，钙吸收率为 30%。成人每日摄入 500 ml、儿童 750 ml、青春期 800 ml 牛奶可保证每日钙摄入量。摄入鲜牛奶应注意乳糖酶不足或缺乏等问题。

（2）选择含钙量高的食品：除牛奶外，芝麻酱、虾皮、海米、海带、银耳、豆制品和奶酪等都是钙含量较高的食品。其中，500 g 豆浆含钙 120 mg，150 g 豆腐含钙高达 500 mg。海带和虾皮都是高钙海产品，每天吃 25 g，就可以补钙 300 mg，并且它们还能够降低血脂，预防动脉硬化。鸡蛋、绿叶蔬菜、食用菌藻类、鱼粉、鱼松等也是良好的钙源。

（3）维生素 D 摄入：人体每日维生素 D 摄入量为 400 IU，鱼肝油、沙丁鱼罐头、蛋黄、鲮鱼和鸡肝等食品维生素 D 含量较高。阳光照射也是补充维生素 D 的重要方式之一，在柔和阳光下散步 40 分钟可保证机体所需维生素 D。要注意的是，照射时间最好选在上午 10 点前或下午 3 点后，以免阳光过于强烈损伤皮肤和视力。

（4）适量运动：适量运动有助于增加骨量，提高峰值骨量。

（5）改变生活方式：不嗜烟酒，少饮咖啡、浓茶、碳酸饮料，少盐、低糖饮食。

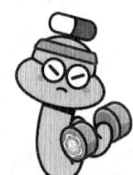

2．骨质疏松二级预防

人到中年，就到了未雨绸缪阶段——骨质疏松的二级预防，此阶段预防的核心是延缓中年人骨量丢失，以尽量避免初次骨质疏松性骨折为目标。

女性从 40～49 岁、男性从 40～64 岁进入骨量丢失前期：女性年丢失率为 0.4%～0.6%，男性为 0.3%～0.5%。女性绝经后 1～10 年进入骨量快速丢失期，骨量丢失速率明显加快，年丢失率为 1.5%～2.5%，而男性不存在快速丢失期。

主要的预防方式除了饮食补充、坚持体育锻炼和良好的生活方式外，需要额外补充维生素 D 和适量钙剂。中国绝经后妇女普遍缺乏维生素 D，成人推荐维生素 D 摄入量为 400 IU/d，可耐受最高摄入量为 2000 IU/d，维生素 D 用于骨质疏松症防治时，剂量为 800～1200 IU/d。

2010—2012 年，中国城乡居民钙摄入量仅为 366.1 mg/d，与中国营养学会制定的推荐量 800～1000 mg/d 相差甚远，高达 98.6% 的中国居民钙摄入量未达到推荐摄入量。中国营养学会推荐每日钙摄入标准如下。

（1）出生至 6 个月：400 mg/d

（2）6～12 个月：600 mg/d

（3）1～10 岁：800～1200 mg/d

（4）11～24 岁：1200～1500 mg/d

（5）19 岁以下怀孕或者哺乳女性：2000 mg/d

（6）19 岁以上怀孕或者哺乳女性：1400 mg/d

（7）绝经前女性：1000 mg/d

（8）未服用雌激素绝经期、绝经后女性：1500 mg/d

（9）服用雌激素绝经期、绝经后女性：1000 mg/d

（10）中年男性：1000 mg/d

（11）老年人：1000～1500 mg/d

3．骨质疏松三级预防

骨质疏松的三级预防是亡羊补牢阶段，主要针对老年人群，体现在抑制骨吸收、降低骨转换率、防止意外受伤和骨折。可通过补充钙剂、维生素 D，在专业医师指导下服用抗骨质疏松药物等方式来治疗骨质疏松，以尽量避免发生骨质疏松性骨折和再次骨折为目标。

◎ 如何合理补钙？

药补不如食补，尽量从天然食品中获取。对于是否需要补钙，应该去正规医院咨询专科医师，并做骨密度检查，肾结石、肿瘤晚期骨转移、高钙血症、心肾功能不全者禁忌补钙。钙的吸收有阈值，过多补充不仅是浪费，而且可导致肾结石、异位钙化、动脉粥样硬化，具体剂量应咨询医师。

选用国药准字号药品钙，60岁以上老年人和绝经后妇女大约有30%存在胃酸缺乏，如服用碳酸钙有胀气、便秘现象，应改换枸橼酸钙，枸橼酸钙的吸收不依赖胃酸，且可防止肾结石，特别适合于胃酸缺乏者。

应注意多参加户外运动，多晒太阳，可促进体内维生素D的合成，同时不吸烟、少饮酒、少喝咖啡、浓茶和碳酸饮料。

单纯补钙不能替代骨质疏松的治疗，骨质疏松患者仅通过口服单纯补钙无法克服骨骼对钙元素的利用障碍，应在医师指导下进行正规治疗。补钙是一个长期的过程，不可能短期内见效，应长期坚持，定期评估。

寒冷会导致骨关节炎吗？
爱护关节，这几点很重要

骨科　赵旻暐

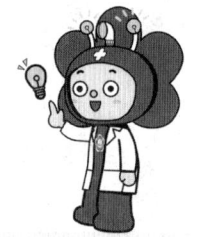

在门诊中，医生总会遇到骨关节炎患者提出的各种问题：
"寒冷会导致骨关节炎，这种说法科学吗？"
"我平时走路好好的，为什么今天突然膝盖就疼得走不了路了？"
"我刚刚40岁，怎么会得骨关节炎呢？"
"治疗骨关节炎用家传秘方有效吗？"
有的患者误认为，骨关节炎只发生在老年人群中；有的患者觉得只要不疼，就不必就诊吃药；还有的患者偏信一些家传秘方，最终延误治疗，甚至导致了肢体残疾。

◎ 什么是骨关节炎？

骨关节炎是指发生在关节的退行性病变，主要包括由诸多因素引起的关节软骨退化损伤、关节边缘和软骨反应性增生,患者可出现关节疼痛、僵硬、肿胀、活动受限和畸形等。在我国,骨关节炎最常累及膝关节,同时手指、髋关节和脊柱等也是骨关节炎常累及的部位。

需要特别注意的是,**关节炎已经不再是老年人的"专属",年轻人由于运动、健身不当导致的骨关节炎也日趋常见**。简单来说,**当软骨损伤的速度超过修复的进程时,就容易出现骨关节炎**。关节软骨结构精细,但受损后修复能力差。同时,**老化、肥胖、外伤**等诸多风险因素都会导致关节软骨的损伤。

骨关节炎可造成沉重的疾病负担。骨关节炎可引起关节疼痛和畸形,关节疼痛反复发作和进行性加重,最终可导致关节失能。研究证实,骨关节炎患者的行走、蹲起等关节功能受到明显损害,严重影响日常生活和工作。同时,骨关节炎还会增加患者的死亡风险。研究表明,长期罹患骨关节炎的患者,其全因死亡率是正常人群的1.5~2倍。进一步研究提示,虽然骨关节炎本身不是致死性疾病,但骨关节炎患者常合并有心血管疾病,骨关节炎加剧了心血管疾病的进展。

遗憾的是,目前尚无可逆转病程、彻底治愈骨关节炎的方法。当疾病发展到终末期时,患者常需要通过关节置换等手术进行治疗。通常**膝关节炎有三个临床表现:疼痛、骨摩擦音、活动受限**。

(1)疼痛:骨关节炎的疼痛具有**"反复发作,缓慢加重"**的特点。在患病初期,往往是活动时或活动后疼痛,程度不重,可以慢慢好转。之后逐渐发展为休息时疼痛,也称为"静息痛"。到了疾病比较重的阶段,就会有持续性疼痛。

(2)骨摩擦音:即关节软骨变性、磨损后,不光滑的关节面相互摩擦产生的声音,类似于握雪球的"咯吱咯吱"声,具有一定特异性。

(3)活动受限:以膝关节为例,正常膝关节的活动范围是从伸直0°(或过伸5°)到屈曲130°左右,能够满足人们完成上下楼、坐椅子和蹲便等动作。而膝关节炎患者,其关节会慢慢丧失活动度,伸直受限,屈膝变得僵硬无法完成,生活受到很大限制。

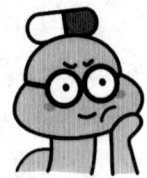

专家提醒,如果您年龄超过50岁,近1个月内膝关节出现反复疼痛,并且存在活动时的骨摩擦音,晨起时有屈伸膝活动受限感,那么很可能是罹患了骨关节炎,一定要去专业的医疗机构就诊。

◎ 划重点！保护骨关节，这四点很重要！

（1）**有效的体重管理**，是预防膝关节炎发生、发展的有效方法。有研究表明，超重、肥胖是发生骨关节炎的风险因素，体重减轻10%，可有效缓解骨关节炎的症状。

（2）**合理运动**，也能够预防膝关节炎的产生。要避免膝关节承受过多的冲击性运动，比如剧烈跑跳等。同时，应保持训练以加强关节周围肌肉力量，坐位直抬腿可以增加股四头肌的力量，臀部肌肉力量的锻炼也有助于改善膝关节的稳定性。

（3）**注意关节局部的保暖**，能够避免寒冷诱发关节炎的疼痛。

（4）**注意饮食**，应适当多进食含有 ω-3 脂肪酸和维生素 D 的食物，如三文鱼、亚麻籽等，不仅可坚固骨骼，还可减轻骨关节炎的症状。

自我教育、**合理使用**、**避免损伤**以及**加强营养**，这些都是爱护关节、预防骨关节炎发生的有效方法。

仰头看手机、"吊脖子"，这些网传方法能保护颈椎吗

骨科　赵衍斌

在当今的工作和生活中，人们越来越离不开手机、电脑。长时间伏案工作，闲暇时刷剧、打游戏，很多人已经"手机不离手"。

时间一长难免会出现颈部不适。而朋友圈中经常能看到一些缓解颈部不适的"偏方"，如"吊脖子"、仰头看手机等，但这些方法可以保护颈椎吗？

请注意，这些方法反而可能对颈椎产生伤害。

颈椎周围被很多肌肉包裹，低头姿势会使颈椎后方的肌肉被拉伸，就像一根橡皮筋被拉直，处于紧绷的状态。**如果长期处于低头的姿势，肌肉很容易发生疲劳，导致肌肉劳损，出现颈部疼痛**。长此以往，会导致颈部肌肉力量下降，颈椎受力增加，造成颈椎病的高发。

◎ 网上流传的"吊脖子"，靠谱吗？

目前，越来越多的年轻人长时间伏案工作，或者是长时间低头玩游戏，导致肌肉劳

损，网上也流传着各种方法来缓解颈部不适，比如刚刚提到的"吊脖子"。

实际上**这个方法是错误的**，因为"吊脖子"模拟的是临床中针对神经根型颈椎病的牵引治疗，而并不适用于治疗肌肉劳损。进行牵引治疗前，一定要到正规医院明确诊断，切不可盲目自行操作。

◎ 仰头看手机能保护颈椎吗？

另外还有不少人认为，既然颈椎出问题是因为长时间低头，那么我只要"反向操作"，仰头看手机，是不是就可以保护颈椎了呢？

这种做法也是不科学的。长时间保持一个姿势，不论是低头看手机还者是仰头看手机，都可能带来肌肉劳损。

在日常生活中，正确保护颈椎，既要"治标"，也要"治本"。下面来看看保护颈椎的三点建议。

1. 避免长时间低头

首先要避免长时间低头，应适当休息，比如在低头工作半小时后，抬起头来放松一下，活动一下颈椎，不要让颈椎长期处于高压的姿势。

2. 加强颈部肌肉力量

想要"治本"，就必须从根源上解决问题。**应通过锻炼，来加强颈部的肌肉力量**。推荐进行羽毛球、蛙泳等仰头的运动。

3. 注意颈椎保暖

颈椎要注意保暖，别总是忙着上网"织"微博，我们还要给自己的颈部戴围脖，避免寒冷等因素造成颈部肌肉劳损。

助记口诀	少低头，多运动， 伏案太久需放松， "吊脖"锻炼请谨慎， 颈部保暖切牢记。

医生如是说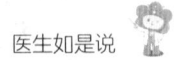

年纪轻轻的，怎么就得了坐骨神经痛

骨科　钟沃权

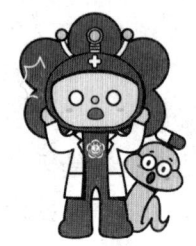

20多岁的小张是一名年轻有为的IT工作者，正在创业的路上施展自己的才华，但最近有一个问题始终困扰着他：因最近经常加班，伏案工作比较多，在电脑前坐久了就会觉得右侧臀部到腿部会有一阵一阵的窜痛感。上网一查，发现有人说这可能是坐骨神经痛，而且久坐就容易诱发。但是自己才20多岁，怎么就得了坐骨神经痛呢？

◎ 什么是坐骨神经痛？

坐骨神经痛，顾名思义，它是一种以坐骨神经分布区域疼痛为主的综合征，一般指的是沿一侧腰臀部、大腿后外侧、小腿后外侧甚至到足背或足底的放射性疼痛，部分患者可能出现双侧症状。在临床上，更多是将坐骨神经痛作为腰椎疾病（如腰椎间盘突出症、腰椎管狭窄症）的一个症状来描述。

◎ 年纪轻轻的怎么就得了坐骨神经痛？是否跟久坐相关？

确实，**坐骨神经痛跟久坐是非常有关系的**，因为久坐会让腰椎间盘长时间受力，同时发生腰部的肌肉劳损，加速腰椎的老化，继发椎间盘突出或韧带肥厚、骨赘增生等，就可能压迫到坐骨神经的组成部分，从而引起坐骨神经痛。

在日常的门诊中，我们发现很多患者都有与小张类似的情况：从臀部往下一直（窜）到腿上疼。一经检查，不少人都存在腰椎间盘突出，并且已经不太分年龄段了。原来说的腰椎老化应该是老年人的问题，现在已经逐渐年轻化，很多办公室工作的白领，甚至正在念书的学生，都会发生。

他们生活中存在一个共同的特点——久坐！在我们的病房里，因为腰椎间盘突出导致坐骨神经痛而做腰椎手术的"最年轻"患者才十二三岁，虽然有点不可思议，但确实是发生了。

◎ 工作中如何避免久坐？

小张一听，虽是能够理解，但也表达了自己的难处："我这工作就是以坐位办公为主的，一天下来可能得坐7~8个小时，甚至10个小时以上，你要说不让我久坐，那我工作都完成不了，可能就要丢掉这份工作了。"

在这里,小张存在一个常见的认识误区。避免久坐并不是说"一天不能坐好几个小时",我们想要强调的是**"一次不要坐太长时间"**。

坐多久就算时间长了呢?我们建议一次坐位不要超过1个小时,生活或工作中每坐40~50分钟,就应该起来走动走动(变换姿势),如果有条件的话,家里或办公室中有沙发,可以躺下休息3~5分钟,休息后再继续坐40~50分钟。如此循环,一天下来是能够完成绝大多数的工作的。

◎ 除了避免久坐,还有哪些方面需要注意?

坐位问题除了时间上的要求外,还需要注意坐姿。大家想想,从小上课的时候,老师要求我们怎么坐?那就是挺直腰板坐着,我们称之为"端坐",而实际生活中有很多人坐的时间稍微一长,就容易懈怠放松,腰部就"窝着"坐了,也就使腰椎呈前屈状态。

临床上有研究表明,这种"窝着"坐的体位(腰椎前屈),椎间盘的受力要比端坐位(腰椎后伸)增加约40%。所以从这个角度来说,如果**我们在生活中能注意到端正坐姿,也不失为一种减轻腰部受力、保护腰椎的简易方法。**

最后,附上针对坐骨神经痛/腰椎间盘突出症的自我监测方法。

(1)当出现从腰臀部向大腿后外侧、小腿后外侧甚至到达脚面或脚底的窜痛(放射性疼痛),就要高度怀疑存在坐骨神经痛的问题,前述部位出现放射性麻木也提示可能是椎间盘突出压迫腰椎神经。

(2)因椎间盘突出导致坐骨神经痛的人群中,容易出现直不起腰或不敢直腰的情况,因为直起腰时往往会加重压迫,使窜痛加重。

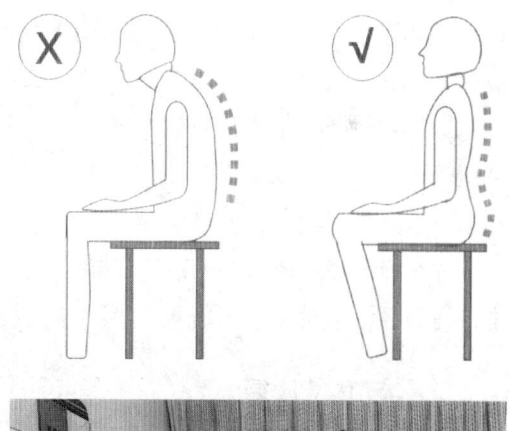

(3)平躺于床上,把一侧下肢直着抬起来,正常人一般能抬到70°或70°以上而无明显不适,对于有腰椎间盘突出症导致坐骨神经痛的患者,可能低于60°(严重者20°~30°)就会出现下肢窜痛,临床上称为直腿抬高试验阳性,这也高度提示存在腰椎疾病出现坐骨神经痛了。

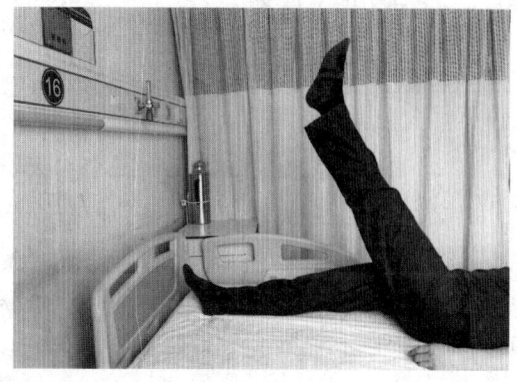

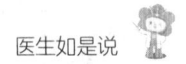

以上三条仅作为自我监测的简易方法,当您不能确定病情或症状严重时,需及时就诊咨询专科医生。

小张终于解开了心里对坐骨神经痛的种种疑虑,也对自身生活和工作的"可持续发展"增强了信心,希望这些内容能对大家有所帮助,保护腰椎,人人有责!

(绘图 常方圆)

颈椎病术后,有哪些训练可以加速康复

康复医学科 刘 楠

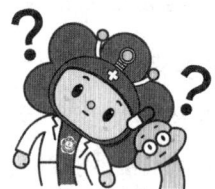

关于颈椎病,有一个问题受到患者的广泛关注:如果因为颈椎病,接受了手术治疗,术后怎样能够尽快康复?

2019年7月,在《中华骨与关节外科杂志》上,骨科、麻醉科、康复医学科、营养科同仁们提出了《颈椎后路手术加速康复外科实施流程专家共识》,从术前、术中、术后各个部分优化治疗。颈椎后路手术是颈椎病十分常用的手术类型。单开门椎管扩大椎板成形术是颈椎后路手术最常见的术式之一。在优化手术方案后,保留一侧肌肉韧带复合体,这样就可以在术后第一天开始,允许患者进行早期离床活动,进行早期颈椎活动度训练,并且可以允许患者不佩戴颈托。

对于绝大多数患者,术后都希望自己可以尽早恢复日常生活能力,重返学习或工作岗位,提升生活质量。以下就是一些关于颈椎病术后康复的指导。

◎ 颈部功能康复

在颈椎病术后,主要强调控制炎症,控制疼痛,在疼痛可以控制的情况下早期活动。颈部功能康复主要包括以下几个方面。

(1)颈椎活动度:各方向,主动、被动运动;

(2)颈部肌群力量训练:各方向,等长收缩、抗阻运动;

(3)伤口局部物理因子治疗:红光、激光治疗;

(4)颈肩部疼痛区域:冰敷、超声药物导入、经皮神经电刺激疗法(TENS)等。

使用超声药物导入、TENS等理疗方式能够帮助患者早期控制疼痛，减轻炎症，进而可以更好地投入到颈椎活动训练之中。

◎ 神经功能康复

如果患者已经合并了神经功能障碍，加速康复不只要进行针对颈部、关节活动、肌肉力量的训练，还要加入神经功能康复的内容。

神经功能康复适合术前有肌萎缩、肌力下降或术后C_5（第五颈椎）神经根麻痹的患者，主要包括以下各项。

（1）肌力<3级：生物反馈治疗、低频电刺激；

（2）肌力≥3级：中频电刺激、助力运动训练、主动运动、抗阻运动；

（3）上肢功率计、下肢康复踏车或等速运动。

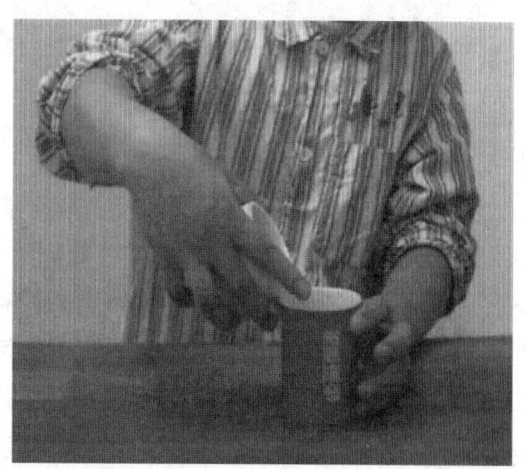

◎ 手部精细功能训练

可采用作业治疗桌（OT桌）、E-Link手功能训练工作站、情景互动设备，通过给患者一些作业性的活动，让其练习完成各种日常生活活动，如插板训练、水杯倒水训练、拧钥匙训练等。

◎ 日常生活能力训练

在颈椎后路手术的加速康复中，也非常强调患者进行日常生活能力的训练，包括平衡训练、步行训练、上下台阶训练、有氧耐力训练、日常生活动作训练等。

加速康复的最终目的是提高患者的独立性，使其提高日常生活活动能力，尽早重返家庭、社会，提高生活质量。

10 运动损伤及康复

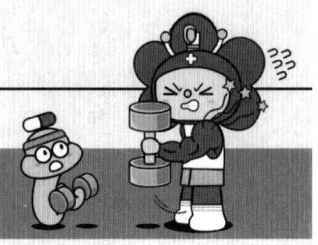

关节有响声还疼痛，请及时就医

运动医学科　王健全

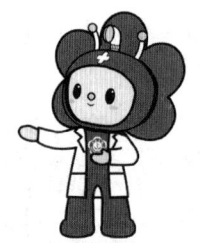

关节响声就像是在和咱们说话，有时候响两声，可能就是"没事闲聊"；但有时候也许就是"报警信息"。那么，如何才能听懂关节响声呢？

如果活动的时候关节有点响声，但是不疼，活动也不受影响，这基本上是正常的，大家不用担心；但是如果在关节响的同时，活动还受限，那就说明关节在和我们"抱怨"；有时候，关节虽然出了问题，但还没有到疼痛的地步，关节也会给我们一点提示：那就是关节响起来的声音可能会很大。

关节的表面是一层软骨，它特别光滑，就像家里白色的陶瓷盘子一样。一旦关节发生老化或者磨损，它的表面就粗糙不平了，举个例子，就像一个没有润滑油的旧齿轮，不断摩擦后被磨得越来越少，甚至有的人软骨都磨掉了，没有软骨了，那这个时候关节发出的声音就会很明显，以至于响声大到距离几米远的人都能听到，这就非常严重了。

其实关节是有寿命的，就像我们到了年龄头发会变白一样，总有一天关节会磨损。

患膝关节骨关节炎的人群比较多，尤其是年龄在 50 岁以上的人，其中八九成都会有这个病症，但是为什么有的人不疼呢？这是因为有的人即使关节软骨坏了，但只要不引起关节里面的炎症就不会疼，因而好多人没有感觉，甚至从未看过病，像这些人一旦出现疼痛，到医院找到医生一看，就有可能是十分严重的，甚至需要关节置换。

在这里提示大家，您的关节如果有响声和疼痛，还有早期的不适感，建议您及时就医，医生也许只需要触诊就可以检查出有无病症。

肩周炎，越疼越要动吗

运动医学科　程　序

俗话说："痛则不通"。这个说法本身没有问题，但是用在肩周的疼痛就不对了。疼痛对身体来讲是一种警示信号，出现疼痛说明某些部位出现了问题，**对于肩关节来讲，疼痛说明是出问题了，如果出现损伤后忍着疼去运动，则会加重损伤，所以要先明确引起疼痛的原因，再来决定是否继续动以及怎么动。**

如果确诊肩周炎，确实应该动，但是过度活动可能会造成继发的肩袖损伤，这也是老年人群中常见的一种肌腱损伤。

◎ 肩周炎与肩袖撕裂，要怎么鉴别？

肩周炎是肩关节的炎症病变，结构上并没有出现损伤，是肩关节周围的关节囊炎症、粘连所造成的。

肩周炎最主要的症状首先是疼痛，以夜间疼痛为主，其次是主动和被动活动都受限。主动活动受限是指自己使劲往前抬手或者是往外展都不行，而被动活动受限指的是肩关节各个方向的活动都受限，即使别人帮着也不行。

肩袖撕裂是指肩关节的肌腱出现损伤，包括部分撕裂或者全部断裂。肩袖撕裂的症状首先也是疼痛，但是肩袖撕裂的疼痛主要是抬肩膀时疼痛，不抬的时候可能不痛，尤其是在损伤早期，越抬越痛。

另外，肩袖撕裂往往合并运动范围受限，以主动活动受限为主，很多患者因为疼痛不敢抬肩，但是如果稍微忍一忍，或者是别人帮助放松一下，肩膀还能再抬高一点。

如果出现肩部疼痛的相关症状，建议到医院寻求医生的帮助，结合病史、医生查体情况和影像学结果明确诊断，在临床中，肩关节磁共振成像检查是判断有无肩部肌腱损伤的常用方式。

肩周炎和肩袖撕裂经常是相互关联的。**一部分肩袖损伤患者合并了肩周炎，也有一部分肩周炎患者，因为锻炼不适当而造成肩袖撕裂。**

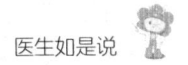

◎ 肩周炎科学锻炼——3个动作教会你！

对于明确了肩周炎诊断的患者，采取科学的锻炼方式非常重要。在日常生活中，以下几个动作可以帮助肩周炎患者缓解症状。

1. "梳头"法

第1个动作是模拟日常生活中的梳头动作。患侧手从下往上，从前往后做梳头动作，尽量向脑后伸展，让肩关节外展。有疼痛感后坚持5~10秒。

2. "洗澡"法

第2个动作需要借助一个小道具——毛巾。患侧手在下方握住毛巾一端，另一只手在上方握住毛巾，像洗澡时搓背一样，用健侧手带动患侧手，逐渐向上抻拉，有疼痛感后停留30秒，再次向上抻拉，停留15~20秒，每天3~5次。应循序渐进，逐渐增加关节的活动范围。

3. "爬墙"法

第3个动作要借助家中的一面墙。用手臂带动手指爬墙，有疼痛感后停留20~30秒，缓解后继续向上爬，出现疼痛后再次停留。反复进行，直到疼痛忍耐达极限后，停留15~20秒，缓慢放下。

◎ 肩周炎应如何治疗？

得了肩周炎，首先要抗炎，通过药物治疗后，再采取合适的方法锻炼。药物治疗主要有两种，一种是口服抗炎药物，疼痛缓解后采取合适的康复治疗；如果口服药物效果不明显，还可以采取封闭针注射治疗。炎症消除后，患者的疼痛逐渐缓解，再通过科学的康复治疗，慢慢地将关节活动范围恢复正常。

运动员使用的"彩色胶布"，普通人用得上吗

运动医学科　高　鑫

相信热爱运动或关注体育赛事的朋友经常能看到这样的场景，运动员的肩、肘、膝关

节等部位贴着花花绿绿的胶布。这些"彩色胶布"有什么作用呢？对于我们普通的体育爱好者，用得上这种"彩色胶布"吗？

◎ "彩色胶布"是什么？

运动员身上使用的这种"彩色胶布"叫做肌内效贴，简称肌贴。由于肌贴有一定的黏弹性，还有特殊的凝胶纹路，所以它会增加皮肤和深层软组织之间的间隙，起到促进静脉和淋巴回流的作用。促进回流之后，软组织会迅速消肿，所以**肌贴的主要作用就是消肿止痛**。随着时间的推移和技术发展，肌贴还可以**供一些慢性肌肉劳损、慢性韧带松弛的患者使用，有稳定肌肉和关节的作用**。

◎ 肌贴与膏药有何不同？

当肌肉或关节损伤时，很多患者会选择贴一些传统的膏药来止痛。**传统的膏药里面含有药物成分**，通过药物在皮肤表面吸收来消肿止痛；而**肌贴一般不含药物成分**，利用肌贴本身的弹性和特殊的凝胶纹路来收缩皮肤，起到消肿止痛的效果。正因为肌贴中不含药物成分，所以受到专业运动员的青睐。

◎ 普通运动爱好者可以使用肌贴吗？

爱好运动的人群，如果出现急性软组织损伤、肌腱和韧带劳损、关节不稳定，也是可以用肌贴的，但是**一定要有专业人士帮忙，由医生或康复治疗师来进行治疗**。不建议盲目自行使用，如果粘贴方式不正确，可能对身体造成更大的伤害。

生活中常见的颈椎病、网球肘、肌腱炎，以及腰肌劳损、韧带拉伤、韧带撕裂等多种情形都可以使用肌贴。肌贴主要是靠调整贴部的张力大小来起作用，因此使用时需要根据不同的病症以及受伤部位的面积大小来选择贴布大小和粘贴方式，以确保达到合适的张力程度。

由于普通人不具备判定皮肤内部具体伤情的能力，如果贴得不合适，不仅效果不好，还可能贴出问题。例如急性软组织炎症，肌贴可以让皮肤的张力得以缓解，但如果贴得过紧，皮肤张力过大，反而会加重皮肤的损伤。使用肌贴的本意是缓解肌腱和韧带的张力，如果粘贴方式有误，反而会增加肌腱和韧带张力，加重劳损。另外，对于关节松弛的患者，如果肌贴的位置粘贴错误，使原本稳定的部位增强了，相对的，不稳定的部位就变得更加松弛，反而不利于关节的稳定性。还要提醒大家，肌贴只有缓解作用，并没有治疗作用，**千万不要因为长期依赖肌贴而延误了正规的康复治疗，导致病情加重**。

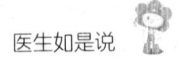

运动医学专家谈
——反复"崴脚"有哪些危害

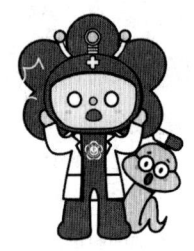

运动医学科　江　东

◎ 反复崴脚之后，会对关节造成怎样的危害？

当我们崴脚时，距骨与上方的胫骨会发生猛烈的撞击，反复撞击之后，距骨表面的软骨就会发生损伤，甚至剥离。

损伤的软骨片早期可能会引起明显的疼痛和肿胀，后期还可能会掉落，形成关节内的游离体，导致关节反复肿胀，甚至绞锁，也就是关节突然卡住，这样也会给我们的生活和运动造成很大困扰。

长期反复崴脚之后，医生通过关节镜可以看到关节内的一些表现：可以看到软骨有可能发生严重的损伤；反复的扭伤、撞击可能会形成骨赘，也就是大家经常说的骨刺；还有我们刚才说过的，一些软骨碎片掉落之后，可能会形成一些游离体。

对于反复扭伤以及严重韧带损伤的患者，关节内的软骨可能会发生明显退变，甚至导致关节变形，我们称之为创伤性关节炎，这也是最严重的后果。

◎ 反复崴脚，应该怎么办？

反复出现崴脚，我们要进行哪些处理，才能避免发生创伤性关节炎呢？

1. 康复训练

为什么要做康复训练？肌肉是除韧带之外维持关节稳定最重要的结构，60%~80%的患者通过康复训练都能够恢复正常生活和运动，这也是根据临床经验所发现的，所以说如果大家有反复崴脚的现象，多做些康复训练的动作，对大家的恢复肯定是有利的。

2. 手术治疗

如果出现了软骨损伤、游离物、创伤性关节炎或者韧带严重撕裂，我们可以考虑进行手术修复。

手术修复的时候，可以考虑将韧带切断，然后将它缝合在原本的骨面上，这时就可以恢复韧带的原始张力。

韧带损伤之后，实际上早期是断裂，但是经过休养，它会部分愈合，只不过韧带愈合之后会比正常的韧带长，也就是变松了，这个时候手术的原理实际上就是把韧带进一步拉紧，起到稳定踝关节的作用。

随着医学技术的发展，现在都不用切一个大口，只需要通过关节镜，也就是腔镜的方法，就可以进行韧带的修复。关节镜的好处是创伤小，恢复快，并发症也少。而且在关节镜下，我们可以观察和处理刚才所说的软骨损伤、游离体等问题。如果是传统手术，一般会有 5~6 cm 的切口，而关节镜下手术几乎看不出切口，相对更加美观。

需要特别注意的是，这几年大家对微创都较为追捧，很多患者就诊时会主动提出"我必须得做微创""我是不是做微创更好"。这里要提醒大家，并不是所有患者都适合做这种微创手术，比如，一些患者的骨刺特别大，或者说韧带组织已经不能够修复它的局部结构等，这些情况都是需要切开进行手术。所以说，患者是否适合做微创手术，需要由专业的医生来进行评估。

路跑或机跑，哪个对膝关节更友好

运动医学科　王　成

如今跑步是一项非常流行的锻炼方式。有的人喜欢在马路上跑步，也就是路跑；还有人喜欢在健身房的跑步机上锻炼，这种锻炼方式被称为机跑。

跑步方式选择不当，很容易对膝关节造成损伤，那么到底是去户外路跑比较好，还是选择在健身房机跑比较好？哪一种跑步方式更不容易损伤我们的膝盖？

其实这两种方式都是不错的选择，掌握得当的话，都会收获很好的锻炼效果。

先从运动方式的角度给大家讲讲这两种锻炼形式的区别。**户外跑，或者说路跑，是一种主动运动的方式，而使用跑步机来进行机跑，我们称为被动运动**。因此，从运动方式来看，路跑要更胜一筹。

接下来是大家比较关心的问题，哪种跑步方式对我们的关节影响最小？

如果各位跑者使用的是比较专业的跑步机，它的跑步带和跑台底下有缓冲减震装置，那么对关节的保护还是比较到位的。但是，就像刚才提到的，在跑步机上机跑，是一个被动运动的模式，当跑者长时间锻炼，肌肉出现疲劳，这种情况下，机跑对关节的磨损还是比较大的，平时在门诊中也能见到一些机跑后出现关节磨损的患者。

再来看看路跑,谈到路跑对关节的影响,最重要的是要选择一条合适的跑道。**比较推荐大家到城市公园里设置有塑胶跑道的路面上跑**,比如北京的奥林匹克森林公园就是一个很好的选择,这种塑胶跑道的减震效果要比跑步机更好,更有利于保护我们的膝关节。

如果您的附近没有这种塑胶跑道,也可以选择在柏油路面上路跑。需要提醒各位跑者,尽量不要选择水泥路面,因为这种路面提供的缓冲效果较差。此外,还有一些跑者喜欢在草地上跑步锻炼,可能会遇到路面坑洼、不平整等情况,这样也会对我们的膝关节、踝关节造成较大的损伤。

总结来说,从路面对关节的缓冲性或者对关节的磨损这个角度来讲,更**推荐大家使用专业的塑胶跑道进行跑步锻炼**。如果受到环境或者场地因素制约,找不到好的塑胶跑道,选择一台专业的跑步机进行机跑锻炼,也是一个不错的选择。

如何分辨是膝关节扭伤还是髌骨脱位

运动医学科　王海军

◎ 髌骨脱位的临床症状

髌骨脱位是膝关节常见的运动损伤,初次髌骨脱位以 10~17 岁中小学女生多见。髌骨向外侧脱位时导致膝关节内侧软组织撕裂,复位时髌骨内侧面和膝关节外侧发生撞击,因此疼痛比较剧烈,膝关节肿胀一般也比较明显。发生髌骨脱位时患者通常会摔倒在地,大部分患者感到膝盖骨向外滑动了一下或者大腿和小腿之间发生了错动。由于髌骨脱位后大多可以自行复位,故容易漏诊、误诊,易被患者或家长当做普通的膝关节扭伤,没有及时去医院就诊而延误了病情。当髌骨脱位不能自行复位时,可以把膝关节伸直或将髌骨向内侧推一下就可复位。

初次髌骨脱位后,发生再次脱位的概率一般在 20%~30% 或更高,多次脱位不仅影响患者正常的学习、生活及运动,而且会造成无法治愈的膝关节软骨损伤,导致骨关节炎的发生。由于发生髌骨脱位时疼痛比较剧烈,髌骨脱位患者特别害怕发生再次脱位。曾经有位大一女生患者,她在晚上睡觉时,会因为母亲给自己盖被子而吓醒,她特别害怕别人去触碰自己的膝盖,日常生活中有人稍微靠近她,她就会很紧张,十分害怕髌骨会发生脱位。髌骨脱位一个常见的临床查体方法叫做"恐惧试验":患者膝关节伸直或稍屈膝,检查者用手将髌骨向外轻推,患者感到疼痛或恐惧时为阳性。

◎ 解剖发育异常

在门诊经常会有家长问:"我们家孩子扭伤的动作也不大,有时候一转身,甚至只是弯腰捡个东西,怎么会发生错位呢?"这是因为髌骨脱位患者常伴有解剖发育异常,包括滑车发育不良、髌骨外倾、高位髌骨和关节松弛等,简单来说就是髌骨脱位患者膝关节发育得不好,容易发生脱位。

◎ 髌骨脱位需要做手术吗?

发生多次髌骨脱位的患者应该进行手术。原因有二:第一,髌骨脱位疼痛明显,因为害怕脱位,很多动作患者都不敢做,非常影响患者的正常生活、学习和运动。第二,反复脱位会导致髌骨软骨的损伤,软骨缺失不可能再长出来,时间一长会导致创伤性关节炎。即使做完手术,髌骨不再脱位,但是患者的膝关节还是可能会出现疼痛肿胀,影响患者的日常生活和运动。

手术不仅可以稳定髌骨,减少髌骨脱位的复发,而且还可以减少脱位对关节软骨造成的损伤。髌骨脱位的手术方式比较多,需要根据患者的年龄、活动能力和影像学检查评估来选择合适的手术方式,目前内侧髌股韧带重建和外侧支持带松解二联手术是最主要的手术方法,术后恢复正常生活一般需要 2 个月左右。

◎ 髌骨脱位的保守治疗和预防措施

对于第一次脱位的患者,如果拍 X 线片没有发现髌骨骨折产生的游离体,内侧软组织撕裂也不严重,可以保守治疗,冷敷消肿,戴直夹板固定 4 周,可以下地负重行走。

对于保守治疗的患者或需要手术但是因为上学没时间做手术的患者,尽量避免膝关节扭转,不要急转和跑跳,可以通过直腿抬高和静蹲练习等来增强股四头肌力量,同时佩戴护膝稳定髌骨,以预防髌骨脱位。

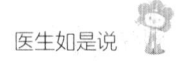

引体向上、仰卧起坐、篮球……中考体育的运动损伤防治建议

运动医学科 王 健

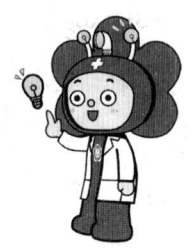

青春期是身体生长发育的重要阶段，而体育运动对于青少年的生长发育起到了不可或缺的作用。随着体育成绩在升学考试中所占比例的增大，体育课如今越发受到老师和家长的重视。需要提醒的是，在重视体育成绩的同时，还要避免不科学的锻炼。下面将围绕学生在常见体育运动中容易出现的运动损伤，给大家提供一些防治建议。

◎ 引体向上与仰卧起坐

引体向上这项运动历史悠久，一直是校园体育运动的主角之一。引体向上**主要测试学生的上肢力量**，适合上肢力量较强和体重适中的人，**可锻炼上肢及胸背部的关节和肌肉，并能增加肺活量**。初中生做引体向上允许借助身体的摆动，结合上肢力量来完成，即摇摆式引体向上，这需要一定的技巧，熟悉掌握后能提高身体的协调性。

引体向上需要上肢发力，而**腕部作为手和上肢的连接点，在做引体向上时受力大，容易引发腕部腱鞘炎，甚至出现腱鞘囊肿**。腱鞘囊肿是因腱鞘炎渗出的积液过多无法吸收，而在局部形成的囊肿。腱鞘炎发作时，局部可出现明显疼痛，主要集中在腕背部，有时外观有局部肿胀及明显的压痛点。

腱鞘炎的治疗方法主要是**适当休息**，需要1~2周时间，同时配合外用药膏或膏药贴敷。**为了防止反复发作，在恢复锻炼时建议佩戴护腕**。

中考体育时，女同学不考引体向上，可选项目是仰卧起坐。仰卧起坐是通过腹部肌肉用力将上身拉起来。需要提醒的是，如果只是通过双臂用力托后脑把上半身拉起来，会有损伤颈部的风险，所以在练习时要注意姿势。

预防损伤的几点建议

（1）练习时可佩戴护腕，不建议做大负荷力量训练

引体向上需要选择粗细合适的单杠来进行练习，为了防止腕部损伤，平时也可佩戴护腕。但是，不提倡为了做引体向上而进行大负荷的力量训练以增肌，因为在中学阶段的孩子正处于生长发育期，这样做会影响正常的身高发育。

（2）注意控制体重

如果学生体重超标，负重较大，做引体向上的难度就会增加，则更难取得好成绩。

对于**体重超标又长期疏于锻炼的学生，最好不要突击练习引体向上，以免出现肌腱损伤和撕裂**，肌腱损伤后如果没有及时治愈，会给身体留下"后患"。因此应量力而为，谨慎选择。

◎ 篮球

在球类运动中，篮球是我国最为普及的项目之一，也是中考体育的项目之一。篮球能够锻炼全身、提高身体的协调能力，还能培养团队意识、增强团队协作能力等。

需要注意的是，篮球运动的变向动作很多，因而容易出现踝关节扭伤，也就是我们常说的"崴脚"，运动医学科称之为踝关节外侧副韧带损伤。踝关节外侧副韧带是稳定踝关节的重要结构，**如果出现严重损伤，后续会出现踝关节不稳，导致习惯性崴脚**，对日常生活的影响很大。在新闻中，我们也时常看到篮球运动员踝关节扭伤的报道。

踝关节扭伤后，患者会即刻出现脚踝外侧明显疼痛，走路困难。根据踝关节外侧副韧带损伤的程度不同，治疗方案也不尽相同。

对于外侧副韧带轻度拉伤，如果只是**局部疼痛，没有明显肿胀，休息一会儿就能走路**的话，一般休息1~2周就无大碍，可以恢复正常运动。

对于踝关节损伤较重者，**外观很快可见明显肿胀，如果休息也不能缓解疼痛或肿胀**，就要怀疑是外侧副韧带撕裂。这时，**首先要进行冰敷，之后尽快到医院就诊**，如诊断为严重撕裂，可能还需手术治疗。切记，只要是**踝关节扭伤，都建议第一时间进行冷敷，以减轻损伤的程度**。

此外，常见的篮球运动损伤还包括手指挫伤，也就是指间关节的关节囊及周围韧带、肌腱的损伤。**出现手指挫伤，患者会出现关节疼痛、肿胀和屈伸困难**，治疗方法也是及时给予冷敷，之后外用药物消肿止痛。

预防损伤的几点建议

（1）选择适宜的场地和装备

为了防止出现踝关节扭伤，所选运动场地要平整，尽量避免环境带来的安全隐患。

应配备专业的篮球鞋，因篮球鞋是高帮设计，能有效避免踝关节扭伤。预防手指损伤，则需要做好手部的热身准备，也可以佩戴指套或运动手套加以保护。

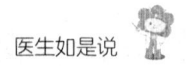

（2）注意心肺功能锻炼

考虑到篮球运动的对抗程度较高，运动比较激烈，对于学生的身体素质要求也更高，对于心肺功能不佳的人不建议选择这项运动。

是的！髋骨有问题也可能坐立难安

运动医学科　徐　雁

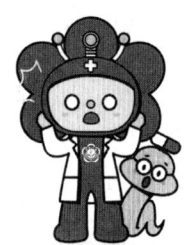

40多岁的王女士非常热爱运动，在一次运动之后，忽然发现臀部有些隐隐的疼痛，当时王女士并没有在意，觉得可能是运动多了，休息几天症状就会缓解。但是**随着时间的推移，症状愈演愈烈，也越发频繁。**

后来，王女士只要坐久了就会出现臀部疼痛，必须要站起来缓解。然而，王女士站久了或走路多了也会引起症状，甚至睡觉的时候症状都难以消失。王女士做了很多检查，但是结果都提示未见异常，还有朋友劝她去看看心理咨询。

辗转来到运动医学门诊后，困扰王女士的病因终于被发现——髋关节盂唇损伤。王女士在感慨终于找到病因的同时也十分困惑，为什么髋关节损伤会引发臀部疼痛？

◎ **臀部疼痛坐立难安，主要原因要查髋**

髋关节属于杵臼关节，被关节囊、肌肉等非常厚的软组织深深包裹。所以，**如果髋关节出现损伤或炎症，我们可能很难直接摸到，只会感到隐隐的疼痛。**

如果损伤或炎症的位置在前方，疼痛的部位一般在腹股沟；如果损伤或炎症发生在后侧，就会出现臀部疼痛。开头提到的王女士就是这样，虽然出现臀部疼痛，但实际上是由髋关节损伤引发的。

◎ **髋关节撞击综合征**

盂唇是附着在髋臼上的一圈纤维软骨，对于维持髋关节的功能十分重要，就像一个密封圈一样，使髋臼内部保持负压和密封的状态，股骨头和髋臼非常吻合，可以平顺地活动。

当解剖结构发生变化，比如出现增生，股骨近端和髋臼边缘在髋关节活动中异常的接触撞击，就会造成盂唇和周围软骨损伤。这种撞击并不是来自外界，而是自我活动中发生的撞击，我们统称为"髋关节撞击综合征"。

这种疼痛早期可能很轻微，或者只在运动之后才出现。但是随着时间的推移，疼痛会逐步加重，甚至在静息状态下也无法缓解，进而影响患者的正常生活。

◎ 哪些行为会伤髋？

运动中如果髋关节活动范围较大，就容易造成髋关节损伤，比如速度滑冰、冰球、跳舞、武术或者踢毽子等。

长时间"窝着"坐，髋关节始终处在屈曲状态，时间长了也会导致髋关节受损。

◎ 臀部疼痛首选卧床休息还是按摩？

髋关节损伤导致的臀部疼痛，急性发作期应该制动和休息，直到炎症消退。此时按摩有可能会引起一些副损伤，因而并不推荐。如果疼痛比较轻微，可以通过积极的康复锻炼来缓解症状。

肩部疼痛 = 肩周炎？
肩部疼痛背后的原因不简单

运动医学科　闫　辉

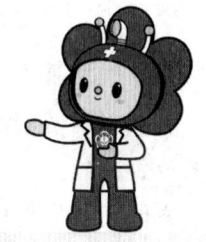

先给大家讲个病例，一位工人在 30 岁时，开始出现肩关节疼痛，当时他以为自己只是肩周炎，通过锻炼就能缓解，所以就用各种方式来锻炼肩关节：在小区走路的时候，一边走一边抡胳膊；看到小区健身器械，也会用转盘练一练，有时还用单杠锻炼。在锻炼的过程中，这位患者发现肩膀越来越疼，有时候疼得受不了，就吃一些镇痛药缓解症状，但是并没有停止锻炼。直到多年后的一天，这位患者发现肩膀疼痛特别剧烈，而且肩关节无力，手臂只能上举到 60°。这位患者这才来到医院就诊，医生检查发现，这位患者患有巨大肩袖撕裂，而由于肩袖肌腱的质地非常差，无法通过手术缝合撕裂的肩袖，只能采取肩关节置换手术治疗。

◎ 肩痛原因没搞清，乱动乱练可不行

如果出现肩部疼痛的症状，不能盲目活动或锻炼，**首先应该明确肩部疼痛的原因。**

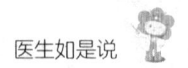

提到肩部疼痛，很多人会将其与肩周炎"画等号"。然而，导致肩部疼痛的病因并不像大家想象的那么简单，肩部疼痛的原因有很多种。

肩周炎的发病部位在肩关节囊，是一个全方位包绕肩关节囊的无菌炎症，发炎的时候会充血、变厚、变硬、出现疼痛。由于发炎时肩关节囊增厚，导致关节腔狭小，就会引发全范围的活动受限。

日常生活中，很多动作都是需要抬肩的，比如端锅炒菜、打球等，所以肩袖损伤中大多数都是慢性损伤，是因为动作导致的，还有少数是外伤（如摔伤）导致的，冈上肌腱撕裂后会产生疼痛。

肩周炎是由炎症引发的，虽然也会有疼痛，但是**肩周炎是自愈性的，通过适当的辅助锻炼，如肩关节活动度训练，有助于肩周炎的康复**。另外，肩周炎的病程一般不会超过3年，因此，经常听到一些患者交流时说"我的肩周炎都已经10多年了"，这种说法是不正确的。而出现**肩袖撕裂后需要休息，严重者甚至要手术，不能随意乱动乱练**，否则本就损伤的肌腱负荷继续增大，容易加重病情。

◎ 肩周炎、肩袖撕裂，不同原因导致的肩部疼痛一样吗？

做某个特定动作或是肩膀抬到某个高度时出现肩部疼痛，大多是肩袖撕裂导致的。同时这种疼痛与活动量也有关，用得多就疼，休息之后会缓解。

而**肩周炎引起的疼痛较为剧烈**，有人甚至疼得晚上不能睡觉。由于关节囊炎症，关节腔缩小，导致肩膀的全方位活动也受限，就像冻住了一样，所以也被称为"冻结肩"。

◎ 哪些动作可以预防肩部疼痛呢？

平时家务做多了也会出现肩痛，这种情况大多属于肩袖损伤。经常抬肩在60°~120°容易损伤肩袖，所以要尽量把平台放低一点，这样肩膀也能放低，减少对肩袖的损伤。

预防肩周炎，可以适当做一些简单的锻炼，比如双臂往上举一举，或者双臂向后背一背，拉开前后方的关节囊，就像体操动作一样，进行简单的拉伸，每天2~3分钟即可，注意动作缓慢、轻柔。

运动时注意这几点，预防跟腱断裂

运动医学科 赵 峰

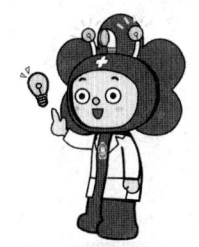

"上医治未病"，对于我们来说，更想知道怎么让自己不发生跟腱断裂，也就是怎么预防跟腱断裂。

◎ 跟腱断裂的预防

1. 避免暴力运动

跟腱以及其他部位的承重都有一个限度。跟腱能承受 8 倍的体重，但是如果超过这个限度，就会造成损伤。所以我们要考虑到自己的运动情况，做一个合理的运动规划，不要做过于暴力的活动。

2. 避免疲劳运动

当遇到场地不平整或是踩到别人的脚而发生摔伤的时候，我们的人体都会下意识地做出自我保护的动作。而当我们疲劳的时候，例如运动时间太长、休息不足，甚至是饮酒，都有可能导致出现受伤动作，此时人体的自我保护能力下降，所以在疲劳运动中更容易受伤。

3. 运动前做准备活动

在进行运动前要做准备活动，这一点很多朋友都知道。但是，怎样做准备活动才算充分？只是抻抻筋、拉拉腿，这种看似应付差事的"准备活动"是没有效果的。

一定要让我们的肌肉和肌腱得到充分伸展，一个大概的标准就是稍微有些出汗，心跳稍有些加快。通过准备活动，让我们的运动系统能够得到充分准备，进而在我们活动的时候，降低受伤的风险。

4. 避免跟腱封闭

跟腱受伤后可能会疼痛，这个时候有的人会选择打封闭。打完封闭后的确不疼了，但是封闭针里的激素可能会进入跟腱，反而使跟腱出现坏死，将来还会出现钙化等问题，这会影响跟腱的整体质量。

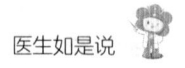

5. 避免带伤上场

对于普通人群来说，一般的运动就是一项娱乐活动。所以一定要注意保护自己，在受伤的时候尽量减少上场比赛，或者避免去做一些剧烈的体育活动。带伤上场容易引发更严重的伤病，这是一项禁忌。

◎ "RICE"原则

有的朋友会问到，如果不小心受伤了，在去找医生之前，有哪些是我们自己可以做的，在这里就要为大家介绍——"RICE"原则。

R——rest（休息）

运动后受伤了，局部会有疼痛，出现这些表现一定要休息，不要继续参与原有的活动。

I——ice application（冰敷）

对受伤的局部要及时给予冰敷，通过冰敷让局部毛细血管收缩，减少出血和肿胀。同时冰敷还可以使我们的疼痛感降低。

C——compression（压迫/包扎）

可通过弹力绷带等，把局部受伤的位置进行加压包扎。

E——elevation（抬高）

将患肢抬高，超过心脏的高度，有利于血液回流。

需要提醒大家的是，一旦出现受伤，以上的原则应在受伤后48小时内尽早采用。

◎ 在健身房锻炼下肢，是否容易引发跟腱损伤？

相对来说，在健身教练的指导下锻炼会比较安全，但是如果没有教练指导，自己进行一些器械锻炼，尤其是之前没有接触过的器械，这个时候很容易引起损伤，因为我们对运动器械的强度及其保护方式并不了解。

我们去健身时，经常会有一些志同道合的小伙伴，组队进行锻炼。需要提醒大家，在运动健身的过程中，一定要制订一个合理、科学的计划，循序渐进，我们刚才也谈到了，如果跟腱承受了超过限度的重量，就很容易造成损伤。不能为了和同伴比拼成绩，而忽略跟腱能承受的重量极限。

此外，在结束下肢锻炼之后，还要放松肌肉。因为锻炼后肌肉处于一个很紧张的状态，此时需要通过捏揉，还有刚才讲过的牵拉热身等动作，以达到充分放松的状态，这样我们的肌肉才能够得到很好的恢复，不至于因为过度运动或者过于紧张，积累代谢产物，产生慢性筋膜炎，导致出现损伤。

军训季剧烈运动，要警惕横纹肌溶解

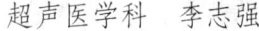

超声医学科　李志强

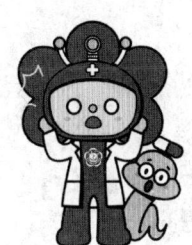

最近，急诊超声室接诊了一名正在参加军训的18岁大一男生，他自诉"血尿"就诊，急诊医生考虑是肾结石，为其安排了双肾、输尿管、膀胱超声检查。

认真检查后，医生发现患者双肾、输尿管、膀胱正常，就结束检查并请患者起身。就在这时，医生却意外地发现患者行走困难，需要家属搀扶。

考虑到患者是一名正在军训的学生，医生便追问其详细病史。患者这时才说起，自己结束一天的军训后，一个人在操场练蛙跳。当时的运动量比较大，到了晚上就感觉大腿疼痛剧烈，并出现了茶色尿。

医生听了患者的描述后，马上让他再躺在检查床上，补充做了双下肢肌肉的超声检查（肌肉、关节、韧带等的超声检查简称肌骨超声），发现患者双侧大腿股中间肌回声明显增强、肌纹理消失（正常四肢肌肉应该是低回声、肌纹理清晰）。

根据这一征象，医生考虑患者已经出现了横纹肌溶解，情况非常紧急，如果不及时处理就可能出现严重的急性肾功能衰竭，便立刻与急诊医师联系，进行血液化验检查。

化验结果与医生判断一致：多项血液指标异常，尤其是肌酸激酶（CK）达到了32 000 U/L（正常参考值为30～170 U/L），确诊横纹肌溶解。医生马上对患者进行了对症治疗，从而避免了急性肾衰竭的发生。

◎ 什么是运动性横纹肌溶解？

运动性横纹肌溶解是指各种过度运动导致人体骨骼肌损伤，肌细胞溶解、破坏，骨骼

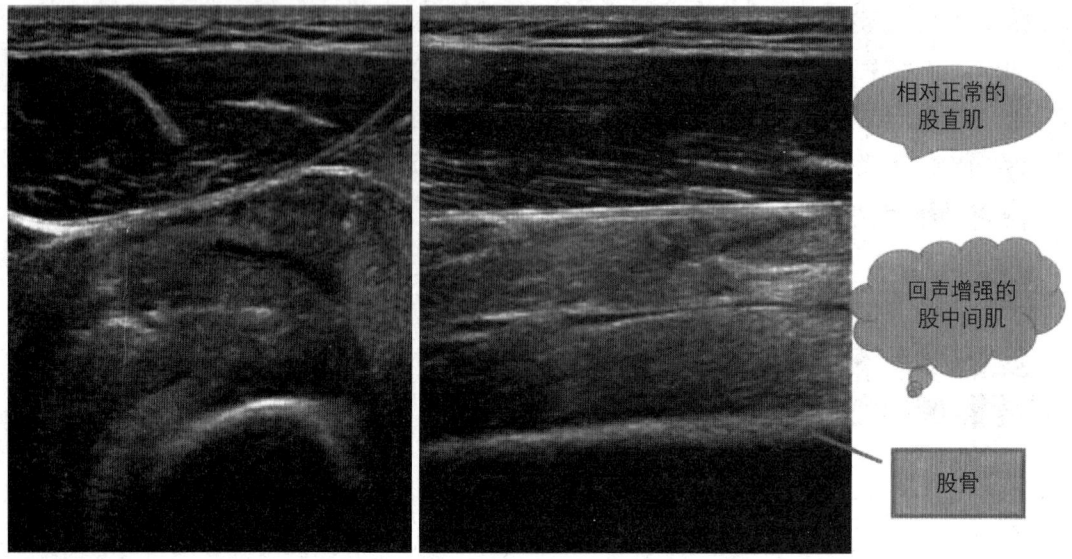

肌细胞内容物（如酶类、钾、磷、肌酐和肌红蛋白等）释放入血液循环的一组临床综合征，严重者常合并急性肾功能衰竭，甚至出现多脏器功能障碍。

上文提到的患者，就是因军训期间长时间剧烈运动，导致下肢股中间肌损伤、肌细胞破裂，肌红蛋白等进入血循环后由肾脏代谢，从而出现茶色尿（肌红蛋白尿）。如果不及时治疗，病情继续发展，肌红蛋白就会堵塞肾小管，出现急性肾功能衰竭。而且运动性横纹肌溶解有一定的隐蔽性，很多患者认为肢体疼痛是运动后的正常反应，并没有引起重视，从而造成病情延误。

因此，无论是军训还是日常的体育运动，一定要注意运动安全，合理控制运动强度。在高强度运动后，如出现肢体剧烈疼痛（长跑、蛙跳等下肢运动易引起股四头肌和小腿三头肌损伤；举重、划船等上肢运动易导致肱二头肌和肱三头肌损伤），要考虑到横纹肌溶解的风险。

如果怀疑发生横纹肌溶解，超声可作为首选检查方法。超声具有安全、便捷、无创等优点，能直接显示病变的部位、范围和程度。早诊断、早治疗，以避免出现严重的并发症和永久性损伤。

运动疗法示范——"戴好"运动中"无形的护膝"

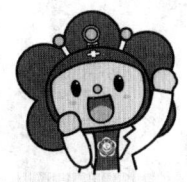

康复医学科 李 航

俗话说"人老先老腿",说的是随着年龄的增长,下肢各关节开始了速度相对较快的退化,且不同程度地影响着人们的日常生活。然而"腿"并不愿意"先老",这里所提到的"腿",大多是指膝关节,"先老"大多是由于膝关节骨性关节炎导致的,而这些患者的骨性关节炎大多是由于对关节保护及使用不当造成的。例如,生物力学方面的应力平衡失调;积累性微小创伤;肥胖、关节负载增加等。那么,发生了这种情况,我们应怎样及时应对呢?

◎ 调整和改变生活方式

控制体重、减少活动量,这是支持和保护病变关节的重要措施,目的是减轻病变关节的负荷,减轻或避免关节进一步劳损。

◎ 保护关节,避免有害动作

在文体活动之前,应注意放松各关节周围软组织,以免活动中负重不当引起慢性损伤。

◎ 运动疗法

包括肌肉力量练习、提高耐力的训练、本体感觉和平衡训练。有报道称膝关节骨性关节炎患者的肌肉力量、耐力和速度比无膝关节骨性关节炎者低50%。

膝关节周围的肌肉是维持膝关节稳定的重要成分,而骨性关节炎患者最容易出现的就是股四头肌(大腿前侧肌肉)萎缩。这会使膝关节的稳定性下降,使膝关节各个关节面过度摩擦撞击,进一步加重骨关节病的发展。

常用的股四头肌练习方法有坐位直抬腿,可平坐于床上,后背靠墙,或坐于靠背椅,双腿脚腕处用阻力适当的弹力带缠好,不要过紧,大腿肌肉收紧,尽力将一侧腿伸直并抬起,另一侧腿用力压住弹力带,抬起的腿不要超过两腿中线,抬至将近一只脚高度,维持到力竭(开始抬不住了)为一次,每组5~10次,每日2~3组。

为提高膝关节稳定性,同时还应该注意腘绳肌(大腿后侧肌肉)肌力训练,常用的

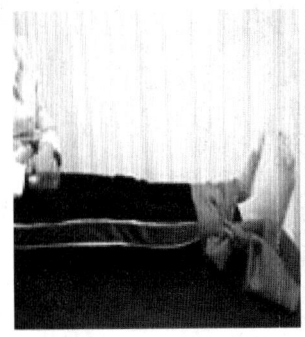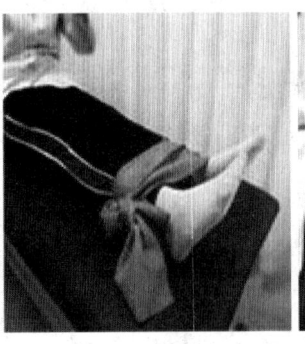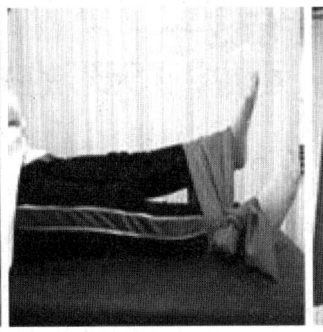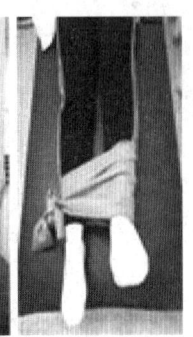

练习方法为，俯卧于床上，在脚腕处缠住弹力带，与弹力带施力方向相反屈曲膝关节至90°左右，维持到力竭为一次，每组5~10次，每组2~3组。

靠墙静蹲练习可分为双腿和单腿两种，**双腿靠墙静蹲**适合下肢肌力较低、基础较差的人群，而**单腿靠墙静蹲**适合肌力较好的人群。两种练习都可以进行多角度的训练，应根据自身情况进行选择。

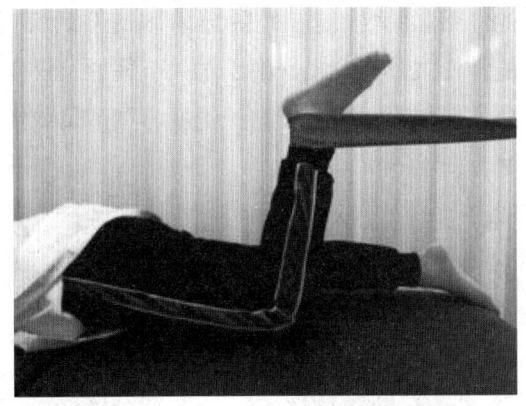

双腿靠墙静蹲练习的方法为，双足分立与肩同宽，足尖与膝关节正向前，上半身正直靠于墙面上，重心落于足跟。膝关节在垂直方向上对准足跟，屈膝角度不宜过大，沿墙面向下滑动至肌肉有收缩感即可。保持此姿势至力竭，休息10秒再反复进行，每组连续做10次，每日2~3组。

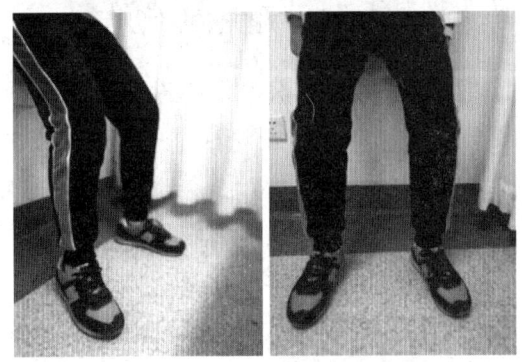

单腿靠墙静蹲练习的方法为，双足分立与肩同宽，足尖与膝关节正向前，上半身正直靠于墙面上，重心落于足跟。膝关节在垂直方向上对准足跟，屈膝角度不宜过大，沿墙面向下滑动至肌肉有收缩感即可，然后将一侧腿向前伸直抬起，另一侧腿继续支撑。保持此姿势至力竭，休息10秒再反复进行，每组连续做10次，每日2~3组。

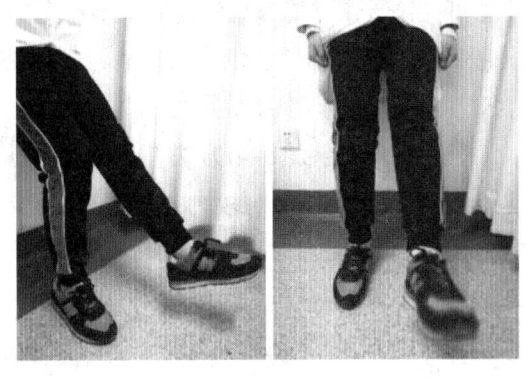

蹲起练习需要躯干、骨盆及双下肢共同发力完成。练习方法为，双脚分开比肩稍宽或同宽，双脚脚尖朝前，挺胸收腹，双手前平举或胸前交叉，稍微抬头，下肢大腿与地面平行或膝关节稍小于 90°，下蹲时保持后背挺直，收紧小腹并且努力保持脊椎笔直（当然不是要破坏生理弯曲，就是后背看起来始终是直的，不要弓背），让臀部绷紧并稍微向上翘起，保持重心在足底，膝盖尽量不要超过脚尖，起立时重心稍微靠后，并且注意发力次序，尽量让膝关节和髋关节同时打开，膝盖始终保持稳定并与脚尖方向一致，膝关节微屈，不要过伸。

深蹲幅度在动作标准的前提下越低越好。保持此姿势 5~10 秒，休息 10 秒再反复进行，每组连续做 10 次，每日 2~3 组。

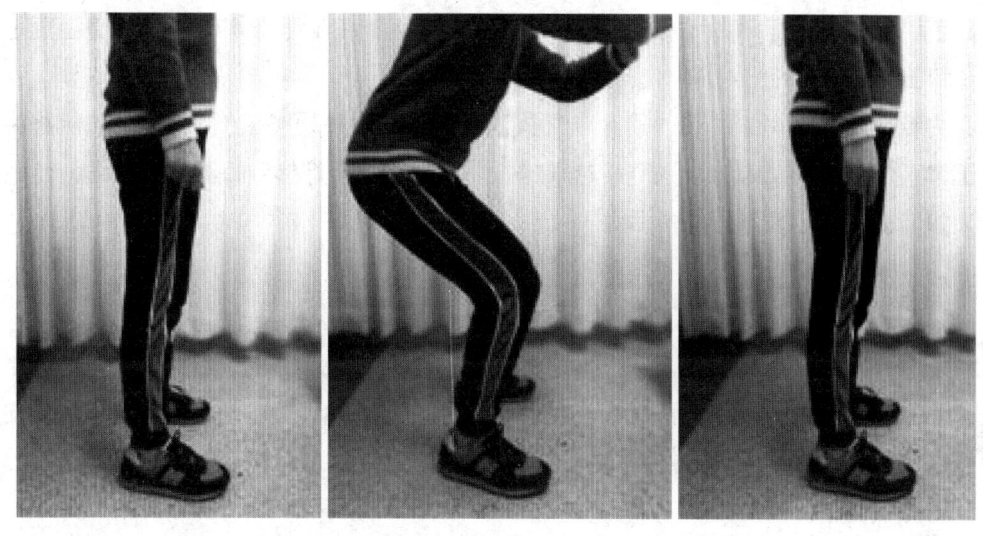

以上所有练习都要循序渐进，从少到多、从易到难、从静止姿势的静力练习到运动中的动力练习、从简单动作到复杂动作。

此外，更为重要的就是日常生活活动的调整，不能因为怕疼就一点儿都不动，更不能觉得只要是练习就比不练强，咬牙忍着疼痛使劲去练。运动不足和运动过度都会适得其反，反而会加重病情。适量活动、合理负重、加强肌力，相信膝关节不会"老得太快"。

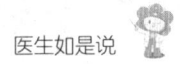

每天10分钟，让膝关节"长寿"

体检中心 葛 杰

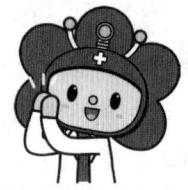

您是否在上下楼时会膝盖酸痛，甚至下楼时突然腿部打软差点摔倒，蹲起时膝关节会发出让人心里发慌的"沙沙"声或"咯吱"声？

俗话说的"人老先老腿"，是指随年龄增长出现的关节软骨退行性变，是种自然老化的增龄性改变。实际上，膝关节软骨问题已经越来越年轻化，腿部肌肉不足的年轻人尽管运动伤病发生率高，但依然以"筷子腿""铅笔腿"作为美的标准。腰围粗、腿围细似乎已经成了中年人缺乏运动的"标配"，而"人老先老腿"在疏于锻炼的年长者身上更是成了"金科玉律"。

膝关节是人体最大的关节，只有它长久稳定、没伤没痛地"工作"，我们才能跑跳自如、正常工作和生活。人的平均寿命越来越长，如果膝关节磨损到每天酸痛不适，走路困难，又如何去享受越来越好的生活呢？

◎ 膝关节怎样才能"长寿"呢？

膝关节要靠腿部肌肉保护，负责保护这个最大关节的主力军，是人体最大的一组肌肉——大腿前侧的**股四头肌**。膝关节伸展蹬踏的原动力就来源于它，关节稳定和软骨安全也要靠它，无论是日常生活中的各种身体活动、体育运动还是老年人降低跌倒风险、提高肌肉保有量都离不开它。

肌肉需要锻炼才能保持住良好状态，增龄性改变会让肌肉含量每年下降1%～1.5%。无论是缺乏运动锻炼使肌肉变弱，还是体重增加，都会让股四头肌力量绝对或相对不足，保护关节的能力也就会变弱。

但很可能我们并没有体育运动的爱好，也可能忙到没有时间锻炼，或是怕练出肌肉块腿变粗了不好看，又或者没有专门的器械……总之是明知有千条好处，却又无计可施。

◎ 怎样才能安全有效、简便易行地锻炼肌肉，保护膝关节呢？

利用碎片化时间、不需要借助专门器械的自重练习，就是实现主动健康的自我健康管理之道！

靠墙静蹲练习，是以身体自重作为负荷的静力性股四头肌锻炼方式。基本动作就是背靠墙壁保持半蹲不动的姿势,简单到一说就懂、一看就会。虽然看似简单,但要练得精准才能安全又高效。

　　标准动作来了:背靠墙壁站好,双脚分开与肩同宽,向前跨出一步让足跟距离墙面一脚的距离。背靠墙面下滑至半蹲,低头看到膝盖正好和与脚尖重合就是屈膝大约 45° 的位置。注意膝盖和脚尖都要朝向正前方,就是不能"内八字"或"外八字",膝盖不能内扣或分开太宽。

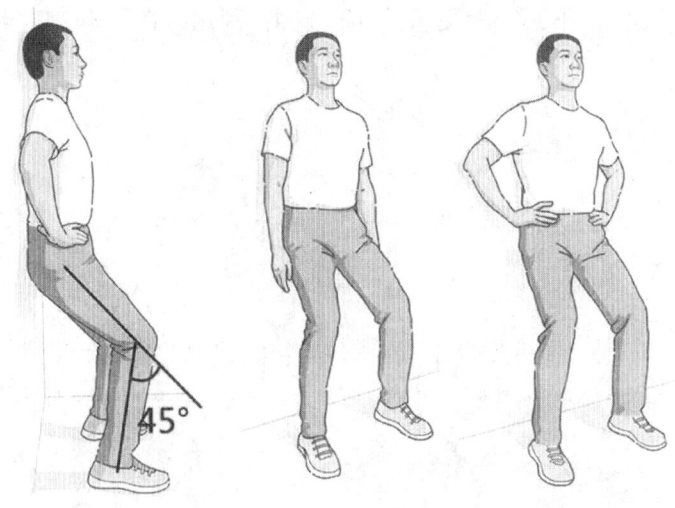

　　直接练习"扎马步"可以代替靠墙静蹲吗?分析一下就能知道,靠墙静蹲时身体有墙壁支撑,可以适当减轻负荷,不让膝关节负重过大,同时臀大肌和大腿后侧的腘绳肌不会参与太多,能更有针对性地强化股四头肌。背靠墙壁还可以保持上半身与脊柱和骨盆稳定,练习起来动作不易变形,安全性更有保障。

　　知道了准确的动作,练习多少量才合适呢?

　　练习强度和总量同样很有讲究,练得太少、太轻松,肌肉难以增长,练得太狠、强度和量太大又会刺激过度,加重关节软骨损伤。

　　好记忆又好实现的方式是这样的:保持靠墙静蹲姿势一分钟,起立休息 10 秒后下蹲继续下一次,连续练习 10 次。如果真的忙到连 10 分钟连续时间也抽不出来,可以分散在全天,累计练够 10 个一分钟也能取得一定效果。

　　开始练习时,可能坚持不到一分钟就会累得大腿发抖保持不住,这种状态叫做力竭,说明我们力量水平不高。可以调整练习方式,把保持静蹲姿势到力竭作为一次,也争取连续练习 10 次。可以同时记录达到力竭的时间，逐渐能接近一分钟就说明力量已经增长了。

连续练习到第 10 次静蹲都能够以标准动作完成一分钟时，就需要逐渐增加难度来进一步提高力量水平了。注意！不是增加练习的时间和次数，而是调整难度增加负荷，提高单位时间内的练习效果。例如，可以双脚向前多跨出半步，通过加大下蹲角度，增加股四头肌受力；或者提起足跟，做提踵静蹲，在练习股四头肌的同时练习小腿和足踝的力量；或者抬起一条腿，让单腿支撑身体练习单腿静蹲。这样调整就能提高锻炼效果和时间的"性价比"，不必花费更多的 10 分钟，利用零散的碎片时间就可以达到锻炼作用。

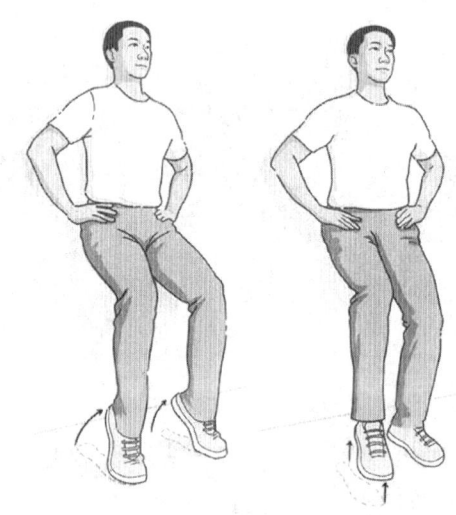

◎ 练习要努力，安全更重要

练习要足够努力，更要注意安全，不能认为咬牙狠练得越多，收益就更大。在力量练习之后大腿肌肉出现酸胀是正常现象，叫做迟发性肌肉酸痛，一段时间适应后力量水平也就提高了。通过调整练习强度、自我牵拉和按摩、热水澡、热敷都可以更快缓解酸痛。但如果酸痛不在肌肉而是关节，建议您马上就医，避免造成不必要的伤病。

任何练习都不会适用于所有人的所有阶段，对于伤病或手术后、关节炎症明显、骨质疏松人群及高龄老人等，必须在专业医务人员评定之后才能确定是否适合练习靠墙静蹲。

"心动不如行动"，方法再好也要亲自练习才有效果。每天 10 分钟，让膝关节"长寿"，实现"人老腿不老"，主动把握健康，畅享美好生活！

（绘图　陈　静）

心血管疾病患者，
能做力量训练增强骨骼肌吗

心血管内科　宋燕新　赵　威

首先我们来了解一下骨骼肌在身体中的角色。

人体有 600 多块形态和大小各异的骨骼肌，大多在躯干和四肢，呈对称分布。其中四肢肌在全身骨骼肌重量中占到很大比例，约为 80%，下肢肌约占 50%，上肢肌约占 30%。骨骼肌给人体各个关节的运动提供动力，从举哑铃、打篮球这样的全身性动作，到抓握等仅需局部肌肉参与的动作，再到维持静静站立的姿势，都由骨骼肌来提供动力。一旦骨骼肌出现异常，就可能造成某个动作受到影响。

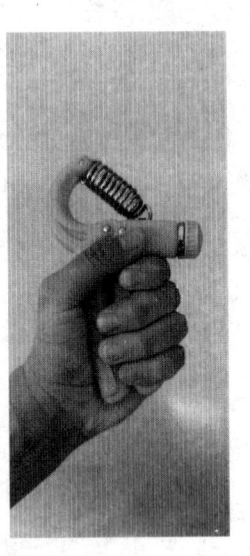

另外，骨骼肌包裹骨骼，能对骨骼起到保护和滋养的作用；骨骼肌运动需要消耗能量，骨骼肌运动也能对人体血糖、血脂等的调节和利用起到一定作用。

然而不管是健康还是患病人群，我们的骨骼肌都经历着持续的变化。**身体中的肌肉量会随着年龄的增长逐渐减少，而且减少的速度会越来越快**。对于慢性疾病患者，多存在不止一项异常状态，如贫血、虚弱、糖尿病等，导致他们体力活动减少、营养不良和体重下降，这些都会对骨骼肌造成不利影响。

骨骼肌质和量的降低，又反过来影响参与体力活动的能力，使人易于跌倒；血糖、血脂和血压等调节也会受到损害，"三高"、心血管疾病、骨折和骨质疏松等相继来临，形成难以控制的恶性循环。

既然骨骼肌这么重要，又容易损失，您或许会想，那怎么做才能保护或者说保存我们的骨骼肌呢？方法有很多，比如饮食调整、营养补充剂、锻炼（尤其是力量练习）……

关键问题来了，对于心血管疾病患者来说，饮食调整和营养补充剂容易接受、也容易做到，但是锻炼，就是另一回事了。

心内科医生在平时的工作生活中经常听到这样的疑问："我都心衰了，还能锻炼吗？""我心脏的血管堵了，心脏都快跳不动了，别的地方就更不能动了吧？"……真是这样吗？

答案是否定的。

第一，应该练肌肉。

力量训练是增强肌肉骨骼功能的最有效方法。力量训练结合其他运动方式，能够增加心血管疾病患者的瘦体重（即除去脂肪的体重，主要是骨骼和肌肉），帮助他们控制血压、血脂、血糖，代偿与年龄、疾病或其他因素相关的肌肉力量和骨骼质量降低，提高运动功能，减少骨折风险。

对于心脏，有效强度的力量训练能够稳定冠状动脉（给心脏供血）内的斑块，使斑块不易脱落和继发血栓；还能促进侧支循环的建立（心脏供血途径更多），进而改善心功能。

总之，有效的力量训练能够综合提高身体素质，使广大患者朋友有能力和精力离开医院，走出家门，走向更广阔的世界。

第二，可以练肌肉。

不管是医务人员还是患者，不敢练肌肉的原因主要是担心安全问题。这里说明一下，其实没有必要过度担心。**在力量训练启动之前，专业人员需要对患者进行详细筛查，包括各类疾病患病后开始训练的时间点、力量训练的入选标准和排除标准。** 力量训练过程中，专业人员会提醒患者注意事项，如不能憋气；配备的实时监测设备可监测患者心率、

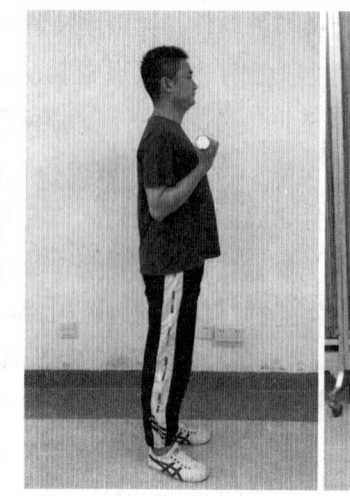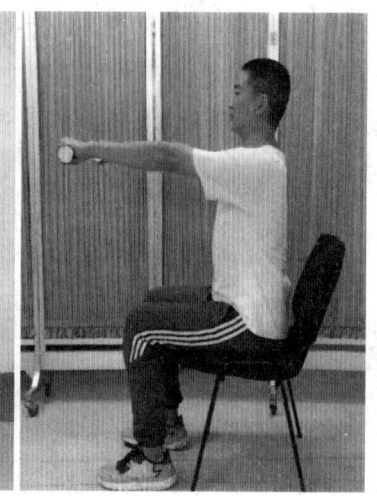

心律和血压等指标的变化情况；此外还要评价患者的劳累程度。训练结束后要有充分的拉伸动作，以缓解肌肉紧张，使肌肉更灵活，减轻运动后肌肉疼痛，防止受伤。

另外，训练形式方面，为增强力量训练的安全性和训练的时间效益，力量训练多结合阻力器械、传统体操和灵活性训练；训练强度从小开始，循序渐进，以便有足够时间适应，一般来说，某个水平的训练要提升到更高水平，需经过2~3周的训练；运动要有节律，速度维持在中速至低速，应在无痛范围内运动，保持正常呼吸。训练频率初期可以每周2次，包含力量训练的综合运动程序每次不超过60分钟。

总之，运动可以有，安全最重要！

11 眼耳鼻喉

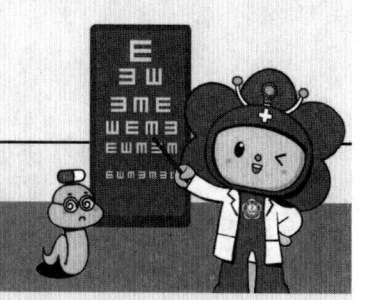

声音哑了怎么办？
听听耳鼻喉科医生怎么说

耳鼻喉科　杜　晨

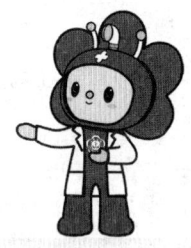

声音嘶哑，不论是在生活中还是在医生的临床工作中，都是一种比较常见的问题，相信有很多朋友都曾经出现过声音嘶哑的情况，它也给工作和生活带来了诸多不便。

有哪些原因会导致声音嘶哑？如果出现声音嘶哑，我们又该如何去应对？下面就一起来聊聊嗓音卫生。

◎ 哪些原因会导致声音嘶哑？

导致声音嘶哑的原因有很多，**最常见的原因是声带黏膜的急性感染性炎症**，比如急性上呼吸道感染，细菌或病毒会引起声带黏膜充血水肿，进而出现声音嘶哑。

此外，**过度用声也会导致声音嘶哑**。现代人的日常生活和职业环境中有很多需要长时间、高强度发声的情景，而不当的发声方式和过长的用嗓时间会引起声带黏膜急性炎症，也会导致声音嘶哑。

导致声音嘶哑还有一个比较常见的原因，就是**大量的烟酒刺激**。烟草燃烧所产生的化学物质、酒精摄入都会刺激声带黏膜，造成血管扩张，炎症反应加重，从而出现声音嘶哑。需要提醒的是，长期大量接触烟酒还可能会引发癌变。

医生如是说

◎ 出现声音嘶哑，该如何应对？

防止声音嘶哑，应当避免出现上面提到的声带黏膜急性感染性炎症、过度用声和大量烟酒刺激这几种情况。

如果出现了声音嘶哑，首先要做到的一点，同时也是最重要的一件事情就是**声休（声带休息），停止或减少说话、发声，让声带得到充分休息**，积极寻找病因，根据不同的病因采取不同的处理方法。

如果是急性呼吸道感染引起的声音嘶哑，需要积极治疗呼吸道感染，**止咳、化痰、消炎**，同时还应避免其他因素的再次刺激。

如果是过度用声引起的声音嘶哑，可以采用一些**放松喉部的手法按摩，让疲劳的肌肉得到充分休息**。

如果是大量烟酒刺激引起的，则要在**短时间之内避免再次接触烟酒**。另外，也要避免摄入辛辣食物。

如果在采取了上述方法之后，声音嘶哑的情况仍然没有办法得到充分缓解，就要考虑到耳鼻喉科就诊，由医生来判断病情。

必要时还需要做电子喉镜检查，明确喉部情况，以采用更有针对性、更科学的治疗方案。

最后，希望大家能在平时的生活和工作中注意科学用嗓，养成良好的嗓音卫生习惯，让嗓音为我们架起沟通的桥梁。

简单易学的嗓音保健方法
——让优美的嗓音成为自己的另一张名片

耳鼻喉科　杜　晨　闫　燕

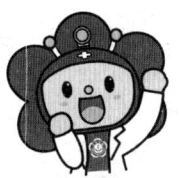

伴随着通信技术的迅速发展、交流的日益频繁以及生活节奏的不断加快，嗓音疾病的患者逐年增多，为了强调嗓音健康的重要性以及唤起大众保护嗓音的意识，自 2003 年起，每年的 4 月 16 日被命名为"世界嗓音日"，接下来就给大家讲讲有关嗓音的那些事儿。

人的嗓音是由喉部两条具有弹性的声带高速并有规律地碰撞所发出的。在发声时，随着喉部、颈部、咽部、口腔甚至鼻腔等各部位肌肉的配合与调整，产生了纷繁复杂的人声。因此，我们不仅能够体会到昆曲的婉转低回，也能够感受到咏叹调的高亢激昂。同样，在生活中，正是由于我们各自拥有不同特点的嗓音，才能够使我们生动地表达情绪并且被听众区分出来。

当负责产生嗓音的声带或调节、修饰嗓音的周围组织结构出现问题时，通常会出现以下几种情况。

1. 音质改变

通常指声音变得粗糙、嘶哑，可能还伴有气息声（发音时声音软弱，需要消耗大量的空气），也包含说话时声音颤抖、断断续续，甚至说不出话的情况。音质的改变常常提示声带本身和参与声带运动的肌肉出现了问题。

2. 音色改变

音色指的是声音的个性，常常由声带的长度、弹性和共鸣腔的特点所决定。我们往往通过音色来判断是哪个人在说话或歌唱。例如，我们可以轻松分辨出蔡琴浑厚富有磁性的嗓音和莎拉·布莱曼清澈明亮的嗓音。音色改变往往提示声带和发音共鸣腔出现了变化。

3. 音调改变

音调指的是声音的高低。女性的音调一般比较高，男性的音调则比较低。人们所能发出的最高音与最低音之间的范围被称为音域。当受到各种因素影响，如器质性病变或精神因素等，使声带本身或参与声带运动肌肉的功能发生变化时，就会出现音调的改变或音域的变化。

4. 响度的改变

响度是指声音的音量强弱。响度多与声带振动的幅度、振动模式和发音方式有关。当出现声带病变，影响振动幅度时，发声的音量就会受到影响。

5. 音长的改变

音长一般指发音时间的长短，多与全身健康状况、年龄、体型、肺活量、呼吸方法等多种因素有关。

如果大家的嗓音出现了上面提到的情况，建议要注意用嗓卫生了，包括应减少用嗓时

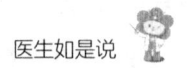

间、降低用嗓强度、改变不当发声方式、减少辛辣刺激饮食、注意休息等。下面就教给大家几种简单且容易掌握的嗓音保健方法，可以在闲暇时间进行放松，希望能对大家有所帮助。

1. 学会放松

有研究表明，某些患者起初并无器质性病变，而是由于存在错误的发音机制和不适宜的肌肉紧张。就像幼儿园或小学老师需要经常保持一种洪亮、高亢的音调，这样就会不自觉地过度使用声带内收肌和喉外肌，以保持声带的张力。长此以往就会对发声器官造成不良影响。就好像现代人往往因工作需要长期保持久坐、低头等不健康的体位，从而产生相应的骨骼和肌肉损伤（颈椎病、腱鞘炎等）。

因此，学会放松是嗓音矫治的第一步。放松的方法有很多种，包括全身体态的放松，肩部、颈部、脊柱等区域性放松，以及有针对性的咽腔、舌部和喉肌放松。不同的错误发声机制可以选择不同的放松方法。比如刚才提到的幼儿园或小学老师需要长期提高音调说话，就可以尝试进行环甲肌放松。环甲肌在发音过程中具有调节声带紧张度的作用，当其收缩时会拉长声带，提高音调。如果长期过度紧张，就容易形成声带小结或息肉。进行环甲肌放松时，可将示指和拇指放在环甲间隙（颈部正中甲状软骨与环状软骨之间的区域），轻轻按揉 1~2 分钟，然后两指轻柔地左右移动喉部，重复几次，这期间要保持下颌的放松。

通过这一系列方法，大家可以很方便地放松肌肉，缓解发音疲劳，减少器质性病变的发生率。

2. 学会腹式呼吸

掌握正确的呼吸方法对获得良好的嗓音很重要。有人也许会问，我每时每刻都在呼吸，这还用教吗？其实不然。医学上将呼吸方式分为胸式呼吸和腹式呼吸，其中的腹式呼吸是我们要重点强调的。因为参与腹式呼吸的膈肌是最强有力的吸气肌，同时也更加灵活。如果掌握了腹式呼吸，那我们说话时会更加省力，也更加适应发音需要。

训练腹式呼吸时，全身要放松，吸气时腹部隆起，呼气时腹部内收。整体过程平稳自然、循序渐进。同时还有一系列的动作可以帮助膈肌、腹肌的训练。如吹蜡烛、吹气球、闻花香等。

除了放松和呼吸训练，还有进阶的发音和共鸣训练等一系列训练方法。感兴趣的患者可以咨询耳鼻喉科专业的嗓音医师和言语治疗师。

如果经过一段时间的调整，症状仍然没有得到改善，就建议大家来耳鼻喉科门诊找专业医生进行诊疗，以免贻误病情。最后，希望大家关注嗓音疾病，了解用嗓卫生，加强嗓音保健，让优美的嗓音成为自己的另一张名片！

感冒后容易得中耳炎？
一个动作帮助缓解

耳鼻喉科　柯　嘉

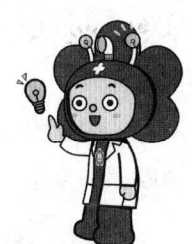

在耳鼻喉科门诊，时常会接诊一些主要表现为鼻塞、流涕、咽痛、咳嗽等上呼吸道感染相关症状的患者。在上呼吸道感染的患者中，会有一部分人合并出现耳部闷堵感和听力下降的症状。通过专科检查，可以发现这部分患者的鼓膜向内凹陷，颜色也由原来的珍珠灰色变成了琥珀色或是橘红色，这说明在中耳腔内充满了液体，这种情况叫做"分泌性中耳炎"。

◎ 为什么感冒后会得分泌性中耳炎？

感冒后容易得分泌性中耳炎，与耳朵中的一个重要结构有关系。咽鼓管是连接中耳和鼻咽部的一个管道，它的主要功能是在吞咽的时候，将气体输送到中耳部，保持中耳气压的平衡。

感冒的时候，咽鼓管部位的炎症会造成黏膜水肿，导致气体的运输出现障碍，久而久之，中耳就会出现负压，进而产生渗出的现象，我们将它称为分泌性中耳炎。

在分泌性中耳炎出现的早期，通常要用喷鼻子的药物或者是促进黏膜收缩的药物，使鼻腔炎症消退，保持鼻腔黏膜通畅，咽鼓管的黏膜水肿消退，中耳的压力就会恢复了。

◎ 用药后仍未好转该怎么办？

如果分泌性中耳炎的病程持续 3～4 周，患者依然没有好转，就需要采取措施，将这部分积液排出。

大家在生活中都有经验，如果一个瓶子或者是一个罐子密封过紧，我们需要把瓶口撬开一点，让外界的气体进去，这样瓶盖才能打开。而针对分泌性中耳炎，其实原理也是一样的。在分泌性中耳炎发生的时候，医生通过鼓膜穿刺的方法，把鼓膜扎一个小洞，将里面的液体抽出来。同时，外界的空气也可以通过这个小孔进去，中耳压力就可以得到平衡。

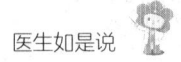

◎ 什么方法有助于分泌性中耳炎康复？

分泌性中耳炎积液排出以后，可以用捏鼻鼓气的方法。

捏住鼻子，将气体向耳朵"顶"出去，来帮助中耳气体压力的恢复。同时，还需要预防感冒，及时去除鼻咽、口咽相关阻塞因素。

大家还要注意，如果是反复多次发作的顽固性分泌性中耳炎，一定要及时到耳鼻喉科就诊，完善鼻咽部的检查，以除外鼻咽部肿瘤继发导致。

鱼刺卡喉咙要喝醋吗

耳鼻喉科　马芙蓉　王　宇

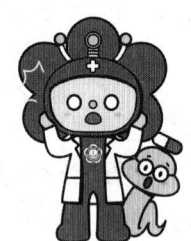

这个周末，小李做了一桌好菜请朋友们来家里聚餐，红烧鱼作为小李的拿手菜被压轴端上餐桌，引来朋友们的齐声赞叹。小李边眉飞色舞地聊着，边自己夹了块鱼吃，谁知刚吃一口就感到嗓子刺痛，心中大呼不妙，鱼刺卡在喉咙了！小李跟大伙一说，朋友们七嘴八舌议论起来，有的说"快喝点醋，把鱼刺化了就好了"，有的说"大口吞两块馒头，把鱼刺噎下去"，还有的说"抠抠嗓子眼，把它吐出来"，只有当过红十字志愿者的小王说"要不还是去医院看看吧"。小李想了一下，觉得喝醋比较靠谱，就忍着酸喝了两口，喝完咽口唾沫发现还是有刺，心急之下直奔医院。急诊耳鼻喉科医生戴着头灯用压舌板压着舌头看了一下，发现鱼刺在扁桃体上，就用镊子轻轻将鱼刺取出来了。

那么，"鱼刺卡喉咙要喝醋"是正确的解决办法吗？

答案是否定的。用醋来软化鱼刺这个所谓"民间偏方"流传甚广，大多数人都听说过。事实上，可以食用的醋酸性不高，如果真要在短短几秒的时间里化掉鱼刺，恐怕只有强酸（比如硫酸）才行，但我们不可能去喝强酸，毕竟腐蚀性太大了。若想用食醋把鱼刺软化，至少要把鱼刺放在醋里浸泡几个小时，才能看到效果。如果喝下大量的醋，则会刺激咽喉及食管的黏膜，引起胃酸反流等诸多问题。所以，喝醋这个办法肯定行不通。

接下来我们看看第二种常见的"偏方"——用馒头、饼或者大团米饭往下噎。这样做有可能导致两种结果：第一种，有时候真的能把很软的小刺带下去，解决了问题；第二种，也是很常见的情况，是把本来扎得比较浅的刺推到更深处，或者把卡在喉咙深处的刺噎得更深了，比如卡在食管里，这样再去取鱼刺时，难度和风险就会更大。而且粗暴地吞咽较硬的食物还有可能损伤咽喉和食管，如果鱼刺较硬，还有可能穿透食管壁，损伤颈部的血管、神经等，造成严重感染甚至大出血。因此，这个方法虽然有可能侥幸成功，但是风险很大，不推荐大家采用。

再来看另一种方法——使劲咳嗽、扣嗓子催吐，将刺呕出。用力咳嗽和催吐会对咽喉的黏膜造成损伤，使喉咙变得肿胀而更不利于鱼刺的观察和取出。即便真的成功将刺呕出了，也容易导致咽喉发炎、胃酸反流等问题，后续很可能出现咽喉肿痛及肠胃不适。所以，这种方法也是不建议的。

那么，鱼刺卡喉咙后的正确做法究竟是怎样呢？

第一步，不要惊慌，尝试轻咳两下，咽几口唾沫，看看能否把位置表浅的刺咳出或咽下。

第二步，如果第一步没有奏效，试着含一口水，仰头"咕噜咕噜"漱漱喉咙，再将水吐掉，反复两到三次，看能否将扎得不牢固的鱼刺漱出来。

第三步，倘若上述两个步骤都无效，可以感觉一下鱼刺的位置。如果刺痛感位于喉咙比较浅处，可以自己对着镜子张大嘴巴，用手电照着观察一下，如果能看到鱼刺，手边又有合适的工具（比如筷子或者镊子），可以尝试自己取出。

第四步，如果前三步都没能解决问题，异物感的位置比较深，对着镜子看不到刺，没有条件观察或缺少工具的话，建议大家尽快去医院就诊，让医生用专业器械来观察和取出鱼刺。

总而言之，鱼刺卡喉咙不一定是小事，不要选择喝醋、用馒头噎、抠嗓子催吐等方法，要做的是当机立断，简单快速地判断情况，如果自己不能处理，尽快到医院就诊才是正确做法。

老年人得了神经性耳聋怎么办？
如何保护儿童听力？
"耳屎"要不要掏

耳鼻喉科　潘　滔　张　珂　柯　嘉

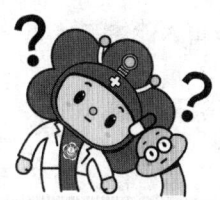

每年的 3 月 3 日是国际爱耳日（World Hearing Day），世界卫生组织（WHO）在 2021 年国际爱耳日上发布了首份《世界听力报告》，人们对如何预防耳聋和听力损失的

认识不断提升,并促进了世界各地的耳和听力保健。2023 年国际爱耳日的主题是"人人享有耳和听力健康",下面就请耳鼻喉科的专家团队,就大家关心的话题进行讲解。

◎ 关注老年人的听力康复

对于重度和极重度感音神经性聋的成人和老年人,人工耳蜗植入是唯一的听力康复手段。由于听力的丧失,许多老年人身处无声世界,会造成老年人自卑、孤独,随之而来的还有一系列的性格改变。人工耳蜗植入能够为他们恢复听力,增强交流能力,建立自信,极大地改善其生活质量。

◎ 影响成人和老年人人工耳蜗植入效果的相关因素

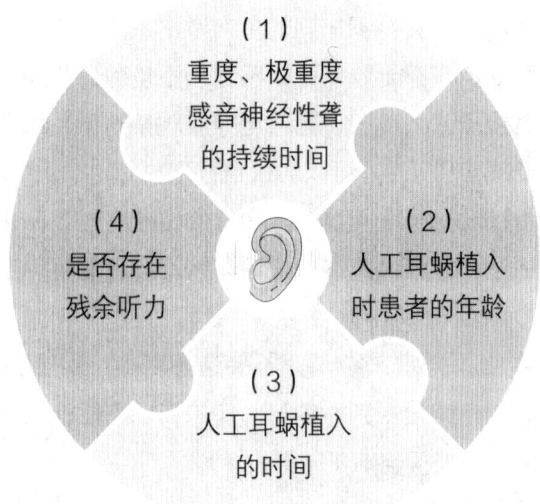

重度、极重度感音神经性聋的成年和老年患者,持续耳聋时间越短,植入人工耳蜗效果越好。人工耳蜗植入能给老年重度耳聋患者带来听力康复的希望。

◎ 保护儿童听力,需要注意什么?

在日常生活中,年轻的父母应该像关注儿童视力一样重视其听力保健。**6 岁以前是小朋友听力及言语发育的黄金时期**,只有听得好,才能说得好。因此,除了医院和社区常规的听力检查外,家长应该在日常生活中观察宝宝对声音的反应。比如,3~4 个月的小宝宝是不是对环境声音(突然的关门声等)有惊吓反射;到 5~6 个月时,宝宝是否能够追声;开始学说话后,宝宝的言语发育速度和清晰程度是否跟同龄儿童一样;对于大一些的孩子，要观察其看动画片的时候声音是否需要开得特别大；另外，当父母、老师叫他时，反应是否灵敏；对于学龄儿童，要注意有无学习困难和课堂注意力不集中等现象。

日常生活中，还要**注意避免听力损伤的相关因素**，如避免给小宝宝听过大的噪声（近距离的鞭炮声、KTV音响声等）；避免使用耳毒性药物；避免严重感染及头部外伤等。

当您察觉孩子的听力可能有异常时，应该及时就诊，由医生进行专业的听力诊断。无论多大的孩子，都可以进行客观的听力检查。一旦诊断孩子出现听力损失，就需要根据情况尽早进行听力干预，包括药物治疗、手术治疗、使用助听器或人工耳蜗等手段，进行良好的听力补偿以及充分的言语康复。只有早发现、早诊断、早干预，才能让听障宝宝健康成长，畅听美好的未来。

◎ "耳屎"到底要不要掏呢？

想回答这个问题，首先我们要了解一下"耳屎"是什么。**"耳屎"是我们外耳道腺体分泌的一种代谢产物，在医学上有一个学名叫做"耵聍"。**

耵聍分为两种类型，一种是**干性的耵聍**，它的外观是碎屑样的结构，可以随着吞咽和咀嚼从耳道皮肤表面自然脱落。**这种耵聍是不需要我们定期掏耳朵清理的。**另外一种是**油性的耵聍**，它的性状更黏稠，像橡皮泥一样，严重的时候会形成硬块，结痂堵塞我们的外耳道，引起耳朵疼痛。耳朵堵塞感严重的时候，还会形成外耳道胆脂瘤，继发中耳感染。

所以在日常生活中，如果是干性的耵聍，就不需要到医院就诊；如果我们用棉签擦出来的是油性的分泌物，就有可能是油性的耵聍，特别是当耳朵出现疼痛、堵塞感、听力下降时，就需要及时到门诊就诊，定期清理耳道中的"耳屎"了。

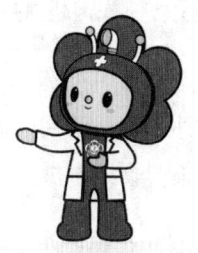

别怕！有些"打喷嚏、流鼻涕"其实都是鼻炎所致

耳鼻喉科　谢立锋

春天，最不缺的就是喷嚏。有的人是感冒，有的人是鼻炎。准确的判断对于后续治疗至关重要，而很多"日常喷嚏"，其实都是源于鼻炎。如何分辨鼻炎类型？应对鼻炎问

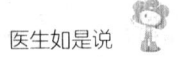

题，又有哪些妙招？

◎ 喷嚏接连不断——过敏性鼻炎

经常有人会接连打数个喷嚏，或者打喷嚏的持续时间较长，而且喷嚏打得比较严重，有时还伴有源源不断的鼻涕伴鼻痒、眼痒，这很可能就是过敏性鼻炎患者接触到过敏原所致。

常见过敏原有花粉、杨柳絮、灰尘、螨虫、猫毛等，还有人会对一些香气、味道、真菌环境等过敏。

◎ 一冷一热打喷嚏——血管运动性鼻炎

冬天从暖和的屋子走到寒冷的室外，夏天从炎热的室外进入空调屋，很多对温度敏感的人经历一冷一热的环境变化后，就会打喷嚏。这主要是因为温度刺激鼻腔，局部血管舒张功能发生了变化，引起局部水样分泌物增多导致，温度适应后症状就慢慢消失了。

◎ 喝热水后流鼻涕——血管运动性鼻炎

许多人吃饱喝足之后，或是在喝热面汤、喝热水时会控制不住地流鼻涕，这跟上面的情况类似，也可能属于血管运动性鼻炎。

◎ 年龄大了容易流鼻涕——老年性鼻炎

随着年龄的增加，有些老年人会不自觉地流出清鼻涕。这可能与鼻腔黏膜退变和身体功能退变引起的鼻腔敏感度变化有关，这种情况称为老年性鼻炎，是一种生理现象，老年人要习惯并适应这种变化。

◎ "神药"失效，鼻病越用越重——药物性鼻炎

许多人喜欢用"通鼻小神药"，吸一吸鼻子就通气，可缓解感冒或慢性鼻炎时的鼻塞症状。但用了一段时间后，管用的时间越来越短，甚至鼻塞愈发严重。这是因为许多"通鼻小神药"里含有血管收缩剂成分，长期、大量使用就会发展成药物性鼻炎。

◎ 如何防治过敏性鼻炎？

虽然过敏性鼻炎不会威胁生命安全，但是也给患者的日常生活带来了诸多不便，严重者还会引发中耳炎、哮喘等病症。因此，面对过敏性鼻炎，也要积极防治，那么各种防治手段是否靠谱呢？

使用偏方

许多人尝试过用偏方，甚至采用往鼻子里插大葱或大蒜的"土方子"。的确有人会因偏方的一时作用或味道的一时刺激改善打喷嚏、流鼻涕的症状，**但由于没有辨证病因对症下药，无法从根本上解决问题，所以大多数人用偏方没有长期效果。**

吃感冒药

很多人鼻炎时，发现吃感冒药会见效，但这并不意味着感冒药可以治疗鼻炎。

感冒药中的一些抗过敏药物成分与治疗过敏性鼻炎的药物成分相似，所以有一定效果。**但感冒药的复方药物成分更多，许多成分是治疗鼻炎所不需要的，因此有用药过度或不足的可能。**

冲洗鼻腔

冲洗鼻腔是近年来比较流行的缓解感冒和鼻炎的方法，这种方法是有效的。

用干净的水冲洗鼻腔，可以减少鼻腔内部的细菌和过敏原，可谓"一箭双雕"缓解症状。

但需要注意的是，不能过频冲洗，以免破坏鼻腔正常环境。

戴口罩

戴口罩可以为鼻腔增加物理屏障，相对减少过敏原的吸入，适合过敏性鼻炎患者。

加强自我管理

过敏性鼻炎，不只提倡药物治疗，更需要综合的健康自我管理，例如明确并远离过敏原、加强健康饮食和运动锻炼等。**通过打造健康的生活环境和增强体质，科学防治过敏性鼻炎，这样才最安全可靠。**

医生如是说

注意这些因素，保护我们的听力

耳鼻喉科 辛颖

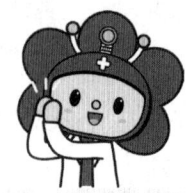

"耳不聋，眼不花"是每个老年人都向往的状态。若想"耳不聋"，就需要保护好听力。只有了解哪些因素可能会损伤听力，合理规避这些损害听力的因素，才能更好地保护我们的耳朵。

年龄是听力损伤的第一大因素。就像年纪大了头发会白、皮肤会长皱纹一样，随着年龄的增长，耳朵也会老化，表现为逐渐、缓慢的听力下降。每个器官都是由血管来提供营养，耳朵分布的血管非常细小，血管一旦出现问题，首当其冲的就是听力。从这个角度来说，保护好我们的血管，预防三高（高血脂、高血压、高血糖），控制好基础疾病是预防老年性听力下降的第一要素。

遗传对听力的影响相当重要。如果您的父母70岁、80岁时听力还非常好，那么很幸运，您发生老年性耳聋的时间可能也会晚一些。遗传因素虽不可改变，但我们可以选择提早预防。

噪声性听力损伤是可以把控的。居家生活中，为了不妨碍家人，很多人选择戴耳机，但如果耳机音量过大或使用时间过长，都会损伤听力。每个人的抗噪声能力是不同的，同样的噪声环境，有的人没事儿，有的人就会听力下降，特别是老年人，要比年轻人更加注意保护听力。一般来讲，医生通常建议连续听耳机一个小时后要适当休息。对于年纪大的人，可能戴半个小时耳机就要休息一下。如果在安静的环境中，我们用耳机通常音量不会太大，但如果在嘈杂的环境中戴耳机，可能发现正常的耳机音量听不清，但是如果把耳机的音量开到超过一半的位置，就有损伤听力的风险了。此时必须放弃听耳机，或者采用主动降噪耳机。需要经常在嘈杂环境中听耳机的人，选择主动降噪耳机有助于屏蔽噪声。

药物性耳聋患者个体差异性较大或跟遗传有关系。少数药品有耳毒性，可能存在耳鸣或者听力下降的风险，这类药物在说明书中会有详细的注明。一些患者使用某种药物1个月后，听力也只有轻微下降，但是对于携带有一些药物性耳聋基因的患者，可能只用了一次，其听力就会明显下降，所以千万要当心。有些药物性耳聋基因如氨基糖苷类抗生素与线粒体基因突变有关，是由母系遗传的。这种遗传方式下，妈妈会把这个基因遗传给她所有的孩子，其中男孩如果碰到这些药物可能会发病，但不会再遗传给他的孩子。因此有药物性耳聋家族史的患者在用药前一定要向医师说明这一情况。

积极预防和治疗耳相关疾病。耳相关疾病可能会带来听力下降，如中耳炎、分泌性中耳炎、胆脂瘤、突发性耳聋、梅尼埃病等，都要及早诊治，不能耽搁。

春天到，喷嚏也到，过敏性鼻炎怎么办

耳鼻喉科　张迎宏

每到春天，总有不少人会出现鼻痒、喷嚏不止，提起这个，您肯定能猜得到，这就是令人烦恼的过敏。春季鼻部过敏是季节性过敏性鼻炎中的一种，俗称花粉症。

春天正是很多树开始授粉的季节，比如华北地区的杨树、柳树、柏树等，花粉的浓度增高，导致过敏性鼻炎，尤其是花粉过敏性鼻炎患者，症状就会凸显。

◎ 过敏原是否需要检测？

是的，如果想确诊过敏性鼻炎，并且了解导致过敏的物质，进行过敏原检测是非常需要的。

◎ 为什么有人会过敏，有人不会？

遗传相关的过敏体质是最主要的原因。除过敏体质外，应该还与环境因素和饮食结构等相关。

◎ 过敏性鼻炎能根治吗？

对于过敏性鼻炎，虽然我们有各种办法可以预防，可以规律控制，可以进行脱敏治疗，但是目前为止还没有可以根治的办法。

◎ 如何缓解过敏性鼻炎的症状？

首先，过敏性鼻炎往往呈周期性反复发作，甚至常年性发作。虽然遗传因素在该病的发生中起到一定作用，但是部分患者可以通过找到明确过敏原、改善环境、尽量避免接触过敏原来缓解过敏性鼻炎的症状。

我们有很多渠道可以得知花粉浓度，天气预报也会有花粉浓度的预报。在过敏原（风

媒花粉）浓度非常高的时候，过敏性鼻炎的患者，尤其是**春季过敏性鼻炎的患者要避免、减少外出**，如果必须要外出的话，可以**戴上口罩和防护目镜**，一旦回到居室内，立即把这些东西摘下，把外套脱掉，可以进行眼睛以及鼻腔的冲洗，减少过敏原附着。

其次，针对发作周期明确者，可在预测发作时提前2周合理应用药物预防，这样能减少发作的概率，即使发作，也有可能减轻病变的程度。最后，**合理的药物控制也是需要的**，但应在医生的指导下使用。

◎ 治疗过敏性鼻炎有哪些常见误区？

很多患者为了快速缓解症状，从一些非正当途径购买可以快速缓解鼻塞的药物，实际上这些药物恰恰会引起药物性鼻炎。

另外，现在很多人都开始进行鼻腔冲洗，这是一个非常好的习惯，但还是要正当操作，如冲洗过快、用力过大会引起**中耳炎**。

还有一些药物，比如一些油剂、薄荷油等，长期使用，大家觉得很舒服，也能使鼻腔通气，症状可以得到缓解，但是这个药物对鼻腔黏膜还是会有一定的影响，所以它并不是一个能够长期使用并且治疗过敏性鼻炎的药物。

关于近视手术，专家为您答疑解惑

眼科　陈跃国

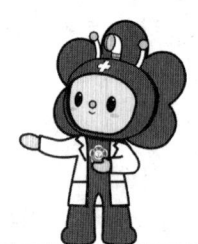

眼健康是大众健康的重要组成部分，而近视是一个困扰很多人的问题。配戴眼镜是矫正近视最有效的方法，但也给许多患者的工作和生活带来了不便。于是，不少患者选择通过手术治疗近视，可是关于近视手术的问题也随之而来。"哪些人可以选择做近视手术？""近视手术安全吗？""做近视手术前需要有哪些准备？"

下面请北医三院眼科屈光手术与视光学专科主任、曾完成数万例手术的陈跃国教授，和您聊聊近视手术的那些事儿。希望通过以下10个问题的解答，帮您解除疑惑。

◎ 近视手术有哪几种类型？

近视手术按照手术部位分为**角膜手术**和**晶状体手术**两大类型。

1. 角膜手术

主要用准分子激光、飞秒激光来完成，又分为角膜表层手术、角膜板层手术。

角膜表层手术包括准分子激光屈光性角膜切削术（PRK）、经上皮准分子激光屈光性角膜切削术（TPRK）、准分子激光上皮瓣下角膜磨镶术（LASEK）等。

角膜板层手术包括飞秒激光辅助的准分子激光原位角膜磨镶术（FS-LASIK，俗称"半飞秒"）、全部用飞秒激光完成的小切口角膜基质透镜取出术（SMILE，俗称"全飞秒"）。

2. 晶状体手术

晶状体手术包括有晶体眼人工晶体植入术（目前主要为 ICL 植入）、屈光性晶状体置换术。

◎ 角膜激光手术与晶状体手术有什么区别？

角膜激光手术是利用准分子激光消融角膜组织，或用飞秒激光切割角膜形成透镜并取出，从而改变角膜的形状，使角膜屈光度与眼轴匹配。

晶状体手术是将一枚定制的晶状体（类似于放入眼内的隐形眼镜）通过角膜边缘一个 2 mm 左右的小切口植入眼内。对于 50 岁以上的患者，也可以先将自身的晶状体取出，再植入一枚人工晶状体，即进行晶状体置换。

角膜激光手术属于外眼手术，双眼可以在同一手术时间完成；晶状体手术属于内眼手术，双眼需分开进行手术。

◎ 哪些人可以选择手术治疗近视？

近视手术适用于有摘镜愿望、年龄在 18 岁及以上、近两年内近视及散光度数稳定（每年度数变化在 50 度以内）的患者。

此外，患者需要进行详细的眼科检查评估，排除圆锥角膜、眼部活动性炎症、感染、重度干眼症等近视手术的禁忌证，以确保全身健康。需要特别提醒的是，女性患者进行近视手术应避开孕期与哺乳期。

◎ 如何判断哪种近视手术最适合自己？

近视手术的方式有很多，手术方法各有优缺点，应根据检查评估结果以及自己的生活、工作特点，在手术医生的指导下进行选择，没有"最好"，只有"最合适"。

◎ 总是听到"半飞秒",这是什么意思?

所谓"半飞秒",指的是用飞秒激光做角膜瓣,然后用准分子激光进行屈光矫正。"半飞秒"的特点是**术中自动眼球跟踪对位,可以根据不同的角膜形态进行个性化的准分子激光消融,以矫正不规则散光。**

◎ "全飞秒"是什么?与"半飞秒"有什么不同?

"全飞秒"是指**手术用单一的飞秒激光完成透镜切割,通过一个2~4mm的小切口将透镜取出。**"全飞秒"的特点是**没有角膜瓣,避免了角膜受外伤后导致角膜瓣移位的风险。**但目前"全飞秒"还不能进行自动对位,没有个性化的切割模式,还不能矫正远视,对术中配合要求相对更高。

◎ 近视手术安全吗?

近视手术还是非常安全的,主要是严格掌控适应证。近视手术常见并发症有术后视疲劳、视觉质量下降(如夜间光晕、眩光、视物重影)、眼睛干燥等。不过,**绝大多数并发症都是暂时性的,只要按时用药、注意休息,一般会在术后1~3个月内逐渐消失。**

◎ 近视手术前,需要做哪些准备?

患者到医院进行眼科检查评估之前,要**先停戴隐形眼镜1~4周**,戴角膜塑形镜(OK镜)的患者,在进行检查评估前需要停戴更长的时间,直至角膜形态恢复正常。

在术前1~3天,按医嘱使用抗生素眼药水,医生也会根据检查结果建议使用其他眼药水,如人工泪液、非甾体抗炎类眼药水等。

手术当天不能化妆、不要抹香水。

◎ 手术后需要在家休养多久?

手术完成当天患者应在家休息,术后第一天到医院复查后就可以去上学或上班,但应避免长时间连续看电脑屏幕或手机,否则容易导致眼睛疲劳。

◎ 近视手术这么方便,为什么很多眼科医生还戴眼镜?

戴眼镜是矫正近视的最常用方法,其特点是简单、安全、有效。近视手术是一种选择性手术,假如自己有摘镜的需求或愿望(比如工作环境不能戴眼镜、喜欢或经常进行体育运动、觉得戴眼镜不方便或影响美观等),并且各项检查指标符合近视手术的要求,就可以选择手术。其实，眼科医生及亲属、朋友，也有许多人进行近视矫正手术，总之应根据自身情况，选择最适合自己的治疗方式。请大家关爱眼睛，保护眼健康。

青光眼患者使用药物控制眼压，需要注意什么

眼科 范 翔 吴玲玲

就像应用降血压药物来控制高血压一样，很多青光眼患者需要终身使用滴眼液来控制青光眼。那么，常用的降眼压药物有哪些？使用时有哪些注意事项？

◎ 前列腺素类药物

特点：开角型青光眼的一线、首选用药，降眼压幅度大，几乎没有全身副作用。

副作用：眼红、眼痒、睫毛增长、眼皮变黑、眼窝凹陷、看近模糊等；眼睛发炎的患者慎用。

使用频率：每晚 1 次。

临床常用：拉坦前列素、曲伏前列素、贝美前列素、他氟前列素。

◎ β 肾上腺素受体阻滞剂

特点：降眼压幅度中等偏上，长期使用时作用会逐渐减弱，夜间效果不佳，不要晚上用药。

副作用：心率下降、血压下降、气管痉挛、毛发脱落、性欲减退等；心脏病、哮喘患者禁用。

使用频率：每天 2 次（天黑之前用药）。

临床常用：马来酸噻吗洛尔、左布诺洛尔、盐酸卡替洛尔、倍他洛尔。

◎ α 肾上腺素受体激动剂

特点：降眼压幅度中等，夜间效果欠佳；可能有潜在的视神经保护作用。

副作用：眼红、眼痒、低血压、晕厥、嗜睡、焦虑、抑郁等；司机、高空作业者禁用；3 岁以下儿童禁用，3 岁以上儿童慎用。

使用频率：每天2~3次。
临床常用：溴莫尼定。

◎ 碳酸酐酶抑制剂

特点：降眼压幅度中等偏下，夜间作用可，可以睡前用药；磺胺类药物过敏者禁用。
副作用：视物模糊、刺痛、角膜炎、结膜炎、皮炎（滴眼液）；感觉异常、麻木、低钾、酸中毒、肾结石、骨髓抑制（口服药）。
使用频率：每天2~3次。
临床常用：布林佐胺、醋甲唑胺、乙酰唑胺。

◎ 联合制剂——复方制剂

特点：将以上几类药中的两类制成固定复方制剂，可增加降眼压幅度、减少用药次数。
临床常用：拉坦噻吗、贝美素噻吗洛尔、布林佐胺噻吗洛尔、布林佐胺溴莫尼定。

◎ 拟胆碱药

特点：缩瞳、拉开房角，常用于急性闭角型青光眼；但也有可能诱发恶性青光眼。
副作用：眼周及眼内疼痛、视物模糊、加重眼内炎症、头痛、鼻塞、出汗、胃肠道紊乱等。
使用频率：每天2~4次。
临床常用：毛果芸香碱。

◎ 高渗脱水剂

特点：迅速脱水、大幅度降低眼内压，为急诊常用药。
副作用：水电解质紊乱、糖尿病酮症酸中毒（糖尿病患者慎用）；心力衰竭、肾衰竭、脑疝（心、肾功能不全及高龄者慎用）。
使用频率：遵医嘱。
临床常用：甘露醇（静脉输液），异山梨醇（口服液）。

◎ 用药原则

上述治疗青光眼的药物种类繁多，特点和副作用各异，为了让广大患者能够更加有效地使用抗青光眼药物，避免使用误区，特总结"**一不、二要、三定期**"的原则便于患者记忆与遵循，从而合理用药。

"一不"——不凭自我感觉用药

很多患者都存在这样的误区：眼压高时用药，眼压不高就停药；有药时用药，药用完了就停药；感觉不到眼压下降，认为药物不起作用而停药；自我感觉病情没什么变化，认为药物不起作用而停药；用着一种降眼压药，感觉挺舒服，长期使用就不复查了；认为点药次数越多，降眼压效果应该越好。

以上做法都是错误的，极易造成眼压失控以及其他药物不良反应。**正确的做法是：必须按照医嘱，切不可擅自更改使用方法。**

"二要"——要终身降眼压治疗、要关注疾病进展

"要终身降眼压治疗"意味着治疗要持之以恒，将每天滴眼药作为日常生活的一部分；"要关注疾病进展"是要关心自己所患青光眼的类型、程度以及疾病是否被控制。为了配合长期治疗，请妥善保存病历及相关资料。

"三定期"——定期查视野、定期查眼底、定期查眼压

不同类型的青光眼以及同一类型的不同阶段，患者所需要降低眼压的程度是不一样的。切勿认为眼压已经降至 21 mmHg 以内就万事大吉了，其实视野稳定、眼底视神经萎缩不再恶化才是青光眼有效控制的标志。因此，一定要定期复查。

此外，药物治疗有一些缺点，除本身的副作用外，长期使用抗青光眼滴眼液也会导致毒性角膜、结膜病变，需要遵医嘱停药、更换治疗方案；并且药物降眼压的效果是有限的，如果使用 2~3 种以上眼药水还不能有效降眼压，则需要采取激光、手术等治疗方法。

白内障必须成熟才可以做手术吗？可以药物治疗吗

眼科　江晓丹　李学民

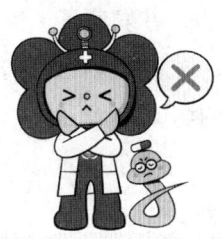

70 岁的顾大爷，最近感觉视力明显下降，到医院一检查，发现双眼白内障合并浅前房，医生建议尽快手术。一听到要给眼睛做手术，顾大爷特别害怕，赶忙拒绝，"不是说

白内障需要等熟了再做吗?"回到家之后,顾大爷还是有些担心,就到药店买了一些滴眼液自行治疗,但是点了药物并没有好转。

没过两个月,顾大爷右眼突发眼痛,还出现了头痛、恶心、呕吐,赶紧来到医院急诊,医生诊断为白内障膨胀继发青光眼。急诊降眼压后,医生为顾大爷紧急做了手术,但术后右眼视力只能矫正到0.4。体会过眼压急性升高的痛苦后,顾大爷不再有任何犹豫,决定进行左眼的白内障手术。手术十分顺利,顾大爷的术后视力1.0,恢复得特别好。顾大爷对手术效果非常满意,但同时也很懊悔,要是当时早点做手术,右眼视力也许就能保住了。

老年性白内障是我国最常见的老年性致盲性眼病之一。它是一种正常的老化现象,我们眼部的晶状体随着年龄的增长逐渐混浊,影响光线进入,从而影响视觉质量。通过顾大爷的经历我们可以看到,大家对白内障的认知存在两大误区:**白内障必须成熟了才可以做手术;药物能够治疗白内障**。针对这两点,我们来逐一击破。

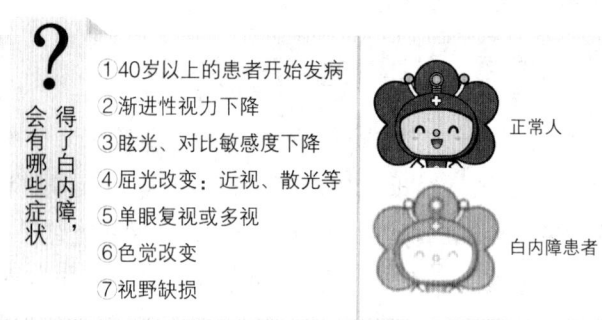

得了白内障,会有哪些症状
① 40岁以上的患者开始发病
② 渐进性视力下降
③ 眩光、对比敏感度下降
④ 屈光改变:近视、散光等
⑤ 单眼复视或多视
⑥ 色觉改变
⑦ 视野缺损

正常人

白内障患者

◎ 误区一:白内障必须成熟了才可以做手术

这种说法已经是老黄历了,这是三四十年前的说法,那个时候显微手术刚刚起步,白内障手术切口大、并发症多,当然是等到不得已时才做。

随着技术的发展,现在超声乳化白内障手术切口非常微小,仅仅通过一个很小的、甚至是小于3mm的切口,就可以将混浊的白内障粉碎吸出,然后植入一枚透明的人工晶状体。

由于现在这种微创手术技术已经非常成熟,手术时间5~10分钟,患者不需要再去等待白内障成熟。

如果白内障程度太重,一方面会增加手术的难度,增加术中超声乳化的能量,同时可能会出现一些并发症,例如开头提到的顾大爷出现了急性眼压升高,有的患者还会发生晶体脱位等,从而增加手术风险,降低术后视力。因此,"白内障必须成熟了才可以做手术"的说法已经过时了。

◎ 误区二：药物能够治疗白内障

就目前临床已上市的药品中，还没有任何一种药物能够逆转白内障的发展，无论是全身用药还是局部滴眼液。手术是白内障唯一的治疗方法，这也是顾大爷点药却不见好转的原因。如果患上了老年性白内障，不用焦虑，这是一种正常的老化现象，等待合适的时机进行手术即可。

说到这里，有的朋友可能会问，白内障最佳的手术时机是什么时候呢？医生建议，进行白内障手术的最佳时机是在矫正视力为0.3~0.6时，但是如果有白内障引起的浅前房、屈光参差、单眼复视或者眩光等，建议适当放宽手术指征，尽早手术。

预防近视，科学护眼，重视全眼健康

眼科　吕会斌

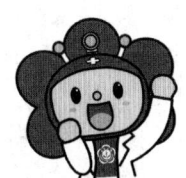

前段时间，医生在门诊见到了一位久违的"老朋友"乐乐小朋友。说是"老朋友"，是因为乐乐从第一次来门诊就诊到现在已经4年了。乐乐9岁那年检查出了近视，而且度数很高，双眼大概都有400度。通过积极治疗，乐乐的双眼近视度数控制在了500度以内。每3个月乐乐都会来复查一次，因此与医生成了经常见面的好朋友。那为什么说是"久违"呢？原来这一年乐乐恰逢"小升初"，学业紧张，所以近一年都没来复查。

这次来到门诊，乐乐提到自己近1个月来出现了明显的视力下降、看东西模糊等现象。但是正值准备考试期间，就没能及时来复查。听到这里，医生内心不由紧张了一下。检查发现，乐乐的右眼视力0.4，左眼视力0.8。进一步进行眼底检查，发现乐乐的右眼发生了视网膜脱离，甚至已经发生了一段时间，蔓延到了黄斑部边缘。第一时间联系眼底医生后，尽快给乐乐进行了视网膜脱离手术治疗。手术后，乐乐经过了3个月的恢复，眼底状况基本稳定。检查视力，右眼矫正视力恢复至0.6。直到这时候，医生才总算松了一口气，总算没有太坏，保留住了一部分视力，没有进一步恶化。

乐乐的经历让医生有些痛心。一是乐乐近视年龄早，近视度数高，具备近视眼底病变（如视网膜脱离）的高风险，因此，半年定期做眼底检查可以预防并及时发现视网膜脱离的情况发生。二是乐乐的近视虽然控制效果很好，但是发生眼底病变的风险依然存在。乐乐在初次感觉视力下降的情况下没能及时就诊，1个月后病变范围扩大，导致术后视力仅能稳定在0.6，还是有些遗憾的。

科学预防近视，是提升全民普遍眼健康的关键。虽然大家都不想因为戴眼镜而造成不便，但这绝对不是近视最可怕的问题。我们提倡预防近视、积极控制近视发展的最根本的原因是近视带来的潜在全眼健康问题，尤其是高度近视的危害，将会产生更大的影响。高度近视常见的并发症有视网膜裂孔、视网膜脱落、黄斑出血、黄斑劈裂等。而这些疾病将会带来不可逆的全眼健康危害，一旦发生，将对视力造成无可挽回的损失。部分高度近视患者屈光度会进行性加深，并出现典型的眼底改变。因此每年进行1~2次的眼底检查，对预防近视相关的眼底病变尤为重要。

◎ 如何有效防控近视

1. 增加户外活动

户外活动时间少、近距离工作时间长的孩子近视发生率是户外活动时间多、近距离工作时间短的孩子的2~3倍。户外活动时间与屈光度数和眼轴长度的增长速度均显著相关。

建议每天户外阳光下活动不少于2小时，或者每周累积达到14小时。

2. 减少长时间近距离用眼

持续、近距离用眼易诱导近视形成。减少近距离用眼，尤其是减少持续的近距离用眼可有效预防近视的发生和发展。

建议持续用眼20~40分钟后，应休息远眺几分钟。保持正确的读写姿势，做到"一拳、一尺、一寸"，即胸口距离桌子一拳，眼睛距离书本一尺，手指距离笔尖一寸。长时间读书写字也会导致近视发生，因此在学习过程中一定要遵循上述科学用眼原则。

3. 正确使用电子产品

如今在家上网课，电子产品的使用必不可少。电子产品容易诱发视疲劳和干眼症，因此对于电子产品的使用时长一定要控制。

观看电子产品建议遵循"20-20-20"法则：每20分钟远眺20英尺（约6米）以外的地方20秒以上。另外，选择电子产品时应尽量使用大屏幕电子产品，并且保证足够的清晰度和合适的亮度，观看距离不少于50厘米。

4. 重视学习环境对近视的影响

光线过强或过暗都会给眼睛带来不良影响。因此在学习的时候，要注意打开房间的环境照明，并且辅助台灯，保证学习环境的亮度充足。对于右手写字的小朋友，台灯建议放在左前方，避免遮挡和眩光；反之亦然。

5. 科学控制近视，延缓近视进展

如果已经发生近视，一定要进行正规的医学检查，制订科学规范的近视防控方案。包括配戴框架眼镜、角膜塑形镜，应用低浓度阿托品以及手术治疗等。同时关注双眼视功能的影响。延缓近视进展，从而减少近视并发症的发生率。

6. 定期检查眼底，注重全眼健康

在近视的复查过程中，控制近视度数增长是一方面，另外还需要全面检查全眼健康。近视发生年龄较低也是发生近视相关眼底病变的高危因素，因此可以每年进行1~2次眼底检查，预防并尽早发现眼底问题，减少并发症的损害。

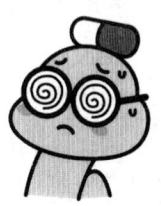

白眼球上有一片红，难道是眼底出血了

眼科 陆遥

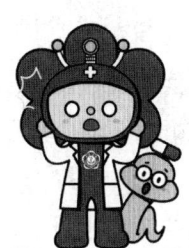

很多患者来眼科就诊时会很恐惧和担忧地问："医生，我的白眼球上有一片红，难道是眼底出血了？"实际上这并非眼底出血。患者对着镜子发现白眼球上一片红，或者被别人发现白眼球发红，不是眼底出血，而是结膜下出血，通常可能因用眼过度、视疲劳、揉眼睛、血压高、服用活血药物、咳嗽、提重物等引起。而要知道什么是真正的"眼底出血"，需要首先对眼底的概念有个正确的认识。通常而言，眼底主要指的就是玻璃体、视网膜以及脉络膜这些相邻的组织。由于出血的部位不同，眼底出血可以进一步分成视网膜内出血、视网膜前出血、视网膜下出血、色素上皮下出血、脉络膜上腔出血等多种情况，玻璃体内没有血管，因此玻璃体本身不会发生出血，但当视网膜内或视网膜下的异常血管

出血量较大时，血液可以进入玻璃体腔，引起玻璃体积血。对于某些视网膜血管性疾病而言，玻璃体积血的发生往往提示视网膜新生血管的出现，标志着疾病进展到更为严重的增殖阶段。由于出血部位以及出血量的差异，眼底出血的患者可能从完全没有自觉症状到出现完全的视力丧失。

临床上发现眼底出血后，更重要的是明确出血的原因。常见原因有以下几种情况。

（1）视网膜静脉阻塞：可分为主干血管阻塞和分支血管阻塞，后者在临床上更为常见。视网膜静脉阻塞与长期高血压、高血脂这些全身基础疾病有直接关系，视网膜内硬化的动脉压迫静脉使得静脉回流障碍，血液淤滞，引发视网膜内出血。

（2）糖尿病视网膜病变：长期高血糖造成视网膜内微循环障碍，毛细血管内皮的屏障功能遭到破坏，血管内血液成分渗漏到视网膜内形成出血、渗出。疾病后期由于视网膜长期缺血，继发形成新生血管，新生血管是在短时间内快速形成的结构极其幼稚的血管组织，其屏障功能极差，极易引起视网膜前出血及玻璃体积血。

（3）老年性黄斑变性：随着年龄增长，黄斑区视网膜与脉络膜之间的代谢产物不断堆积，使得外层视网膜处于缺血缺氧状态，继发脉络膜新生血管形成，引起视网膜下出血及色素上皮下出血。

（4）玻璃体后脱离：随着年龄增长，眼球内部的玻璃体和视网膜这两个组织逐渐发生分离，在这个过程中玻璃体可能把视网膜拽破，造成玻璃体积血，甚至有相当一部分患者还隐藏着视网膜裂孔，若未及时发现会演变为视网膜脱离。除了这些最常见的原因，视网膜及脉络膜组织的先天发育异常、炎症、肿瘤及外伤也是引起眼底出血的可能原因。

眼底出血的治疗不能一概而论，根据不同的原因和部位，医生会选择保守观察、眼内药物注射、激光治疗及手术治疗几种不同的治疗方式。当然，很多眼底出血与全身系统性疾病密切相关，因此对这些基础疾病的控制也极为重要。

最近看灯光时四周总是有彩虹一样的光晕，该不会得青光眼了吧

眼科　张　纯

青光眼有多种类型，而每种类型的症状也不尽相同。下面就为大家讲解不同类型青光眼的症状以及如何判断自己是否得了青光眼。

◎ 急性闭角型青光眼

我们从病情最紧急的急性闭角型青光眼说起。由于在急性发作期眼压快速飙升，患者会感受到发作眼的剧烈疼痛，同时疼痛还可以放射到眼眶周围、鼻窦、耳根、牙齿等处，即患侧眼和头部剧痛。不仅如此，患者可出现视力骤降，甚至只能感觉到眼前光亮，此时用手触摸眼球可感觉其非常坚硬。同时，急性发作期患者常有全身症状，如恶心、呕吐、出汗、发热、寒战、腹泻等。此时应尽快就医，并在就诊时及时向医生说明眼部的症状，有助于医生对疾病进行判断。

◎ 原发性开角型青光眼

接下来要提到的类型，其症状与上面所说的急性闭角型青光眼截然相反，也是青光眼被称为"窃取视力的沉默盗贼"的主要原因。原发性开角型青光眼是一种病程进展缓慢、表现隐匿的类型，在早期没有显著的临床症状，有些患者只感觉轻度的眼胀、头痛和轻微的视物模糊，常被认为是视疲劳、神经血管性头痛等，而待到患者出现明显的视力下降、视野缩小等视功能损害症状时，视神经的损伤已经比较严重。

◎ 慢性闭角型青光眼

慢性闭角型青光眼与原发性开角型青光眼类似，也是早期没有明显症状。有的患者眼压升高至 30 mmHg 以上才会出现轻度角膜水肿，这时患者可感觉到看眼前物体像中间隔了一层雾，也有患者说看灯光时周围笼罩着彩虹一样的七彩光晕，这种现象称为"虹视"，而当患者走到光线明亮处，这些症状就全部消失了。这种现象提示患者已经出现眼部疾病，且发作频率越高、持续时间越久，病情越严重，应及时去医院就诊。

通过上面的讲述，我们可以了解到，多数类型的青光眼是起病隐匿的，没有明显的症状，而出现症状时眼睛已经受到严重损害。那么我们如何判断自己是否患病呢？这就需要早发现、早诊断、早治疗，而定期体检是最重要的筛查手段。

眼科医生通过多种检查结果可以诊断青光眼。在出现症状之前，体检医生通过一些基本的检查就能发现是否可能患上了青光眼，并建议到眼科做进一步排查和确诊。让我们来了解一下这些方法。

◎ 视神经检查

眼科医生通过眼底镜检查或者眼底图像检查可以观察视神经的颜色及形态，提示视神经可能出现异常改变。在视神经的各项测量指标中，青光眼医生最常用的一个指标在专业

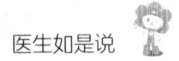

上称为杯盘比，也叫 C/D，即视杯与视盘的比值。杯盘比在一定程度上可以反映青光眼的患病程度。如果体检医生发现杯盘比偏大，就会建议患者尽快到眼科进行下一步检查以确定是否患有青光眼。

使用眼底镜检查视神经的优势是其对视神经的颜色和视杯的深度看得更清楚；拍摄眼底照片的优势是更加快捷、客观、方便留存和长期对比。两者优势互补，许多时候医生会建议两种检查都做。通常建议患者每年检查一次眼底以动态观察视神经的变化。

除了眼底照片和眼底镜检查，现在还有一些更先进的视神经分析仪器，可以帮助医生更好地判断患者视神经有无损伤和损伤程度，必要时医生会建议患者进行相应的检查。

◎ 眼压检查

多数的青光眼患者存在房水产生过多或流出受阻的情况，从而导致眼内压升高、压迫眼球后方的视神经，进而可能导致视神经损伤、造成视野缺损。眼内压升高是青光眼发生、发展的主要危险因素。因此眼压是观测青光眼患者病情的一个重要指标。

眼压计是用于测量眼内压的仪器。可以分为接触式和非接触式两大类。其中接触式眼压测量法中的 Goldmann 眼压测量法是国际最流行、目前公认测量眼压最准确的方法。

眼科医生为患者进行该项检查时，会先给患者滴麻醉药，然后患者坐在裂隙灯前，将一个塑料棱镜轻轻放置于患者角膜表面测量眼压。气动眼压计是一种非接触式眼压测量仪，仪器通过喷出一股气流至角膜来测量眼压。由于气动眼压测量时不直接与眼睛接触、不需要滴用麻醉药，操作起来更为简单快捷，大多数时候医生也会选择为患者进行气动眼压测量。

◎ 视野检查

视野检查是评估视神经损害程度的一种重要方法。有助于眼科医生了解患者青光眼的程度及病情是否进展。有几种检查方法供眼科医生选择：动态、静态、自动或手动。

最常用的是计算机化视野检查，检查时，患者将下巴放在计算机屏幕前面的一个平托上，平视正前方，机器会在患者的前方不同方位随机显现一些强弱不一的光点，当患者感觉到视野中有光闪烁时就按一下手中的按钮。检查结束时，眼科医生将得到一张患者的视野打印图。由于视野检查需要患者的理解和配合，因此结果的准确性会受到患者对检查过程的理解程度和操作熟练程度的影响。

◎ 其他检查

角膜厚度检查能够协助矫正眼内压以保证眼内压测量的准确性，电生理检查能够辅助判断视神经损伤的程度等，必要时医生也会为患者进行相应的检查。

当完善必要的检查后，医生会对所有的检查结果进行综合判断，从而告知患者是否患有青光眼，并推荐诊疗方案。

"迎风流泪"有玄机

眼科　周吉超

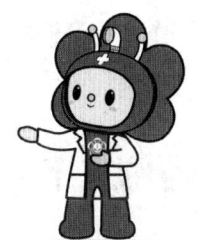

每当寒冷季节，不少中老年人总会被迎风流泪所困扰，甚至不少人呈常年性"流泪"。遇到此情况，切不可单纯认为"年龄大了流泪是正常现象"，不少情况可能是重大的健康隐患，且听北医三院的眼科医生为我们讲解一下这令人烦恼的"流泪"。

正常人的泪液由泪腺等泪液产生组织分泌，通过眨眼，泪液可润滑眼球表面，一部分自然蒸发，另一部分经过泪道从鼻腔自然排出。因此，除了表达情感（如悲伤时痛哭流涕）之外，泪液更重要的作用在于润滑眼球，因此泪液的产生和排出是一个动态平衡，能保持润滑眼球的始终是新鲜的泪液，可谓"流水不腐"。

从泪液产生和排出的原理来看，能感知到流泪，不外乎两种情况：一种是泪液产生过多，另一种则是泪液排出障碍。泪液产生过多的常见情况有情绪表达（如悲伤大哭）、异物刺激（如眼里进沙子）、倒睫毛刺激、眼病刺激（如红眼病）等。泪液排出障碍的常见情况有先天性泪道阻塞、外伤、泪道功能不全、泪囊炎、泪囊肿瘤等，除青壮年外伤外，是婴幼儿和中老年人的常见病和多发病，发病年龄呈现典型的"一老一小"分布。下面分析临床最常见、最典型的中老年慢性泪囊炎。

鼻泪管是泪液排出通道的最后一段狭长弯曲的通路，中老年女性细长程度尤其明显。慢性泪囊炎是鼻泪管阻塞的基础上继发致病菌感染而引起的泪囊慢性炎症。患者反复流泪甚至流脓，挤压眼角可能有脓液溢出。在免疫力低下时慢性炎症可能发生急性扩散，严重威胁视力，甚至有生命危险。更常见的情况是，很多中老年患者是在白内障手术之前做常规泪道冲洗时，发现泪道不通甚至冲洗出脓液才被诊断的。要知道，眼角隐藏着一包脓液，做任何眼部手术都是高度危险的，因此慢性泪囊炎又被称为中老年人群眼部的"定时炸弹"。

慢性泪囊炎的诊断通过冲洗泪道即可大部分确诊。传统的治疗方法是经皮肤切口的泪囊鼻腔吻合术（Ex-DCR），顾名思义，该方法需要经过内眼角的皮肤切口，虽然手术效果好，但是可能遗留面部瘢痕，为此医生一直在寻求不留瘢痕的手术方法。得益于内窥镜

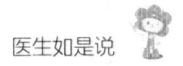

技术的进步，如今泪囊炎治疗进入了微创时代。经过泪点和鼻腔这些天然通道可以实现泪道阻塞的手术治疗（如 En-DCR），使面部不遗留瘢痕成为可能。

进入冬季，在冷空气刺激因素下，流泪是眼疾显露的季节，呼吁广大患者，尤其是中老年患者不要轻视"流泪"这一常见现象，正规就医，以免贻误病情。

春天来了，我的鼻涕眼泪也来了

眼科　周吉超　　耳鼻喉科　张迎宏

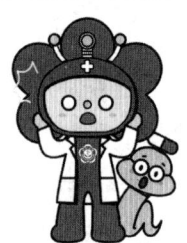

盼望着，盼望着，东风来了，春天的脚步近了，我的鼻涕眼泪也近了。

每每春暖花开之际，总有不少人会出现眼痒、眼红、鼻痒、喷嚏不止，您肯定能猜到，这就是令人烦恼的过敏，眼部的过敏称为季节性过敏性结膜炎，鼻部的过敏称为季节性过敏性鼻炎，俗称花粉症。

季节性过敏性结膜炎和鼻炎都是由Ⅰ型超敏反应引起的超敏性疾病，多在春秋季节发病，是眼部和鼻部最常见的过敏性疾病。根据统计，人群中至少有 15% 的人受该类疾病的困扰，在过去的几十年中，全身过敏性疾病呈现发病率逐年升高的趋势，有一半的人会产生眼部和鼻部的症状。

季节性过敏性结膜炎和鼻炎是由环境中的过敏原引起的，不同地域的过敏原差异可能很大，但主要是户外树木和草木的花粉，例如在华北地区，每年 3 月份往往是由榆树授粉来开启一年一度的"过敏大幕"。此外，全球变暖、雾霾等环境污染也会对发病率和严重程度造成重要影响。

◎ **过敏性结膜炎和鼻炎的发病机制**

过敏性结膜炎和鼻炎是 IgE 介导的Ⅰ型超敏反应，肥大细胞脱颗粒，放出组胺等化学物质，从而激活一系列血管反应，表现出眼红、眼痒、眼肿、流鼻涕、打喷嚏等一系列过度敏感的不适表现。

◎ **得了过敏性结膜炎和鼻炎怎么办？**

过敏性结膜炎和鼻炎属于自限性疾病，大多数不会遗留严重的后遗症，但是它往往呈周期性反复发作，甚至常年性发作。虽然遗传因素在该病的发生中起到一定作用，但是部分患者可以找到明确的过敏原，因此，改善环境和健康教育，尽量避免接触过敏原是相对更重要的预防措施。

◎ 预防措施

对于健康人群，雾霾天气里佩戴口罩和防护目镜，进入室内及时洗脸，手动洗鼻或者鼻腔冲洗，可以减少过敏原附着。

对于患者，学会脱离敏感的花粉来源等致敏环境，过敏季节居室内关窗，使用空气净化器，降低室内过敏原浓度。

对于发作周期明确者，可在预测发作时提前2周合理应用药物预防，这样能减少发作的概率，即使发病也可能减轻病变的程度。

◎ 治疗方式

可采取物理治疗，局部冷敷，每日3~4次，持续1~3周，可以有效减轻眼红、眼痒等不适症状；应避免揉眼（这是一条听起来很容易，执行起来很有挑战的建议），揉眼一时舒服，但可能加重本来就不稳定的肥大细胞脱颗粒的进程，后者正是引起各种不适症状的罪魁祸首，这也是为何揉眼后眼痒反而加重的重要原因之一。

◎ 药物治疗

治疗过敏的药物包括抗组胺药（代表药物是氯苯那敏和依美斯汀）、肥大细胞稳定药（代表药物是色甘酸钠）、双效作用药物（代表药物是奥洛他定）、甾体类抗炎药（代表药物是泼尼松龙）等。

建议在眼科医生诊断明确并开具处方后再用药，因为过敏性结膜炎至少有五种亚型，本文讲述的季节性过敏性结膜炎仅是其中一种最常见的亚型，诊断明确才是治疗有效的前提，对于经常发生春季卡他性角结膜炎的儿童青少年群体，尤其要引起重视。此外郑重提示，切不可随意滥用时下网红的日本药店非处方鼻喷剂和眼药水，这可能引发药物性鼻炎和眼部损害。

◎ 在家中如何滴眼药

点眼药前准备

（1）洗净双手；
（2）核对眼药水名称，检查有效期；

（3）选择一个舒适的体位，仰卧或坐位都可以，坐位时将头后仰。

帮他人滴眼药

嘱咐患者将眼睛朝自己上方头发的位置注视，而不是盯住眼药瓶。用非优势手手指或棉签轻拉下眼睑，使下眼睑与眼球之间形成一个囊袋样的空隙，优势手持眼药瓶，在离眼球 1~2cm 的位置将 1 滴眼药水滴入刚刚拉开的下眼睑囊袋样空隙内，然后嘱咐患者轻轻闭眼 2 分钟，让药物充分吸收。如果药物有溢出，用棉签擦拭干即可。

为自己滴眼药

双手或单手操作皆可。双手操作时，优势手持眼药瓶，非优势手拉开下眼睑；单手操作时，优势手拇指、示指和中指持眼药瓶，无名指拉开下睑；先注视药瓶由远及近靠近眼球到达 1~2cm 位置后，停止靠近，眼球向上方头发的位置注视，避开药瓶，同时挤压药瓶使 1 滴眼药水滴入下睑结膜囊。

滴眼药水注意事项

（1）打开瓶盖时，瓶盖不能内面朝下置于桌面甚至是污染区，可倒放或者始终手持，防止污染整瓶眼药水；

（2）滴眼药过程中，始终不要让药瓶口接触眼睛或睫毛，以免反向污染整瓶眼药水；

（3）每次滴眼药水，仅需 1 滴，多点反而会降低药物效果；

（4）如果需要点两种甚至多种眼药水，每种之间间隔 5~10 分钟；

（5）某些特殊药物，滴完后可能需要用手指压迫内眦处 2~3 分钟，以减少全身吸收。

秋冬护眼小贴士——除了使用滴眼剂，还有这些缓解眼部不适的方法

药剂科 蔡 旭 赵 欣

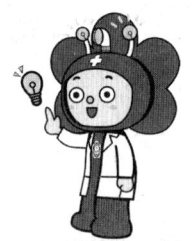

秋冬季节比较干燥，泪液蒸发较多，加上很多人户外活动减少，经常宅在家中看电视、上网，导致近距离用眼过度，很容易出现眼睛发干、发涩等症状。

很多人日常生活中都用过缓解上述症状的滴眼剂，如玻璃酸钠滴眼液、羧甲基纤维素

钠滴眼液、聚乙二醇滴眼液等。但是您知道该如何正确使用滴眼剂、如何进行眼睛的日常保健及饮食调理吗?

在使用药物之前,要洗净双手,核对药品,用前摇匀并挤出第一滴药液弃之不用(减少污染机会)。一般采取坐位,头往后仰,眼往上看,左手一指轻轻扒开下眼睑,使之形成兜状,右手持药瓶,距离眼睑1~2 cm,不要使眼药瓶口接触到眼睑或睫毛,将药液从外眼角侧滴入,一次1滴。然后闭眼1~2分钟,轻轻转动眼球使药液均匀分布,同时并用手指按压眼内眦(靠近鼻梁处眼角),以防药液分流降低局部药物浓度及药液经鼻泪管流入口腔引起不适,若有药液溢出,可用药棉或纸巾擦拭。

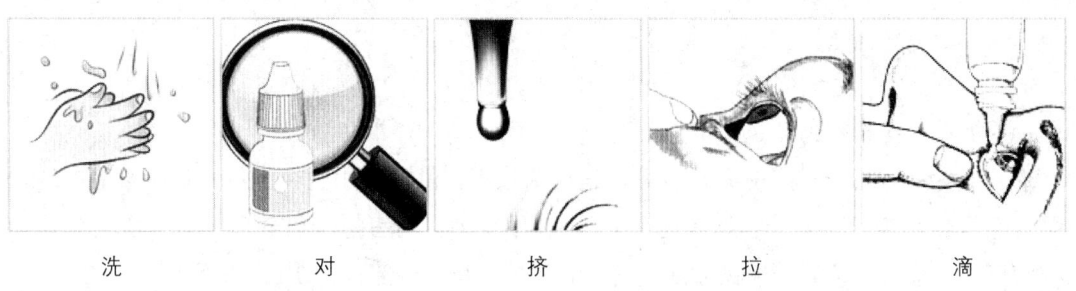

洗　　　　对　　　　挤　　　　拉　　　　滴

使用药品时应该注意以下几点。

(1)
如果眼内分泌物过多,
应先清理分泌物再滴,
以免影响疗效

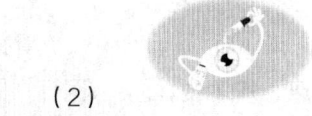

(2)　　　　　　　　　　(3)
如果戴隐形眼镜,　　　如果同时使用两种以上滴眼剂,
要先摘下来再滴　　　　应该间隔5~10分钟

还有值得提醒的一点,滴眼剂开封后使用期限不得超过4周,切勿和有效期混淆。滴眼剂开封使用后不要随手放在衣袋里、桌面上或者暴露在阳光下,应按照说明书放在避光、阴凉处保存。同时提醒大家,眼药水不能随便乱用,一定要在有指征时按照医生处方使用。

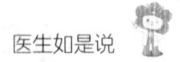

医生如是说

除了使用眼药缓解症状外,在生活中还可以通过中医疗法来缓解眼部不适,中西结合,让您的眼睛更加舒适!

(1)按摩:按摩百会、睛明、太阳、四白等穴位,能养血润目,增加泪液分泌,缓解眼睛干涩。

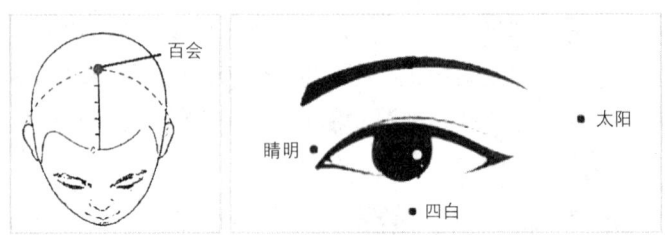

(2)药茶:枸杞菊花茶,取枸杞 10 g,菊花 5 g,开水冲泡饮用。

(3)食疗:对干眼症患者,核桃仁是首选食物,每晚食用两个,可起到缓解症状的效果;还可食用枸杞猪肝汤,取枸杞 20 g,猪肝 50 g,两者煲汤可养血明目;也可食用银杞明目粥,取银耳 15 g,枸杞 15 g,鸡肝 50 g,有补肝益肾,明目养神的功效。

(绘图 蔡 旭)

经常戴耳机听歌,竟让他差点丢了工作

职业病科 关 里

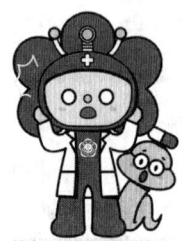

关医生刚刚给一位工人做完检查,一个阳光帅气的小伙子拿着听力检查单急匆匆地闯进职业健康检查诊室,没等关医生反应过来,就紧张地问:"医生,医生,我耳朵是不是聋了?"

"来,坐下慢慢说,你是做什么工作的?"原来,小伙子是汽车行的钣金工,已经工作5年,前几年的检查结果和医生建议都没有引起他的重视,直到刚刚体检后听力检查结果提示,他可能不再适合做现在的工作,这才让小伙子紧张又着急,可他自己从来没觉得自己"聋了"。

这是怎么回事呢?原来小伙子所从事的钣金工种,工作中长时间接触噪声,日积月累会损伤听力。但是与小伙子同时进厂的工友听力都正常,而且单位防护做得好,生产环境的噪声也符合国家要求。

医生仔细询问才发现,其实小伙子的听力下降与他爱戴耳机听歌产生的"非职业性"噪声有关,当听力下降达到一定程度,出于对劳动者的保护,就必须被调离。

◎ 什么叫"非职业性"噪声？怎么会有"非职业性"噪声？

现在很多年轻人,为了追求一种震撼效果,常常佩戴耳机听音乐,有时甚至在戴耳机的状态下,周围的人都能听到他的音乐声。据报道,这种耳机声音强度可高达 120 分贝,已经远远超过我们规定的工作环境噪声强度标准限值 85 分贝。可想而知,长时间高音量戴耳机,无异于噪声作业,而此噪声不就是"非职业性"噪声吗？

上面提到的这位阳光帅气的小伙子就是这样一位追求戴耳机听歌过瘾的年轻人。经过医生仔细询问才发现,他日常工作环境的噪声大概在 80 分贝左右,每天只工作时间 4~6 小时,而且佩戴降噪耳塞,虽然才工作 5 年,但是他戴耳机听歌史已经快 10 年。前两年在单位组织的职业健康检查时就被发现听力受损,但是他自己并未在意,生活中依然我行我素,甚至就在本次听力检查前,他依旧陶醉在耳机歌声中。直到体检结束,听力检查单显示他已经不适合现在的工作,这才引起他的重视和害怕,也就有了开始的一幕。

根据小伙子的实际情况,医生进行了解释和分析,然后"对症下药",告诉他首先要改掉戴耳机高强度听歌的坏习惯,医生会为他安排重新复查听力,明确他的真实听力情况,前提要求是在检查前 48 小时内好好休息,不能接触任何噪声。

小伙子表示一定按照医生要求做,但依旧忐忑地问是否能恢复到原来的正常听力。医生告诉他,已经受损的听力难以恢复,但是只要**戒掉高强度耳机听歌的坏习惯,保持工作中佩戴降噪耳塞的好习惯,并定期进行职业健康检查**,一定可以预防和监测听力进一步受损。这样既有工作,又有健康！

按照医生的要求,小伙子完成了听力复查,虽然听力的确有所下降,但是还未达到无法从事噪声工作的程度,更不会影响语言交流。相信在未来,他一定可以在保持健康的状态下工作。

人体每一个部位的设计都复杂而精妙,耳朵由三部分构成,不同部位分工不同,像卫星天线一样,分别负责收集声音、传导声音和转换声音,是大自然的杰作。作为五官之一,耳朵最怕嘈杂的声音。生活中我们要留心避免噪声,就可以在一定程度上保护听力。

但是对于一些特殊岗位工作,工人们不可避免地身处于噪声作业环境,又该怎么办呢？

首先,也是最实用的,工人们在噪声环境中要**佩戴劳动防护用品——降噪耳塞**。其次,也是最关键的,工人们**每年要定期做好体检——完成职业健康检查**。最后,也是最重要的,工人们**在离开岗位后不要再接触人为产生的"非职业性"噪声**。

12 老年健康

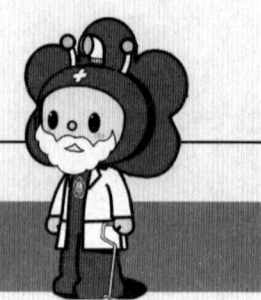

医生总说"清淡饮食",老年人应该怎么吃

老年内科 郝靖欣

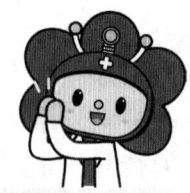

"饮食要清淡一点!"这句话,不论是老年人还是中青年,相信很多人一定不止一次听医生说过,尤其是有高血压、冠心病、高脂血症、脂肪肝、超重或肥胖的患者。于是,许多向往健康、生活自律的人就把平时本就吃得不多的瘦肉停了,蛋黄扔了,甚至有些老年人每天的饮食只剩下稀粥和青菜,结果体重没有减轻、血脂没有好转,脂肪肝也没有缓解,不少老年人胳膊和腿越来越细,体力明显不如从前。

那么,医生说的"清淡饮食",对于老年人来说,到底是什么意思呢?

医生所说的清淡饮食,是指在营养物质充分而且均衡的基础上,做到少油、少盐、少糖。我们知道,**碳水化合物、蛋白质、脂肪、维生素、矿物质、水和膳食纤维是人体的七大基本营养物质**,缺一不可,就像盖房子一样,缺少任何材料,都建不成结实完整的房子。

在老年人群中,蛋白质普遍摄入不足,应该加强瘦肉、鸡蛋、牛奶等优质蛋白的摄入。如果长期蛋白质摄入不足,会出现虚弱、乏力、抵抗力下降、肌少症等,增加跌倒、感染等风险。对于肾功能正常的老年人,每天至少1盒牛奶、1颗鸡蛋、100克瘦肉,再加适量的豆制品。老年人每日摄入的油量应控制在25~30克,用家里常用的白瓷勺衡量大约是2勺。老年人每日盐摄入量应不超过5克,啤酒瓶盖约1盖。此外还要注意,酱油、咸菜、酱豆腐等食品中的含盐量并不低,也应少吃。还有一点需要提醒,摄入的主食及水果中有充足的碳水化合物,应尽量减少不必要的添加糖。所以,医生所说的清淡饮食,并没有要求减少瘦肉、鸡蛋、牛奶,而是在营养物质充分而且均衡的基础上,少油、少盐、少糖,您记住了吗?

挠破皮也解决不了的老年皮肤瘙痒,这几个方面您注意了吗

老年内科 郝靖欣 刘慧琳

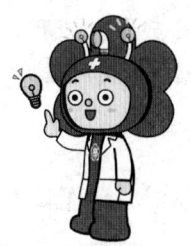

70多岁的张大爷,边看电视边挠痒,小腿上都有血痂了。大爷心想:"昨天刚洗的澡啊?!唉,不看了,真闹心",于是脱衣上床睡觉,可是身上越来越痒,后背、胳膊、腿上……都挠不过来了,而且越挠越痒,直至挠出血、感觉到疼了,才稍稍止痒而入睡。类似场景是不是很熟悉?老爸老妈们必备的痒痒挠是不是都派上用场了?这些很可能就是我们所说的"老年皮肤瘙痒症"。

◎ 什么是老年皮肤瘙痒症?

老年皮肤瘙痒症是指60岁以上老年人,仅有皮肤瘙痒而无明显原发疹、每日或几乎每日瘙痒,持续6周以上,可累及全身或局部皮肤。秋冬季节更常见,初起并无皮肤损害,由于经常搔抓,患处可出现抓痕、血痂等。

◎ 老年皮肤瘙痒症与哪些因素相关?

首先,随着年龄增加,老年人的皮肤萎缩变薄、皮脂腺分泌减少,皮肤保湿、屏障功能退化,在干燥、寒冷、静电等刺激下容易诱发皮肤瘙痒。其次,它还与一些日常生活习惯有关,部分老年人在天冷的时候喜欢用很烫的水洗澡,喜欢长时间泡澡,喜欢用肥皂或药皂,更喜欢使劲儿搓澡,这些都会使本就干燥的皮肤失去皮脂的滋润,还会破坏角质层,导致皮肤保湿、屏障功能进一步受损。另外,许多系统疾病如糖尿病、胆汁淤积、肾功能不全、过敏性因素、部分肿瘤等也可以导致皮肤瘙痒。

◎ 对于老年皮肤瘙痒症,预防更重要

无论是何种原因导致的皮肤瘙痒,以下措施对老年人来说都非常重要。

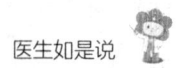

1. 做好皮肤保湿，修护皮肤屏障

洗澡或者泡脚后用毛巾轻轻擦拭皮肤，立即足量使用保湿乳。如有反复瘙痒，可每日数次使用。临床上很多老年患者对皮肤保湿止痒的效果都非常认同。推荐使用含尿素、甘油、维生素E、硅油等成分的软膏进行补水保湿。近年来，修护皮肤屏障的身体乳中添加了神经酰胺类、脂肪酸类等成分，以模拟细胞间脂质，具有修护、保湿双重功效，日益受到皮肤学界的认可。

2. 正确洗澡，合理清洁

老年人需要保持皮肤清洁，但应注意避免过度清洗搓澡，次数不要频繁，每周1~2次即可；洗澡时间应尽量缩短，一般不要超过15分钟；避免以热水烫皮肤来达到止痒目的，推荐水温35~40 ℃；避免使用碱性肥皂清洁皮肤，选择偏中性或弱酸性的沐浴产品。

3. 保持周围环境温暖、湿润

秋冬季节，应注意保持周围环境温暖（室温18~25 ℃）、湿润（空气湿度40%~50%），必要时使用加湿器。

4. 选择纯棉衣物

衣物及床上用品最好使用纯棉制品，减少或避免毛织、化纤制品，以减少静电产生而诱发皮肤瘙痒。

5. 注意饮食均衡

老年人还要注意饮食均衡，多摄入富含维生素A、C、E的食物，避免辛辣刺激、容易导致过敏的食物，并且还要保证一定的水分摄入量（无心功能不全、肾功能不全的老人一般推荐每日水摄入量约为30 ml/kg）。

◎ 什么时候需要到医院治疗？

如果采取前面的预防措施都没有效果，或者出现皮疹、水疱、继发皮肤感染等，则需要及时到皮肤科就诊，以除外皮肤疾病及系统性疾病（如糖尿病、肾功能不全、肝胆疾病等），并进行专业的治疗。切莫乱用药物，延误病情，加重皮肤损害。

老年人睡眠质量不好，应该怎么办

老年内科 刘 佳

有人觉得人老了，睡眠也少了，也有人觉得老人白天坐着打个盹儿再正常不过。其实不然，老年人也需要充足健康的睡眠。

失眠影响了超过20%的人口，在老年人群中发病率明显增加。失眠不仅会降低个人幸福感，甚至与心脑血管等躯体疾病及焦虑、抑郁等精神疾病密切相关。

俗话说"日出而作，日落而息"，顺应昼夜节律的作息才是长久之计。所以，夜晚拥有高质量的睡眠有助于身心健康。但是在门诊时，总会遇到这样的患者，夜间难以入睡，抑或反复醒来、难以保持睡眠——这就是失眠。

◎ 为什么失眠在老年人群中更常见？

一方面，**失眠与增龄性改变相关**。随年龄增加，老年人群深睡眠及快速眼动睡眠减少，浅睡眠增多，主要表现为**睡眠更容易被噪声、光线等因素干扰**。因此，老年人的碎片化睡眠增加，睡眠效率低。另一方面，**老年人常常合并多种躯体疾病**，同时精神心理疾病如焦虑、抑郁等发病率高，上述疾病本身及其用药同样可能影响睡眠。

◎ 老年人失眠应该怎么办？

首先推荐非药物治疗，包括以下几方面。

1. 睡眠卫生教育

老年人对睡眠环境的要求相较其他人群更高，所以更需要营造良好的睡眠环境。前面提到了，良好的睡眠环境需要控制噪声、避免光线刺激、温度适宜。此外，建议老年人群睡前4~6小时不要饮用咖啡、浓茶，不要吸烟、饮酒，晚餐进食易消化的食物，避免白天频繁睡眠。规律的运动养生和白天充足的光照都是有好处的。

2. 减少干扰睡眠的活动

建议老人只有在感觉困倦的时候才躺在床上，避免在卧室里做任何使人保持清醒的活动，醒来后立即离开卧室，感到困倦时回到卧室，不要在沙发等其他地方睡觉。

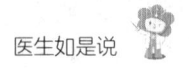

3. 放松疗法

放松训练最初是用来缓解焦虑的，现在也用来治疗失眠。放松训练包括渐进式肌肉放松、指导性想象、腹式呼吸训练等，最初需要在专业人士指导下进行。有些运动健康类手机应用提供了睡眠引导练习等，可做尝试。

失眠固然不好，但也要理性看待，不要把一切问题归咎于失眠，强行要求自己入睡，不要因为一晚没睡好而产生挫败感，要循序渐进，对自己有理性预期。

如果经非药物治疗后仍有失眠的困扰，不妨试试药物治疗，临床医师会根据老年人的个体情况开具处方，无须过分担心药物副作用、药物依赖等。

只有维持健康的睡眠，让身体顺应昼夜节律，才能促进躯体及精神健康。

您听说过老年高血压吗

老年内科　刘　喆

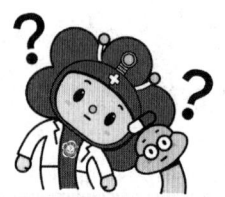

◎ 什么是老年高血压？

在门诊中，有些老年朋友们经常会问："医生，我年轻时血压偏低，为什么现在就高了呢？"《中国老年高血压管理指南2019》中指出，**年龄≥65岁，在未用降血压药物的情况下，非同日3日测量收缩压≥140 mmHg和（或）舒张压≥90 mmHg**，可诊断为高血压。**曾明确诊断高血压且正在接受降压药物治疗的老年人**，虽然血压<140/90 mmHg，也应诊断为老年高血压。

我们都知道，高血压是一种增龄性疾病，随着年龄的增长，患病率逐年升高。在老年人群中，高血压的患病率可以高达49%，也就是说，平均两个老年人中，就会有一个高血压患者。

◎ 老年高血压有哪些特点？

1. 收缩期高血压较为常见

老年高血压以收缩期的高血压更为常见，也就是说，老年高血压患者的收缩压（高压）比较高，舒张压（低压）正常或者偏低，这是老年高血压的一个特点。

2. 脉压较大

老年高血压的脉压（收缩压和舒张压的差值）比较大。门诊时经常有老年朋友问："医生，有没有治疗脉压大的药物呢？"

我们知道，所有的降压药物都是既降低收缩压、又降低舒张压的，目前还没有单纯只降低收缩压、不降低舒张压的药物。

3. 昼夜波动大

老年高血压的昼夜波动比较大，这种昼夜节律的异常，对心脑损害会更大。

4. 易出现体位性低血压和餐后低血压

老年高血压比较容易出现体位性低血压和餐后低血压。因为随着年龄增长，老年人的一些器官会出现生理性衰退，血管弹性下降、硬度增加，所以说，老年高血压患者比较容易出现体位性或餐后低血压的情况。

5. 易出现盐敏感性高血压

由于老年人的味觉功能、胃肠道功能下降，对摄入盐的敏感度也会降低，如果盐摄入过量，则可能出现盐敏感性高血压。

6. 易出现心脑血管事件

由于老年人常常合并其他心脑血管危险因素，除了高血压以外，可能还合并糖尿病、高血脂、高尿酸等其他代谢异常，所以说老年高血压患者更容易出现心、脑、肾等器官的损伤，更容易出现心脑血管事件。

老年女性反复发作尿频、尿急、尿痛，为什么要去妇科更年期门诊

妇产科　周江华　王威

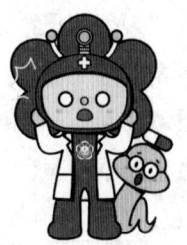

60多岁的胡大妈一直被一件事困扰，半年前，胡大妈因为家中琐事太多，一段时间

喝水少，突然出现小便刺痛，小便次数多，甚至小便中还出现红色血迹。这可把胡大妈吓得够呛，赶紧挂上肾内科的号去医院就诊，结果一检查是泌尿系统感染，口服消炎药及中成药后很快好转，但从此烦恼就接连不断了。

每隔1~2个月，胡大妈就会出现一次上述症状，到医院就诊并口服抗炎药后就能明显好转，但过段时间又会再犯，由口服药转成静脉抗炎治疗后，还是会反复发作。胡大妈痛苦极了，心想："该不会是得了什么不治之症了吧？怎么老是反复发作尿频、尿急呢？"

直到有一天，一位医生告诉她："您反复发作泌尿系统感染，还是去妇科更年期门诊看一下吧！"胡大妈带着一头雾水走进了更年期门诊，听完医生的详细解释后，胡大妈终于找到了自己的病根。

◎ 女性绝经后的生理变化

女性一旦绝经，意味着她的卵巢功能已经衰退了，而卵巢有两项很重要的功能，一项是排卵功能，这也给女性提供了生育功能，另一项则是很重要的内分泌功能，分泌对女性生长发育和健康维护都很重要的激素——雌性激素。

绝经后雌性激素水平的下降，会给女性带来一系列影响：在绝经早期，女性会出现潮热、出汗、失眠等围绝经期症状；当绝经5年以上时，更容易出现泌尿生殖系统萎缩症状，表现为尿频、尿急、尿痛或阴道干涩、性交痛等不适；若绝经时间更长，一般在10年以上时，心血管疾病及骨质疏松症的风险会明显增加，而这一切都是因为女性失去了雌激素的保护。

◎ 雌激素对泌尿生殖道的影响

女性的膀胱三角区及尿道从胚胎来源即与生殖道有一定关联，它们的组织都对雌激素有依赖性。泌尿系统和生殖系统就像是人类异卵双胎的好姐妹，在生长发育过程中，二者都会受到其"人生教母"雌激素的影响，促进二者分化、发育、成熟。而女性绝经后，失去了雌激素的保护，尿道及膀胱黏膜下静脉窦减少，尿道黏膜变薄，极易遭受各种"坏人"即病原体的袭击，表现为反复发作的泌尿系统感染，也就是尿频、尿急、尿痛的反复发生。雌激素的下降也会导致女性生殖系统的阴道内黏膜萎缩变薄，对病原体的抵抗力下降，容易发生老年性阴道炎，表现为阴道分泌物多、色黄、有异味以及轻微灼痛、性交痛。而泌尿系统和生殖系统除了是"好姐妹"，还是"好邻居"，一旦出现生殖道感染，也容易累及泌尿系统，真的是"唇亡齿寒"啊！

◎ 年龄对泌尿系统的影响

绝经后膀胱膨出，造成膀胱及尿道生理角度方向改变，每次小便不易排尽，引起长期少量尿潴留，易导致泌尿系统感染。长时间绝经后，某些女性的尿道平滑肌组织渐渐变硬纤维化，使其闭合功能差，还容易出现压力性尿失禁（漏尿）。

当了解到这些相关知识后，胡大妈终于弄明白了自己这个经常复发疾病的根源——原来这一切都是雌激素下降惹的祸。她急切地问："医生，那我是要长期吃雌激素吗？"

◎ 针对这种情况，应该如何治疗呢？

国际绝经学会指出，泌尿生殖系统症状对阴道局部雌激素治疗有良好的反应，推荐使用雌激素软膏（阴道黏膜局部涂抹）或含雌激素的阴道栓剂（阴道内用药），不推荐口服补充激素。

经过妇科医生的指导治疗后，胡大妈再也没有出现过尿频、尿急、尿痛了，终于脱离了反复发作泌尿系统感染的痛苦，告别了频繁造访医院的日子，又开始了她平静而幸福的生活。

登高远眺，别让这些行为伤害老人的膝盖

骨科　李子剑

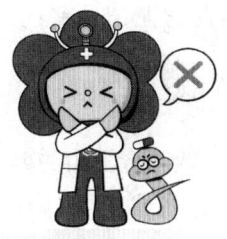

登山远眺是人们喜爱的健身方式之一。经常能看到三五结伴的老年人一起爬山、拍照，在呼吸新鲜空气、欣赏优美风景的同时，达到锻炼的目的。然而，在登山的过程中，老年人应该尤其小心膝盖损伤，运动前最好热身10分钟以上，可选择压腿、半蹲、拉伸等多种方式。

◎ 登山运动前一定要热身

作为一种积极的健身方式，登山能有效锻炼身体各个器官的功能。这里需要提醒的是，运动前一定要热身，充分地打开关节、舒展身体，让人体迅速进入"运动模式"。

登山可以锻炼老年人的心肺功能，但是对膝盖损伤也比较大。老年人的骨关节逐渐退

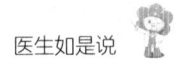

化，整体协调力下降，特别是对那些平时很少锻炼的人来说，登山对于人体膝关节和周围肌肉来说是一种高负荷运动，会使膝关节软骨磨损越发厉害，**老年人关节周围肌肉力量不足，对关节的保护作用下降，更易发生关节损伤。**

◎ 膝盖不适最好立即停下

登山的时候，地面不平，有一定坡度，行走时对髌骨和股骨压力较大，运动时反复摩擦还容易造成膝关节滑膜损伤、脂肪垫充血等。**尤其是在下山时**，全身的重量轮替施加在一侧膝关节上，膝关节、踝关节屈曲的角度都比上山大，膝关节承受的压力是正常站立时的数倍，**更容易导致膝关节受损。**

有些老年人爬山过程中会感到膝盖不适，其实就是身体发出的信号，说明这已经超过它能承受的范围，这时不要逞强，而是**应该停下运动，最好可以借助外力**，比如通过攀扶台阶扶手、由他人搀扶或坐缆车等方式到达目的地。

◎ 登山杖可减轻膝盖压力

有很多人觉得拿着登山杖很累赘，其实，登山杖是减轻膝盖压力的"好伴侣"。**老年人登山，尤其是比较陡的山，最好能空出手来使用登山杖**，既可以在登山过程中帮助保持平衡，防止摔倒，还可以把腿部承受的一部分力量转移到手臂上，相当于用"四肢"登山。

◎ 选择合适的运动鞋和背包

老年人还需要一双适合登山的鞋，不仅能缓冲膝盖所受的压力，还能一定程度上防止脚踝扭伤。应注意登山时**鞋底不能太薄、太软**，要能防止脚踢到石子时不受伤；当身体负重时，鞋底应能起到一定缓冲作用。

老年人登山时尽量不带挎包，改用双肩背，一方面可以空出双手利于掌握平衡，还可以使用登山杖辅助上下山；另一方面在不小心摔倒时，双肩背包还可以保护腰背部，起到缓冲的作用。

◎ 脚踝崴伤应该及时处理

登山过程中，有些人边看景边拍照，往往会忽略脚下的路，一不小心踩上小石子或是踏入坑洼，就可能发生崴脚。

崴脚在医学上称为踝关节扭伤，一般由踝关节内翻造成外侧副韧带撕裂引起，踝关节外翻则不常见，这与踝关节结构有关：外侧韧带和肌肉较薄弱，内侧较宽厚，纤细的踝关节承受了整个身体的重量，所以踝关节具有较差的稳定性，是人体最容易扭伤的关节之一。

如果崴脚情况严重，做完紧急处理后应立刻就医，请经验丰富的医生进行检查，再对症治疗。

◎ **有关节疾病者尽量避免登山**

相对于其他运动，登山的不可控因素较多，比如山的高低、路况、天气等都不好掌握。很多老年人上山时觉得没问题，下山时就觉得超过膝关节承受能力了。这时，膝关节和周围肌群就会一直处在超负荷运动的状态，对膝关节的损伤显而易见。

有骨关节炎等基础疾病的老年人最好避免登山，可以用散步、慢跑、广场舞等比较和缓的有氧运动代替，因为登山可能会使症状加重，甚至诱发关节疾病的急性发作。

如果特别想登高远眺，最好选择比较平缓的山，并**戴上护膝**，这样可以起到一定的保护作用。

◎ **散步慢跑可锻炼膝关节**

老年人在日常生活中通过散步、慢跑、太极拳、广场舞等形式，都可以增加膝关节周围肌肉的力量和协调性。此外，**直腿抬高、小幅度靠墙静蹲、扎马步**等也是老年人锻炼膝关节周围肌群比较简单有效的动作。

同时，老年人应避免过多增加膝关节负担的运动，比如爬楼梯、爬山、蹲、跪等。此外，平时生活中也要注意膝关节尽量别受凉、别受累。很多老年人会吃钙片保护骨骼，然而补钙对于骨关节炎的作用是有争议的，吃钙片虽然对骨质疏松有好处，但能否起到保护膝关节的作用，还需要进一步研究。

13 儿童健康

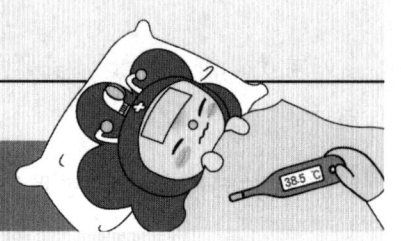

儿科专家团队共话儿童科普热点话题

儿科　童笑梅　朴梅花　鲁珊　周薇　魏玲　王新利

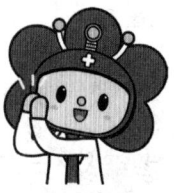

各位年轻的爸爸妈妈，初次为人父母的喜悦是否很快被各种育儿问题所困扰？

◎ 宝宝反复哭闹、吐奶怎么办？

据统计，有 60% 左右的 6 个月以下健康婴儿可出现 1 种或 1 种以上的胃肠道症状，我们称之为功能性胃肠紊乱，其中包括吐奶、胃食管反流、肠绞痛引起的剧烈哭闹、腹泻或便秘等症状，这些胃肠道问题严重困扰婴儿的家庭，使父母担忧婴儿有喂养问题或严重疾病，反复带婴儿就诊或不断更换配方奶。

其实，大部分的胃肠道症状是婴儿生长过程中的正常生理现象，与婴儿胃肠道生理特点、喂养技巧和饮食选择有关。其中只有 5% 存在潜在严重器质性疾病。只要宝宝精神状态良好，体重增长满意，没有并发湿疹、血便等严重情况，这些症状会随着月龄增加而逐渐缓解和消失。

我们希望通过健康的科普宣教，安抚家长紧张焦虑的情绪，并通过科学合理的喂养指导以及定期随访，处理好这些婴幼儿常见的胃肠道症状，帮助家长顺利度过孩子营养发育的各个时期，并从人生起点帮助孩子培养良好的饮食和营养习惯。下面我们就谈谈婴儿反刍与溢奶、过度哭闹这些常见胃肠道症状的处理策略。

1. 婴儿反刍与溢奶

通俗的说法就是孩子"吐奶"了。由于婴儿食管下端括约肌是比较松弛的,另外在哺乳时婴儿的胃处于相对的水平位,就会容易出现溢奶。那么对于这种溢奶的现象,我们看到,绝大多数孩子会出现功能性胃食管反流。

判断功能性胃食管反流,健康的 3 周至 12 月龄的婴儿必须同时符合以下 2 项:

(1)每天至少 2 次反流,时间大于等于 3 周;

(2)不伴干呕、呕血、吸入、呼吸暂停、生长迟缓、吞咽或喂养困难、异常姿势。

在临床上,还有一种跟吐奶相关的症状,叫做婴儿反刍综合征,诊断条件是以下所有症状至少持续 2 个月:

(1)反复打嗝、恶心;

(2)胃内容物反流至口腔、吐出或再咀嚼咽下;

(3)至少符合以下 3 项:

- 3~8 个月内发病;
- 无痛苦;
- 睡眠及与外界交流时不发生;
- 对胃食管反流性疾病和反刍的治疗效果不佳。

医生通过询问病史和临床评估,需除外一些疾病的情况,在除外器质性疾病后进行安抚教育、护理指导、喂养指导、饮食干预等,另外非常重要的就是两周后复诊的情况。

2. 婴儿过度哭闹

过度哭闹是婴幼儿胃肠道症状中最扰人的一种。几乎每个婴儿都会在一段时间内出现这些现象:傍晚出现哭闹,没有缘由就出现,每次持续 2~3 个小时,每周超过 3 天以上,甚至持续 3 个星期以上。这三个"3"的模式,可以帮助大家去诊断婴幼儿是不是过度哭闹。但通常来说,家长不会坚持到症状出现 3 周才来医院就诊。

另外一些特点包括在生后约 6 周,也就是在 1 个半月左右,出现哭闹的高峰时间段;没有明显的原因,也很难去安抚;此外,不会出现生长迟缓,也没有发热或腹泻等症状。

通过观察发现,其中 16% 的纯母乳喂养儿以及 43% 的配方奶喂养儿都会出现过度哭闹的现象。也就是说,不只是配方奶喂养儿,母乳喂养儿也会出现胃肠道症状,但是 90% 会在 8~9 周龄前自行缓解。

过度哭闹其实也是生理性肠绞痛的一个比较常见的症状,在就诊过程中,医生可通过询问病史和临床评估，来排除一些严重的疾病。另外更多的是对家长的安抚指导，鼓励家长以正常心态面对。

◎ 母乳性黄疸都需要停喂母乳吗？

母乳性黄疸根据发病时间分为早发型和晚发型。早发型指出生后 1 周内出现黄疸，1~2 周逐渐消退。晚发型是出生 1 周后出现，大多持续 1 个多月或更长时间。

母乳性黄疸的确切病因还没有完全明确，早发型多与母乳喂养量不足有关，因为引起皮肤黄疸的胆红素经代谢后是通过肠道排泄的，出生后如果母乳喂养不足，肠蠕动减少，排便就会减少，导致胆红素不能及时通过肠道排出。因此，不仅不能停喂母乳，反而需要频繁喂奶，以保证充足的喂养和排便通畅。

晚发型母乳性黄疸的原因与母乳成分以及婴儿个体敏感性有关，大多数黄疸为轻中度，不需要停喂母乳或其他方式的干预处理。如果黄疸较重，胆红素超过 20 mg/ml，需要住院光疗。如果接近光疗标准，可适当停喂 3~5 天母乳，代以配方奶喂养，可有一定幅度的下降。

需要提醒家长们，首先要注意监测黄疸程度，尤其是出生早期，在生后 4~6 天黄疸高峰时段必须进行监测。其他时段是根据黄疸程度，必要时到医院测定胆红素。至于需要哪一种干预方式，建议家长们一定遵医嘱执行。

◎ 什么是婴儿单纯卵圆孔未闭？

随着婴幼儿心脏筛查的开展和心脏超声影像的发展，近年来通过超声心动图检查发现的婴幼儿单纯卵圆孔未闭越来越常见。单纯卵圆孔未闭是指超声心动图检查只有卵圆孔未闭，没有其他心脏影像改变。

家长最关心的问题就是卵圆孔未闭是否需要治疗。婴幼儿单纯卵圆孔未闭是不需要治疗的，建议观察，定期复查超声心动图，建议每半年至一年复查一次，观察卵圆孔未闭的变化情况。

◎ 怎样看懂过敏原化验单？

当今社会，过敏性疾病的发病率逐年升高，成为公众关注的焦点。季节性过敏、某些环境下的过敏、食物过敏等给人们的生活带来很多麻烦，我们怎样才能看懂过敏检测的化验单呢？

首先大家要了解的是，我们现在能够进行检测的过敏原主要是引起速发型过敏，也就是 IgE 介导的过敏，包括吸入过敏原中的花粉、尘螨、真菌、宠物毛屑及食物过敏原等，可以通过抽静脉血检测，还可以进行皮肤点刺试验。

吸入过敏原阳性与实际过敏的关联度密切，数值越高可能过敏越严重，提示我们需要避免过敏原环境，或做好过敏人群的防护，减轻、减少过敏性疾病。

食物过敏原阳性不能直接诊断食物过敏，需要了解接触食物后的反应，并通过食物激发试验来确诊食物过敏。

◎ 小儿在家发生热性惊厥怎么办？

热性惊厥在婴幼儿及学龄前儿童中十分常见，多发生于发热初期体温骤升时，表现为突然出现意识丧失、双眼凝视、四肢强直、抖动、呼之不应，家长遇到这种突发情况往往非常焦虑紧张、手足无措。那么此时家长该如何处理呢？

首先，我们应将小儿置于安全的环境，远离家具边角及其他硬质物体，以免因抽动造成继发外伤。同时将患儿的头偏向一侧，以防口腔分泌物或呕吐物导致吸入窒息，切记不要为了怕舌咬伤，用勺、筷子或其他硬物强行置于上下牙之间，这样反而会导致牙龈或牙齿损伤。

大多数惊厥在3~5分钟内可自行终止，终止后可给小儿测量体温。如有高热，可先口服退热药后带其来医院检查。如5分钟后抽搐还没有停止，应到医院急诊，应用药物止惊。

既往发生热性惊厥的小儿以后再发热时还有可能出现惊厥。如果反复出现多次，可考虑在发热的同时口服安定等药物进行预防。

◎ 哪些因素与孩子早熟有关？

近几年，因早熟来看门诊的孩子越来越多，那么何为性早熟呢？

根据我国的定义标准，性早熟是指在女孩8岁前、男孩9岁前出现性征发育。

影响孩子性发育提前的危险因素，排在第一位的是遗传因素。如果父母双方或者是一方性发育偏早，其孩子发育的时间也会相对偏早。

其次是营养因素。流行病学调查研究发现，营养过剩的孩子早熟的发生率就要高于普通人群。

还有就是光污染的问题，有的年轻父母担心孩子怕黑，刻意给孩子开着夜灯，而这也被认为与早熟的发生有关。

再有就是一些污染物，比如大家比较关心的农药残留问题，清洗水果蔬菜时如果不注意，残留的农药跟孩子早熟是有关系的，而且这个影响有时会在父母受孕早期时产生，不加以注意就可能导致孩子出现早熟。

此外，孩子接触一些成人的文化作品，比如看成人的小说、影视剧等，都可能与早熟相关；还有就是一些病理因素，如肾上腺疾病、脑部肿瘤、性腺肿瘤、肝肿瘤等都可以引起性早熟，尤其要注意当男孩和 6 岁以下女孩出现性早熟时一定要来医院就诊。

10 个小窍门，帮助孩子培养饮食习惯

儿科　童笑梅

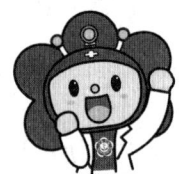

儿童在生命早期建立健康的饮食习惯对于其成年期的健康至关重要。孩子们正是从父母长辈和兄弟姐妹那里学习饮食习惯。

我们经常说，健康始于家庭，孩子的饮食习惯培养为健康奠定了基础。父母的言传身教非常重要，父母主要通过为孩子提供食物、做好饮食榜样来持续影响孩子的饮食习惯。

以下是为各位家长总结的 10 个小窍门，可以帮助孩子培养健康的饮食习惯。

1．从一开始就做好准备

纯母乳喂养至少 6 个月，通过宝妈的丰富饮食，提前让孩子适应各种味道的母乳，为以后接受新食物，尤其是蔬菜类食物打好基础。

添加辅食初期引入各种蔬菜，可以增加孩子后期对蔬菜的接受程度。

2．培养进食乐趣

与家人一起吃饭，父母要做好表率，显示出对进食食物的热爱非常重要，鼓励孩子接受健康食品。

3．鼓励孩子冒险和探索

让孩子品尝各种食物，尝试各种口味、风味和质地。让孩子自己将食物拿起并放进嘴里，通过视觉和触觉感知食物的颜色、形状、质地。需要注意，孩子在 1 岁前不要食用小豆类固体食物，以免造成异物吸入。

4．反复接触某种新食物

克服食物厌新症，在放弃前，至少尝试 10 次。

5. 进食要定时、定点

让孩子定时、定点进食；进食过程中不玩玩具，不看电视，保持环境安静，集中注意力进食 20 分钟。

6. 让孩子自主决定吃多少

给孩子吃什么食物由家长决定，而吃多少由孩子决定。当孩子将头转开不吃或噗噗吐时，不要强迫进食，以免过度进食，导致超重或肥胖。

7. 使健康食物随手可及

使健康食物随手可及，要控制零食或垃圾食品的准备。

8. 奖励机制

奖励机制要调整为在家庭欢快的情景下为孩子提供健康的食物，培养孩子把健康食物视为快乐的食物。

9. 鼓励大孩子参与食物制作

让大孩子参与食物制作，讨论食物的有趣事实，帮助孩子认识食物。

10. 建立孩子喜欢的食物目录

食物目录应至少包括肉、蛋、奶及 6 种蔬菜和 6 种水果，保证合理和均衡的膳食结构。

关于手足口病，核心问题都在这里

儿科　崔蕴璞　汤亚南

每年夏秋，手足口病都会肆虐一番，令无数宝爸宝妈不安。作为一种国家法定传染病，它真的有那么可怕吗？让我们通过对一些常见问题的解答，来看看它是不是可防可控吧。

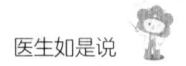

◎ 手足口病有哪些症状？

如果宝宝出现发热，手掌、脚掌出现斑丘疹、疱疹，口腔出现疱疹、溃疡，那就可以诊断手足口病了。这时候，宝宝可能因为咽喉疼痛，不爱吃东西、喝奶，流口水也比平时严重。

◎ 手足口病有哪些临床特点？

手足口病常见于6个月到5岁的儿童，是由肠道病毒感染引起的，可以通过呼吸道分泌物、粪便、皮肤疱疹传播，北方地区夏秋季高发，临床分为普通型和重型。多数孩子是普通型，急性起病，表现为发热伴口腔、手、足、臀部疱疹和斑丘疹，皮疹不痛、不痒、不结痂、不留疤，全身症状轻，无须特殊治疗，一周之内可自愈。

◎ 宝宝出现哪些症状时需要及时就医？

以下症状警示可能为重症手足口病，需要尽快去医院治疗。
（1）持续高热，体温在38.5～39℃或以上，超过3天；
（2）出现神经系统异常表现，如嗜睡、呕吐、头痛、肢体抖动、抽搐、瘫痪；
（3）心力衰竭表现：呼吸和心率加快、四肢发凉、皮肤湿冷出现花斑。

重症手足口病是肠道病毒侵入人体后，随着血液循环进入大脑导致脑炎、脑膜炎，又进一步引起心力衰竭、肺水肿，一般发生于3岁以下的小儿，起病3天左右最为危险。如果出现以上警示信号又没有及时送往医院，孩子有可能在几小时内出现肺出血、休克，死亡率非常高。好在只有1%～1.6%的手足口病会发展为重症，死亡率也仅有0.03%～0.05%，早期识别和早期治疗是最重要的。

◎ 手足口病和疱疹性咽峡炎是什么关系？

二者都是病毒感染，导致这两个病的病毒是基本相同的，我们可以认为它们其实就是一种病，主要区别是疱疹性咽峡炎只在咽部有疱疹，而皮肤上没有。

◎ 手足口病有没有特效药？

目前还没有对抗肠道病毒的特效药。绝大多数（接近99%）手足口病患儿都是普通型，一般1周之内就能自愈，我们只要做好对症处理、给宝宝清淡软糯饮食、多补充水分就行了。

◎ 手足口病患儿如何隔离？

孩子患病后要避免和兄弟姐妹或其他小朋友接触，孩子的用具和衣物要消毒、单独清洗，要勤通风、勤洗手。隔离要从发现症状开始，一直到症状消失后 1 周，整体过程大概 2 周。

◎ 手足口病疫苗要不要打？

我国研制出了目前唯一针对手足口病的疫苗——肠道病毒 71 型疫苗，6 个月以上至 5 岁以下的孩子可以接种，保护效率为 90% 左右。但是肠道病毒种类特别多，接种后不能保证不患手足口病。

◎ 去年患过手足口病，今年还会感染吗？

导致手足口病的病毒有至少 20 多个不同的型，所以之前感染过手足口病不代表机体获得了永久免疫力，有些孩子可能会反复多次感染手足口病。

排尿哭闹、小便频繁？警惕儿童尿路感染

儿科　姜雅楠　邢燕

泌尿系统包括尿道、膀胱、输尿管、肾，这些部位发生的细菌感染统称为尿路感染。反复的尿路感染可能会影响肾功能。

◎ 哪些宝宝容易发生尿路感染？

（1）女孩尿道短，且尿道口与肛门距离较近，细菌容易逆行侵入。
（2）如果男孩包皮过长，包皮内易藏污纳垢，引发感染。
（3）存在先天泌尿系统畸形。
（4）膀胱排泄功能异常。

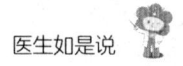

◎ 尿路感染有哪些表现？

对于不同年龄的儿童，尿路感染的表现不同。

（1）婴幼儿：表现为发热（尤其是当发热为唯一症状时）、排尿哭闹，还可以有其他非特异表现，如烦躁不安、呕吐、腹泻、拒食、喂养困难等。

（2）儿童：表现为排尿时疼痛或烧灼感、小便频繁、下腹部或腰部疼痛，亦可有发热、小便颜色深等表现。

◎ 出现了尿路感染表现怎么办？

如果出现上述感染情况，应该带孩子去医院就诊，去医院前可以先留取 10 ml 左右的尿样（最好是晨尿），留尿前最好清洁孩子外阴，避免局部分泌物污染尿液标本。留取的尿液最好在 1 小时内送达医院进行化验。年幼儿童尤其是小女孩留尿困难，可以用集尿袋进行尿液收集。

◎ 如何诊断尿路感染？

结合孩子上述尿路感染的相关症状，再结合尿常规、尿培养、血常规等检查，可初步诊断尿路感染。当有上述临床表现，尿常规中白细胞计数升高，或尿培养阳性时提示存在尿路感染。血常规有助于判断感染的程度及监测治疗效果。根据孩子的年龄、性别、症状及既往有无反复尿路感染，医生可能会建议完善泌尿系统超声、排泄性膀胱造影、核素检查等。

◎ 如何治疗尿路感染？

尿路感染通常为细菌感染，需要使用抗生素进行积极、充分的抗感染治疗。抗感染的同时可以采用硼酸等清洗会阴部以保持清洁，并根据相应的临床表现配合对症治疗。

◎ 如何预防尿路感染？

鼓励孩子多饮水，不憋尿。对于婴幼儿，爸爸妈妈应及时更换或洗涤婴儿尿布，避免穿开裆裤，保持会阴区清洁卫生。便后清洁肛门揩擦大便时自前向后，避免将细菌带到尿道口附近。如果男孩有包皮过长、包茎、尿道下裂等问题，应及时到小儿泌尿外科就诊，必要时手术治疗。

反复发热、眼睛红、草莓舌、皮疹、手指足趾肿胀……可能得了这种病

儿科 刘 慧

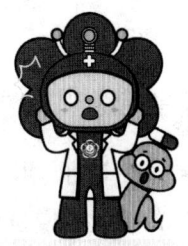

川崎病又称皮肤黏膜淋巴结综合征,该病于 1967 年由日本川崎富作医师首先报道,并以他的名字命名。川崎病也是一种常见的后天性小儿心脏病,高发年龄为 5 岁以下。

◎ 川崎病有哪些典型症状?

川崎病最初的表现就是发热,其特点是反复发热,发热时体温最高可以达到 39～40 ℃,发热持续 5 天以上,而且抗生素治疗效果不好。除发热外,一般会有以下 5 种主要表现。

(1)球结膜充血,通俗讲就是眼睛红;

(2)口唇皲裂,口腔黏膜充血和草莓舌;

(3)手指、足趾末端肿胀;

(4)各种各样的皮疹;

(5)颈部淋巴结肿大。

如果孩子在发热的同时出现皮肤、黏膜(眼结膜、口唇、口腔)、颈淋巴结、手指足趾变化,建议家长带孩子到综合医院儿科或儿童专科医院进一步诊治。

◎ 川崎病有什么危险吗?

川崎病最主要的危害就是冠状动脉损伤,20%～25% 未经治疗的患儿会发生冠状动脉损伤,有潜在的生命危险。

◎ 川崎病容易诊断出来吗?

不完全符合川崎病诊断标准的患儿,确实不容易被诊断,需要一段时间来观察临床病情变化,并监测化验检查指标、心电图及超声心动图冠状动脉的变化,进行综合判断。

◎ 孩子得了川崎病应如何治疗?

川崎病的主要治疗是静脉注射大剂量丙种球蛋白,并同时口服阿司匹林,经过这些治疗,可以降低冠状动脉损伤的发生率。

◎ 川崎病能治愈吗？

川崎病多数预后较好。川崎病患儿出院后应按医嘱在专业门诊定期复查，而且需要长期随访冠状动脉的变化。复发性川崎病见于1%~2%的患儿。

诺如病毒来袭，儿科医生给您支招

儿科　陆丹芳　童笑梅

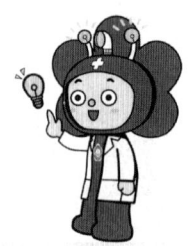

◎ 诺如病毒是什么？

诺如病毒（NV）属杯状病毒科，具有高度传染性，是儿童病毒性腹泻中仅次于轮状病毒的病原体。在我国，5岁以下儿童中有15%左右的腹泻问题都与诺如病毒有关。诺如病毒感染一年四季均可发病，但感染高峰在冬季低温季节，11月至次年2月最多。因此也被称为"**冬季呕吐病**"。

◎ 流行病学特征是什么？

秋冬季，诺如病毒极易在人群中传播

诺如病毒的传播方式多样，易在人群密集的场所传播。对于尚未建立良好卫生习惯、抵抗力较弱的儿童尤其容易感染。

诺如病毒的感染途径

（1）摄入被诺如病毒污染的食物或水；

（2）触摸被诺如病毒污染的物体后未彻底洗净双手而进食；

（3）接触感染患者，如照顾患者、与患者共同进餐或共用餐具；

（4）空气散播含病毒颗粒的呕吐物飞沫、污染物，感染的患者在发病后2~3周内粪便都可检测到诺如病毒。

◎ 临床表现是什么？

诺如病毒感染后主要表现为"上吐下泻"。诺如病毒感染通常病程较短，一般在感染后 24～48 小时出现症状，症状持续 2～3 天，年龄越小病程越长。发病以轻症为主，最常见的症状是腹泻和呕吐，其次是恶心、腹痛、头痛、发热、畏寒和肌肉酸痛等。成人感染后多出现腹泻，儿童多出现呕吐。

尽管诺如病毒感染是一种自限性疾病，但少数病例仍可发展成重症，甚至死亡。重症或死亡病例通常发生在高龄老人或低龄儿童，新生儿感染后可能发生坏死性小肠结肠炎等严重并发症。诺如病毒引起腹泻可能与 D-木糖和脂肪的一过性吸收不良以及刷状缘酶（包括碱性磷酸酶和海藻糖酶）活性降低有关，肠道功能可在 2 周内恢复正常。诺如病毒引起呕吐的机制尚不明确，可能与胃排空明显延迟有关。

秋冬季节呕吐、腹泻患儿需警惕诺如病毒感染，根据《诺如病毒感染暴发调查和预防控制技术指南（2015 版）》的论述，如果发现患儿在 24 小时内出现排便≥3 次且有性状改变（呈稀水样便），和（或）24 小时内出现呕吐≥2 次者，皆被归入疑似病例。如患者的粪便、肛拭子或呕吐物标本经诺如病毒核酸检测阳性，或 ELISA 抗原检测阳性者，则确诊为诺如病毒感染。

◎ 应对措施有哪些？

没有疫苗和特效药，一般无须用药

目前，没有针对该病毒的疫苗，也没有特异的抗病毒药物。诺如病毒感染一般情况下无须特殊用药，但频繁呕吐或腹泻可导致脱水。对于老年人、婴幼儿和有基础疾病者，需注意预防脱水和其他并发症的发生。

家庭护理按一般腹泻处理，注意以下三点

（1）观察有无脱水表现，如哭时泪少甚至无泪、口唇黏膜干燥、精神萎靡、排尿减少，甚至囟门凹陷，如发现脱水马上就医；
（2）给患儿准备口服补液盐，少量多次摄入，预防脱水；
（3）避免自行用药止泻。

出现以下情况，需紧急转诊上级医院

（1）腹泻持续超过 7 天；

（2）重度脱水导致血流动力学不稳定；

（3）存在高钠血症；

（4）出现肠道外受累或其他病因（如溶血尿毒症综合征）的并发症；

（5）免疫功能受损。

◎ 如何预防诺如病毒感染？

1. 个人、食品卫生

应注意勤洗手、不喝生水、生熟食物分开。诺如病毒感染的危险因素主要为被污染的贝类及果蔬等，因此吃贝类等海产品一定要煮熟、煮透，瓜果要洗净去皮。

2. 公共卫生

病毒高发期尽量少带孩子去人多拥挤的公共场合。如果孩子感染诺如病毒，切勿去幼儿园或学校，以免传染给他人。

3. 家庭卫生

家中如有人感染，应及时对呕吐物或粪便进行清理，彻底消毒被污染的衣物或床单，对可能受污染的物体表面进行清洗消毒，并做好个人防护，彻底洗手。

脐带不脱落、皮肤长痱子，宝宝的皮肤如何护理

儿科　陆丹芳　韩彤妍

夏季炎热的天气容易使新生儿娇嫩的皮肤受损，新手妈妈们也开始遇到一系列头疼的问题：脐带怎么消毒，能沾水吗？宝宝小屁股总是红红的怎么办？带着这些问题，让北医三院儿科医生为您揭开谜底吧！

◎ 脐带应该如何护理？

大部分宝宝的脐带在生后 7~10 天就应该脱落了，迟迟不脱落的原因大多是因为家

长做脐部护理时，只用 75% 酒精擦拭表面，没有深入到脐窝里面。

脐带没脱落之前可以洗澡，只是洗完之后一定要将脐带残端根部用酒精擦拭，并保持干燥。

脐带脱落后，脐窝里可能会有一点湿湿的淡黄色液体，也可能有少量血性分泌物，这都是暂时性的，每日继续用酒精擦干净即可。如果脐窝渗血、有臭味，脐带周围的皮肤出现红肿，甚至硬结，那可能是发生了脐炎，就需要尽早带宝宝去医院就诊。

◎ 宝宝臀部的红疹如何护理？

宝宝的臀部有时会出现一些红疹，轻者仅限于肛门周围，严重者可能范围更大，或者摸上去有粗糙的沙砾感。

出现这一问题，多数是由于未能及时更换尿布或纸尿裤，尿便刺激宝宝的皮肤出现了尿布疹。

应对的方法是，对于用尿布的宝宝，一旦尿布湿了，要及时更换。如果是用纸尿裤的宝宝，虽然纸尿裤有隔水层，但是天气炎热时，也会因为湿的纸尿裤透气性差，捂红宝宝的臀部。因此，在换纸尿裤前，应当在宝宝臀部涂上护臀霜，天气炎热时，一个纸尿裤的使用时间别太长，应及时更换，保证宝宝臀部干爽最重要。

不主张在宝宝臀部或者大腿根部涂抹痱子粉，因为不论是女孩还是男孩，都容易因痱子粉混入尿道而诱发尿路感染。如果尿布疹严重到皮肤有破损，还是需要去医院就诊。

◎ 胖宝宝的皮褶怎么护理？

胖宝宝的四肢皮褶里及脖子下容易出汗、长痱子，甚至会出现皮肤破损，护理应注意以下几点。

首先，宝宝所在居室的温度在 26~28 ℃为宜，夏季天气炎热时可以开空调，只是要避免空调出风口直吹到宝宝身上。

其次，应每天给宝宝洗澡，因为胖宝宝出汗多，不经常清洗的话，容易出痱子。

再次，洗澡后可以给宝宝抹点清爽型润肤露，不要用痱子粉，否则与汗水混合后，更容易导致皮肤破损。

最后，可在家铺着地垫，多让胖宝宝练习俯卧抬头，抬头的动作能展开下颌，使脖子部位的皮肤干爽，也能减少痱子。

医生如是说

流感来袭，
儿科专家谈流感的预防与治疗

儿科　潘维伟　陈宇珊

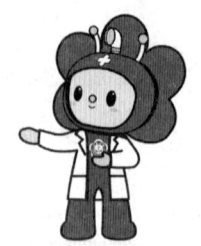

每逢冬季，儿科的门急诊量呈井喷式增加，候诊区坐满了家长和患病的孩子，小到襁褓中的婴儿，大到初中生。大家都在谈论流感（流行性感冒），家长议论的都是"我家孩子班上病倒了一大半！""我家孩子高烧不退，这波流感太厉害了！""医生，我家孩子吃了抗病毒药怎么还不退烧啊？"。

流感的高发季，其传染性强，传播速度快。下面请儿科专家来谈谈流感的防治知识，以便让孩子们顺利度过流感季。

◎ **儿童流感有哪些表现？**

流感最主要的表现是发热，以高热为主，多超过 38.5 ℃；感染乙流（乙型流感）、一些免疫力较低的患儿以及接种过流感疫苗的患儿可能表现为低热。

呼吸道症状：包括鼻塞、流涕、打喷嚏、咽干、咽痒、咽痛、咳嗽、咳痰等。

全身症状：流感患儿容易伴有全身症状，主要以头痛、肌肉酸痛和全身不适为主。

其他症状：部分患儿也可出现呕吐、腹痛、腹泻等症状。

◎ **孩子感冒发热，何时需要怀疑流感？**

如果孩子班级里多人出现发热或家中有人感冒发热，又或者有明确的流感患者接触史，孩子又出现文中提到的流感表现，就需要注意是否患流感了，您需要带孩子来医院就诊，由医生进行诊断和排查。

◎ **儿科医生是如何诊断流感的？**

儿科医生诊断流感需要综合考虑：是否为流感高发季节，有无流感患者接触史，有无发热、咳嗽、咽痛、全身酸痛等一项或多项流感症状，具备上述情况时医生会进行流感初筛。

流感初筛

流感初筛是从咽部或鼻部取分泌物进行流感病毒的测定，当流感筛查结果为阳性，这时结合患儿的临床特征和流行特点，医生会诊断流感。

当然，还有部分患儿流感病毒初筛可能会呈假阴性，这可能与发病时间及标本取材有关，因此，流感筛查阴性不能完全除外流感，医生会根据疾病的流行病学特征和症状表现进行拟诊，会经验性给予抗病毒治疗。

警惕儿童重症流感

诊断流感之后，出现以下一项或多项表现者，家长需要提高警惕，积极就医。
（1）持续高热大于3天，伴有剧烈咳嗽、咳脓痰、血痰或胸痛；
（2）呼吸频率快、呼吸困难、口唇发绀；
（3）神志改变：反应迟钝、嗜睡、躁动、惊厥等；
（4）严重呕吐、腹泻，出现脱水表现；
（5）合并肺炎；
（6）原有基础疾病加重。

◎ **流感应如何治疗？**

1. 抗病毒治疗

根据《流行性感冒诊疗方案（2019年版）》建议，应尽早给予经验性抗流感病毒治疗，不必等待病毒检测结果。

发病48小时内进行抗病毒治疗可减少并发症、降低病死率、缩短住院时间；发病时间超过48小时的重症患者依然可从抗病毒治疗中获益。可口服磷酸奥司他韦颗粒，一般服用5天，越早服用效果越好。如果症状显著且发热超过48小时才诊断流感，口服该药仍然有效。部分患儿口服该药可能会出现呕吐的不良反应，如患儿呕吐严重，不能口服，或患儿病情较重，也可考虑静脉应用帕拉米韦抗病毒治疗。

2. 对症支持治疗

高热症状明显的患儿应给予退热药物，如美林（布洛芬）、泰诺林（对乙酰氨基酚），咳嗽、流涕明显可给予对症止咳药物，也可根据患儿症状服用一些中成药。一般流感不需要应用抗生素治疗，当医生考虑合并细菌感染时，可遵医嘱应用抗生素治疗。

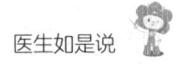

◎ 流感为什么找上孩子？

1 冬季气温较低：昼夜温差大，骤冷骤热，气候无常，往往使儿童难以适应。

2 随意添减衣服：使风寒侵入体内而导致感冒。寒冷的气温，可使呼吸道黏膜下血管收缩，黏膜表面的免疫球蛋白分泌减少，黏膜的防御屏障作用减弱，容易让病毒乘虚而入。

3 户外活动少：天气阴冷，小儿户外活动少，接触日光中紫外线照射的机会也减少，而紫外线可以改变病毒中核酸的生物活性，有杀灭病毒作用。

4 冬春季节病毒活动猖獗：日照时间短，湿冷气候可能是冬春季节病毒活动猖獗的一大根源。大气污染重，雾霾天气不仅影响了日光中紫外线的照射量，悬浮气溶胶也成了病毒传播的温床。

5 集体环境易交叉感染：学龄前或学龄儿童正处于幼儿园或学校集体环境中，一旦有人患流感或感冒，同伴或同学间容易发生交叉传染，加快传染病的传播速度。

◎ 流行性感冒的预防接种

1. 疫苗接种

接种流感疫苗是预防流感最有效的手段，可降低接种者罹患流感和发生严重并发症的风险。推荐 60 岁及以上老年人、6 月龄至 5 岁儿童、孕妇、6 月龄以下儿童家庭成员和看护人员、慢性病患者和医务人员等重点人群每年优先接种流感疫苗。

2. 药物预防

药物预防不能代替疫苗接种。建议对有重症流感高危因素的密切接触者（且未接种疫苗或接种疫苗后尚未获得免疫力）进行暴露后药物预防，建议不要迟于暴露后 48 小时用药。可使用奥司他韦和扎那米韦等。

3. 常规预防措施

保持良好的卫生习惯是儿童预防流感等呼吸道传染病的重要手段，主要措施包括：增强体质；勤洗手；保持环境清洁和通风；在流感流行季节尽量减少到人群密集场所活动，避免接触呼吸道感染患者；保持良好的呼吸道卫生习惯，咳嗽或打喷嚏时，用上臂或纸巾、毛巾等遮住口鼻，咳嗽或打喷嚏后洗手，尽量避免触摸眼睛、鼻或口；出现流感样症状应注意休息及自我隔离，前往公共场所或就医过程中需戴口罩。

"神兽"上课注意力不集中，是多动症吗

儿科　汤亚南

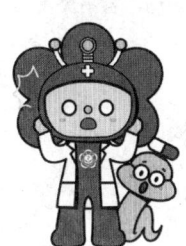

漫长的暑假结束，9月开学，淘淘妈妈把二年级的淘淘送回了学校，家里的"小神兽"终于"归笼"了，淘淘妈妈总算有了一些安静的时间，心里顿觉轻松不少。可是才刚开学没几天，淘淘妈妈就接到好几次来自老师的"投诉"电话。"淘淘课堂纪律太差，不但老是找人说话，跟老师抢话，还下座位走来走去，老师制止也不听""淘淘抢同桌的橡皮，还把小朋友弄哭了""老师反复强调第二天美术课要带画具，结果全班只有淘淘没带"。

老师建议带淘淘去医院检查一下是不是多动症。淘淘妈妈一边跟老师道歉，一边心里嘀咕：难道聪明活泼的儿子真的得了多动症？

◎ 多动症是病吗？

多动症又称注意缺陷多动障碍（ADHD），是一种常见的儿童发育行为障碍性疾病。他们虽然大多智力正常，但在学习、行为、情绪等方面有缺陷，表现为注意力不集中、注意力持续时间短暂、活动过多、情绪冲动、经常闯祸、学习成绩不好、与人相处困难等，常常使家长和老师感到头痛不已。

多动症在学龄儿童中的患病率为8%～10%，几乎每个班级中都会有一两个多动症的孩子，**是儿童期最常见的疾病之一**，其中男孩比女孩更常见。

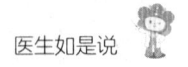

医生如是说

◎ 多动症和一般的调皮好动有什么区别？

多动症		调皮好动
看电视、玩游戏时专注，学习、上课时走神	注意力	上课认真，该安静的时候能保持安静
做事不思考、杂乱、有始无终、拖拉马虎	行动目的	有计划、有安排
不分场合地无法自控，好动冲动，容易哭闹	自控力	在陌生环境、在课堂均能约束自己
学习困难，一知半解，无法完成作业，粗心大意	学习能力	学习时认真，成绩与智力水平相符
动作不协调，精细手工做不好	运动能力	动作灵活流畅，精细手工精致

◎ 多动症如何诊断？

多动症不是靠某一种仪器或设备测出来的，如果怀疑自己的孩子有多动症，则需要求助医生或儿童行为专家，他们会询问相关症状以及孩子在家庭和学校的表现、老师对孩子的评价等。

医生诊断多动症的主要依据包括：**孩子在不同场合都表现出多动行为；12岁以前起病，至少持续6个月以上；社会功能受损**，比如影响了伙伴关系和学习成绩等。

◎ 孩子为什么会得多动症？

多动症的发病机制非常复杂，主要因素可能是大脑皮质传递神经信号的物质失衡，遗传基因可能也具有一定影响，多动症儿童的大脑结构常有一些微小改变，导致相应脑区功能降低。

环境因素在发病因素中占次要位置，有一些因素可能与多动症有关，但并不确定，比如早产和低出生体重、孕期烟酒暴露、头部外伤等。

◎ 多动症有什么危害？

如果不经治疗，70%的多动症儿童其症状将会持续到青春期，这些孩子常常学习困难，会与家长或老师对抗，并有违纪、攻击行为。另有30%的多动症儿童其症状可能持续到成年，其中有35%的人开始酗酒，甚至存在犯罪的危险性。

成人患者因为不能持续、有效工作,无法与同事友好相处而频繁跳槽,社会经济地位通常较低。**疾病对患者生活和社会功能产生的不良影响远远超过疾病本身。**

我国估计有 2300 万多动症患者,但就诊率只有 10%。如果您的家中有和淘淘一样,注意力不集中、多动、冲动的同款"神兽",建议带孩子到医院咨询儿科医生,进行全面评估和规范治疗。

孩子身高达标吗?
想帮助孩子长高,家长要注意什么

儿科　王雪梅

孩子的身高牵动着家长们的心,怎样能使孩子拥有更理想的身高,是大多数家长最关心的话题之一。很多家长担心,如果身高不理想,可能会影响孩子的心理健康,甚至是将来的就业、婚姻等。我们知道,身高的增长在骨骺闭合后就停止了。了解正常儿童生长规律及导致矮小的常见原因,做到早发现、早诊断、早治疗,对帮助孩子"长个儿"具有非常重要的意义。

◎ 如何及时发现儿童矮小?

可采用标准数据法。矮小症是指儿童的身高低于同年龄、同性别、同种族儿童平均身高 2 个标准差(SD)或第三百分位。

家长可以通过**比对我国 0~18 岁儿童及青少年的身高标准数值表**,判断孩子的身高是否在正常范围,如果孩子属于矮小或者偏矮,需及时去找专业医生进行评估检查,并针对性地进行早期干预治疗。

◎ 监测孩子的生长速度

对于不同年龄段的孩子,正常身高增长速度是不同的。一般来说,1 岁平均增长 20~25 cm,2 岁平均增长 10~12 cm,3~4 岁每年生长 7~8 cm,4 岁到青春期以前每年生长 5~7 cm,青春期每年生长 6~8 cm。如果孩子的生长速度低于上述标准,属于生长缓慢,也需要及时到专业门诊进行评估,查找原因并及时干预。

医生如是说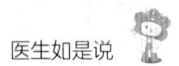

0~18岁儿童青少年身高、体重百分位数值表（男）

年龄	3rd 身高(cm)	体重(kg)	10th 身高(cm)	体重(kg)	25th 身高(cm)	体重(kg)	50th 身高(cm)	体重(kg)	75th 身高(cm)	体重(kg)	90th 身高(cm)	体重(kg)	97th 身高(cm)	体重(kg)
出生	47.1	2.62	48.1	2.83	49.2	3.06	50.4	3.32	51.6	3.59	52.7	3.85	53.8	4.12
2月	54.6	4.53	55.9	4.88	57.2	5.25	58.7	5.68	60.3	6.15	61.7	6.59	63.0	7.05
4月	60.3	5.99	61.7	6.43	63.0	6.90	64.6	7.45	66.2	8.04	67.6	8.61	69.0	9.20
6月	64.0	6.80	65.4	7.28	66.8	7.80	68.4	8.41	70.0	9.07	71.5	9.70	73.0	10.37
9月	67.9	7.56	69.4	8.09	70.9	8.66	72.6	9.33	74.4	10.06	75.9	10.75	77.5	11.49
12月	71.5	8.16	73.1	8.72	74.7	9.33	76.5	10.05	78.4	10.83	80.1	11.58	81.8	12.37
15月	74.4	8.68	76.1	9.27	77.8	9.91	79.8	10.68	81.8	11.51	83.6	12.30	85.4	13.15
18月	76.9	9.19	78.7	9.81	80.6	10.48	82.7	11.29	84.8	12.16	86.7	13.01	88.7	13.90
21月	79.5	9.71	81.4	10.37	83.4	11.08	85.6	11.93	87.9	12.86	90.0	13.75	92.0	14.70
2岁	82.1	10.22	84.1	10.90	86.2	11.65	88.5	12.54	90.9	13.51	93.1	14.46	95.3	15.46
2.5岁	86.4	11.11	88.6	11.85	90.8	12.66	93.3	13.64	95.9	14.70	98.2	15.73	100.5	16.83
3岁	89.7	11.94	91.9	12.74	94.2	13.61	96.8	14.65	99.4	15.80	101.8	16.92	104.1	18.12
3.5岁	93.4	12.73	95.7	13.58	98.0	14.51	100.6	15.63	103.2	16.86	105.7	18.08	108.1	19.38
4岁	96.7	13.52	99.1	14.43	101.4	15.43	104.1	16.64	106.9	17.98	109.3	19.29	111.8	20.71
4.5岁	100.0	14.37	102.4	15.35	104.9	16.43	107.7	17.75	110.5	19.22	113.1	20.67	115.7	22.24
5岁	103.3	15.26	105.8	16.33	108.4	17.52	111.3	18.98	114.2	20.61	116.9	22.23	119.6	24.00
5.5岁	106.4	16.09	109.0	17.26	111.7	18.56	114.7	20.18	117.7	21.98	120.5	23.81	123.3	25.81
6岁	109.1	16.80	111.8	18.06	114.6	19.49	117.7	21.26	120.9	23.26	123.7	25.29	126.6	27.55
6.5岁	111.7	17.53	114.5	18.92	117.4	20.49	120.7	22.45	123.9	24.70	126.9	27.00	129.9	29.57
7岁	114.6	18.48	117.6	20.04	120.6	21.81	124.0	24.06	127.4	26.66	130.5	29.35	133.7	32.41
7.5岁	117.4	19.43	120.5	21.17	123.6	23.16	127.1	25.72	130.7	28.70	133.9	31.84	137.2	35.45
8岁	119.9	20.32	123.1	22.24	126.3	24.46	130.0	27.33	133.7	30.71	137.1	34.31	140.4	38.49
8.5岁	122.3	21.18	125.6	23.28	129.0	25.73	132.7	28.91	136.6	32.69	140.1	36.74	143.6	41.49
9岁	124.6	22.04	128.0	24.31	131.4	26.98	135.4	30.46	139.3	34.61	142.9	39.08	146.5	44.35
9.5岁	126.7	22.95	130.3	25.42	133.9	28.31	137.9	32.09	142.0	36.61	145.7	41.49	149.4	47.24
10岁	128.7	23.89	132.3	26.55	136.0	29.66	140.2	33.74	144.4	38.61	148.2	43.85	152.0	50.01
10.5岁	130.7	24.96	134.5	27.83	138.3	31.20	142.6	35.58	147.0	40.81	150.9	46.40	154.9	52.93
11岁	132.9	26.21	136.8	29.33	140.8	32.97	145.3	37.69	149.9	43.27	154.0	49.20	158.1	56.07
11.5岁	135.3	27.59	139.5	30.97	143.7	34.91	148.4	39.98	153.1	45.94	157.4	52.21	161.7	59.40
12岁	138.1	29.09	142.5	32.77	147.0	37.03	151.9	42.49	157.0	48.86	161.5	55.50	166.0	63.04
12.5岁	141.1	30.74	145.7	34.71	150.4	39.29	155.6	45.13	160.8	51.89	165.5	58.90	170.2	66.81
13岁	145.0	32.82	149.6	37.04	154.3	41.90	159.5	48.08	164.8	55.21	169.5	62.57	174.2	70.83
13.5岁	148.8	35.03	153.3	39.42	157.9	44.45	163.0	50.85	168.1	58.21	172.7	65.80	177.2	74.33
14岁	152.3	37.36	156.7	41.80	161.0	46.90	165.9	53.37	170.7	60.83	175.1	68.53	179.4	77.20
14.5岁	155.3	39.53	159.4	43.94	163.6	49.00	168.2	55.43	172.8	62.86	176.9	70.55	181.0	79.24
15岁	157.5	41.43	161.4	45.77	165.4	50.75	169.8	57.08	174.2	64.40	178.2	72.00	182.0	80.60
15.5岁	159.1	43.05	162.9	47.31	166.7	52.19	171.0	58.39	175.2	65.57	179.1	73.03	182.8	81.49
16岁	159.9	44.28	163.6	48.47	167.4	53.26	171.6	59.35	175.8	66.40	179.5	73.73	183.2	82.05
16.5岁	160.5	45.30	164.2	49.42	167.9	54.13	172.1	60.12	176.2	67.05	179.8	74.25	183.5	82.44
17岁	160.9	46.04	164.5	50.11	168.2	54.77	172.3	60.68	176.4	67.51	180.1	74.62	183.7	82.70
18岁	161.3	47.01	164.9	51.02	168.6	55.60	172.7	61.40	176.7	68.11	180.4	75.08	183.9	83.00

注：①根据2005年九省/市儿童体格发育调查数据研究制定
②3岁以前为身长

0~18岁儿童青少年身高、体重百分位数值表（女）

年龄	3rd 身高(cm)	3rd 体重(kg)	10th 身高(cm)	10th 体重(kg)	25th 身高(cm)	25th 体重(kg)	50th 身高(cm)	50th 体重(kg)	75th 身高(cm)	75th 体重(kg)	90th 身高(cm)	90th 体重(kg)	97th 身高(cm)	97th 体重(kg)
出生	46.6	2.57	47.5	2.76	48.6	2.96	49.7	3.21	50.9	3.49	51.9	3.75	53.0	4.04
2月	53.4	4.21	54.7	4.50	56.0	4.82	57.4	5.21	58.9	5.64	60.2	6.06	61.6	6.51
4月	59.1	5.55	60.3	5.93	61.7	6.34	63.1	6.83	64.6	7.37	66.0	7.90	67.4	8.47
6月	62.5	6.34	63.9	6.76	65.2	7.21	66.8	7.77	68.4	8.37	69.8	8.96	71.2	9.59
9月	66.4	7.11	67.8	7.58	69.3	8.08	71.0	8.69	72.8	9.36	74.3	10.01	75.9	10.71
12月	70.0	7.70	71.6	8.20	73.2	8.74	75.0	9.40	76.8	10.12	78.5	10.82	80.2	11.57
15月	73.2	8.22	74.9	8.75	76.6	9.33	78.5	10.02	80.4	10.79	82.2	11.53	84.0	12.33
18月	76.0	8.73	77.7	9.29	79.5	9.91	81.5	10.65	83.6	11.46	85.5	12.25	87.4	13.11
21月	78.5	9.26	80.4	9.86	82.3	10.51	84.4	11.30	86.6	12.17	88.6	13.01	90.7	13.93
2岁	80.9	9.76	82.9	10.39	84.9	11.08	87.2	11.92	89.6	12.84	91.7	13.74	93.9	14.71
2.5岁	85.2	10.65	87.4	11.35	89.6	12.12	92.1	13.05	94.6	14.07	97.0	15.08	99.3	16.16
3岁	88.6	11.50	90.8	12.27	93.1	13.11	95.6	14.13	98.2	15.25	100.5	16.36	102.9	17.55
3.5岁	92.4	12.32	94.6	13.14	96.8	14.05	99.4	15.16	102.0	16.38	104.4	17.59	106.8	18.89
4岁	95.8	13.10	98.1	13.99	100.4	14.97	103.1	16.17	105.7	17.50	108.2	18.81	110.6	20.24
4.5岁	99.2	13.89	101.5	14.85	104.0	15.92	106.7	17.22	109.5	18.66	112.1	20.10	114.7	21.67
5岁	102.3	14.64	104.8	15.68	107.3	16.84	110.2	18.26	113.1	19.83	115.7	21.41	118.4	23.14
5.5岁	105.4	15.39	108.0	16.52	110.6	17.78	113.5	19.33	116.5	21.06	119.3	22.81	122.0	24.72
6岁	108.1	16.10	110.8	17.32	113.5	18.68	116.6	20.37	119.7	22.27	122.5	24.19	125.4	26.30
6.5岁	110.6	16.80	113.4	18.12	116.2	19.60	119.4	21.44	122.7	23.51	125.6	25.62	128.6	27.96
7岁	113.3	17.58	116.2	19.01	119.2	20.62	122.5	22.64	125.9	24.94	129.0	27.28	132.1	29.89
7.5岁	116.0	18.39	119.0	19.95	122.1	21.71	125.6	23.93	129.1	26.48	132.3	29.08	135.5	32.01
8岁	118.5	19.20	121.6	20.89	124.9	22.81	128.5	25.25	132.1	28.05	135.4	30.95	138.7	34.23
8.5岁	121.0	20.05	124.2	21.88	127.6	23.99	131.3	26.67	135.1	29.77	138.5	33.00	141.9	36.69
9岁	123.3	20.93	126.7	22.93	130.2	25.23	134.1	28.19	138.0	31.63	141.6	35.26	145.1	39.41
9.5岁	125.7	21.89	129.3	24.08	132.9	26.61	137.0	29.87	141.1	33.72	144.8	37.79	148.5	42.51
10岁	128.3	22.98	132.1	25.36	135.9	28.15	140.1	31.76	144.4	36.05	148.2	40.63	152.0	45.97
10.5岁	131.1	24.22	135.0	26.80	138.9	29.84	143.3	33.80	147.7	38.53	151.6	43.61	155.6	49.59
11岁	134.2	25.74	138.2	28.53	142.2	31.81	146.6	36.10	151.1	41.24	155.2	46.78	159.2	53.33
11.5岁	137.2	27.43	141.2	30.39	145.2	33.86	149.7	38.40	154.1	43.85	158.2	49.73	162.1	56.67
12岁	140.2	29.33	144.1	32.42	148.0	36.04	152.4	40.77	156.7	46.42	160.7	52.49	164.5	59.64
12.5岁	142.9	31.22	146.6	34.39	150.4	38.09	154.6	42.89	158.8	48.60	162.6	54.71	166.3	61.86
13岁	145.0	33.09	148.6	36.29	152.2	40.00	156.3	44.79	160.3	50.45	164.0	56.46	167.6	63.45
13.5岁	146.7	34.82	150.2	38.01	153.7	41.69	157.6	46.42	161.6	51.97	165.1	57.81	168.6	64.55
14岁	147.9	36.38	151.3	39.55	154.8	43.19	158.6	47.83	162.4	53.23	165.9	58.88	169.3	65.36
14.5岁	148.9	37.71	152.2	40.84	155.6	44.43	159.4	48.97	163.1	54.23	166.5	59.70	169.8	65.93
15岁	149.5	38.73	152.8	41.83	156.1	45.36	159.8	49.82	163.5	54.96	166.8	60.28	170.1	66.30
15.5岁	149.9	39.51	153.1	42.58	156.5	46.06	160.1	50.45	163.8	55.49	167.1	60.69	170.3	66.55
16岁	149.8	39.96	153.1	43.01	156.4	46.47	160.1	50.81	163.8	55.79	167.1	60.91	170.3	66.69
16.5岁	149.9	40.29	153.2	43.32	156.5	46.76	160.2	51.07	163.8	56.01	167.1	61.07	170.4	66.78
17岁	150.1	40.44	153.4	43.47	156.7	46.90	160.3	51.20	164.0	56.11	167.3	61.15	170.5	66.82
18岁	150.4	40.71	153.7	43.73	157.0	47.14	160.6	51.41	164.2	56.28	167.5	61.28	170.7	66.89

注：①根据2005年九省/市儿童体格发育调查数据研究制定
②3岁以前为身长

◎ "二十三，窜一窜"的说法靠谱吗？

有些孩子身高不理想，家长还抱着"二十三，窜一窜"的观念，等待孩子"晚长"。

实际上，女孩乳腺发育、男孩睾丸容积达到 4 ml 是青春期开始的标志，女孩月经初潮和男孩出现变声、痤疮、长胡须或喉结都代表其进入了青春期后期，是个体发育接近成熟的标志。

孩子进入青春期，也就来到了身高增长加速的时期。其中，女孩多在青春早期，年身高增长可达 8 cm 左右；男孩多在青春中期，年身高增长达 10 cm 左右。

到了青春期后期，生长发育减缓，孩子经历身高突增后，年生长速度低于 3.5 cm 时，身高进一步增长的空间就很有限了。整个青春期，女孩平均增长 20~25 cm，男孩平均增长 25~30 cm。如果孩子已有青春期表现，但生长速度低于这些标准，也需要及时到正规医院儿科进行评估，查找原因并及时干预。

◎ 家长发现儿童身高异常，应该怎么办？

1．早发现

家长应定期测量孩子的身高，制作身高生长曲线，与正常儿童生长曲线对比，及时发现孩子身高异常。

2．早诊断

发现孩子身高异常，应及时去正规医院儿科内分泌门诊进行专业诊断。

可导致矮小的原因有很多，包括家族性矮小、出生身长或体重低、全身性疾病（如营养不良、心肺疾病、慢性肝肾疾病及胃肠道疾病）、内分泌疾病（如生长激素缺乏、甲状腺功能减退、糖尿病、肾上腺疾病、性早熟）及遗传代谢性疾病等。

根据孩子的具体情况，由医生进行骨龄测定、内分泌功能检查、全身性疾病筛查、影像学（B超、CT、MRI）检查、遗传学分析等检测，明确导致身材矮小的原因。

3．早治疗

明确矮小的原因后，应针对性进行治疗，包括治疗原发疾病，指导合理营养、运动、睡眠。

对于生长激素缺乏、小于胎龄儿、特发性矮小等情况，可以应用生长激素治疗。一般来说，年龄越小，骨生长潜力越大，治疗效果越好；同时，年龄越小，体重越轻，所用药物的剂量越小。

◎ 日常生活中，应该注意什么？

在日常生活中，家长应注意以下几个方面，帮助孩子健康成长。

保证营养均衡，荤素搭配，不偏食，摄入充足的蛋白质、微量元素、维生素。

合理运动，跑步、跳绳、篮球、单杠、引体向上、游泳等运动有益于儿童生长，可以根据孩子的兴趣爱好和身体条件选择适宜的运动方式。

保证充足的睡眠，建议小学生睡眠时长达到10小时，初中生达到9小时，高中生达到8小时。

保持良好情绪，减轻压力，避免焦虑紧张。

孩子突然"愣神"，警惕儿童癫痫

儿科　魏　玲

提及癫痫，可能大家会想到这样一个情景：患儿突然倒地、意识丧失、全身抽搐、口吐白沫……但癫痫还有一些"隐匿症状"不太为人所知，这些患儿在发作时无明显肢体抽搐，因此在日常生活中更需加以识别。如当孩子频繁发生突然"愣神"的症状时，要警惕儿童癫痫的可能。

对于这些"愣神"的孩子，通过仔细观察、询问病史，可发现他们有极短暂的意识丧失、表情呆滞、凝视，或走路、说话、讲故事、吃饭等动作突然中断、停顿等，少数孩子可能伴有轻微的眼睑、口角抽动，或做一些刻板动作，比如咂嘴、吸吮样动作等。这种情况在医学上称为失神发作（失神性癫痫）。由于这种癫痫发作时意识丧失时间极为短暂（几秒钟，最长不超过30秒），且无四肢抽搐、跌倒等症状，手中物体也无掉落，发作前又无先兆，发作后可继续原来的动作，孩子也无任何不适感，因而容易被家长忽视。有的家长甚至将这种情况误认为是孩子注意力不集中，当成坏毛病批评孩子。

失神性癫痫大多与遗传有关，少数可能与围产期并发症、头部外伤、感染等因素有关。失神每天可出现数次甚至数十次，严重影响儿童的学习和记忆能力，不利于健康成长，部分患儿还会合并全身强直"大发作"。青春期后若仍未控制，还可能对患儿成年后的认知、精神、行为、社交等造成负面影响。因此，家中有癫痫家族史或日常发现孩子频繁出现"发呆、走神"等情况，一定要尽早到医院明确诊断。

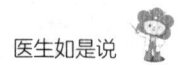

但孩子被诊断出失神性癫痫，家长也不要过度焦虑。随着年龄增长，部分患儿的症状会自然好转，大多数患儿经过科学治疗，都可有效控制病情发作，并逐步停用药物。需要提醒家长的是，癫痫治疗的终极目的除了无发作，还要保证孩子的心理健康。有的孩子虽然病情控制得很好，但家长紧张焦虑的情绪及对孩子学习、生活等各方面的限制干涉，会让他们时刻都觉得自己是个癫痫患者，留下心理阴影。所以，家长自己首先不应担心孩子癫痫会被别人歧视而刻意回避或隐瞒病情，治疗过程中除了谨遵医嘱、坚持服药，在爬山、游泳等可能发生危险的活动时，家长要注意看护，以免因癫痫突然发作而发生意外。除此之外，不要过分保护孩子、限制他们的社会活动，要尽量让孩子多参与集体生活，保证他们良好的生活质量。

聊聊儿童腹泻那些事

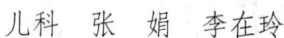

儿科　张　娟　李在玲

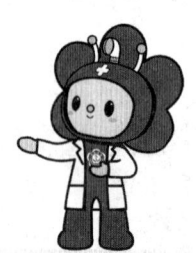

对宝宝来说，腹泻是极其常见的问题，大多数患儿都在 2 周岁以下。我国对 21 个省、市调查估计，我国每年有 8.36 亿人患腹泻，其中 5 岁以下小儿有 3 亿人次，5 岁以下小儿的年发病率为 1.9 次 / 人，也就是说 5 岁以下儿童每年患腹泻类疾病接近 2 次。

腹部受凉、饮食不当或进食被病原污染的食物，都可能引起腹泻。孩子与成人不同，腹泻可引起电解质紊乱，或者因腹泻治疗不及时转变为迁延性腹泻，会严重影响儿童的生长发育，甚至威胁生命，后果十分严重，因此对小儿腹泻也需要引起足够的重视。

◎ 引起儿童腹泻的常见因素有哪些？

1. 肠道内感染

主要为细菌、病毒、真菌、寄生虫等有害物质进入肠道内，进而引发感染，可导致儿童腹泻。

2. 肠道外感染

发生上呼吸道感染、肺炎时，可引起消化功能紊乱，亦可产生腹泻症状，即症状性腹泻。年龄越小越多见。

3. 饮食不当

由饮食不当导致的腹泻无季节性，是因婴幼儿的消化系统功能不健全、消化能力低、喂养不当造成的。如食物中缺乏蛋白质、碳水化合物多，食物易在肠道内发酵而造成腹泻。婴儿进食过多、过少，不定时喂养，或过早进食大量淀粉类和脂肪类的食品，以及突然更换食物种类，都可引起消化功能紊乱。消化不良引起的腹泻有发热、呕吐、食欲下降等症状。

4. 过敏性腹泻

由于受到过敏原刺激，如对牛奶或大豆制品过敏而引起的腹泻。

5. 气候因素

气候突然变化、腹部受凉使肠蠕动增加；天气过热，消化液分泌减少，或由于口渴而饮奶过多等，都可以诱发消化功能紊乱，导致腹泻。

◎ 儿童腹泻有哪些常见症状？

如果孩子的大便次数增加，大便性状发生改变，大便较稀，多呈水样、蛋花样，或者含有明显的黏液脓血，就是腹泻的症状了。儿童腹泻的同时往往伴有呕吐，严重者甚至会出现脱水，可出现眼眶凹陷、口渴感明显、尿量减少。部分孩子还可能出现发热，往往表现为精神不佳，严重时可能伴有抽搐、昏迷。

◎ 儿童腹泻如何护理和治疗？

若孩子出现上述症状，我们该怎样应对呢？儿童腹泻的治疗主要分为四个部分。

（1）提前防止脱水情况的出现；
（2）改善并努力制止脱水的情况；
（3）保持规律的饮食习惯；
（4）正确服用药物。

参照以上四个部分，具体措施如下。

（1）孩子刚开始出现腹泻时，家长就需要让其口服足够量的液体，液体可以是口服补液盐水或者米汤加盐溶液。同时继续喂养，调节好饮食，轻者不必禁食，可适当减少哺乳的次数，缩短喂乳的时间，停食牛奶、巧克力等不易消化的食物；可饮用淡盐水、米汤

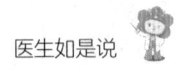

等。呕吐严重的孩子可以短暂禁食4~6小时，但不禁水，症状缓解后可逐步恢复饮食。恢复饮食必须由少到多，由稀到浓，切不可操之过急。

（2）轻度、中度脱水的儿童需口服一定剂量的补液，重度脱水的儿童则需要通过静脉补液来纠正脱水情况。

（3）每天定时、定量饮食，按照病症正确服用药物。使用肠道微生态制剂的目的在于恢复肠道正常菌群，重建肠道天然生物屏障保护作用。黏膜保护剂（蒙脱石散）可缩短腹泻病程，效果良好。

（4）有时宝宝在急性肠炎之后，因肠黏膜受损，会引起暂时性的乳糖耐受性不良，导致较长时间的腹泻。此时，可更换专门的腹泻奶粉（免乳糖配方），帮助孩子更快恢复。

◎ 如何预防儿童腹泻？

1. 注意卫生清洁

食品应新鲜、清洁，食具也必须注意消毒，保持饮用水洁净，孩子及其看护人都应养成饭前便后洗手的好习惯。

2. 坚持母乳喂养

应坚持母乳喂养，特别是出生后最初数月内应以母乳喂养。因母乳最适合婴儿的营养需要和消化能力，母乳中含有IgA（免疫球蛋白A），可中和肠毒素，有预防感染大肠埃希菌的作用。

3. 注意饮食质量

添加辅助食物时，应当根据孩子的具体情况"由少到多"逐次进行添加，应当杜绝一次添加多种食物或者添加时间过晚的情况。同时，喂养的过程中，奶和食物的量不能同时增加，反而应适当减少，给年龄稍大的儿童可以提供易消化、营养价值高的食物。

4. 防止受凉

应避免孩子受凉，尤其是腹部受凉。孩子因消化系统发育还不成熟，特别是腹壁及肠道缺乏脂肪"保暖层"，因而容易受到冷空气的刺激而引起肠蠕动增加，导致便次增加和肠道水分吸收减少，大便稀溏，病毒也容易乘虚而入。

小朋友磕碰、摔倒怎么办？来看这份儿童外伤处理指南

成形外科　孙艺谋

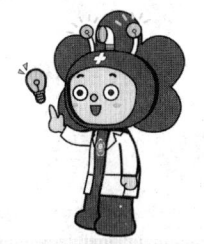

在日常生活或者外出游玩中，小朋友们难免遇到磕碰或者摔倒，导致皮肤软组织外伤。

面对伤口，相信家长们会有很多的疑问。该怎么处理伤口？需不需要去医院？用不用打破伤风？怎样可以不留疤？下面让我们学习一下儿童外伤的处理方式。

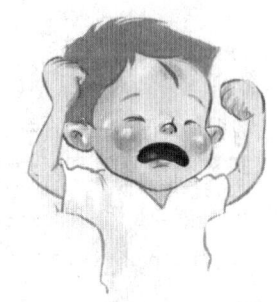

◎ **什么样的伤口需要到医院处理？**

需要到医院处理的伤口包括：①**深或大的伤口**，例如皮缘自然分开，尤其是能看到肌肉或者骨头的伤口；②**不清洁的伤口**，例如被生锈的工具割伤，伤口接触不干净的地面、物品等；③**流血不止的伤口**，持续按压5分钟仍不能止血；④**有异物残留的伤口**，例如玻璃渣、木屑、钉子、沙土等；⑤**被动物或人抓咬后的伤口**。

◎ **到医院就诊前，可以做什么？**

对于流血的伤口，需要持续压迫；如果条件允许，**可以使用碘伏对伤口及周围皮肤消毒**。伤口覆盖首选无菌纱布，也可以使用干净的毛巾；不要使用卫生纸等遇血会溶解的物品覆盖伤口，尤其是伤口明显裂开的情况。**不要在伤口上涂抹云南白药、红糖、土等，这些物品会给清创带来极大的困难，同时也会增加感染风险。在来医院前要暂时性禁食、禁水**，这是很重要的一点，如果医生判断伤口情况需要进行全麻（全身麻醉）手术，吃东西或者喝水会极大地延误手术时机。

伤口缝合有时间限制吗？

总的原则是**越快越好，一般为伤后6小时，颜面部为伤后24小时，特殊情况需由专业医生来判断。**

伤口暴露时间越长，感染概率越大；受伤后时间越长，组织水肿越重，不利于缝合。此外，时间过长可能延误重要部位的诊治，例如神经断裂的吻合。

根据最新的创面修复理念，清洁的伤口可以把缝合时间窗延长至伤后1周。缝合伤口

医生如是说

的疤痕要远好于不缝合只换药愈合的伤口。

需不需要打破伤风疫苗？

如果儿童按时接种了百白破疫苗，且外伤发生在末次接种疫苗之后的5年内，则不需要打破伤风疫苗，如果外伤发生在接种后的5~10年内，污染伤口需要打破伤风疫苗；如果外伤发生在接种的10年后，清洁和污染伤口则都需要打破伤风疫苗。

伤口会不会留疤？

伤口愈合过程必然会留下瘢痕，由于儿童皮肤张力大，更容易留疤。如果想要瘢痕浅而不明显，建议向可以做急诊美容缝合的整形外科医生寻求帮助。

美容缝合是利用最好的减张缝合技术最大限度地减少皮肤张力，更精细地对合皮缘，把伤口处理和缝合做到极致，让愈合后的瘢痕最小化。绝大多数美容缝合后的伤口瘢痕都是满意的，少数不理想的可以通过激光、药物等进一步改善。

伤口不缝合，直接用胶水粘在一起，对愈合和减少瘢痕更有利吗？

使用免缝胶水的前提是伤口皮缘对合整齐且没有凹陷和内卷。**由于外伤的不确定性和复杂性，大多数伤口都不具备直接使用免缝胶水的条件**。单纯使用胶水粘合伤口经常会导致瘢痕增宽凹陷。

目前美容缝合线对组织损伤很小，如果使用美容缝合的技术，缝合后的伤口往往比单纯使用免缝胶水的伤口更美观。

缝合需要麻醉吗？孩子会疼吗？

如果孩子能够配合手术，可以选择局部麻醉，操作简单方便，孩子在手术过程中是清醒的，手术区域进行局部麻醉，手术过程没有痛感。

对于不能配合手术的孩子可以选择全身麻醉，手术期间就像睡了一觉，整个过程安全舒适，术后6小时内需要观察麻醉恢复情况。全身麻醉需要术前禁食、禁水，需要有麻醉科医生配合进行手术。

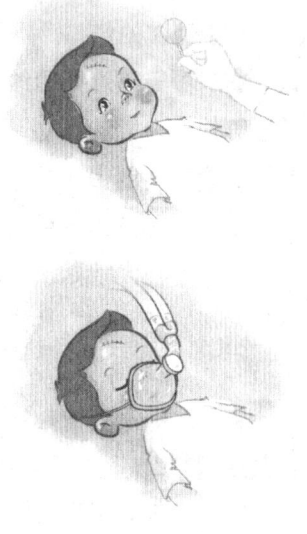

（绘图 陈 静）

担心孩子脊柱侧弯？
这些细节要注意

骨科　曾岩

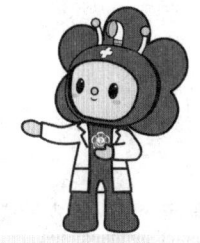

孩子坐姿不正、书包太重，这些因素会导致孩子出现脊柱侧弯吗？在日常生活中，家长需要注意哪些方面能够帮助孩子预防脊柱侧弯？

◎ 孩子脊柱侧弯，是坐姿不正、书包过重等原因造成的吗？

说起脊柱侧弯，首先要明确侧弯是否为结构性的。**结构性脊柱侧弯又称真性脊柱侧弯，是原发于脊柱本身的形态异常，是不能自行恢复的**。有相当一部分儿童青少年脊柱侧弯不是真正的结构性侧弯，而是继发于其他原因（如姿势不良、疼痛、肌肉劳损、腰椎间盘突出等），称为**假性脊柱侧弯，属于功能性侧弯，在改善姿势和疼痛减轻等情况下可以自行恢复**。

坐姿不正会产生腰背肌疲劳，出现腰背部疼痛，长时间后脊柱形态出现一些改变，但这种异常是功能性的，在注意坐姿和休息后可以恢复正常的脊柱形态，不是真正的结构性脊柱侧弯。至于书包过重，的确会影响儿童青少年的生长发育，但**如果只是短时间背书包或者采用双肩背书包，一般不会造成脊柱侧弯**。另外，需要指出的是，**如果长时间单肩背书包，并且总是用一侧肩部背过重的书包，可能因为一侧肩部受力过大，造成继发性的脊柱偏斜，出现脊柱侧弯**。

脊柱侧弯最常见的影响是造成身体外观不正常，如双肩不等高、背部不平、腰线不对称和骨盆倾斜等，会进而影响孩子的心理健康和人际交往，造成自卑。如果侧弯进一步发展，会引起脊柱生物力学结构改变，支撑功能下降，导致双侧椎旁肌肉力量不对称，肌肉出现无力、痉挛和炎性反应，产生腰背部疼痛。严重的脊柱侧弯则会压迫椎管内的脊髓神经，造成下肢麻木无力和行走困难。此外，严重的脊柱侧弯还可能引起胸廓变形，胸腔容积减小，影响心肺功能，使运动耐量下降。

◎ 日常生活中应该注意哪些方面？

（1）家长要督促孩子**注意正确的站姿和坐姿**。站和坐的时候要将躯干摆正挺直，不要偏斜和扭曲，不要"一站三道弯"，不要含胸驼背。

（2）由于长时间过度低头学习会加大脊柱负担，造成脊柱变形。因此，孩子学习时，

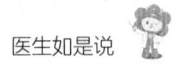

要注意保持桌椅的高度合适。

（3）孩子的**书包尽量选择双肩背包**，这样双肩受力均匀，脊柱椎旁肌处于平衡状态，有利于保持正常形态。

（4）**要注意儿童视力发育**，斜视可能会造成面部和颈部偏斜，也容易导致躯干姿态异常。

◎ 怎么判断出现脊柱侧弯？

脊柱侧弯早期没有明显症状，也看不出明显的躯体畸形，因此常常被忽略。很多时候是孩子在洗澡时或者穿衣服较少时才被父母发现。孩子发生脊柱侧弯后，会出现背部不平、双肩不等高、腰线不对称和骨盆倾斜等情况。

对于程度较轻的脊柱侧弯，外观改变可能不明显，为了尽早发现，最简单的判断方法是弯腰前屈试验。让孩子双腿伸直并拢，向前弯腰，双手自然下垂，家长在孩子前方或后方观察背部，如果发现背部双侧不对称、不平整，看到或触摸脊柱不是位于躯干正中的直线，如有向一侧偏移，则脊柱侧弯的可能性非常大，需要去医院检查。

◎ 有哪些矫正轻度脊柱侧弯的简单方法？

单杠悬吊

双手上举紧握单杠，双足离地，全身放松，使身体重力作用于躯干，脊柱在被动牵拉下侧弯减轻。

体侧屈运动

确认脊柱侧弯的方向后，侧弯一侧（侧弯顶椎凸起的一侧）手叉腰，尽力将躯干向该侧侧屈，在侧屈的过程中侧弯可以获得部分矫正。

小燕飞

俯卧位，双上肢放置于身体两侧，躯干和下肢尽力向上伸展而抬起，仅留下腹部着地，该动作可使腰背肌紧张，将脊柱向中线挤压，减轻侧弯。

如果孩子出现了脊柱侧弯，一定要到专业的骨科或脊柱外科就诊，进行科学的评估和治疗。

视力筛查建议"眼科复查"怎么办

眼科 敖明昕 吕会斌

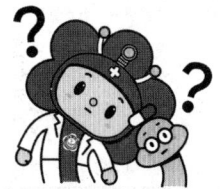

大家对视力筛查都已经很熟悉了，但是怎样理解视力筛查报告的反馈信息？小朋友的视力达到什么水平才算"达标"？什么样的情况下就可能需要戴眼镜？大家在拿到视力筛查报告时，这一连串的问号就开始在大家心中涌现。下面就让我们一起来聊聊视觉发育和视力筛查吧。

◎ 视觉发育的历程

首先我们要明确一点，随着眼球的发育，小朋友的视力是逐渐提升到1.0的，因此，当看到视力筛查报告上低于1.0的视力检查结果时，先不要着急。在评价小朋友视力的时候，要看视力水平是否达到了所处年龄段的标准。也就是先要回答"是否达到及格线"这个问题。

为了回答这个问题，我们需要了解一下视力发育的历程。从出生至3岁是孩子眼球发育最快的时期，因此这个时间段也是屈光度变化最快的时候。在不断发育的过程中，孩子的视力逐渐臻于完美，经历了很多值得注意的时间点。婴幼儿的视力发育经历了一个感知区域从周边到中央、感知内容由黑白到彩色并且逐渐精细的过程。新生儿由仅可注意到周边的运动物体，逐渐发育到可以注视眼前的物品，2周时可以分辨明暗并逐渐能辨认黑白条纹图；1个月时可以看到1米远的物品，开始对明亮和浓烈的色彩敏感；2~3个月时可以追踪活动的物体；4个月以后可以看到较远的物体，可以区分大部分深浅不一的色彩。简单来说，如果小朋友看东西时双眼目光稳定，能够追着感兴趣的东西（妈妈的脸、色彩鲜艳的玩具等）看一会儿，那么第一个筛查项目就很顺利地通过了。

当小朋友们进入幼儿园，就可以帮助他们进行第一次视力检查了。这个时候，我们一定要先教会小朋友们如何配合视力表检查。家长可以在白纸上画一个E字，像做游戏一样，边翻转图片上的字母边教孩子辨认视标的开口，这样就能保证小朋友们在视力检查时发挥出最佳水平。小朋友的视力是随着年龄增长逐渐提高的，3~4岁时，视力通常可以达到0.5（小数记录法）；4~5岁时，视力可达到0.6；5~6岁时，视力可高于0.7，大多数能够达到0.8~1.0。这些数字看起来可能很复杂，大家可以简单记为：3岁时0.5是及格线，此后每年增长一排，6岁时可以达到1.0。

这里，我们用一张表格总结了小朋友们的视力发育过程（表13-1）。其中需要注意

医生如是说

一个问题，那就是在关注单眼视力值是否达标的同时，我们还需要关注双眼视力是否存在差别。如果孩子单眼视力值均高于该年龄段的最低要求，但是一侧眼的视力明显优于对侧，差距达到视力表的两排（即视力值相差0.2），就需要进一步寻找视力存在差异的原因了，因为如果双侧视力差值大于或等于两排就有可能存在弱视的风险。一般情况下，医生会从是否存在眼部器质性病变、角膜混浊或晶状体混浊等导致的视觉遮挡（形觉剥夺）、眼位偏斜（斜视）、屈光异常这几个方面寻找原因。

表13-1　0~6岁儿童视力发育过程

年龄	瞳孔	注视能力	眼球运动	眼位
0~2个月	出现对光反射	偶尔可见注视及追随运动	扫视样运动	外隐斜多见，内隐斜少见
2~6个月	对光反射灵敏	可稳定注视	可追随物体	极少有向外偏斜，内斜为异常
6个月~3岁	对光反射灵敏	可稳定注视	准确追随	正位，无偏斜
3~4岁	对光反射灵敏	视力≥0.5，双眼视力差值不超过0.2	准确追随	正位，无偏斜
4~5岁	对光反射灵敏	视力≥0.6，双眼视力相差不超过0.2	准确追随	正位，无偏斜
5~6岁	对光反射灵敏	视力≥0.8，双眼视力相差不超过0.2	准确追随	正位，无偏斜

◎ 儿童的屈光状态

初生的婴儿，大部分呈现为生理性远视的状态，我们也称之为"远视储备"。这种远视储备可以理解为预防孩子患近视的"防火墙"。伴随着孩子的成长，远视储备逐渐降低，从而完成正视化的过程。所以，当我们看到视力筛查报告中屈光状态一栏的远视状态时，一定不要太紧张，这很可能是"远视储备"。6岁的小朋友在睫状肌麻痹验光检查中，大概有100~150度的远视储备（+1.00 D~+1.50 D），此后以每年约15度（−0.15 D）的幅度递减，直至青春期达到正视状态。在这里要提醒大家的是，远视储备可以看做我们眼睛的不可再生资源，因此一定要节约、再节约，尽量保证每天2~3小时阳光下的户外运动，近距离用眼20~30分钟即需要远眺休息20秒以上，严格控制电子产品的使用，电子产品使用时长每日累计不超过1小时，注意坐姿及环境照明条件，尽量延长我们宝贵的远视储备使用期。

那么，除了正常的远视储备外，这里我们要向大家介绍一下有临床意义的屈光异常，也就是在什么情况下我们需要考虑采取配镜等医疗干预。根据《中国儿童弱视防治专家共识（2021年）》，1岁以下的婴儿，近视程度≥5.00 D、远视程度≥6.00 D 或者散光程度≥3.00 D，应考虑验光配镜干预；1~2岁的幼儿，近视程度≥4.00 D、远视程度≥5.00 D 或者散光程度≥2.5 D，应考虑验光配镜干预；2~3岁的幼儿，近视程度≥3.00 D、远视程度≥4.50 D 或者散光程度≥2.00 D，应考虑验光配镜干预；3~4岁的幼儿，近视程度≥2.50 D、远视程度≥3.50 D 或者散光程度≥1.50 D，应考虑验光配镜干预。因此，当我们看到视力筛查报告时，可以先根据以上标准初步衡量一下，不要太过焦急。但有一点需要大家高度注意，那就是当小朋友存在斜视、双眼屈光度差异较大等情况时，需要更积极地进行屈光干预。因此，如果小朋友筛查发现视力值低于同年龄段的最低值，屈光度有一定的异常倾向时，一定要到医院就诊，以免错过视力矫正的最佳时间。

聊了这么多，希望大家能够重视儿童视力筛查，冷静而理性地对待筛查报告，一起携起手来保护孩子们明亮的双眼，让他们拥有一个光明的未来。

6个不可忽视的斜弱视防治误区，别让孩子因视力输在起跑线上

眼科　布　娟

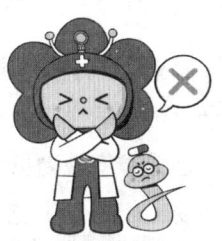

儿童时期是视觉功能发育最关键的时期，在此期间发生的斜视、弱视会严重影响孩子视功能的发育。因此，及时规范地针对儿童斜视、弱视进行预防和治疗，是去除"可避免盲"的最有效手段。医生的专业指导固然重要，但是**家长是否具有正确认知，能否坚持不懈地陪伴孩子治疗，更是关系到孩子视功能健康发育及康复的关键**。那么我们就来梳理一下斜弱视治疗的几个常见误区，希望家长尽可能避免这些错误，让孩子拥有健康的视功能，真正做到不输在起跑线上。

◎ 误区1：孩子体检发现视力不达标，不用理会，慢慢就好了

孩子的视力是一个逐渐发育的过程，如果在体检中发现自家孩子的视力低于同年龄儿童的一般水平（表13-2），或者双眼视力相差2排以上，就需要及时带孩

表13-2　儿童正常视力参考值下限

年龄	参考视力
3岁	0.5
4~5岁	0.6
6~7岁	0.7

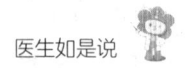

子去医院就诊，请医生检查是否存在导致视力差的眼病，而不能一味地等待，错过儿童视觉发育的关键期。

◎ 误区2：孩子太小了，没办法检查眼睛，等长大一点再说吧

视力检查需要孩子的理解和配合，一般情况下，3岁左右的孩子就可以进行检查。对于年龄更小的孩子，除了可以为孩子验光，通过有无明显的远视、散光等屈光不正来判断孩子的视力是否正常以外，**细心的家长在日常生活中通过仔细观察，也能发现孩子的视力异常**。

如果孩子喜欢歪头或者眯着眼看东西，看电视离得特别近，下楼梯总是小心翼翼怕摔跤，在阳光下常常闭上一只眼睛，一只眼睛总是斜的，或者孩子出生后就发现双眼大小不一，一只眼睛的眼睑遮盖了大部分的角膜，眼睛不透明，还有对于一些早产、双胞胎或出生低体重的孩子，或者家族中有弱视的患者，家长都应该早点带孩子去医院检查眼睛。

◎ 误区3：弱视治疗，只戴眼镜就可以了

这要从弱视的概念讲起。**弱视是指眼部无明显视神经、视网膜的器质性病变，但在视觉发育早期由于一些疾病没有及时得到矫正，如高度屈光不正、屈光参差、单眼斜视或形觉剥夺等原因，造成患者视力低下且戴镜后也无法提高至正常视力**。简单来讲就是眼底视神经没有任何病变，但是在视觉发育的关键期由于一些眼病造成了视觉发育障碍，并且无法通过戴眼镜将视力矫正到正常。**弱视的最明显特征是"戴镜后视力矫正不到正常"**。所以，**弱视除了戴眼镜以外，还需要进行弱视训练才能提高视力**。弱视训练有传统的弱视治疗仪，还有视觉精细训练以及视感知觉训练。有些患者还需要做角膜移植手术、先天性白内障手术、上睑下垂矫正手术以及斜视手术等。

其实，弱视治疗是个系统工程，不仅要帮患者提高视力，还要帮他们恢复双眼视功能、去除大脑层面健眼对弱视眼的竞争性抑制、改善患者视觉认知、视觉辨认、视觉记忆能力以及获得双眼协调灵活的眼球运动能力。

◎ 误区4：弱视只做训练，不戴眼镜

大多数弱视患者都是需要配眼镜的。这是因为在弱视的四种类型中，占有最大比例的屈光不正性弱视和屈光参差性弱视患者都与屈光不正有关，所以一定需要配戴眼镜。即使是另外两种类型的弱视（斜视性弱视、形觉剥夺性弱视）患者，也常常合并一定程度的屈光不正，所以也需要配戴眼镜。

只有配戴合适的矫正眼镜，让外界物体发出的光线能聚焦在眼底视网膜上，才能为后

续的弱视训练创造条件，才有可能通过训练不断提高矫正视力。所以在弱视训练上，戴镜是前提，训练是必须，二者缺一不可。

◎ 误区5：孩子斜视了，等长大以后再做手术

儿童斜视一定要尽早治疗。斜视就是双眼视轴不平行，也就是当一只眼睛注视目标时，另一只眼睛发生了偏斜。**斜视不仅影响美观，最重要的是会影响儿童的视力和双眼视功能。斜视发病越早，造成的危害就越大**。6岁以前，正是孩子视力和立体视发育的关键期。一个没有立体视的孩子，在今后选择职业的过程中就会特别受限制，比如说不能做外科医生、工程师等。开车也会由于立体视的缺失而容易发生事故，甚至都不能像平常人一样享受3D电影的快乐。

有些孩子的斜视是间歇性出现的，孩子总是努力去控制斜视的出现，眼睛就会感到很疲劳，近视会因此发生得早、进展得快。此外，斜视带给孩子的心理阴影也是不容忽视的。所以，**及时治疗斜视对于改善外观、保护视力、防控近视、恢复双眼视以及增强孩子自信心等方面都具有非常重要的意义**。

◎ 误区6：一旦斜视，就只能手术治疗

并不是所有的斜视都需要通过手术治疗，做手术只是治疗斜视的手段之一。比如调节性内斜视的患者，因为远视没有及时被矫正，为了看得清晰，患者需要使劲调节，从而带来了过度的集合，眼睛发生内斜视。当配戴合适的远视眼镜以后，内斜视可以完全被矫正，就不需要手术治疗。还有的患者斜视度数小，控制力强，斜视出现的频率并不高，立体视也没有受到明显的威胁，这些患者可以通过有效的融合训练，加强大脑对眼位偏斜的控制能力，解除对斜视眼的抑制状态。此外，斜视还可以通过配戴三棱镜或眼外肌注射肉毒素等非手术治疗方法进行矫正。

关于儿童散瞳验光的那些事

眼科　马伯平

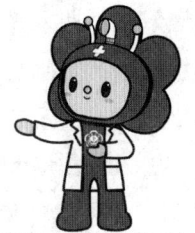

"学校查体说孩子边缘视力，能否不散瞳，简单查查？"
"孩子年龄小，散瞳会不会伤害眼睛？"

"孩子用快速散瞳好,还是慢速散瞳好?"

当儿童前往医院进行屈光检查时,眼科医生通常都会建议散瞳验光,很多家长也都会有上述疑问。什么是散瞳?到底要不要散瞳?我们一起来了解一下。

◎ 为什么要做散瞳验光?

年龄越小的儿童调节力越强。验光的过程中,如果调节紧张或调节痉挛,睫状肌不能完全放松而造成额外的调节,会对验光形成干扰。

散瞳验光的目的是通过药物使眼内睫状肌充分麻痹,消除睫状肌收缩引起的调节作用,此时再进行验光检查,可获得准确的屈光度。

◎ 哪些人要做散瞳验光?

12岁以下的儿童都应该做散瞳验光,12~19岁者酌情使用。此外,如有以下情况也需要采用散瞳验光。

(1)矫正视力不理想;
(2)伴有斜视,尤其是内斜视;
(3)高度远视或者高度散光;
(4)调节痉挛;
(5)检影结果不稳定或检影结果和主觉验光结果差异明显。

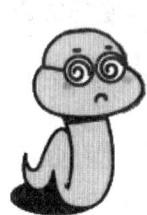

◎ 常用散瞳药有哪些?怎么用?

1% 阿托品:长效睫状肌麻痹剂,能充分麻痹睫状肌,最大程度抑制调节,俗称"慢散"(慢速散瞳)。每日3次,连用3天,共9次后检查。瞳孔和调节功能一般在3周之后恢复正常。

1% 盐酸环喷托酯:短效睫状肌麻痹剂,具有和阿托品相近的睫状肌麻痹作用。每5分钟点药1次,每次1滴,共3次。末次滴眼30分钟后检查。瞳孔和调节功能一般在24~36小时之后恢复正常。

0.5% 复方托吡卡胺:短效睫状肌麻痹剂,睫状肌麻痹效果弱,俗称"快散"(快速散瞳)。每5~10分钟点药1次,每次1滴,共4次。末次滴眼20分钟后检查。瞳孔和调节功能一般在6~8小时之后恢复正常。

使用散瞳药时,每次滴眼后都应闭眼。同时,为减少全身反应,滴药后应用手指压迫泪囊2~5分钟。

确定需要进行散瞳验光后,医生会根据年龄及眼部情况为孩子选择适合的散瞳方式。

一般 8 岁以下儿童调节力强，需要用强睫状肌麻痹剂，如 1% 阿托品。

◎ 散瞳后需要注意什么？

散瞳后，眼睛会对光线敏感，**应避免强光刺激，户外活动时建议佩戴太阳镜**。此外，散瞳后会出现视近模糊，**应尽量避免近距离用眼**。

◎ 散瞳验光后能否直接配眼镜？

散瞳后，人眼不是正常的视物状态，是无调节参与、无调节张力下的真实屈光度，这个屈光度是检测儿童屈光状态变化的重要指标，但**不可用该处方直接配镜**。

人眼正常的视物状态是没有睫状肌麻痹效果的，所以**需要待瞳孔和调节功能恢复后，参考散瞳验光结果再次复查验光**。配镜处方是在复查验光的基础上，结合视功能及用眼需求综合给出的。

通过以上的介绍，相信大家已经对散瞳验光的目的和作用有了一些认识，散瞳验光是获得眼球真实屈光状态的有效方法，医生会根据眼部的具体情况为孩子选择适当的散瞳药物。

科学防控近视，关爱孩子眼健康

眼科　邱伟强　苏　捷

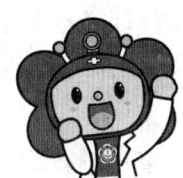

由于电子产品的普及、课业负担的加重以及环境污染等问题，孩子们的眼部健康面临着前所未有的挑战。北医三院眼科视光中心针对家长和孩子日常生活中的常见眼部疾病做了一个科普小问答。

◎ 孩子最近两天早晨起床眼部有很多黄色分泌物，该怎么办？

根据描述，孩子的眼部症状可能由细菌性结膜炎所致，与感染相关，建议至医院检查，局部点眼药可控制。

◎ 孩子每年到春秋季节就很爱揉眼睛、流鼻涕，有时候全身都会有小皮疹，这是什么问题呢？

根据描述，孩子的眼部症状可能由过敏性结膜炎所致，与环境相关。建议至医院规范

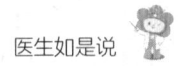

检查，接受眼科、耳鼻喉科和皮肤科协同治疗。

◎ 学校体检报告显示孩子视力不达标，是什么问题呢？

儿童裸眼视力不佳与很多因素有关，近视、远视、弱视、散光均可导致。建议至医院做相关检查，明确诊断。

◎ 孩子散瞳验光后医生诊断是近视，该怎么办？日常生活中预防近视有哪些注意事项？

散瞳验光后的近视度数属于真性近视度数，及时干预是控制近视发展的关键步骤，具体包括以下几项。

（1）矫正视力，清晰的日常视力是控制近视增长速度的重要因素。通过配戴框架眼镜、夜晚配戴角膜塑形镜等方式均可达到。

（2）尽量少接触电子产品，读书写字20分钟后建议休息，看远处6米以外的地方至少20秒，以减少视疲劳。

（3）每天保证2小时在太阳光下的户外活动时间。

（4）不挑食，少吃甜食，多吃蔬菜，保证均衡营养。

（5）矫正读书写字的坐姿，规范"一尺、一拳、一寸"的习惯，避免歪头、趴太近等错误姿势。

（6）每6个月检查眼轴、近视度数等指标，建立屈光档案。

孩子的膝盖怎么突然伸不直了

运动医学科　马　勇

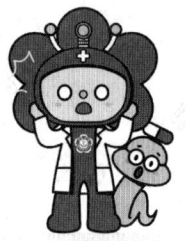

小女孩圆圆6岁了，有一天从楼上跑下来，膝关节突然伸不直了，差点摔倒。家长很急，想给抻直了，圆圆疼得哇哇直哭，最后还是没有成功。于是来到北医三院运动医学科就诊。

医生判断很有可能是盘状半月板损伤。家长疑惑地问："半月板不是月牙形吗？盘状是什么意思？一个圆盘样的半月板？怎么那么容易受伤？"

盘状半月板，严格来说，不叫半月板，因为其不是月牙形，而是接近满月的样子，学名叫做盘状软骨。膝关节盘状软骨是半月板的一种解剖学变异，这种变异不仅改变了半月板的形状及运动模式，而且改变了膝关节表面的机械关系并成为一种致伤因素。膝关节盘状软骨在我国相当常见。北京大学运动医学研究所统计了 9582 例半月板损伤，内侧盘状软骨损伤 21 例，占 0.21%，外侧盘状软骨损伤 870 例，占 9.08%。

半月板的横断面呈楔形，可紧密填充在股骨髁的球状面和胫骨平台之间，起到分散压力的作用。**而盘状软骨则将股骨关节面和胫骨关节面完全隔开，不能起到正常半月板的楔形填充作用**。当膝关节做伸屈及旋转运动时，由于盘状软骨完全填充在股骨和胫骨之间，很容易受到剪切力。这是盘状软骨容易损伤的一个因素。

正常半月板有着无可比拟的自然弹性和韧性，而盘状软骨在质地上相对较差。如果说**正常半月板的质地是橡皮级别的**，那么**盘状软骨的质地有可能就是豆腐皮级别的**，这样的质量承受不了长时间的剪切力，**因此很多盘状软骨损伤都发生在青少年儿童**。

关节囊是连接股骨和胫骨、形成膝关节的重要外围结构。正常半月板与关节囊有着紧密的连接。这也保证了半月板可以稳稳地填充在股骨和胫骨之间，不会过度移动。而**有些盘状软骨与关节囊的连接较为疏松，甚至在其后半部就与关节囊彻底分离没有连接**。如此看来，这些盘状软骨的稳定性可想而知。所以有时候一些简单的运动，如跑步等也有可能使得盘状软骨离开原来的位置，卡到关节前方导致膝关节伸不直，或者卡到关节后方导致腿弯不下去。

因此，如果发现小孩子的膝关节突然伸不直，要考虑到盘状半月板损伤的可能性，应及时请运动医学科医生进行诊治。

14 生育健康

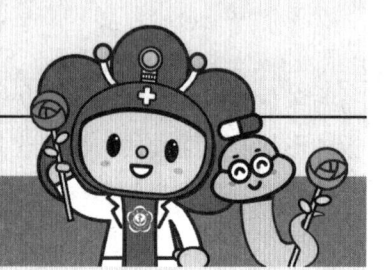

关注生命起点，预防出生缺陷

生殖医学科　李　蓉

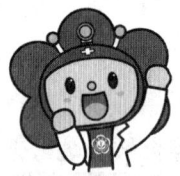

1990年，联合国根据发展计划署理事会第36届会议的建议，决定将每年7月11日定为"世界人口日"，以唤起人们对人口发展与资源环境的关注。2023年7月11日是第34个世界人口日，我国的主题为"促进性别平等，护佑妇幼健康"。孩子是祖国的未来，孩子的健康牵动着每个家庭的心。关注生命的起点，预防出生缺陷的发生，不仅是医务人员的使命，更需要全社会聚焦，共同参与到预防出生缺陷中来，用爱创造健康生命，为宝宝打造一个无"陷"未来。

《中国出生缺陷防治报告》中将"出生缺陷"定义为**对婴儿出生前发生的身体结构、功能或代谢等方面异常的一种统称**，通常包括先天畸形、染色体异常、遗传代谢性疾病以及功能异常，如盲、聋和智力障碍等。国务院发布的《"十四五"国民健康规划》明确，"实施出生缺陷综合防治能力提升计划，构建覆盖城乡居民，涵盖婚前、孕前、孕期、新生儿和儿童各阶段的出生缺陷防治体系"。

据《中国出生缺陷防治报告（2012）》统计，我国出生缺陷总发生率约为5.6%，每年新增出生缺陷约有90万例，约40%的出生缺陷儿童会发展为终身残疾。其中，出生时临床明显可见的出生缺陷约有25万例，围产期（孕28周~出生后7天）。常见的出生缺陷类型包括先天性心脏病、多指（趾）、唇裂伴或不伴腭裂、脑积水、马蹄足内翻、尿道下裂等。

◎ 出生缺陷的高危人群有哪些？

出生缺陷可由染色体畸变、基因突变等遗传因素或环境因素引起，也可由这两种因素交互作用或其他不明原因所致。

1. 遗传因素

父母异常基因遗传或生殖细胞突变都可能引发出生缺陷。既往有不良妊娠史的女性，包括复发性自然流产、死胎、死产、胎儿畸形、智力障碍、出生缺陷等，均属高危人群。

2. 母体营养因素

孕期营养失衡可导致出生缺陷风险增加并影响胎儿各器官系统发育，比如孕期叶酸缺乏是导致神经管缺陷的高危因素、孕期碘缺乏是导致儿童智力发育障碍的高危因素。

3. 父母的危险因素

病原体暴露（如风疹病毒、巨细胞病毒、单纯疱疹病毒和弓形虫等），孕期疾病（如妊娠期糖尿病），不良生活行为（如吸烟、酗酒、吸毒等），不合理用药（如精神类、激素类、抗惊厥类药物等），接触毒物（如甲醛、铅、汞、杀虫剂等）及放射性物质等都会显著增加出生缺陷风险。

4. 社会环境因素

研究发现，高龄生育（包括父亲）会增加出生缺陷的风险。

出生缺陷的防控要从多个方面入手，广泛开展社会宣传和健康教育，普及优生健康知识和技能，提升公众健康素养，是预防出生缺陷的重要内容，也是防治出生缺陷、提高出生人口素质和妇幼健康水平最根本、最经济、最有效的措施之一。**有效预防出生缺陷的措施还包括三级预防和四个关口（婚前、孕前、孕期和产后）。**

一级预防关键在**婚前和孕前**这两个关口，适龄生育，重视遗传咨询、孕前保健、孕期合理营养，注意避免接触放射线和有毒有害物质，预防感染、谨慎用药、戒烟戒酒等，以减少出生缺陷新生儿的发生。此外，对于患有特殊遗传疾病或染色体异常的夫妇，可通过辅助生殖技术，进行胚胎植入前遗传学检测（PGT），选择正常胚胎进行植入以避免出生缺陷的发生。

二级预防关键在**孕期**，重视孕期筛查和产前诊断，包括B超检查、血清学检查、羊水穿刺检查等，可以早期识别胎儿的先天缺陷，减少缺陷儿的出生。

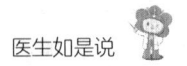

三级预防是在产后即**婴儿出生后**，要重视筛查新生儿疾病，做到早发现、早干预、早康复，尽可能减少致残现象的发生，提高患儿生命健康水平。

准父母们应配合医院实施三级预防策略，尤其是一级预防，可以从源头上减少先天缺陷儿的出生。

HPV感染，可以和宫颈癌画等号吗

妇产科　耿　力

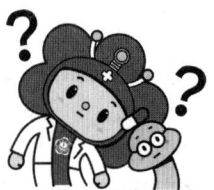

HPV是人乳头瘤病毒的英文简称。在人的一生中有两个HPV感染高峰——二十几岁时以及更年期这一段时间。

◎ HPV感染是宫颈癌吗？

一提到HPV感染，有很多女性朋友就特别恐慌，认为HPV感染就是患有宫颈癌了。其实，HPV感染和宫颈癌是不能画等号的，下面就来聊一聊HPV感染与宫颈癌的话题。

◎ 为什么说HPV感染不等于宫颈癌？

宫颈癌是发生在宫颈部位的恶性肿瘤。宫颈癌的病因有很多，其中HPV感染是首要的致病原因。但HPV感染并不是唯一的致病原因，还有许多其他的原因目前医学上尚不明确。

因为受到我们自身免疫系统的保护，有80%~90%的女性在HPV感染后，机体都能自动清除病毒，当然清除的时间长短不同，短至几个月，长达一两年，甚至更长的时间。

感染了HPV不用恐慌，绝大部分妇女的机体都能自动清除病毒，只有很少一部分患者，病毒长期在体内存留，也就是我们常说的持续性HPV感染。对于持续性HPV感染的妇女，也是只有很少一部分会发展为宫颈癌。

◎ 什么是宫颈癌的癌前病变？

宫颈癌的发生和发展需要比较漫长的时间，不是一夜之间就形成的。宫颈癌的发展过程中，都要先经历癌前病变（HSIL，高级别鳞状上皮内病变）的阶段。

癌前病变阶段都是可以治疗的。一般来说，做个小手术就可以了，比如宫颈锥切术。

所以说在癌前病变的阶段我们不用恐慌,及时治疗就行了。

诊断癌前病变需要做宫颈涂片,也就是常说的液基薄层细胞学检查(TCT)。如果有条件,同时也要做 HPV 的检测。发现问题时,需要再做阴道镜检查、宫颈活检,再把活检标本送去做病理切片,这样才能诊断是否有癌前病变以及是否患宫颈癌。

◎ 感染了 HPV 该怎么办呢?

HPV 的病毒类型中,与人类相关的有 100 多种,但是真正与宫颈癌相关的并不多,只有十几种。按照致癌的危险性,可将 HPV 分为高危型和低危型。低危型主要是引起外阴、阴道、肛周湿疣,高危型病毒才可能会导致宫颈癌。低危型病毒以 6 型和 11 型为代表,高危型病毒有 16 型、18 型、30 型等,其中致癌性最强的是 16 型和 18 型。

发现感染 HPV 后不用惊慌,首先要查看感染的是哪一型病毒、是否为高危型病毒。还要再次提醒大家,HPV 感染和宫颈癌是不能画等号的。只要定期参加宫颈癌的筛查,一般情况下,都能在癌前病变阶段被发现,经过治疗去除癌前病变,防止宫颈癌发生。如果在普查或查体时发现宫颈 TCT 异常,或者是发现感染了 HPV,都不用惊慌。及时去医院就诊,寻求专业医生的帮助,看看下一步是否需要做阴道镜检查和宫颈活检。

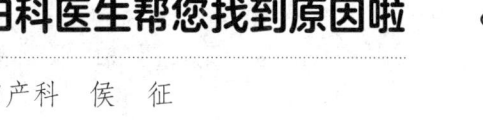
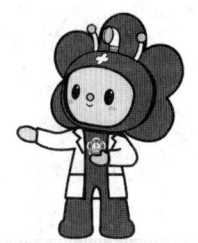

妇产科　侯　征

近五六年,下腹痛、腰酸一直困扰着 40 多岁的李女士,她先后多次就诊但并未查清原因。今年症状更加明显,还伴有会阴疼痛,虽然症状并不重,但是持续存在的腹痛,还是影响了李女士的生活。

李女士又来到妇科门诊就诊,经过医生查体、问诊,终于找到了让李女士"痛到怀疑人生"的原因——慢性盆腔痛。

慢性盆腔痛(CPP)是指由各种功能性或器质性原因引起的以盆腔及其周围组织疼痛为主要症状,病程超过 3~6 个月的一组疾病或综合征。简单来说,任何原因引起的脐周、下腹部、腹股沟、腰骶部、会阴区等位置的慢性疼痛,均为慢性盆腔痛。

世界卫生组织 2006 年的系统分析显示,生育期女性为慢性盆腔痛的高发人群,患病

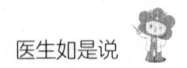

率为 2.1%~24%。2017 年北京地区调查研究显示，慢性盆腔痛的患病率高达 60.5%。

虽然慢性盆腔痛患者多首诊于妇科，但病因可能来源于生殖系统、泌尿系统、消化系统、运动系统、神经与内分泌系统等，由于病因复杂、临床症状缺乏特异性，多达 60% 的患者得不到有效诊治。

针对李女士的症状，医生进一步为她讲解。阴部神经起自第二到第四骶神经根，伴随阴部内动、静脉出梨状肌下孔，绕坐骨棘，再经坐骨小孔入坐骨肛门窝，向前分支分布于会阴部和外生殖器的肌肉和皮肤。

阴部神经痛可能是由于反复盆腔炎而产生的后遗症，也可能在盆腔或经阴道手术、分娩后出现，或与久坐、不适当的体育运动相关，可表现为持续下腹隐痛，也可能为外阴阴道、腹股沟、大腿内侧、臀部等部位的慢性疼痛，可能伴随感觉异常。疼痛程度大多不重，不影响睡眠，可能受劳累、久坐压迫阴部神经、情绪、天气等因素影响，可能在同房后加重。医生给予李女士药物治疗（加巴喷丁胶囊联合甲钴胺片），嘱咐她两周后复诊。

那么女性慢性盆腔痛有哪些常见病因呢？

◎ **盆腔炎性疾病**

盆腔炎性疾病为女性上生殖道的一组感染性疾病，病原体包括外源性和内源性，常为混合感染，病程一般不会超过两周到一个月，症状可因炎症轻重及范围大小而有不同的临床表现，常见症状为下腹坠痛或下腹隐痛，伴阴道分泌物增多。

医生通过病史和妇科查体即可诊断，有时需要完善血常规、C 反应蛋白、降钙素原等化验以及妇科超声等检查。

根据经验选择广谱抗生素覆盖可能的病原体，常用药物包括头孢类及喹诺酮类抗生素。对于盆腔脓肿形成症状严重的患者，可能需要手术治疗。

◎ **子宫内膜异位症**

子宫内膜异位症引起的疼痛可能与月经周期有关，如痛经或月经后下腹痛；也可能表现为与月经周期无关的持续性下腹隐痛，可能同房时疼痛加重。

医生通过病史和查体即可诊断，还可以进一步完善妇科超声、盆腔 MRI 等影像学检查以及血清 CA125 检查。

视情况可以采取药物治疗，包括短效口服避孕药、高效孕激素等，具有手术指征的子宫内膜异位症病灶也可能需要手术治疗。

◎ 肠易激惹综合征

可表现为持续或频繁的腹胀、下腹痛,疼痛位置不固定,排便后症状减轻。可能每月出现至少 3 天腹部疼痛或不适感,病变开始时出现排便频率或大便性状改变。

医生通过病史和查体可以判断,但仍需完成腹部超声、血液检查、肠镜等以除外其他消化系统疾病。

腹泻型、便秘型患者需要分别遵医嘱服用不同的药物控制症状,避免诱发或加重症状的食物,调整相关生活方式。

◎ 阴部神经痛

属于神经病理性疼痛,医生通过疼痛特点和查体即可诊断,也可以完善超声和 CT、MRI 等影像学检查。

治疗包括药物治疗、物理治疗、神经阻滞、神经调控等,也可能需要手术治疗。

◎ 间质性膀胱炎

与膀胱充盈相关的耻骨上疼痛,可伴尿频、尿痛、同房疼痛等,并证实无尿路感染。患者可表现为持续下腹隐痛,憋尿时加重,夜尿次数明显增多,但尿量不多。

医生会进行全面的采集病史和体格检查,进一步完善腹部超声等检查,以除外其他泌尿系统疾病,而后可能需要行膀胱镜检查、钾离子试验等进一步明确。

治疗包括饮食行为管理、口服药物治疗、膀胱灌注治疗及手术治疗。需要在除外其他泌尿系统疾病的基础上,遵医嘱治疗。

在生活中,久坐、工作压力超负荷、反复盆腔炎或盆腔手术、分娩等都有可能成为慢性盆腔痛的高危因素。

尽管慢性疼痛可能由特定病因引起,但它会影响患者的工作和生活,久治不愈则会引起焦虑。鼓励女性朋友在生活中劳逸结合,合理安排工作、生活,适当运动,保持身心愉悦,定期体检,如有不适症状及时咨询专业医师。慢性盆腔痛可能涉及的学科包括:疼痛科、妇科、泌尿外科、消化科、普通外科、肛肠科、康复科、影像科、神经科、精神心理科、物理治疗科等,心理治疗也越来越得到重视。

两周后,李女士返院复查,她很高兴地告诉医生,她的下腹隐痛、腰酸困症状缓解了 80%,基本不影响生活。

医生建议李女士继续用药巩固两周,如果症状反复,可以通过互联网复诊或女性慢性盆腔痛门诊随诊。

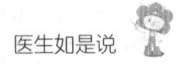

患高血压的女性，还可以生孩子吗

妇产科　王伽略

慢性高血压是妊娠期间的一种常见合并疾病，在妊娠后期表现不一，可能发展为叠加的子痫前期，母亲及胎儿将面临风险。但慢性高血压妇女仍然有很大机会可以正常妊娠，获得健康的宝宝。

慢性高血压妇女妊娠成功与否，很大程度上取决于高血压妇女自身的状态，对于持续血压控制不佳、收缩压≥160 mmHg 或舒张压≥110 mmHg、需要使用多种降压药、血清肌酐水平＞2 mg/dl 以及伴有器官功能障碍或既往有中风（脑卒中）、心肌梗死或心力衰竭病史者，妊娠期间母亲及胎儿的风险都明显升高。因此强烈建议慢性高血压妇女在孕前进行详细的生育咨询。在做好充分的评估和准备之后，生育健康宝宝的概率就会大很多。

◎ 孕前咨询

建议慢性高血压妇女在准备怀孕之前 3~6 个月，到相关专科（慢性高血压相关多学科包括心内科、内分泌科、眼科、心外科以及产科等）就诊，仔细评估妊娠风险。首先是确定高血压的持续时间、血压控制程度、目前的治疗方法、风险分级以及脏器损害的程度，评估是否适合妊娠；同时注意筛查有无潜在的慢性高血压病因，例如是否合并自身免疫性疾病等。通过多学科共同协作管理，给出合理的治疗建议及预防意见，保证孕前血压控制良好，将脏器损害减小到最低。其次要对家庭测量设备进行检查，以确保准确性。另外还要详细评估一般健康、日常活动和饮食习惯；对于 BMI≥25 kg/m^2 的妇女要减轻体重；采用强调摄入蔬菜、水果和全谷物的饮食模式，包括低脂乳制品、家禽、鱼类、豆类、非热带植物油和坚果，并限制甜食和红肉；降低钠的摄入量，每天不超过 2 克；每周进行 3~4 次有氧体育活动，每次平均持续 40 分钟。

◎ 孕期管理

慢性高血压妇女在孕期应严格管理血压，定期产检评估母儿状况。鼓励进行血压及症状的自我监测，测量设备必须正确校准。进行饮食咨询，鼓励低钠饮食和减少不良饮食及药物。药物治疗将血压维持在合适的范围内。

◎ 产后管理

产后应当继续严格控制血压，预防产后不良并发症。慢性高血压妇女的远期心血管疾病风险增高，哺乳期也应当严格监测及控制血压。

40 多岁不用避孕？可别心存侥幸

妇产科　王晓晔

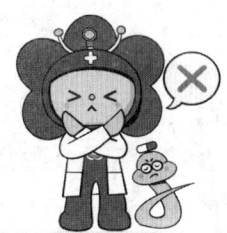

对于避孕这件事，有些人总是抱有侥幸心理，觉得自己不是排卵期，不会中招；有些人觉得自己都 40 多岁，快绝经了，性生活次数又少，怀孕的概率很低；还有些人一时兴起，觉得就那么一次不采取避孕措施是不会怀孕的……

殊不知，人生会有很多意外，有些看起来是意外，其实背后都是概率。很多人来到这个世界也是意外，意外怀孕真的不少见。

45 岁的李女士出现在门诊的时候，有些不好意思。她平素月经不太规律。这次是因为月经 3 个月没来，本来是到医院检查激素水平，看看是不是要绝经了，同时做了超声和尿妊娠试验，竟然发现自己已经怀孕 8 周了。

1 年前，她做了一次人工流产。当时，医生建议她人工流产的同时采用高效避孕措施，比如同时放环或者皮下埋植。但是她说："我都 40 多岁了，快绝经了，再说性生活次数也少，下次我注意就是了。放环对身体不好，而且绝经后还要取环，太麻烦。"因为她已经做过三次人工流产了，还做过一次剖宫产，所以医生对其印象比较深刻。当时医生告诉她，"有过剖宫产的子宫，再次怀孕还有可能着床在子宫的瘢痕上，有大出血的风险，如果没有妊娠计划，一定要严格避孕"。在门诊，像李女士这种认为自己快要绝经了，"中招"的概率很低，因而不重视避孕，结果导致意外怀孕、来医院流产的女士并不少见。在此提醒大家，**年过 40 的女性也要好好避孕，千万不可心存侥幸**。

◎ 快绝经了还会怀孕吗？

有研究表明，40 岁及以上女性总体生育率呈下降趋势，40~44 岁女性 1 年内的妊娠率为 10%~20%，45~49 岁接近 12%。由于卵巢功能逐渐衰退，排卵不规律，雌激素水平波动，月经周期也发生改变，加上不重视避孕，使得 40 岁及以上女性成为非意愿妊娠的高风险人群。

需要特别注意的是，对于没有妊娠计划的女性，应一直坚持避孕到绝经。宫内节育器应在最后 1 次月经后的 1 年内取出，单纯孕激素避孕药使用者在不断评估安全性后可以使用至 55 岁。

◎ 避孕方法选择多

随着年龄的增长，女性合并其他内外科疾病的风险增加，如心脑血管疾病、血栓、肥胖、骨质疏松、糖尿病和恶性肿瘤等，因此，选择的避孕方法与年轻女性略有不同：在**有效避孕的同时，还要尽量避免或减少避孕所致的健康风险，同时可有额外的健康获益**。以下几种避孕方式可以供大家参考。

1. 含铜宫内节育器

这是我国妇女应用最多的高效、长效、可逆的避孕方法。放置后，可有效使用 10 年左右。尽管其有可能出现副作用，如月经量增多、经期延长、不规则出血和经期不适，尤其是在放置后的最初几个月经周期，但它避免了绝大多数的意外妊娠、人工流产风险。需要注意的是，如果出现异常子宫出血，最好取出宫内节育器并做子宫内膜检查。宫内节育器需在妇女绝经后 1 年内取出。金属过敏者不适用。

2. 单纯孕激素避孕法

单纯孕激素避孕法不含雌激素，相对安全，还可以保护子宫内膜，减少子宫内膜癌及盆腔炎症性疾病的发生，并可缓解子宫内膜异位、痛经。常见有以下两种。

（1）左炔诺孕酮宫内缓释系统：使用期限为 5 年。45 岁以上者酌情延长至 7 年，也可使用至 55 岁左右。其优点是高效避孕，局部作用为主，尤其适用于同时有子宫内膜癌高危因素（如肥胖、多囊卵巢综合征）、月经紊乱、月经量多、需要激素补充治疗的女性，放置前要排除子宫内膜病变。放置后可能出现不规则出血及点滴出血，常发生在放置后的前 6 个月内，部分使用者可持续 1 年，约 20% 的使用者会发生药物性闭经，在排除意外妊娠后，无须治疗。

（2）皮下埋植剂：皮下埋植剂是将含有单纯孕激素的硅胶棒植入皮下，一般在非常用手臂的上臂内侧放置，药物缓释入血。其优点是高效、长效避孕，血药浓度较左炔诺孕酮宫内缓释系统略高，也可以避免不良反应和肝脏的首过效应。不同产品皮下埋植剂的有效避孕期限为 3 年、4 年或 5 年。依托孕烯皮下埋植剂为 3 年。放置后可能出现不规则出血和药物性闭经，发生率在 10% 左右。

3. 复方甾体激素避孕法

复方甾体激素避孕法含有雌激素和孕激素。常见的有复方口服短效避孕药，可使月经周期规律，治疗痛经、高雄激素血症等。但同时也增加了与雌激素相关的不良反应的发生，如血栓风险。≥40 岁的女性使用前应到医院咨询，排除禁忌情况，或遵医嘱。

4. 女性绝育术

女性绝育术是一种相对永久性的避孕方法，不影响女性内分泌功能及性功能。包括腹腔镜下绝育术、经腹小切口输卵管结扎术，也可以在其他腹部非感染手术的同时行输卵管结扎术。

5. 其他避孕方法

（1）避孕套：需做到每次性生活时均正确使用。对于有性传播疾病风险的女性，即使绝经后不再需要避孕，仍建议使用避孕套。如出现避孕套破裂或滑脱，应采取紧急避孕。

（2）自然避孕法：包括安全期避孕和体外排精。女性进入围绝经期后，排卵不规律，安全期避孕失败率高，因此不推荐 40 岁及以上女性使用。不推荐任何时期的女性使用体外排精避孕法。

（3）紧急避孕：40 岁及以上的未绝经女性在无保护措施的性生活后，需采取紧急避孕，包括放置含铜宫内节育器或服用紧急避孕药。世界卫生组织认为，任何女性都应该使用紧急避孕药作为事后补救措施。

◎ 长效高效避孕是首选

对于围绝经期女性，首选长效、高效的避孕方法，包括含铜宫内节育器、左炔诺孕酮宫内缓释系统、皮下埋植剂、DMPA（长效醋酸甲羟孕酮）等。单纯孕激素避孕方法可提供避孕外的健康益处，如治疗月经量增多、子宫内膜增生、异常子宫出血及痛经等。

在不适合使用其他长效高效避孕措施时，也可以选择避孕套，但需强调坚持和正确使用。也可知情选择，采用男性或女性绝育术。

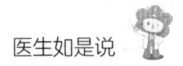

优生顺娩二三事——孕期营养与运动

妇产科 魏瑗

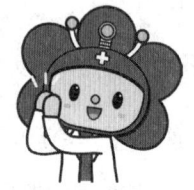

◎ 为什么要做孕期体重管理？

许多疾病的发生跟营养、运动、机体的免疫力调节息息相关，孕妇也不例外。孕期体重增长分布及推荐的孕期体重增长范围如下表所示（表14-1，表14-2）。

表14-1 孕期体重增长分布

体重构成	体重增加
胎儿、胎盘、羊水	4.75 kg
乳房、子宫	1.3 kg
血液	1.25 kg
细胞外液	1.2 kg
脂肪及其他	4.0 kg
合计	12.5 kg

表14-2 根据孕期BMI推荐的孕期体重增长范围

孕前BMI（kg/m²）	孕期增重（单胎）	孕期增重（双胎）
<18.5	12.5~18 kg	
18.5~25	11.5~16 kg	17~25 kg
25~30	7~11.5 kg	14~23 kg
>30	5~9 kg	11~19 kg

孕期体重过重，容易出现妊娠高血压疾病、巨大儿、胎儿窘迫和新生儿窒息等情况，难产率和剖宫产率也会增加。

相反，如果孕期体重过轻，可能会导致胎儿生长受限、低体重儿、早产儿等情况。

所以，孕期体重的自我监测和管理非常重要，**要养成良好的习惯，每周监测体重（早餐前、空**

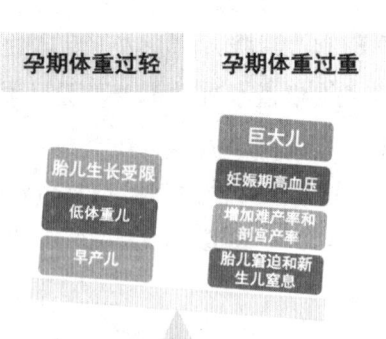

腹）。可以在厨房备一个食品秤，对每天大概吃了多少食物进行计量，**形成对食物重量的正确认识。应定期产检**并接受医生的监督。

◎ 孕期运动的强度和时间

运动强度可分为以下三个等级。

（1）低强度运动：可以自由说话和唱歌；

（2）中等强度运动：可以说话，但不能唱歌；

（3）高强度运动：难以说话和交流。

绝大多数孕妇应该保持每周 150 分钟以上中等强度的运动，每次 30 分钟左右，不要超过 40 分钟。应按照自己的身体状况进行调整，循序渐进增加运动强度和时间。

需要注意的是，以下情况属于绝对禁忌证，不宜运动：

（1）血流动力学改变明显的心脏病；

（2）限制性肺病；

（3）宫颈功能不全或环扎术；

（4）有早产风险的多胎妊娠；

（5）持续性孕中期或孕末期出血；

（6）孕 26 周后的前置胎盘；

（7）早产；

（8）胎膜早破；

（9）子痫前期或妊娠期高血压；

（10）严重贫血。

女人四十如何"养"

妇产科　周江华

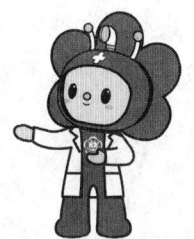

四十岁的女人逐渐迎来事业巅峰期，却也开始出现生理上的低谷期，其重要的内分泌器官——"卵巢"的功能开始逐渐下降。伴随着卵泡数量的急剧减少，会出现女性雌激素的波动性下降，随之而来的就是给女性带来无尽烦恼的更年期症状，如月经紊乱、潮热、出汗、心烦、心悸、胸闷、急躁、易怒、失眠、头痛、骨关节痛、尿频、尿痛、性交痛等

诸多不适。

很多女性出现上述症状时并未意识到这些是更年期症状，于是她们反复就诊于医院各个科室，今天中医科，明天心内科，后天神经内科，在多个科室就诊后终于弄明白，原来这就是大家心中那个别别扭扭的"更年期"啊！

那么，女人过了四十该如何"养"？

首先要防病。四十岁以后，随着女性雌激素水平的下降，雌激素对身体的保护作用减弱。这时，正是许多疾病明显增加的时期，糖尿病、心脑血管疾病、妇科肿瘤、骨质疏松症等开始向女性袭来，要采取多项措施来应对这些疾病的挑战。

（1）运动：生命在于运动，要增加有氧运动的锻炼时间，如慢跑、健康大步走、游泳、骑车等，每周3~5次，每次半小时，运动有利于心肺功能的锻炼，还能控制体重，减少代谢性疾病的发生，运动还能减少骨骼内破骨细胞的活性，减少骨流失，增加骨健康。

（2）营养：合理营养，动植物食物搭配，粗细搭配，少盐、少糖、少油，定时进餐，餐次适宜。

（3）生活规律：不熬夜，不抽烟，不酗酒。

（4）保持心情愉快：笑口常开，保持积极的生活态度。

（5）定期健康体检：及时发现身体的潜在疾患，早发现，早诊断，早治疗。

其次要治病。当女性出现明显的更年期症状时，一定要到医院就诊，获得恰当的医疗帮助，度过自己的"人生囧途"。目前，对于更年期的治疗有哪些医疗手段呢？

1. 激素补充治疗

也就是补充雌激素和孕激素，让更年期女性体内的激素水平逐渐平稳过渡到绝经后状态，明显缓解更年期症状。当然，激素的补充并不适用于每一位出现更年期症状的女性，一定要医生评估后才能使用。

2. 中药

也可前往中医科就诊，采用中药汤剂进行调理。如坤宝丸、更年安、坤泰胶囊等中药制剂，能很好地改善更年期症状。

3. 其他

可以选择自主神经调节剂如谷维素、植物药如莉芙敏以及抗抑郁药、抗焦虑药如氟哌噻吨美利曲辛片（黛力新）等。

对于更年期症状的治疗，女性朋友们也会有一些常见误区。

误区一：更年期症状不用治疗，熬一熬就过去了

有很多有更年期症状的女性朋友，她们正经历更年期的各种不适，饱受痛苦，但她们听母亲或亲朋好友说：更年期症状不用治，熬一熬就过去了。其实，对大部分女性来说，更年期症状的持续时间是2~4年，有些人可能会更长，甚至长达十几年。

如果身体长期存在各种不适，女性的生活质量会大大下降，而且生命健康也会受到影响，严重时，抑郁情绪得不到控制，发展成抑郁症，可能会导致自杀。所以有更年期症状的女性朋友，尤其是症状严重者，一定要及时就医，寻求专业医生的帮助。

误区二：激素补充治疗会让人发胖

很多人一谈到激素，就想当然地认为它会使人发胖，其实，他们是把雌激素和孕激素当成了肾上腺糖皮质激素，长期使用肾上腺糖皮质激素容易导致发胖，而雌孕激素是维持女性生理功能的激素，不会让人发胖，甚至可以很好地改善体脂分布，让女性体态更好。

误区三：激素有很大风险，不能吃，会得乳腺癌

激素补充治疗已有70余年的历史，大量国内外的循证医学证据提示，使用激素补充治疗并不会明显增加乳腺癌的风险，尤其是使用时间在5年内。而且现阶段我们尽量选择天然或接近天然的孕激素进行治疗，会比过去使用的人工合成孕激素更加安全。

女人过了四十岁，需要有很好的自我保健意识，警惕各种慢性疾病的入侵，从运动、营养、心态调节等多方面进行"养护"，就可以很好地维护女性的身体健康。一旦出现明显的更年期症状，就要及时到医院就诊，要"不念过去，不惧将来，把握当下"，让医生为你制订合理的治疗方案，减轻或消除更年期的种种不适，让女性重新感受生活的美好。

女性的难言之隐，可以一洗了之吗

妇产科　周江华　卢珊

炎炎夏日，各大医院的妇科门诊因外阴瘙痒、白带增多来就诊的患者数量骤然增多，这些女性朋友所面临的烦恼真的可以像某电视广告中宣传的那样"难言之隐，一洗了之"就轻易去除了吗？下面让我们一起来看一个真实的病例。

34岁的李女士，办公室文职人员，最近开始出现私处轻微瘙痒。因工作忙，没时间去医院挂号看病，于是自己去药店购买了妇科洗剂外洗。清洗后私处瘙痒好转，但停药后再次感觉瘙痒，并且私处分泌物增多，呈白色、小块状。再次用以前的洗剂外洗，这次瘙痒没有明显改善，李女士心想：肯定是有阴道炎症了，再去药店买点药吧。于是她购买了抗生素口服，又买了某抗生素栓剂塞阴道，可是瘙痒不但没有好转，反而更加严重，连私处都红肿起来了，这才赶紧请假来医院就诊。

为什么会越洗越痒、越用药越难受呢？不是说"难言之隐，可以一洗了之"吗？怎么不管用了？

让我们先了解一下女性正常的阴道环境。女性正常阴道内是没有细菌的吧？NO！正常阴道内并不像大多数人所认为的是"干净"的，它其实是由多种微生物寄居而形成的"微生物江湖群"，大约有20余种微生物。其中，占领袖地位的是一种叫"乳酸杆菌"的微生物，它能维持阴道的酸性环境，并能产生过氧化氢及其他抗微生物因子，可抑制或杀灭其他细菌，是这个微生物江湖群的"带头大哥"。

当然，阴道内还有一些致病菌，如加德纳菌、肠球菌以及大肠埃希菌、支原体及假丝酵母菌等病原体，但这些病原体都是阴道内微生物群中的"小弟"。

平常，这个江湖群在"带头大哥"的带领下整体保持平衡而并不致病，而一旦某些诱因出现，如炎热季节、穿紧身化纤内裤、肥胖、吃辛辣的食物或口服抗生素等，都会削弱"大哥"的功力，而加强"小弟"们的功力。这个平衡一旦被打破，"小弟"们就开始兴风作浪，表现出来就是女性各种类型的阴道炎症，常见的包括外阴阴道假丝酵母菌病、细菌性阴道病、滴虫性阴道炎等。

回到刚才那位李女士的病例，她为什么会越洗越痒、越上药越难受呢？前面我们已经讲了女性的外阴瘙痒可能是由多种类型的病原体引起，针对不同类型的感染需要用不同的治疗方案。

经过医生的检查，李女士患上的是外阴阴道假丝酵母菌病，也就是老百姓常说的"霉菌性阴道炎"，而她将其误认为是细菌性阴道病，结果抗生素将细菌杀灭得越厉害，其对手真菌的功力也随即增加，瘙痒就会更严重。所以，不经过检查而盲目用药，结果可能是南辕北辙，越用越痒了。

◎ 夏季预防瘙痒小秘方

（1）注意个人卫生，勤换内裤，避免穿过紧的化纤内裤，最好穿透气性强的纯棉内裤。

（2）保持女性私处干燥、透气，特别是伏案工作的女性，久坐后需站立活动一下，避免私处长期处于不透气的状态，以防病菌滋生。

（3）夏季更要勤换卫生巾，避免会阴部长期处于潮湿的环境下。

（4）当出现外阴轻微瘙痒不适时，可及时使用一些常见的妇科洗剂，如皮肤康或洗必泰洗液外用，但千万不可随意阴道用药，一旦出现瘙痒较重或阴道分泌物增多时，一定要去正规医院就诊。

炎炎夏日，希望每位女性朋友都能远离难言之隐，绽放属于我们的美丽吧！

出生缺陷的三级预防策略

生殖医学科　朱小辉

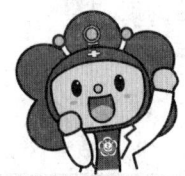

阿宝是千千万万罕见病患儿中的一个，患有ⅣA型黏多糖贮积症，它是一种影响骨发育的遗传性疾病，严重受累的个体只能生存到儿童晚期或青春期。阿宝的病给原本幸福的小家庭带来了沉重打击。

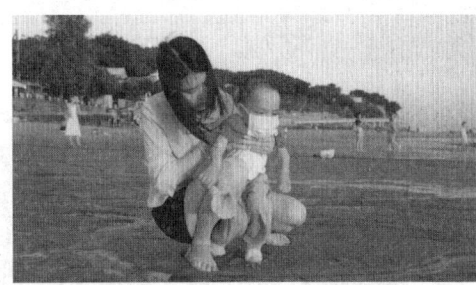
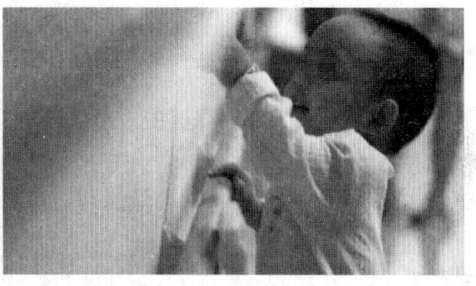

为了救阿宝，年轻的父母辗转于全国各大医院，了解到阿宝的病有两种治疗办法，但选择何种治疗方案又成了摆在他们面前的难题：一种选择是酶学治疗，其费用昂贵，对于一个普通家庭来说难以承受；另一种更加有效的治疗方案是脐血干细胞移植，但这需要HLA配型全合的干细胞以防止移植后的排斥反应。走遍全国各大干细胞库，他们都没有找到合适的干细胞源，如果自然妊娠，阿宝父母生育健康且配型全合孩子的概率不到18%。随着病情不断恶化，阿宝即将错过治疗的最佳时期。因此，单基因病胚胎着床前遗传学检测联合HLA配型技术，成为他们的最佳选择。

抱着一线希望，一家三口来到北医三院生殖中心寻求帮助。幸运的是，经遗传学检测，在第一个试管周期中获得的胚胎就有两枚符合要求。移植一枚胚胎后阿宝妈妈成功妊娠。随着弟弟二宝的出生，阿宝也获得了治疗所需的高质量且充足的脐带血干细胞，经过北医三院多个学科的通力合作，移植手术非常成功。移植手术后4个月，阿宝的酶学指标完全恢复正常。阿宝的成功治疗与健康弟弟二宝的到来，给这个家庭带来了新的希望，也是出生缺陷"防"与"治"完美结合的成功案例。

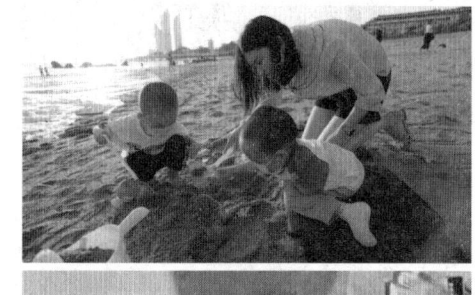

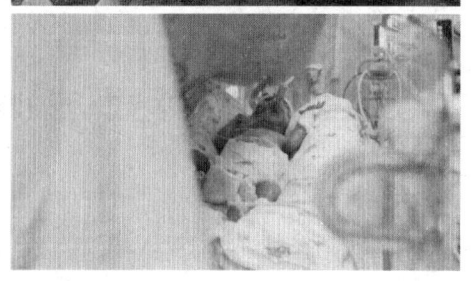

我国是人口大国，也是出生缺陷的高发国家之一，据统计，每30秒就会诞生一名像阿宝一样的缺陷儿，出生缺陷已然成为我国的重大公共卫生问题，影响着千千万万的家庭。

而罕见病是导致出生缺陷的重要原因，我国罕见病患者已高达2000万人，因此出生缺陷的防治十分紧迫。为了加强出生缺陷防控，我国将每年9月12日定为"中国预防出生缺陷日"。

世界卫生组织提出了针对出生缺陷的三级预防策略，分别在孕前期、孕中期和新生儿期进行预防或者改善出生缺陷，避免不良结局的发生或减小其危害。

孕前期：广泛开展一级预防

这也是三级预防中最关键的一道防线。在婚前或孕前建议夫妻进行婚检、孕检、遗传咨询、遗传学筛查与诊断。而在胚胎着床前进行遗传学检测，可有效防止遗传病受累胚胎的妊娠，大大减轻孕妇孕中期引产的痛苦，从真正意义上起到防患于未然的作用。

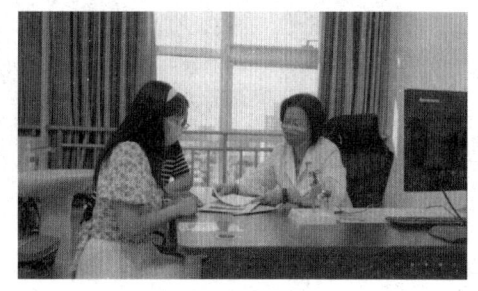

孕中期：规范开展二级预防

孕期建议孕妇进行孕早期保健，合理营养，产前遗传学筛查与诊断。妊娠期间进行遗传咨询，医生了解夫妻不良孕产史及其家庭成员的异常状况，可及早进行风险识别和评估。规律的孕期产检与必要时的产前诊断，可有效阻止患儿出生。

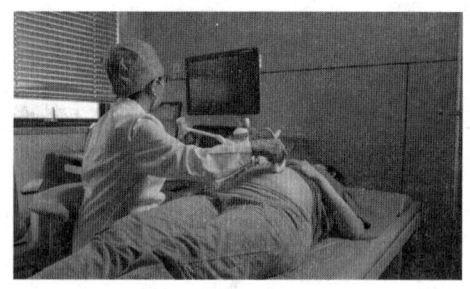

新生儿期：深入开展三级预防

在新生儿期建议早筛查，早发现，早干预，减少疾病对患儿生长发育的影响。很多患儿来就诊时已经错过了最佳的治疗时机，如果能尽早发现并及时诊断疾病，早期接受有针对性的治疗，就能及时有效地降低疾病对个体的不良影响。

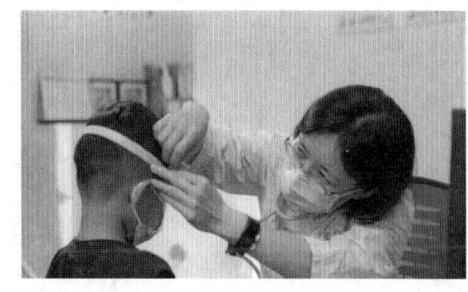

北医三院医学遗传中心在乔杰院士带领下，致力于预防由遗传因素导致的出生缺陷。经过不断创新和发展，建立了临床－实验室测序－生信分析全流程自主化检测平台。开展了染色体核型分析、基因组拷贝数变异、单基因遗传病筛查（包括中国人群高发遗传病筛查）以及高通量基因检测等临床检测项目，成为遗传病检测、产前诊断、胚胎着床前遗传学检测全覆盖的遗传中心。

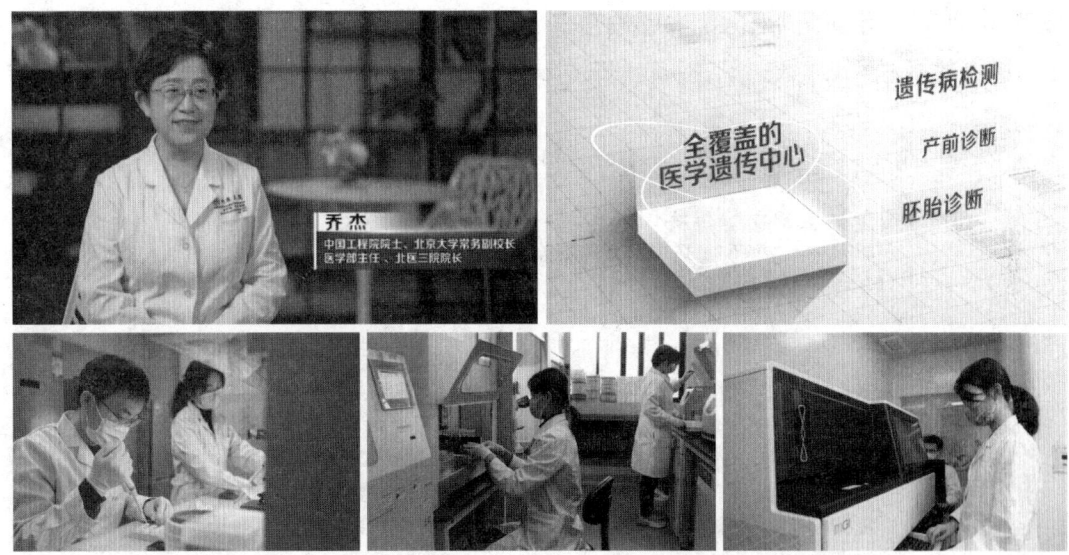

北医三院为遗传病家庭牢牢地筑起出生缺陷防治的三道防线，从生命源头守护健康，为更多家庭托起明天的希望。

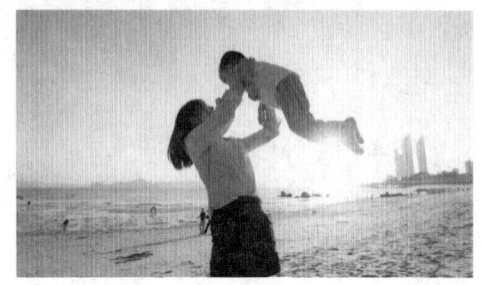

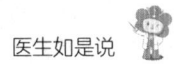

医生如是说

怀孕和卵巢储备功能有何关系？AMH 又是什么

生殖医学科　徐慧玉　冯　瑛

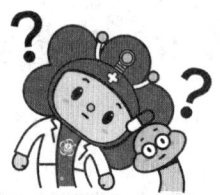

繁忙平凡的一天，接受 IVF（体外受精，俗称试管婴儿）助孕的王女士和李女士又在茫茫人海中相遇了，再见如故，二人聊得热火朝天。

王女士说："咱俩真是太有缘，又在这里遇见了！你最近如何？怀上宝宝了吗？这次取卵手术我一共取到了五个卵子，形成了三个胚胎。我觉得自己真是太幸运，都已经44岁了，年龄这么大，抱着'死马当活马医'的心态去生殖医学中心，结果出乎意料。过段时间就去医院把冷冻胚胎移植到子宫里，期待生个健康可爱的小宝宝。"

李女士沮丧地说："我真是太倒霉了。医生说我的卵巢储备差，用最大剂量的卵巢刺激方案，最后连一个卵都没有取到！一个都没有！我才 34 岁，比您小那么多，为啥您形成了三个胚胎，我连一个都没有？哪怕有一个呢！难道是医疗事故？"

这绝对不是医疗事故！现在，我们来对比两位女士的情况，看看从中能否发现一些蛛丝马迹。

李女士，34岁，继发不孕6年	王女士，44岁，原发不孕7年
手术史：左侧卵巢巧克力囊肿剔除术	手术史：无
基础性激素：	基础性激素：
AMH 0.06ng/ml	AMH 3.31ng/ml
FSH 5.66IU/L	FSH 6.21IU/L
LH 1.26IU/L	LH 8.5IU/L
FSH/LH 4.49	FSH/LH 0.72
E2 201pmol/l	E2 106pmol/l
窦卵泡计数（AFC）：7	窦卵泡计数（AFC）：8
促排卵方案：思则凯方案	促排卵方案：长方案
获卵数：0	获卵数：5
胚胎数：0	胚胎数：3

专业解释

博洛尼亚标准对卵巢低反应（POR）的定义如下。

> 以下 3 条中至少满足 2 条即可诊断为 POR。
>
> （1）高龄（≥40 岁）或存在 POR 的其他危险因素，包括影响卵巢储备功能和对卵巢刺激反应的遗传或获得性疾病：
> - 染色体的数量和结构异常、基因突变（如特纳综合征和 *FMR1* 基因突变等）；
> - 既往盆腔炎、子宫内膜异位症、卵巢囊肿手术史等；
> - 放化疗（特别是烷基化的化疗药）史也会导致不同程度的卵巢功能不全；
> - 月经周期缩短。
>
> （2）前次 IVF 周期 POR（常规刺激方案获卵数≤3 个）。
>
> （3）卵巢储备功能试验异常：AFC<5~7 个或 AMH<0.5~1.1 ng/ml。

2015 年，中华医学会生殖医学分会发布的卵巢低反应专家共识沿用博洛尼亚标准。

简单来说就是，AMH（抗米勒管激素）降低提示卵巢储备功能低下、卵巢反应性差、促排卵获卵数少。

AMH 又是什么呢？

AMH 是一种由小卵泡的颗粒层细胞所分泌的激素，在卵巢储备功能及卵泡发育过程中起着重要的调节作用，能够反映窦前卵泡和<8 mm 小窦卵泡的数量。

2015 年，《美国妇产科杂志》发表了关于卵巢储备功能评估的专家共识，认为 AMH 结合 AFC（卵巢 2~8 mm 小窦卵泡数）是评价卵巢储备功能相关性最强的独立预测指标，这两个指标的下降提示卵巢储备功能减退，卵巢反应性差。但是 AFC 的监测与 B 超医生的经验、操作手法和超声仪器的分辨率密切相关，还可能受到卵巢囊肿对视线阻挡的影响。而 AMH 能更早反应卵巢储备随着年龄增长而下降的趋势，月经周期内与周期之间 AMH 水平变化不明显，是否空腹及取血时间对检测结果影响不大，可在任意时间抽取静脉血，便于临床使用。

AMH 不仅是评估卵巢储备功能、预测卵巢反应性的良好指标，还可以为多囊卵巢综合征（PCOS）的诊断提供新的选择，同时对卵巢颗粒细胞瘤的诊断也有着重要意义，它还能用于诊断卵巢早衰和预测绝经年龄，在男性生殖相关疾病的诊断和评价治疗效果中也同样发挥了重要作用。

简单来说，AMH 可用于评估卵巢储备功能及预测卵巢反应性，从而制订个体化卵巢刺激方案。

医生如是说

生育请趁早

生殖医学科　马彩虹

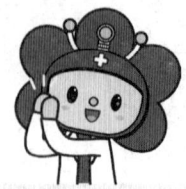

美国生育报告显示，30岁以下女性生育率一直缓慢下降，30岁以上生育率有所升高，后者主要归功于辅助生殖医学的进步。我国也是如此，近10年来，我国女性平均生育年龄从26岁推迟到28岁，大中城市女性平均生育年龄往往超过30岁。

然而，**25~29岁是女性黄金生育期**，超过30岁后，母子健康都有潜在风险。尽管男性的生育能力相伴终身，但随着年龄增大，其精子数目、质量也会下降。

2017年，一项针对我国7个省、市、自治区的调查发现，社区人群不孕不育症发病率达到10%~15%，估算超过5000万人。越来越多的人需要通过辅助生殖技术生儿育女。

◎ **生育力下降的背后**

辅助生殖技术越来越被大众熟知并接受，有主客观两方面原因。客观原因是科技发展使辅助生殖技术从无到有并日渐成熟，能进行一系列精细操作。与此同时，经济发展和生活水平的提高让有生子梦却不孕不育的家庭有能力接受相关治疗。主观原因是不孕不育症（连续12个月进行没有保护措施的性生活仍不能受孕）发病率越来越高。

不孕不育症发病率增加、生育率下降有以下四个原因。

1. 推迟婚育

不少年轻人尤其是年轻女性，由于学业或职业追求将婚育年龄延后，有的高学历夫妻等博士毕业后就已接近30岁。

一般来说，从30岁开始，女性卵子数量和质量开始下降。35岁后，卵巢功能下降加速，受孕难度增加，即使怀孕，发生流产、胎儿畸形的概率也较大。

2. 精神压力

现代生活节奏越来越快，很多人长期处于精神紧张、情绪焦虑的状态，失眠、内分泌失调的问题十分常见。这样的生活也让不少适龄生育的夫妻对生养孩子感到力不从心：一方面工作已疲于奔命，不想要孩子，也没精力照看孩子；另一方面，在激烈的竞争机制下，孩子需要习得更多技能才能脱颖而出，而技能背后是对父母经济实力的考验，所以很多年轻夫妇不敢要孩子。

3. 生活方式

酗酒、吸烟、熬夜、饮食不健康等不良生活习惯会影响激素水平和内分泌系统，导致不孕症的发病率上升。

男性性行为不健康，可能造成生殖器官炎症，影响精子质量，增加生育难度。女性由于未做好保护措施，意外怀孕后流产或感染性传播疾病，也会对生殖系统造成伤害。

4. 环境污染

辐射、雾霾、汽车尾气、装修污染等环境问题会影响精子和卵子的质量和活性。

◎ 辅助生殖不是万能的

1978年，世界首例试管婴儿在英国诞生。1988年，中国第一例试管婴儿诞生，30余年来，中国辅助生殖技术飞速发展，不断取得突破，目前已比肩世界领先水平。截至目前，中国大陆有资质开展辅助生殖技术服务的医疗机构已超过450家，专业人员逾万人。

辅助生殖技术一般包括两种：人工授精和试管婴儿。

1. 人工授精

人工授精是把丈夫或供精者的精子通过非性交方式注入女性生殖道内，使精子与卵子自然结合，以达到妊娠目的。

人工授精主要用于由男方原因造成的不孕，如勃起功能障碍、少精子症、弱精子症等。

2. 试管婴儿

试管婴儿是通过药物促排卵让女方卵巢长出多个卵泡，在卵泡生长接近成熟时，注射大剂量绒毛膜促性腺激素，36小时后取卵，同时男方留取精液。医生在胚胎实验室让卵子、精子结合形成胚胎，再挑选优秀胚胎，移植到女方子宫腔内。

试管婴儿主要用于由女方原因造成的不孕，如严重的输卵管疾病、免疫性不孕症等，也适合少数由少精症、弱精症、畸精症引起的男性不育患者。

辅助生殖技术通过人为干预，能增加怀孕生子的概率，但不能保证一定成功。

以试管婴儿为例，临床上以活产率（即女性接受胚胎移植成功后，经过妊娠、生产最终获得健康婴儿的概率）来体现试管婴儿的成功率。30~35岁女性一次胚胎移植后活产率为30%~35%，35~40岁女性一次胚胎移植后活产率降至20%~30%，而40~45岁女性一次胚胎移植后活产率能达到 15% 就算很高了。

生殖医生往往不建议 45 岁以上女性接受辅助生殖技术治疗，即便有正常月经，但此时卵子数量少、质量差，使用辅助生殖技术风险较大，所生孩子会存在一定的健康隐患。

◎ 生育还是要趁早

花开堪折直须折，莫待无花空折枝。请年轻人合理安排工作和生活，在追求职业理想的同时兼顾家庭，在生育的最佳年龄尽量顺势而为。对于生殖系统健康状况欠佳的男女，不要讳疾忌医，当身体出现不适时要及时就医。问诊咨询应选择正规医疗机构，以免耽误病情，对自身健康产生不良影响。

"一代""二代"试管婴儿技术有何区别？有"三代"吗？治疗能挑"高级别"的吗

生殖医学科　任秀莲

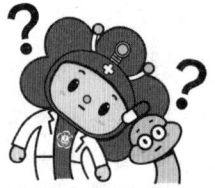

经常有患者问："医生，我能做二代吗？"

"您了解什么是一代、二代吗？"

"不太清楚……"

"那您为什么要选二代呢？"

"听说二代的成功率比一代高……"

相信很多病友都有同样的困惑，科技产品频繁更新换代，为什么我们还在用所谓的"一代"试管婴儿？"二代"是不是更高级、成功率更高呢？三代试管婴儿更是被说得神乎其神，似乎"一代更比一代强"。事实果真如此吗？下面我们就来揭开"一代、二代"试管神秘的面纱，看看试管婴儿受精方式该如何选择吧。

◎ 什么是第一代、第二代、第三代试管婴儿？

患者常说的"第一代、第二代、第三代试管婴儿"是按照国内成功报道案例的时间顺序命名的，因为通俗易记，这种叫法深入人心，但实际上学术界并没有这种命名，我们也不提倡这种提法，因为这种命名容易给人造成升级换代的错觉，但实际上并不是这样的。

医学术语中"第一代试管"和"第二代试管"是按照受精方式来区分的。

14 生育健康

◎ 第一代试管婴儿

"第一代试管婴儿"是指常规体外受精（IVF），主要针对女性因素（如输卵管不通）造成的不孕，要求男方精液参数正常，受精时将处理后的卵母细胞和精子放在一起，在体外让两者自由结合完成受精，再将受精卵植入到女性子宫中。1978年，英国科学家通过一代技术诞生了世界首例试管婴儿。

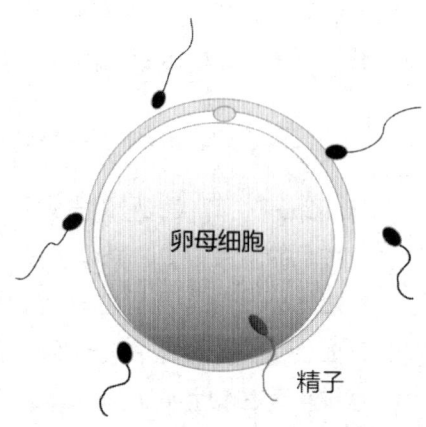

常规体外受精：精子与卵母细胞结合

◎ 第二代试管婴儿

"第二代试管婴儿"是指卵胞质内单精子注射（ICSI），于1992年开始应用。ICSI并不是技术上的更新换代，而是针对严重少、弱、畸形精子症或无精子症（需睾丸活检取出精子）患者采用的特殊技术，这些患者由于精子数量太少、活力差，不能自主完成受精过程，因此需要在显微操作仪下用一根很细的针将精子直接注射入卵母细胞内，给每个卵配一个"新郎"，完成受精过程。

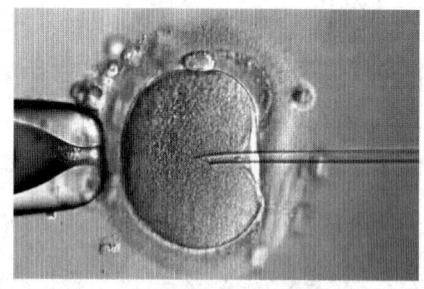

卵胞质内单精子注射

打比方说，常规受精属于精子与卵子的"自由恋爱"，而ICSI则是实验室人员对精卵的"包办婚姻"。根据两种技术出现的先后，俗称"一代试管""二代试管"。

◎ 第三代试管婴儿

"第三代试管婴儿"则是指胚胎植入前遗传学检测（PGT），并非胚胎受精方式。PGT是对体外受精胚胎的遗传物质进行分析，诊断胚胎是否有某些遗传异常，选择正常或者不

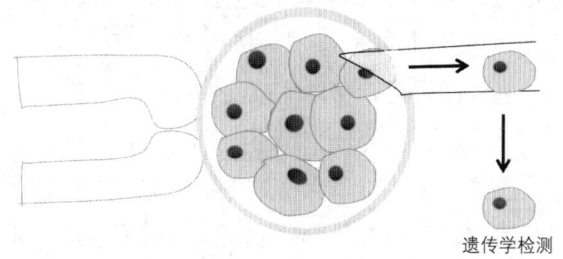

胚胎植入前遗传学检测

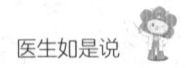

致病的胚胎进行移植。"三代试管"一般只适用于夫妻一方或双方已知为遗传学疾病携带者，对于普通人群则不需要进行，在此并不赘述。

◎ 第二代试管婴儿比第一代好吗？

"一代试管、二代试管"是通俗说法，这两种叫法在一定程度上代表了体外受精－胚胎移植技术的发展历史，表示了技术难度的增加。

常规体外受精需要男性能提供足够数量的高质量精子，但ICSI技术突破了这一限制，只要获得少数的健康精子就有可能成功妊娠。

目前北医三院生殖医学中心每年有1万余例患者完成取卵，其中约60%的患者采用常规体外受精，约40%的患者采用ICSI。从总体的数据分析上看，ICSI与常规体外受精的成功率没有区别，并非"二代试管"比"一代试管"好。

首先，常规体外受精和ICSI只是不同的受精方式，ICSI技术不能改善胚胎质量，胚胎的质量主要取决于卵子和精子的质量，也就是准父母自身的身体条件和状况，与受精方式关系不大。其次，由于ICSI技术绕过了自然选择的过程，可能将双方的致病基因传递给下一代，而且注射过程可能对卵母细胞造成一定损伤。因此，要根据自己的情况选择合适的受精方式。

◎ 怎样选择第一代、第二代试管呢？

试管婴儿受精方式的选择主要根据男方精液情况来决定。

进入周期时，医生会根据夫妇双方的情况进行初步判断，初步选择受精方式。在女方取卵当天，男方取精，实验室人员会根据当天的精液情况决定最终的受精方式。

需要注意的是，判断一份精液是否达到常规受精标准，不能仅按照精液化验单上的参考值来对号入座，并非某一项指标达不到参考值就认为这份精液不达标，要综合评价精液体积、精子密度、精子活力，进行综合判断。

受精方式的选择最终取决于精液处理后是否有足够数量的前向运动精子（活跃精子）：如果活跃精子达到一定数量就可以做常规体外受精，即"一代试管"；如果活跃精子数量不够（包括密度低、活力差和严重畸形），则需要选择"二代试管"，即由实验室工作人员选择形态正常的精子注射入卵子内，帮助完成受精。

因此在选择的时候，千万不要认为一个比另一个好，临床医生和实验室人员会根据情况帮助您选择合适的受精方式。所谓一二代不过是不同时间诞生的不同技术而已，针对的是有不同病症的人，一味追求"升级换代"并非良策，若无对应技术所针对的问题，顺其自然方为正道。

哪些女性需要生育力保存

生殖医学科 严 杰

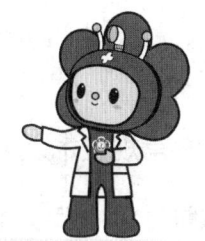

女孩妞妞患有先天性纯红细胞再生障碍性贫血，多方寻医后，终于迎来希望——进行骨髓移植。但骨髓移植相关治疗将会给妞妞带来卵巢功能衰竭的风险，这意味着她在康复之后很可能不同于正常女孩一样能结婚生子，本燃起希望的家庭又笼上了阴影。

去年6月，妞妞在北医三院生殖医学中心接受了卵巢组织冷冻保存手术，就是先切下三分之一的卵巢，通过医学技术放入液氮冷冻长期存放，等骨髓移植后再将卵巢移植回去，就可能恢复生育能力了。这项"生育力保存技术"为她保留了希望的种子。

那么什么是"生育力保存"呢？生育力保存是指用手术、药物或辅助生殖技术等对存在不孕或不育风险的成人或儿童提供帮助，保护其生殖内分泌功能，并获得遗传学后代。放化疗患者、卵巢手术者、卵巢早衰高风险者、不孕不育者都可能需要保存生育力。

为了安全有效地"保存生育力"，我们有六大"杀手锏"。

◎ 早期预防（适用于所有女性）

（1）强身健体，养成良好的生活、工作习惯；
（2）戒烟、戒酒、忌熬夜，放松心情；
（3）避免经常接触有毒、有害物质；
（4）避免感染性传播疾病和反复流产；
（5）选择适宜的生育时机。

◎ 药物保护（适用于化疗患者）

化疗前，使用促性腺激素释放激素类似物（GnRHa）可有助于减轻化疗药物对卵泡的损伤，GnRHa具有经济、安全、创伤小的特点，但是仅对部分人群有效，且研究人员对于其提高妊娠率的效果存在争议。

◎ 术中保护

很多女性因各种良性疾病需要进行卵巢手术，会破坏卵巢的正常组织，因此在术中要尽可能多地保留正常卵巢组织，以保持女性的生育力。

医生如是说

◎ 卵母细胞冷冻（IVF 常规技术之一，适用于已婚及未婚女性）

（1）成熟卵母细胞冷冻需要 2~4 周促排卵治疗，这将会延迟癌症的治疗，有可能促进某些癌症的发展；

（2）适用于有医学指征的患者；

（3）不适用于幼儿和儿童患者、对激素敏感者以及癌症治疗时间不能延迟的患者。

◎ 胚胎冷冻（IVF 常规技术之一，适用于已婚女性）

（1）技术成熟，成功率稳定；

（2）需要进行 2~4 周促排卵治疗来获取卵母细胞进行体外受精，这将会延迟癌症的治疗，有可能促进部分癌症的发展；

（3）不适用于对激素敏感、癌症治疗时间不能延迟的患者。

◎ 卵巢组织冷冻（适用于所有女性，尤其是儿童）

（1）通过深低温冷冻技术把完整卵巢或卵巢组织冷冻储存长期保留，当生育力下降或丧失、需要再生育时移植回体内，帮助其获得生育能力或内分泌功能；

（2）它的优势在于可以恢复内分泌功能及排卵，但是不能避免卵巢移植带来癌细胞再次暴露的风险。

基因编辑与遗传病干预，区别在哪里

妇产科　闫丽盈

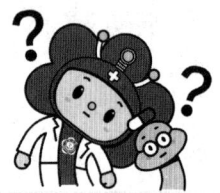

人类基因是长期进化、不断演变的产物，目前人类还不完全具备辨别全部好基因、坏基因的能力。2018 年的基因编辑事件是利用 CRISPR 技术对人类受精卵的 *CCR5* 基因进行了敲除，并将胚胎移入子宫，产生了一对基因编辑的婴儿。他们体外获得卵子和精子，胚胎学家借助显微镜挑选一个精子并将其连同能进行基因编辑的材料（Cas9 蛋白和 sgRNA）一起注入卵子中，完成受精过程的同时对精子和卵子的基因组进行编辑。为防止基因编辑不完全造成嵌合发生（即同一胚胎或同一个体的不同细胞基因型不同，有的细胞完成编辑，有的没有），在受精卵分裂成二细胞时期，第二次注射了基因编辑的物质，以提高完成基因编辑细胞的比例。

这项研究是对没有已知基因缺陷的正常胚胎进行基因编辑，按照实验者的设计将其基因组改造成预想的个体，即抵抗艾滋病感染的特殊个体。

这种在基因编辑的脱靶现象和嵌合体现象没有得到全面评估和改善的情况下对人的胚胎进行基因编辑，是一种极其不负责任的行为。因为对正常的生殖细胞进行基因编辑，这将导致改变的基因遗传给所生育孩子的后代乃至世世代代，关乎人类的生命健康，所以目前该技术在生殖细胞上的应用仅限于科学研究。

◎ 遗传病的基因治疗已经起航

遗传性疾病的病因是遗传物质发生改变，可分为因染色体数目或结构遗传导致的染色体疾病，以及由基因突变引起的单基因或多基因遗传病。目前已发现的单基因遗传病有7000多种，一半以上疾病明确了致病基因，如脊肌萎缩症、亨廷顿舞蹈症、杜氏肌营养不良等。

对于已经出生的遗传病患者，针对不同的疾病，研究者们正在积极努力研发新的药物以控制病情，但大部分遗传病缺乏有效的治疗药物和方法。目前基因编辑技术已经开始应用于严重遗传疾病的治疗，为遗传病患者带来了希望。但是，该技术处于起步阶段，有效性及远期安全性有待进一步评估。

采用基因技术治疗遗传病，主要是针对有死亡风险或严重生活障碍且没有其他疗法的人群。欧美多个国家已经或即将利用基因编辑技术开展成人体细胞基因治疗临床研究。

2015年，德国和意大利研究人员从交界型大疱性表皮松解症的患儿身上，取下部分完好皮肤，分离、培养表皮干细胞，对干细胞进行基因改造，纠正突变。然后将基因改造后的干细胞培养成"转基因"皮肤移植物，再移植给患儿，转基因的皮肤能形成新的健康表皮。2017年，美国开展了Ⅱ型黏多糖贮积症及先天性黑蒙患者的基因编辑治疗的临床试验。我国多家研究单位也已经开展了基因编辑治疗遗传病的相关研究及临床试验。

上面所讲的基因改造，针对的都是体细胞，影响的仅仅是患者本人而不会遗传给后代。但是，如果对人类生殖细胞进行基因治疗，那么不仅关乎一代人的生命健康，同时被改变的基因还会稳定地遗传到下一代，涉及世代健康问题，所以目前该技术在生殖细胞上的应用仅限于科学研究，绝不能用于"生殖"。

◎ 胚胎诊断不是基因治疗

目前对遗传病的另一种干预，就是防止有遗传病的患儿出生。也就是说，通过产前诊

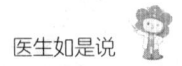

断或胚胎在子宫"定居"之前的诊断，如发现有问题即进行干预。

遗传病主要分常染色体显性遗传和隐性遗传以及性染色体连锁疾病。其中，显性遗传即父母中有一位患有遗传病，宝宝有 50% 的概率患病；隐性遗传则是当父母双方均为异常基因变异的携带者时，宝宝患这种疾病的概率为 25%。

着床前胚胎遗传诊断是遗传与辅助生殖相结合的技术，也就是我们通常所说的第三代试管婴儿技术。在胚胎植入子宫前，对体外培养的胚胎进行活检取材和遗传分析，帮助可能会生育某些已知遗传病患儿的夫妇挑选出不患病的胚胎进行移植，既避免了终止妊娠，又阻断了致病基因的传递。其主要流程是女方通过超促排卵获得多枚卵子，通过单精子注射将一枚精子送到卵子中完成受精，继而在体外培养 5~7 天，胚胎发育到 100~200 个细胞，在显微镜下分离几个细胞用于遗传分析，将胚胎对应编号、冻存起来。通过遗传分析，诊断出正常的胚胎，根据编号将其解冻移植，而异常的胚胎则根据患者的意愿丢弃或捐赠以供遗传病致病机制及防治策略的科学研究。

需要注意的是，挑选不等于改变。胚胎诊断是遗传挑选正常胚胎，不用删除或修改基因就可以得到健康的孩子。目前胚胎着床前遗传诊断技术已经广泛应用于临床，随着方法的不断完善，只要已知致病基因，就可以通过产前或植入前诊断得到健康后代。

育龄女性和放射检查二三事

放射科　田　帅　张　艳

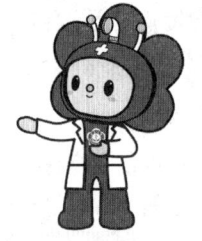

"我媳妇在备孕期间，她能拍 X 线片吗？"
"我刚做了 CT 检查，间隔多久可以怀孕？"
"我怀孕了，能做 MRI 检查吗？"
"我目前在哺乳期，拍 X 线片会有影响吗？"
……

伴随二孩政策全面开放，越来越多的女性朋友都打算追生二孩，在迎来新一轮生育高峰的同时，也给医院带来了挑战。在日常门急诊工作中，医生时常遇到育龄期女性朋友咨询孕期相关问题，希望本文能为大家提供帮助。

◎ 进行 X 线或 CT 检查后多久受孕是安全的？

很多人去放射科做检查时，普遍会担心辐射问题，X 线、CT 是目前临床医疗中主要的诊断工具之一。X 线和 CT 确实属于辐射性检查，但用于医学诊断的辐射剂量几乎不会给成人带来任何负面作用，考虑到辐射检查的随机性效应，**育龄期女性在接受 X 线或 CT 检查的三个月之后怀孕是安全的**。在性激素的影响下，女性一般每月只有一个原始卵泡成熟，成熟的卵子从卵巢排出，经过输卵管到达子宫内，卵子从卵巢排出后约可在体内存活 48 小时，所以检查后的第三个月所排出的卵子通常是未受到辐射的，即放射检查后三个月受孕是安全的。

◎ 孕期可以进行 MRI 检查吗？

众所周知，孕妇要定期做产前检查，如果胎儿超声检查发现胎儿异常，产科医师会建议孕妇做一个胎儿核磁检查。此时，准妈妈会担心，"核磁"有"核"这个字，是不是指的核辐射？会不会对宝宝的身体产生影响？用什么设备做呢？什么时间做更合适？

其实不用担心，首先明确一点，胎儿"核磁"其实指的是胎儿磁共振成像（MRI），不存在辐射，准妈妈可以放心。其次，目前国内外进行胎儿 MRI 检查的设备均为 3.0 T 及以下场强，中华医学会《胎儿 MRI 中国专家共识》提出，胎儿 MRI 对胎儿是安全的，不会对胎儿发育产生不良影响。

那什么时候做胎儿 MRI 合适呢？这个问题要结合多方面考虑，一般建议孕妇 20 孕周及以后做胎儿 MRI 检查，不建议在怀孕 18 周之前检查。

此外，要提醒准妈妈一句，胎儿 MRI 不是系统性筛查，而是针对一个问题或某一特定器官的检查，也就是说不评估胎儿整体。因此，准妈妈不要跟扫描的人员说，帮我看看整个胎儿有没有问题。

最后强调一点，胎儿 MRI 是有禁忌证的，和常规 MRI 的禁忌证类似。考虑到孕妇和胎儿的安全性，如果有幽闭恐惧症，也要慎重选择是否进行胎儿 MRI 检查。

准妈妈们，在了解了胎儿 MRI 的一些基本情况后，可以安心进行胎儿 MRI 检查。

MRI 是医院中重要的影像检查技术，由于其利用磁场成像，没有放射性，所以对人体无辐射，是非常安全的。目前世界上尚没有关于人体因进行 MRI 检查导致基因突变或染色体畸变发生率增高的报道，**所以在备孕期和哺乳期做 MRI 检查是安全的**。对于妊娠期能否做 MRI 检查，**目前普遍认为妊娠期前三个月应慎行 MRI 检查，而增强 MRI 检查应尽量避免**。如果在妊娠期前三个月需要做增强 MRI 检查，医生会跟您知情同意，权衡利弊。

◎ 哺乳期可以进行 X 线或 CT 检查吗？

妈妈们经历了十月怀胎的艰辛之后，终于迎来了可爱的宝宝，但自身因某些疾病在哺乳期可能需要进行 X 线或 CT 检查，宝妈们可能会疑虑放射性检查会不会对自己的乳房造成损害，分泌的乳汁会不会在接受辐射后发生"变质"或吸收放射线，宝宝吃了会不会损害健康……首先，笔者再次强调，常规医疗检查所带来的辐射绝对在安全剂量之内，偶尔一次检查对成人几乎不会造成任何影响；其次，乳汁的主要成分为水、脂肪、蛋白质、糖和无机盐等，这些成分均不受 X 线照射的影响，**宝妈们在接受 X 线或 CT 检查后，不会对乳汁造成任何影响，所以在检查之后即可为宝宝哺乳。**

总体来说，准妈妈们和哺乳期母亲如果生病了，应尽早就医，身体一旦出现异常，应遵医嘱及时进行所需检查，千万不要害怕影响胎儿或者宝宝喂养而耽误病情，不要有太大的心理负担，保持心情舒畅十分重要。

乳腺癌的危险因素有哪些？如何早期发现

普通外科　赵红梅

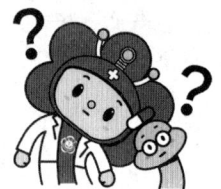

谈到乳腺疾病，首先需要注意的一点是，乳腺疾病并不只发生在女性群体中，每一百位乳腺癌患者中就有一位是男性患者。所以，看乳腺疾病的时候不要挂妇科，应该挂乳腺外科或普通外科。

"粉红丝带"是全球乳腺癌防治运动的标志，提示人们及早发现、及早治疗乳腺癌。

乳腺癌是女性健康的头号敌人。 全球调查研究显示，从发病情况上看，在所有新发恶性肿瘤的女性患者中，乳腺癌患者数量居于首位；从病死情况上看，来自世界卫生组织国际癌症研究机构（IARC）的数据显示，2020 年全球死亡的乳腺癌病例约为 68 万例，占女性全部恶性肿瘤死亡病例数的 15.5%，位居女性癌症死亡原因之首。

同样，**乳腺癌也是中国女性群体中最常见的恶性肿瘤**。据 2020 年统计，中国女性新发乳腺癌病例约为 42 万，乳腺癌为引起女性死亡的第四大癌症（仅次于肺癌、结肠癌、胃癌），占女性全部恶性肿瘤死亡病例数的 9.9%。

◎ 为什么我会得乳腺癌？

关于导致乳腺癌的确切原因，医学界尚不完全清楚，但是**目前普遍认为可能与遗传、营养、激素和环境因素有关**。

在展开后面的论述之前，首先需要说明一个概念——危险因素。危险因素指的是任何能影响患病可能性的因素。但是，即使有一个或几个危险因素，也不意味着必定会得乳腺癌。

不可改变的危险因素

在这些与乳腺癌相关的危险因素中，有一些因素是不可改变的，我们称之为"不可改变的危险因素"，比如性别、年龄、家族史、种族、月经初潮和绝经的时间、乳腺癌病史、放射治疗（放疗）史等。

可以改变的危险因素

除了上述这些我们无法改变的既成事实，还有一些"可以改变的危险因素"。比如酗酒、高脂饮食、超重、久坐、缺乏运动等不健康生活方式，以及长期使用雌激素替代疗法、生育和哺乳行为。

◎ 如何早期发现乳腺癌？

推荐成年女性最好每1~2个月做一次乳房自检，尤其是农村地区妇女更应该注意这一点。自检一般选择在月经后的3~7天进行，因为这时的乳腺更加柔软。自检方法主要采取视诊（看）和触诊（摸）。

乳腺视诊的时候，我们应该充分暴露地站在镜子前，看看双侧乳房是否对称，有无局部膨隆或者凹陷，有无很多浅表静脉曲张，然后看看乳头有无湿疹、脱屑、凹陷，皮肤有无橘皮征（皮肤肿了，毛囊就陷下去了，看起来像橘子皮一样）和酒窝征。

触诊的时候切忌抓捏，要有顺序地触诊，一般会用三个指腹平着摸。如果抓捏，摸到的可能是腺体，应该用三个手指指腹平放于乳房，然后顺时针方向有顺序地触诊乳房的各个象限，最后再轻轻挤压一下乳头，看看有无乳头溢液。

如果摸到肿块也不用特别担心，我们可以感受它的质地。如果摸着像嘴唇一样，质地比较软，那可能是增生；如果摸起来像鼻子，可能就是一个纤维腺瘤；如果摸起来硬度像额头，那么就要警惕了。

若发现以下情况，还是建议找专科医生进行检查：

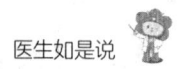

①与之前相比,乳房出现明显不对称;②摸到了一个乳腺肿块,质地又比较硬;③皮肤出现局部的凹陷水肿或者是红肿;④乳头有血性溢液或咖啡色、黄色溢液;⑤乳晕区有一些皮肤的瘙痒脱屑;⑥乳腺无异常,但腋窝摸到特别大的淋巴结。

对于 25~39 岁女性,建议每 1~2 年接受一次医生检查和超声检查;对于 40~70 岁女性,建议每年做一次超声检查,每 2 年做一次乳腺钼靶 X 线检查;对于高风险人群,建议每 6~12 个月做一次乳腺体检和超声检查,每年做一次钼靶 X 线检查,必要的时候每年做一次乳腺增强 MRI 检查。

◎ 怎样预防乳腺癌?

一级预防

主要包括**改变生活方式**,如限制脂肪摄入、增加体育活动、控制体重;**避免不必要的放射线照射;鼓励母乳喂养;更年期避免长期使用雌激素;积极治疗乳腺癌的癌前病变;控制不良情绪,避免熬夜。**

二级预防

主要包括**普查、自检和专科医生检查**。现在因为乳腺癌的发病率高,国家非常重视,每年都会有两癌筛查,即乳腺癌和宫颈癌筛查。目前医院的检查手段主要有临床医生检查及超声、X 线、MRI 几种检查手段。

对于乳腺癌的诊断,X 线和超声各有优势。超声看乳腺结节会比较好,X 线看钙化更有优势,而如果发现了可疑肿块,推荐做一个两者联合的检查。X 线检查对于致密型乳腺者乳腺癌的检出率大概是 48%,而联合超声检查则可以提高到 97%。如果超声和 X 线检查都没有问题,临床医生触诊也没有问题,那么患乳腺癌的概率就比较小了,所以乳房的定期检查是非常必要的。

由于技术的不断发展以及机器分辨率的提高,在乳房检查中超声或者 X 线可能会发现一些问题,例如,超声检查一般会发现乳腺结节或乳管扩张,X 线主要发现钙化或不对称稍高密度影,但是临床医师却不能摸到。发现这些问题之后也不必特别紧张,可以根据影像科医生给出的 BI-RADS(乳腺影像报告和数据系统)分类,大概判断乳腺结节是恶性的概率有多少,然后再决定是否需要手术干预。其中,BI-RADS 1、2、3 类一般都可以采取观察的方式。

除了医生触诊、超声、X 线和 MRI 检查之外,我们也推荐大家进行自检,自检的方式可以回顾上文。

◎ 肿瘤标志物

检查结果中，判断是否得癌症的重要指标是肿瘤标志物。

肿瘤标志物是指在恶性肿瘤发生和增殖的过程中，由肿瘤细胞合成释放的，或者是由机体对肿瘤反应异常产生的物质。与乳腺癌相关的肿瘤标志物是 CA125、CA153，如果这两项肿瘤标志物升高，需要检查乳腺并做妇科检查。但是肿瘤标志物正常也并不意味着没有肿瘤。

◎ 乳腺癌的治疗及预后

乳腺癌的治疗手段非常多，而且效果也是很好的。现在乳腺癌的治疗主要是以手术为主的综合治疗，包括手术、化疗、放疗、内分泌治疗、靶向治疗以及一些免疫治疗。

衡量肿瘤预后的一个重要指标，是 5 年的相对生存率。根据 WHO 的定义，只要 10 年内肿瘤没有复发，就可以说肿瘤被治愈了。早期乳腺癌是有可能被治愈的肿瘤之一。

◎ 如何知道乳腺癌是否遗传？如果带有突变基因，应如何预防？

有 5%～10% 的乳腺癌患者被认为是遗传性乳腺癌，这种遗传性乳腺癌大部分具有家族聚集的表现。针对这些人群，可以到专门的遗传咨询门诊进行咨询。

◎ 常见乳腺疾病有哪些？

乳腺炎是常见的乳腺疾病，包括哺乳期乳腺炎、急性乳腺炎、浆细胞乳腺炎等。乳腺炎的主要表现为红、肿、热、痛，大部分发生在哺乳期，但是非哺乳期女性也可能患乳腺炎，比如先天性乳管扩张可能会导致感染，乳头、乳晕周围出现红肿硬块。如果出现这种情况，建议及时到专科医院做检查，判断到底是乳腺炎还是其他乳腺疾病。

乳腺的良性肿瘤主要是乳腺纤维腺瘤（年轻人最常见）、叶状肿瘤；恶性肿瘤则是大家熟知的乳腺癌。

总的来说，乳腺癌发病率逐年增高的现实提醒我们需要养成健康的行为方式，远离烟酒、合理饮食、坚持锻炼、保持健康体重。针对女性而言，生完孩子后鼓励母乳喂养。建议 40 岁以上女性做一次钼靶 X 线检查，高危人群可以再联合乳腺增强 MRI 检查。乳腺癌的治疗方法有很多，若能早发现、早治疗，甚至是可以治愈的。

15 口腔健康

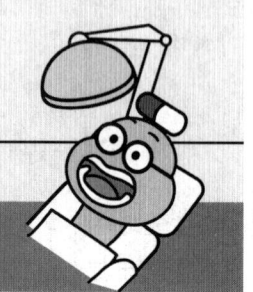

种植牙,您了解吗

口腔科 王霄

许多口腔疾病在早期往往可以通过较简单、花费较少的治疗方式达到较好的效果。而在疾病进展至牙体组织或牙周组织破坏较为严重时,不仅治疗费时费力,花费巨大,且往往效果不佳,很多情况下即使经验丰富的医生也爱莫能助,只能选择拔除患牙。拔牙之后如何镶牙修复也是值得考量的问题,种植修复技术的出现为其提供了一个更具吸引力的方案,那么您了解种植牙吗?

◎ 缺牙了一定要种植吗?

缺牙了确实需要镶牙,否则会造成咀嚼效率降低。

长期缺牙时,缺失牙两侧的健康牙和对颌牙会逐渐向这个空缺位置"靠拢",为后续修复治疗造成巨大干扰。此外,前牙区的牙缺失会对美观和言语造成一定影响,缺失牙两侧的正常牙齿也容易松动脱落。但解决缺失牙有几种办法,患者根据自己的情况选择最优的方式,只要填补上空缺,恢复了咀嚼功能就可以。

◎ 种植牙和传统的镶牙有什么区别?

种植牙属于镶牙的方式之一,只不过与传统的镶牙方式有所不同。

传统的镶牙方式主要分为两类:一种是活动义齿,通常用卡环或其他固位方式利用剩余牙进行固位，再用义齿来恢复缺失的牙齿；另一种是固定义齿，把邻近的牙齿磨小，用牙冠套在外面作为基牙，在两个不同的牙冠之间，利用桥体的方式来修复缺失牙。

而种植牙则是利用天然的牙槽骨，在牙槽骨内置入一个钛金属的人工牙根，等人工牙根与牙槽骨形成骨结合以后，利用这个人工牙根再去修复缺失牙。

相比传统的镶牙方式，种植牙主要有两个优势：一是不磨牙，依靠自身的颌骨固位人工牙根，在其上进行修复，不用磨旁边的健康牙齿，对邻近牙齿没有任何伤害；二是固位好，不使用传统镶牙的卡环或牙套，人工牙根与牙槽骨紧密结合，像真牙一样扎根在口腔里，具有很强的固位力和稳定性。

◎ 哪些情况不能种植牙？

不适合做种植牙的情况通常有很多，一般来说，患有全身系统性疾病的患者选择种植牙需要慎重，如比较严重的肝病、心血管疾病、血液病、肾病、糖尿病、骨质疏松等。种植牙手术有可能出现伤口感染，不易愈合，或者引起出血不止，危及生命，而且即便修复完成，种植体的寿命也可能会有影响。需要注意的是，月经期、妊娠期女性以及长期吃抗凝药物者等，进行种植牙手术存在较大的出血风险。

◎ 多颗牙缺失还能种植吗？

多颗牙缺失可以种植，但要根据缺牙的位置、年龄、身体状况、缺牙区牙槽骨的质和量等因素综合评估后制订方案，其中"质"是指牙槽骨的密度，"量"是指牙槽骨的高度和宽度，这都是影响种植的因素。所以，一定要去专业医院就诊，医生会根据缺牙情况、骨质情况来设计种植体，确定到底种几颗合适，而不是缺几颗天然牙就种几颗种植牙。

◎ 种植牙也会患牙周病吗？

造成牙齿缺失的第一个因素是牙周病，天然牙容易患牙周病，种植牙也同样如此。

天然牙在颌骨中不是牙和骨直接连接，而是更像秋千，牙齿由无数条秋千的"绳子"悬吊在颌骨中间。如果天然牙患上牙周病，像一点一点砍断秋千的"绳子"，牙齿逐渐松动、脱落，因此天然牙患牙周病是一个缓慢的过程，先是牙龈炎，逐渐发展成牙周炎，牙齿慢慢松动后或许还能再待几年，甚至五六年都有可能。

种植牙和颌骨的关系就是金属和骨的结合，种植牙是卡在颌骨中的，一旦出现炎症，颌骨被吸收，种植牙很快就会松动。因此，做种植牙后需要长期做好口腔卫生维护工作，认真刷牙，使用牙线、漱口水、冲牙器，不要吃太硬的食物，定期洗牙。

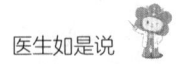

◎ 种植牙品牌非常多，该如何选择？

一是根据牙位：前牙区修复对美学要求较高，可以选择与美学设计密切相关的种植体。后牙承担绝大部分咀嚼功能，要选择机械性能优越的种植体，如粗大的、柱形的种植体。

二是根据材料：种植体一般是纯钛或钛合金。纯钛种植体硬度稍差，但对牙龈和牙槽骨刺激性小，生物相容性好，由于尺寸比较大，一般后牙用得比较多。钛合金种植体硬度大，可以做得小巧，在离神经、血管比较近或者牙齿间隙比较小的位置，钛合金材料用得比较多。

三是根据品牌：一般来说，历史越悠久的品牌，在种植体的设计及生产方面的经验越丰富，其产品质量经受了市场和使用者的检验，但这类种植体系统往往定价会比较贵，价格的差异主要还是不同厂家有自己的定位，跟支撑效果没有完全直接的关系。医生会根据患者的口腔情况推荐1~2类种植体，供患者自己选择。

牙不疼并不代表口腔健康，定期检查很重要

口腔科　黎远皋

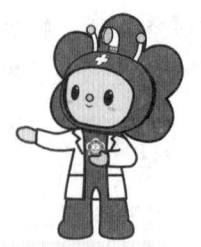

公司一年一次的体检又要开始了。人到中年，老李也开始注意起自己的身体，这次体检，他一大早就到医院排队，准备把"心、肝、脾、肺、肾"好好查一遍。路上遇见同事小赵从口腔诊室出来，戏谑地打了个招呼："哟，年纪轻轻就开始牙疼啦？"小赵回："不疼呀。""不疼你为什么要看牙医？"老李百思不得其解。

牙不疼就不用看医生了吗？这种危险的想法可要不得。

首先，牙不疼并不代表口腔健康。很多人认为只有牙齿疼了或者有洞了，才说明牙齿出问题了，事实上这是十分狭隘的观念。世界卫生组织制定的口腔健康标准为：牙齿清洁、无龋洞、无疼痛感、牙龈颜色正常、无出血现象。健康的口腔除了要求没有口腔疾病外，还需要具有良好的口腔卫生以及健全的口腔功能。更何况，很多口腔疾病的早期症状并不以疼痛为特征，而更多表现在诸如牙齿颜色变化、牙龈出血等微小之处，待到出现疼痛症状时，疾病大多已经进展到比较严重的境地了。

定期检查很重要！

口腔健康是人体健康的十大标准之一。有些人觉得"牙疼不是病",牙齿的问题都是小事,又不会致命。其实不然,口腔健康与全身健康密切相关且相互影响。口腔中的感染和炎症等会导致或加剧心脑血管疾病、糖尿病等慢性病,危害全身健康,甚至影响生命质量。严重的龋病和牙周病不仅会影响口腔的咀嚼和言语功能,还会影响美观,进而造成社会交往困难和心理障碍等。口腔虽小,也与健康息息相关。

定期进行口腔检查,可以及早发现问题并解决,将口腔疾病扼杀在摇篮之中。尤其对于一些忙于工作没空看牙以及对牙科有不同程度恐惧感的患者来说,更应该注意定期进行口腔检查,疾病早期可能仅需一次治疗就能解决,复诊次数少,痛苦小,费用少,治疗效果也相对更好。非要拖到疼痛难忍的时候再来治疗,那才是噩梦的开始。

目前,大多数人都有每年进行一次体检的意识,口腔检查也是一样的。建议大家每年至少进行一次口腔体检,及时发现问题,尽早治疗。同时医生也会针对性地给予口腔卫生维护的指导意见,预防口腔疾病的发生。

我知道牙线对牙齿好,但听说越用牙线牙缝越大,是真的吗

口腔科　李　峥

随着人们物质生活水平及自身修养的不断提高,拥有一副整齐、洁净、口气清新的牙齿正逐渐成为越来越多人的迫切愿望,而如何保持牙齿以及牙周健康也因此成为人们关注的焦点。

龋病和牙周疾病是口腔内最常见的两大类疾病,其发生均与附着于牙齿表面的菌斑生物膜有关。在1天之内及时彻底地去除菌斑生物膜是预防口腔疾病最有效的措施,这就需要我们建立良好的自我口腔卫生保健习惯,对附着于牙齿各个牙面的菌斑进行有效清理。

菌斑生物膜

◎ 正确而有效的刷牙方法和习惯

培养正确而有效的刷牙方法和习惯是最基本、最方便、也是最有效的口腔保健措施,"有效刷牙"的观念应该牢牢树立在我们每个人的心中。

然而，鉴于牙菌斑可以黏附于牙齿的各个表面，单纯刷牙并不能清除所有牙面的菌斑，特别是对邻面来说，最多只能清除 30% 左右的邻面菌斑，这个时候，我们就要用专门清除邻面菌斑的工具，比如牙签、牙间隙刷或者牙线。

具体使用原则是当牙齿和牙齿之间的邻间隙较大时，选择牙签或者牙间隙刷，但要正确使用，避免损伤牙间乳头；对我们大多数人来说，当牙龈没有明显退缩时，常规推荐使用牙线。

◎ 牙线的使用

关于牙线，最常见的误区就是"使用牙线会使牙缝变大"，觉得一根线硬要通过牙齿和牙齿之间，很容易造成牙齿移位、牙龈损伤，长期使用会引起牙缝变大。这个误区的根源主要来自对牙线结构的不了解以及不正确的使用方法。

在结构上，牙线并不是我们想象的一根没有弹性的线，而是由多纤维的尼龙纱线、丝线、涤纶线或棉线制成，其纤维排列松散，并不是捻搓在一起，当通过牙齿邻间隙的时候，牙线纤维呈扁平状散开，这样就可以非常轻柔地通过邻间隙，并不会造成牙齿结构损伤，引起牙缝变大。

目前，我国人群日常使用牙线的比例并不高，与"有效刷牙"一样，牙线作为邻面菌斑清除的首选工具，正确使用仍需要规范的方法和技巧。

（1）先截取一段足够手指握持操作的牙线，通常为 25 ~ 35 cm。使用时，可将牙线绕于手指上，或者将末端紧密打结使其呈圆形。

（2）将一手拇指与另一手示指间长度为 1 ~ 1.5 cm 的牙线绷紧（也可均用两手的示指），可缓慢做颊舌向拉锯式动作，轻柔地将其通过两牙的邻间隙，切忌动作过大而损伤牙间乳头。

（3）在牙线根尖向移动通过接触区后，可将牙线以线角接触形式缠绕于一牙的邻面，并呈 C 形紧密包贴于牙颈部，继续根尖向移动进入龈沟内，然后保持与牙齿邻面的紧密接触，向上返折从龈沟移回至牙齿接触区，可重复该上下动作 4 ~ 5 次，最终完成对一颗牙齿邻面的菌斑清除工作；接着可将工作段牙线由

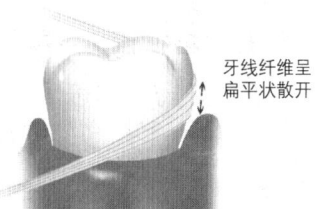

牙线纤维呈扁平状散开

龈沟内取出，经上方的牙间乳头移至另一颗相邻牙的邻面，并重复以上动作，完成对另一牙邻面的清洁工作。

（4）当用过的牙线变脏或部分破碎时，可再选取另一清洁的工作段牙线，按照牙列顺序逐步移动到各邻间隙，最终完成对上下颌牙列所有邻面的清洁工作，注意尤其不要遗漏

各区段的最后一颗牙的远中面。

建立日常使用牙线清洁牙齿邻面的习惯是一项相当艰巨的任务，让我们把"有效刷牙"和"正确使用牙线"变成每天生活中的必修课，期待健康牙齿伴随一生。

（绘图 陈 静）

硬毛牙刷还是软毛牙刷，这是个问题

口腔科 黎远皋 王浩杰

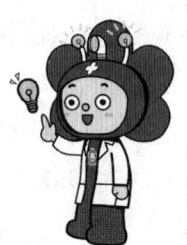

入冬后天气一日冷过一日，这天早上，老张刚出门便被灌了一口冷风，顿时满口牙齿都开始酸痛难忍起来，又想到最近冷水或热茶全都难以入口，连刷牙都得用温水才行，于是赶紧到医院检查了一番。经过检查，医生发现老张口内很多牙齿在靠近牙龈的位置都有深浅不一的楔形凹坑，临床称之为"楔状缺损"，这也正是导致老张的牙齿对温度变化极其敏感的原因。

这些缺损是怎么出现的呢？细问之下，老张每天都用硬毛牙刷横向拉锯式刷牙，经年累月，便把牙齿"锯"出了缺损。

那么问题来了，牙刷到底要选硬毛的还是软毛的呢？

临床上不乏老张这样的患者，生怕牙刷毛太软刷不干净牙齿，因而每次必挑刷毛最硬的牙刷买。其实不然，像老张这样长期不当的刷牙习惯会导致诸如牙齿敏感、牙龈萎缩等各种问题。正如武侠小说中的情节，只要使出正确招法，缠腰软剑也能杀敌。同样的道理，学会正确的刷牙方法，软毛牙刷足以刷干净牙齿。因此应当选择刷毛尖端被加工磨圆的软毛牙刷，从而减少对牙龈和牙齿的刺激。

选好了合适的牙刷，接下来就要聊一聊如何使用牙刷把牙齿刷干净。

从保护牙周组织健康的角度来说，靠近牙龈附近的牙齿表面以及相邻两颗牙齿之间的位置是需要清洁的重点部位。这里就要提到一种正确有效的刷牙方法——巴氏（Bass）刷牙法，又称水平颤动法。

具体的刷牙方法为：将刷毛放于牙龈与牙齿交界的位置，旋转牙刷，使毛束与牙齿表面形成约45°的夹角，刷毛向着牙龈方向，然后轻

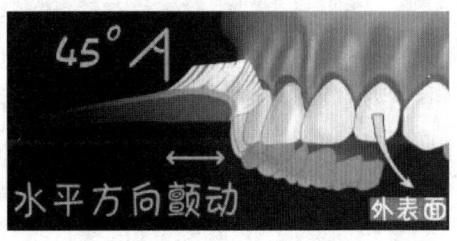

轻加压，使一部分刷毛分散至牙齿周围的间隙内。

牙刷在原位做水平向的颤动 4～5 次，颤动时牙刷移动仅约 1 mm，这样可以有效地将牙龈及牙缝附近的牙菌斑揉碎并从牙面除去。

在刷上下前牙的内侧面时，将牙刷头竖起，用牙刷头的后部接触靠近牙龈的牙面，做上下颤动。

依次移动牙刷到邻近的牙齿，重复同样的动作。

当然，后牙用来咀嚼磨碎食物的牙面也需要刷干净，这时要使刷毛垂直牙面，略施压力，让刷毛尖端进入牙面的沟槽内，做前后方向颤动 4～5 次，再移至相邻牙齿。

需要强调的是，刷牙要"面面俱到"。全口牙齿应当按照一定的顺序刷，每次移动牙刷时应当有适当的重叠区域，以免遗漏牙面，需保证刷到每个牙面。

（绘图 陈 静）

儿童口腔及口腔正畸常见问题解答

口腔科 潘 徽 白艳杰

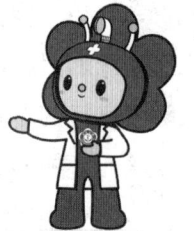

◎ 乳牙是要替换的，如果发生蛀牙，还需要治疗吗？

在门诊中，很多家长都会有这样的想法，认为乳牙在孩子五六岁时就换了，坚持一下就行，坏了也不需要治疗，其实这是不正确的。

第一，乳牙不是一下就能换完的，会从 6 岁一直持续到 12 岁。而后面的牙，一般要 10 岁以后才会开始替换。这么长的时间，如果不治疗，蛀牙继续进展，会导致肿痛，影响孩子吃东西。

第二，乳牙的牙根下面是正在发育的恒牙，乳牙的蛀牙得不到治疗，牙根下面可能会发炎，恒牙就会在炎症环境中发育，进而就有可能受到影响。

第三，乳牙的蛀牙如果不治疗，乳牙很早都坏了、掉了，后面的牙齿就容易往前移动，以后换出的新牙就容易排列不整齐。

因此，乳牙虽然是要换的，但它也非常重要，发生了蛀牙要及时治疗。

◎ 正畸期间如何刷牙？

在门诊中，还有一个经常被问到的问题，在进行正畸时，口腔里戴满了矫治器，刷牙经常会刷不干净。下面就来给大家介绍一下正畸期间如何刷牙。

正畸期间，口腔里戴满了矫治器，如果刷不干净，会有很多的食物残渣和软垢残留在牙齿表面，它们会带来这样一些恶果：牙齿表面脱矿、变色、龋坏，牙龈甚至牙周炎症，所以正确刷牙非常重要。

通常采用五步刷牙法，具体如下。

第一步，刷矫治器。采用旋转刷牙法，力量偏重，顺序从左到右、从上到下，刷托槽和弓丝的正面。

第二步，刷牙齿和托槽的侧面。要领是将刷毛伸入到弓丝和托槽之间，采用水平颤动法，以中等力量，一颗牙齿一颗牙齿地刷。刷毛一定要深入到弓丝和托槽之间，刷牙齿的邻面。

第三步，刷牙龈的边缘。将刷毛的长轴和牙齿长轴呈 45°角，轻轻地采用水平颤动和竖刷法来刷牙龈边缘。

第四步，刷牙齿的舌侧面。请记住，牙齿的内侧面对我们来说也非常重要。

第五步，刷牙齿的咬合面。我们咀嚼食物时会有很多的食物残渣留在牙齿的窝沟点隙中间，此处的清洁对于预防龋齿也非常重要。

给大家总结一下：牙齿要一颗一颗地刷；刷毛要插入到牙齿和弓丝之间，刷托槽和牙齿的邻面；每一个牙位刷 7~10 下。

牙疼得厉害，我该怎么办

口腔科　陈雪　吕品

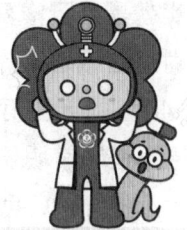

牙疼是口腔疾病中最常见的症状，引起牙疼的疾病有牙髓炎（牙髓发炎）、牙周脓

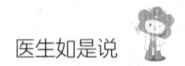
医生如是说

肿（牙周肿包、疼痛），还有一些其他关节、神经类疾病引起的牙疼。其中，最常见就是牙髓炎引起的牙疼。

牙髓，俗称"牙神经"，位于牙齿的中央，被外面坚硬的牙体组织包裹，正常情况下是不与外界相通的。但如果牙齿有龋洞，或者因为其他问题破坏了外面这层坚硬的牙体组织，当牙髓接触到外界的感染环境后，就会发炎。

牙髓发炎引起的牙疼会有很多表现，比如自己平时待着牙齿就会疼，甚至晚上会疼得睡不着觉，连带着上下牙齿和面部一起疼，接触冷热食物会加重疼痛等。这时，有些患者会吃一些消炎止痛的药物，希望通过吃药来解决。但是，吃药并不能解决牙髓炎的问题。这是因为牙神经位置太边缘、太末梢，药物无法到达牙神经的部位。

说到这里，有些患者会问，既然吃药没有效果，那牙髓炎要靠什么治疗呢？

建议大家一定要到医院，让医生做坏牙的治疗。医生会用钻把坏牙磨开，清理发炎的牙神经，清理以后再填药，这个过程称为根管治疗，也就是俗称的"杀神经"治疗。但是，有些患者在出现牙髓炎疼痛症状后，没能及时去医院处理，这时，牙髓炎可能会进一步发展，引起牙根尖的部位发炎。这就不仅是牙疼的问题了，还可能会出现牙龈肿、脸肿。

所以，牙疼时要尽早去医院做相应的检查及治疗，防止疾病的进一步发展。

在临床工作中，我们经常会遇到这样一类患者，"医生，我在吃饭的时候，不小心把牙齿咬碎了"。

实际上，我们的牙齿在健康状态下是能够耐受咀嚼过程中的力量的，而上述这类患者有个共同的特征，就是曾经接受过根管治疗。

通过根管治疗，虽然解决了牙齿疼痛的问题，但也同时切断了牙齿获取营养的通道。随着时间的推移，牙齿的强度会逐渐下降，当进食比较硬的食物时，就可能会出现牙齿劈裂的情况。

这个时候，就需要为牙齿提供一些保护措施，常见的方法是给牙齿制作全冠修复。大家经常听说的烤瓷牙，其实就是全冠修复的一种。通过全冠修复治疗，可以有效地延长牙齿的使用寿命。有医生对患者根管治疗完成后七年的牙齿状况进行了统计，发现没有制作全冠修复的牙齿中有40%的牙齿劈裂了，而做了全冠修复的牙齿中只有5%的牙齿劈裂。可以说，保护效果还是非常明显的。

因此，对于完成了根管治疗的牙齿，我们还是推荐完善全冠修复治疗，从而对牙齿进行有效的保护。

高血压患者拔牙,需要注意什么

口腔科 吴 煜

高血压患者如果需要拔牙,拔牙前常规需要在分诊台进行血压测量。然后口腔医生会详细询问患者的高血压病史,首先要重点了解既往血压波动的范围,特别是最高值;其次要了解近期血压是否稳定,有无明显的波动;最后需要结合患者的全身情况和既往疾病史。

如果只是单纯的高血压患者,全身无其他疾病,且收缩压在 180 mmHg、舒张压在 110 mmHg(180/110 mmHg)以下,一般可耐受拔牙手术。若患者血压超过"红线",且强行要求拔牙,不仅会导致术中紧张不适,引起高血压危象,术中、术后还可能发生伤口持续出血,所以必须待血压稳定后再拔牙。

如果患者近期血压不稳定,并伴有头痛、头晕等症状,即使拔牙前血压控制在 180/110 mmHg 以下,也要暂缓拔牙,需要回家连续 7 天监测血压变化,并到心内科就诊,询问高血压严重程度及是否需要调整用药,待血压稳定后才可拔牙。

若患者除了高血压,还合并心脑血管病或既往有过脑梗死(脑梗)、心肌梗死(心梗)等病史,建议将血压控制在 150/90 mmHg 以下才可耐受手术。对于一些特殊情况,比如半年内发生过心梗、不稳定型心绞痛,或最近才开始出现心绞痛、充血性心力衰竭、未控制的心律不齐等,都视为拔牙禁忌证。此外,这类老人往往服用多种药物,其中很可能包括抗凝药,会导致拔牙后伤口出血不止,建议拔牙前先咨询开药医生,最好能在术前 3 天停用抗凝药。

为防止意外发生,对于血压居高不下或合并有全身其他疾病者,建议到有心内科和口腔科医生联合出诊的医院就诊。拔牙前,由心内科医生进行全面评估;拔牙过程中,医生会通过心电监测仪实时监测患者血压和心率,如发现异常会及时进行处置,以保证患者的安全。

高血压患者血压稳定后,拔牙还有哪些注意事项?

(1)就诊前几日保持良好睡眠,必要时可辅助口服安眠药;

(2)就诊当天去医院前,要按时吃降压药,另外注意不能空腹也不宜过饱;

(3)拔牙前有任何疑虑都可咨询医生,做到充分沟通,绝不能隐瞒病史和用药史;

(4)就诊全程最好有家属陪伴,尽量放松心情;

(5)拔牙过程中有任何不适都应及时告知医生,不要忍着;

(6)拔牙后,要仔细听取和阅读相关注意事项,并遵照执行。

牙周炎可能与心脑血管疾病密切相关，这是真的吗

口腔科 高展翼

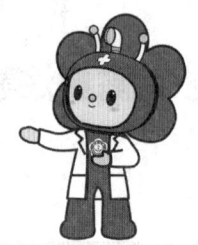

牙周炎常常导致牙龈出血、牙松动、牙缝增大、口腔异味等，从而成为阻碍饮食、影响社交的"顽疾"。保持口腔卫生、拥有一口健康的牙齿对我们非常重要。然而也许您不知道，牙周炎不仅影响口腔健康，它与心脏疾病也存在密切关联。

早在 2005 年，就有学者发现，导致牙周病的常见细菌也同时存在于冠心病病灶的斑块组织中。有学者统计了临床数据发现，与牙周健康者相比，患有牙周炎的人更易发生心脑血管不良事件。而经过牙周治疗后，血液中多项心脑血管病风险因子和指标都会降低。若能进行规律牙周基础治疗，则更有利于降低心脑血管不良事件的风险。2019 年，欧洲牙周病学会和世界心脏联合会发表共识，指出牙周病与多项冠心病风险因子升高有关。

因此，如果我们能保持良好的口腔卫生习惯及口腔健康意识，也有利于预防心脑血管疾病。保持口腔健康，请牢记以下三点建议。

第一，保证每天两次正确、有效刷牙，每次刷牙时长至少 3 分钟。

推荐采取巴氏刷牙法：选用小头、细软毛的牙刷，将刷毛放置在牙颈部的牙龈沟附近，向牙根的方向倾斜，轻轻加压的同时，做水平方向、小幅度震颤运动，这样可以更好地清理牙龈沟及牙齿缝隙中的污垢。

第二，保证每天使用牙线或牙缝刷。

这两种工具能更彻底地清理牙缝，按照牙缝大小和使用习惯选用适合自己的即可。目前市面上的冲牙器，可利用水流的压力冲去部分菌斑软垢及食物残渣，大家可将其作为辅助的清洁工具。但需注意的是，冲牙器尚不能替代牙刷、牙线或牙缝刷。

第三，定期进行口腔检查很有必要。

建议每半年进行一次常规口腔检查。若已经出现牙龈出血、牙龈肿痛、口腔异味、牙缝增大、牙松动等症状，建议尽早到医院就诊，酌情进行规律的牙周系统治疗。

洗牙通常是牙周治疗的第一步。对于牙龈炎或已经控制稳定的牙周炎患者，可每半年洗一次牙。若病情较严重，则需要遵医嘱进行后续更复杂的牙周治疗，以及后期更频繁的牙周复查及维护。

智齿周围的牙龈突然肿痛，
半张脸肿得像包子一样，这是怎么了

口腔科　刘政文

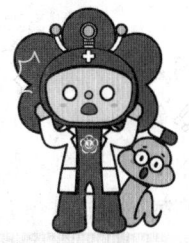

不知道大家是否有过这样不愉快的经历，智齿周围的牙龈突然肿痛起来，越来越严重，半张脸肿得像包子一样，反复几次后，不得不拔掉智齿。而下面要给大家讲的就是这种疾病：智齿冠周炎。它是因为什么发生的？又要怎么治疗？

智齿冠周炎，顾名思义，就是发生在智齿周围牙龈的炎症。

我们知道，智齿是最后一颗牙齿，是最不容易长出来的。当牙齿正常萌出的时候，牙齿周围包裹的是非常紧密的牙龈，牙和牙龈的缝隙是非常小的，这种牙龈不容易积攒食物残渣。即使有食物残渣和细菌进入牙和牙龈的缝中，也很容易被清理掉。这样牙龈周围往往不会发生炎症，也就不会出现牙龈肿痛的症状。

如果牙齿萌出一半，有一部分牙齿被盖在了牙龈下面，牙龈和牙齿之间形成了小小的"袋"，也就是我们通常说的"牙龈袋"。有了这个牙龈袋，我们吃的食物就很容易塞进这个"袋"里，同时一些细菌和感染物质也很容易进入。一旦牙龈袋里出现了严重的感染，我们就会感到肿痛。

如果牙齿完全埋在牙龈下方，牙齿和牙龈之间出现更大、更深的牙龈袋，同时牙龈的开口也会变得更小。这时的牙龈袋，我们可以称之为"盲袋"。

有了这样的盲袋之后，食物残渣就会进入袋内，如果不及时清理，盲袋里就会有细菌滋生，逐渐出现感染发炎。在这个阶段，我们会逐渐感到牙龈肿痛，脸肿得像包子一样。如果放任不管，半边脸会越肿越大，这就是我们通常说的智齿冠周炎。

现在我们知道，智齿冠周炎的出现是因为智齿牙龈袋内的食物残渣无法及时清理，所以智齿冠周炎的治疗主要分为以下几个部分。

最简单的方法是冲洗上药。口腔科医生会用一种特制的小针头把盲袋里的食物残渣和感染物质冲洗出来，同时将消炎药物注入盲袋。这样的话，药物会在盲袋内慢慢发生作用，使炎症消退。对于一部分病情严重的患者，往往还需要配合使用口服抗生素。这个办法虽然可以消除炎症，但是还会有食物残渣进入盲袋，也就依然有智齿冠周炎反复发作的可能性。

下一步治疗的方法是打开盲袋，使里面的食物残渣不会堆积，或者可以简单地将其清理出来。口腔科医生可以通过使用电刀、手术切除等方式把盲袋的牙龈切除掉，以便智齿

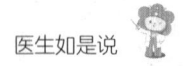

暴露出来，牙龈袋里就不会有新的食物残渣堆积，也就不容易感染了。

但是我们知道，大部分的智齿很难完全长出来，即使切掉了一部分牙龈，大部分的智齿还在牙龈和骨头下方埋伏着。这时单纯靠切除牙龈就不能解决问题了。如果智齿冠周炎反复发作，就要使用口腔颌面外科的大"杀器"——拔智齿了。

人老了就一定会掉牙吗

口腔科　王浩杰

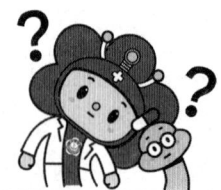

人老了就一定会掉牙吗？有人可能会说，这可真是一个"老掉牙"的问题，掉牙不正是一种无法抗拒的衰老吗？

答案当然不是。

我们的牙齿生长在牙槽骨中，就好比大树扎根于土壤，坚硬致密的骨头包裹了几乎全部的牙根，使得牙齿能够牢固地存留在口腔中，并能稳定地行使功能，帮助我们咀嚼磨碎食物。在每次进食的过程中，都不可避免地会有一些食物残渣、软垢和牙菌斑等残留在牙齿表面和牙缝之间。如果这些有害物质不能被及时有效地清除，长时间堆积就会造成牙龈等牙周组织的炎症，轻则牙龈红肿出血，继续发展则会导致下方的牙槽骨被吸收，骨的高度降低，能包裹住的牙根部分越来越少，牙龈随之退缩，牙根也会暴露出来，牙齿就会开始出现松动。就好像大树周围的水土流失，树根裸露在外面，自然无法保持稳固。最终，牙槽骨完全被吸收，牙齿失去支撑，自然随之脱落。

因此，只要能够减缓并控制牙周炎症的进展，阻止牙槽骨吸收，就可以避免"老掉牙"的发生。大家需要做的其实很简单。掌握科学有效的口腔清洁方式，如正确的刷牙方法及使用牙线或牙缝刷等，自主维护好口腔卫生，并能终生坚持定期牙周治疗及维护，就可以有效阻止牙齿脱落。

早在2001年，世界卫生组织就提出了"8020计划"，是指80岁的老人至少应有20颗功能牙。临床上也有很多老年患者朋友，坚持牙周维护，在80多岁时还可以保有全部牙列，并能正常行使功能。所以，希望大家都能重视口腔健康，做到"人老牙不老"。

16 检查检验

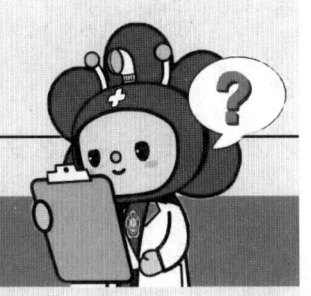

办理病理会诊，需要注意什么？病理切片需要冷冻保存吗

病理科　贺慧颖

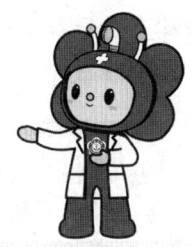

◎ 病理会诊必须本人来吗？

患者不必亲自来，可由了解患者病情的亲属或朋友代为办理。病理科工作人员会记录患者的电话，必要时会和患者联系，详细咨询病史等相关信息。

◎ 办理会诊需要带哪些材料？

办理者需要携带的材料有：①原单位的病理报告（复印件即可）；②所有的病理切片，包括普通的HE染色切片和免疫组化切片（如果有的话）；③病历复印件或病历摘要，特别是重要的影像学检查和检验报告，如胃肠镜报告、甲状腺结节B超报告、乳腺B超或钼靶报告等。

◎ 之前做过多次病理检查，需要都带着吗？

如果病情复杂、病理诊断不明确或各家病理诊断存在分歧，建议将历次病理切片都带来会诊。如果有穿刺和之后的手术标本，可以根据临床需要进行相应的会诊，例如，新辅助治疗后的标本病理会诊，只有在对之前穿刺组织进行评价的基础上才能做出精准诊断。

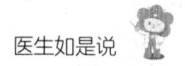

◎ 病理切片怎么保存？要放冰箱吗？可以快递吗？

病理切片为玻璃类易碎物品，保存和邮寄时应注意防摔和防碰撞，包装好即可，对温度、湿度没有特殊要求。

◎ 蜡块、白胶片、白片、蜡卷，这些都是什么？

病理会诊有时需要做进一步工作，包括免疫组化、特殊染色及分子检测等以明确诊断。患者需要到原单位病理科根据检测需求进行相关材料的准备。

蜡块，简单来说就是经过甲醛（福尔马林）固定，石蜡包埋得到的组织块，可以在病理科长期保留（15年）。凡是活检、手术的标本或者是细胞沉渣标本，最终都是以一个个小蜡块的形式在病理科完好保存。蜡块的编号为"病理号+小号"，与切片的编号一一对应，小号代表了不同的取材部位，会诊时会挑选小号进行后续的工作。

白胶片是从蜡块上将组织切成仅3~5微米的薄片，铺在涂胶的玻璃片上。白胶片是未经染色的切片，用于免疫组化、特殊染色或荧光原位杂交（FISH）等检测。

白片和白胶片的不同之处在于白片不涂胶，组织厚度通常为4~8微米，也是未经染色的切片，用于HE染色和分子检测。

蜡卷是从蜡块上将组织切成不同厚度的卷，与超市中羊肉卷的制作方法类似。蜡卷放在小管中，用于分子检测。

空腹抽血前可以喝水、吃药吗

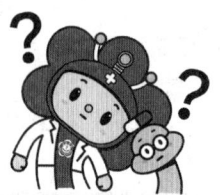

老年内科　郝靖欣　刘慧琳

70岁的王阿姨今天体检，需要空腹抽血检查，她严格遵循医嘱"抽血前一天晚上12点过后就不要再吃东西了"，早上也没有吃降压药，测血压时发现血压170/85 mmHg，这可急坏了王阿姨。

其实，这种情况在临床科室或体检中心并不少见。老年人剧烈的血压波动还是有风险的。那空腹抽血前到底可不可以喝水、可不可以吃药呢？

◎ 什么是空腹抽血？为什么要空腹抽血？

空腹抽血是指在禁食8小时后空腹抽取血标本，一般是在晨起早餐前抽血。我们所说的禁食指的是不摄入任何食物和饮料（含咖啡、茶水等）。

空腹抽血是为了避免饮食成分和白天生理活动对检验结果的影响，同时每次抽血均在固定时间也便于对照比较。最明显的指标比如血糖、血脂检测结果受饮食的影响较大。 另外，进食后的半小时内，血液会呈乳糜状，很多项目的检测需要经过比色的过程，乳糜血会严重干扰检测结果。

◎ 哪些检验项目需要空腹？哪些不需要空腹？

需要空腹的检验项目包括：肝功能、肾功能、血糖、血脂等。 大家都知道进食后会显著影响血糖、血脂。饮食中的蛋白质类，可能会显著升高血液中的转氨酶，而这些是反映肝功能的指标。又比如饮食可能增加血肌酐浓度，而这项指标反映了肾功能的好坏。

不需要空腹的检验项目包括：血常规、激素类、红细胞沉降率（血沉）、抗体检测、肿瘤标志物等检查。 激素类项目在一定时间内浓度会比较稳定，不受饮食的限制，比如检测早孕的血β-hCG（人绒毛膜促性腺激素），又如生长激素等。血沉、抗体检测、肿瘤标志物等也是同样道理。还有血细胞计数检查，短期内（1天以内）的营养摄入不会对血细胞数量造成影响。

总之，在没有明确是否可以吃饭后采血的情况下，都应该先空腹。有时候需要完成多个检验项目，有些要求空腹，这种情况下可以统一空腹，一次抽血。

◎ 空腹抽血前能不能喝水？

我们知道，空腹的目的就是要保证化验检查结果的准确性，抽血前如果大量饮水会稀释血液，导致检测结果出现误差。但这并不代表一点儿水也不能喝。一般喝50~100毫升白开水没有问题，但不要喝饮料、茶水、咖啡等。

◎ 空腹抽血前可以吃药吗？

空腹并不代表不能服用药物，例如每天必须要服用的药物，如果停用可能会导致危急重症的，则千万不能随意中断。 包括：降压药物，贸然停用会引起血压骤升；减慢心率药物，贸然停用会导致心率增快；其他需长期服用的药物或需要维持有效药物浓度的药物，如抗凝药、抗心律失常药、抗癫痫药、强心药等。

医生如是说

所以，以少量白开水服用不能贸然停用的药物是不会影响检查结果的，也避免了不必要的病情变化给患者带来的风险和焦虑情绪。

◎ 抽血化验的几个注意事项

抽血前一天，怎么吃更合适？

抽血前一天，晚餐保持日常饮食即可，但不要吃大鱼大肉和饮酒，否则会使血清浑浊和成分增加，干扰分析测定。临床上我们见过不少患者在抽血前一天吃涮羊肉，结果第二天体检的时候，甘油三酯、血肌酐结果异常升高，我们建议这些患者等一两周后再复查，结果就会变为正常。

空腹抽血选什么时间段最好？

空腹抽血在上午10点前最好。因为受活动及体内生理性内分泌激素影响，即便是空腹，**抽血时间太晚也会使血糖值失真**。因此以后大家千万不要都到中午了，还找到护士要求空腹抽血，这样做会让结果不准确。

如何避免局部瘀斑？

抽血后出现瘀斑最常见的原因是抽血后按压不当。按压的位置及方法对止血非常重要，需要3个手指在皮肤针眼上方约0.5厘米处按压，且尽量与血管方向一致，不要仅按压针眼的位置。另外千万不要边按压边揉。揉不仅不能止血，反而会加速出血。

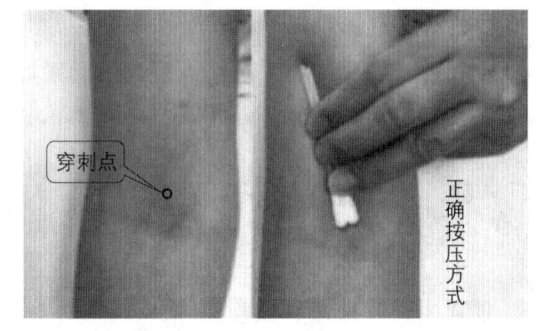

抽血当天尽量穿袖口宽松的衣服。抽血后除了正确按压止血，还要同时拉下上臂衣袖，避免上臂被衣服勒太紧，影响血液正常回流，造成局部渗血不止。

抽血后应伸直前臂，正常抽完血后按压止血一般要3~5分钟。年龄大、口服抗血小板药或抗凝药物、血小板异常者应相对延长按压时间。

出现局部瘀斑如何处理？

抽血后24小时内应保持手臂清洁卫生，尽量避免搓洗。如果出现瘀斑，24小时后可用热毛巾热敷，以促进渗血吸收，瘀斑会自然逐渐消失。

尿潜血"潜藏"的秘密

中央党校院区　李　丹　韩庆烽

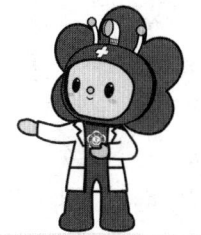

最近常常有患者拿着体检报告来门诊咨询，其中，尿常规这一项总是会引起大多数人的疑惑："医生啊，我的尿潜血怎么这么多加号，是不是我的肾有毛病了，这可怎么办啊？"

下面我们就来讲一讲尿潜血里"潜藏"的秘密。

◎ 尿潜血阳性和血尿是一回事吗？

首先，解释一个经常容易被混淆的问题：尿潜血阳性和血尿是一回事吗？**答案是否定的**。

尿潜血是检测试剂与红细胞内血红蛋白、肌红蛋白进行氧化还原反应而得到的结果；血尿是指尿沉渣镜检每高倍镜视野下的红细胞数目大于3个。

简单打个比方来说，尿潜血阳性是尿中含有"橙汁"，而血尿是尿中有"橙子"，通常这两者是平行的，但在某些特殊情况下，如溶血性贫血、阵发性睡眠性血红蛋白尿、横纹肌溶解时，红细胞被破坏，释放大量血红蛋白和肌红蛋白，此时尿潜血呈强阳性，而镜检无红细胞或仅有少量红细胞。

其实，在临床中，更多的是强调血尿而不是尿潜血阳性。

检测尿中是否有血的方法大致有三种：干化学分析法、流式分析法、尿沉渣镜检法，前两者易受实验环境的影响而造成假阳性或假阴性，而每高倍镜视野下红细胞的个数则是医生主要考量的因素。

◎ 引起血尿的原因

下面再说一说可以引起血尿的情况。

（1）肾小球疾病，如急、慢性肾小球肾炎，IgA肾病，尿路感染、泌尿系统结石、结核、肿瘤，尿路憩室、先天畸形等。

（2）全身性疾病，如血液病（血小板减少性紫癜、过敏性紫癜、再生障碍性贫血、白血病、血友病等）、感染性疾病（流行性出血热、猩红热、败血症等）、自身免疫疾病（系统性红斑狼疮、结节性多动脉炎、皮肌炎等引起肾损害时）、心血管疾病（亚急性感染性心内膜炎、急进性高血压、肾动脉栓塞、肾静脉血栓形成等）。

（3）尿路邻近器官疾病，如急、慢性前列腺炎，急性盆腔炎或脓肿，阴道炎，宫颈癌，结直肠癌等。

（4）化学物品或药物，如磺胺药、吲哚美辛、甘露醇、汞、铅、环磷酰胺、抗凝药等。

（5）功能性血尿，平时运动量小的健康人，突然加大运动量可出现运动性血尿。

血尿确实会困扰很多人，但也不必因此大伤脑筋而影响情绪，应及时就医，进行相关检查以确诊，从而进行针对性的治疗。

同样是咳嗽，别人只做 CT 平扫，为什么让我再做 CT 增强

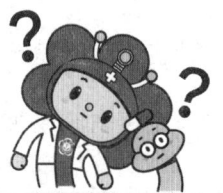

放射科　狄爱辉　张艳

"黑夜给了我黑色的眼睛，我却用它寻找光明。"对于临床医生而言，CT 就像是医生的眼睛，在纷繁复杂的疾病诊断中发挥着重要作用。随着 CT 成像技术的发展，CT 检查辐射剂量更低、时间更短、图像更清晰，CT 检查应用也越来越普遍。有患者疑问：同样是咳嗽，别人只做 CT 平扫，为什么我却需要再做 CT 增强呢？要回答这个问题，我们就要搞清楚 CT 平扫与 CT 增强有什么区别。

CT 成像基本过程为：CT 设备对受检部位进行 X 线扫描，探测器接收 X 线信号后，经计算机重建得到受检部位断层图像。CT 平扫是最基本的 CT 检查，是指患者机体和受检部位处于自然状态下进行的 CT 检查。CT 平扫检查过程中通常只需要患者仰卧（或俯卧）于 CT 检查床上，将受检部位置于扫描野中心，按照检查指令保持机体静止并（或）完成呼吸屏气配合即可。

CT 平扫适用于头颅五官外伤，胸腹部炎症，脊柱与四肢关节骨折、退变等疾病的诊断以及各部位占位性病变的初步筛查，不适用于病变的定性诊断。而 CT 增强是在静脉内注射一定剂量的含碘造影剂后进行 CT 检查的方法。其目的是增强病灶和血管与周围组织的对比，以利于发现 CT 平扫不能发现的病灶或更清晰地显示病灶的范围和性质，对病变的定性诊断提供有价值的信息。

以胸部病变为例：CT 平扫即可诊断肺炎，但明确病变与周围结构解剖关系，如肺隔离症、肿瘤血供等情况时，需要行 CT 增强检查。由于碘造影剂有使用禁忌且存在过敏风

险，通常要在医生评估通过后才可进行 CT 增强检查。对于明显的甲状腺功能亢进患者和既往使用碘对比剂发生严重过敏反应的患者，应禁止使用碘对比剂。而对严重心脏疾病、中枢神经系统疾病及其他高危患者，应由医生评估患者使用碘对比剂的风险和收益后，再决定是否使用。

总之，CT 平扫和 CT 增强的适应证不同。对于复杂疾病而言，CT 平扫只是基础，CT 增强更有助于疾病的定性诊断。虽然同样是咳嗽，但因为病因不同，影像学检查方式才不同。您明白了吗？

磁共振检查前，为什么要把身上携带的金属物品全部取下

放射科　房景超

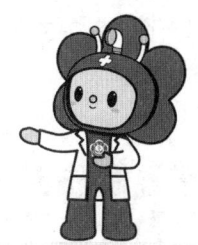

与 X 线、CT 检查不同，有不少人在做磁共振成像（MRI）检查前会发现，医生都会要求把身上的东西全部取下，尤其是金属物品。虽然大家都会按照检查要求去做，但心中不免疑惑，为什么 MRI 检查会有这么严格的要求？

其实这还得从磁共振设备本身说起。目前国内的磁共振设备的磁场强度绝大部分在 0.35~3.0 T（T 即特斯拉，为磁场强度单位，1 特斯拉 =10 000 高斯），尤其是三级以上医院的磁共振设备多为 1.5 T 和 3.0 T。相比之下，地球的磁场强度仅为 0.5~0.6 高斯，也就是说，一台 1.5 T 磁共振设备的吸引力为地球吸引力的 2.5 万~3 万倍。

国外研究人员曾使用一台报废的 4.0 T 磁共振设备做实验，研究人员将一个铁质扳手放进磁共振设备内，设备对扳手产生了约 230 kg 的吸引力，这还没有算上扳手在被吸引过程中的速度。假如把铁质扳手换成轮椅，将产生约 800 kg 的吸引力，若换成病房检查床，其吸引力相当于一辆汽车的重量。试想一下，如果这些物品不慎碰到或砸到患者或医护人员，那后果是不可想象的。

即使是纽扣、硬币之类体积或质量都较小的金属物品，虽不会产生那么大的破坏力，但也会对检查图像质量产生影响，有时甚至无法帮助医生做出明确诊断。一旦出现这种情况，医务人员需要反复查找这些异物并取走后，才能继续检查，这也降低了检查效率。

不仅如此，从设备使用成本上来看，一旦检查床之类的较大金属物体被吸到磁共振设备上，则需要专业人员对磁共振设备进行消磁、励磁等操作后才能继续使用，而这一过程

不仅需要数天甚至数周时间才能完成，花费也非常巨大。

另外还有一种情况，也想跟大家特别说明。在日常的临床工作中经常会遇到，在检查的间隙，患者或家属说："医生，现在机器没有检查患者，我用轮椅把患者推进去后再把轮椅推出来，没问题吧？"

其实，无论是否正在为患者做检查，不管是否处于开机或关机状态，磁共振设备从安装完成的一刻开始，直至设备报废拆除前的这个时间段内，设备磁场是一直存在的。

通过上面的介绍，相信大家都应该明白了，做磁共振检查时，提前把身上携带的物品（尤其是金属）取下来，既能获得更好的检查图像，使患者获益，又能提高医务人员的检查效率，同时还排除了检查中的安全隐患。这种多赢的情况，何乐不为呢？

哪些疾病需要做磁共振检查？检查时身上为什么不能有金属物？为什么检查时间那么长

放射科　郭　歌　袁慧书

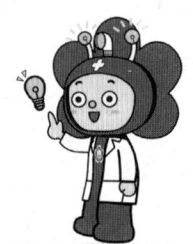

磁共振成像（MRI）是常见的医学影像检查手段，对于一些疾病的诊断与鉴别诊断起着非常重要的作用。那么哪些疾病需要 MRI 检查？它与其他检查相比有什么优点？为什么针对同一个部位的检查，MRI 会比 CT 慢一些？为什么检查时不能携带金属？接下来就为您解答这些问题。

◎ 哪些疾病需要做 MRI 检查？

MRI 临床适应证广泛，常用于诊断和评价以下各系统疾病。

（1）颅脑神经系统疾病：先天发育畸形、脑梗死、脑出血、脑肿瘤、脑炎、脑脓肿、脊髓疾病等。

（2）骨关节系统疾病：关节软骨、韧带、肌肉损伤，骨挫伤，关节炎，关节积液，椎间盘突出，椎管狭窄，椎管内占位等。

（3）腹部疾病：肝、胆、脾、胰、肾、输尿管、膀胱及前列腺等脏器的病变，腹腔、盆腔、腹膜后各种肿瘤以及淋巴结转移等。

（4）心脏大血管病变：可用于心肌缺血、心肌梗死、先天性心脏病、心肌病、心肌炎、心脏瓣膜病、主动脉夹层、头颈部血管粥样硬化等疾病的诊断。

（5）胸部疾病：如纵隔肿瘤、肺内肿块、胸膜及胸壁肿瘤、乳腺肿瘤良恶性的鉴别，淋巴结定性和鉴别诊断等。

（6）生殖系统疾病：女性子宫、宫颈、卵巢肿瘤的诊断和分期，妊娠期胎盘位置和胎盘植入的诊断，胎儿发育情况的评估诊断，男性前列腺增生及肿瘤的诊断等。

◎ B超、CT、MRI，三者针对的疾病有哪些不同？

B超的原理是用超声波穿透人体，当声波遇到人体组织时会产生反射波，通过计算反射波成像，**可实时、多角度观察，对软组织成像较好，如甲状腺、乳腺、腹部脏器等部位首选B超检查，但易受骨性结构和气体的干扰。**

CT检查的主要原理是人体不同组织器官对X线衰减程度不同，将这种差异在图像中以不同灰度色阶表现出来。随着CT技术发展，目前临床常用的螺旋CT可实现沿人体长轴一层一层采集数据，然后通过图像重组、重建技术获得二维任意角度以及三维图像。**对于骨性结构和肺部的显示优于B超，缺点是存在电离辐射，软组织对比较差。**

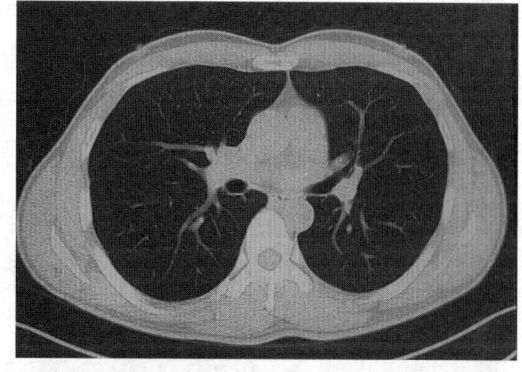

MRI的原理简单来说就是在磁场中，发出射频脉冲让人体中的原子（主要是氢质子）发生共振，当脉冲消失后，氢原子逐渐停止共振并释放出能量，通过接收这种能量并经过复杂的运算，便得到我们看到的MRI图像。它类似于用手摇一摇水杯，让水分子振动起来，再平静下来，感受一下里面的振动。**MRI检查的优点是多**

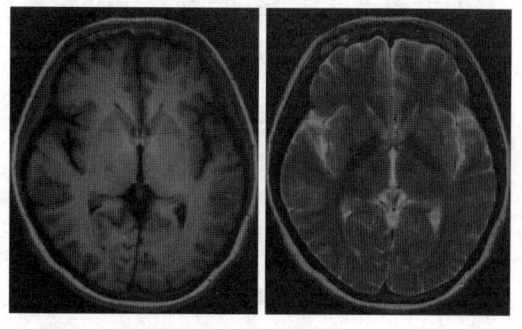

参数成像，如：T1加权成像（T1WI）、T2加权成像（T2WI）、弥散加权成像（DWI）、脂肪抑制成像等，**每种参数反映特定信息，因此对病变的诊断也更全面**。此外，MRI检查无电离辐射，软组织对比度较CT高。

医生如是说

◎ **有些疾病既可以做 CT，也可以做 MRI，应该如何选择？**

如脊柱退行性疾病的患者，CT 检查对骨质增生硬化、韧带骨化的显示优于 MRI，但 MRI 对椎间盘、脊髓及神经根的显示优于 CT，两者可相互补充，为临床医生提供同一疾病不同方面的信息。

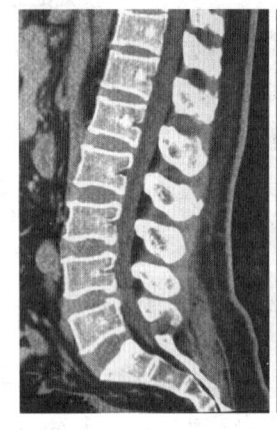
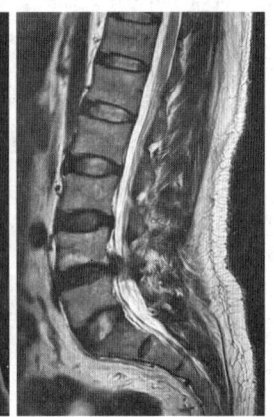

◎ **为什么做 CT 只需 2 分钟，做 MRI 却要 20 分钟？MRI 比 CT 慢在哪？**

关于 MRI 检查时间，根据不同部位其检查时间可能从几分钟到几十分钟不等。MRI 检查时间长，首先与其成像原理有关，任何一个序列的扫描都要经过氢质子共振激发及恢复过程，用时较长；其次与 MRI 扫描序列较多有关，比如头颅 MRI 检查，常规需要进行轴位 T1WI、T2WI、T2WI FLAIR、DWI、磁敏感加权成像及矢状位 T2WI 等序列；此外，若患者配合不佳还需重复扫描，也会延长扫描时间。因此希望患者行 MRI 检查时多一些耐心，配合医生，如果存在幽闭恐惧症、焦虑或抑郁等情况，请谨慎选择 MRI 检查。

◎ **有患者说，骨科 MRI 检查的时间比其他部位的检查时间更长，这是真的吗？**

MRI 检查用时与检查部位、扫描序列及患者的配合情况等相关，骨科 MRI 检查需保持身体静止不动，无须呼吸配合，**并没有比其他部位的检查时间更长**。

◎ **为什么做 MRI 检查不能带金属物？如果违背这一原则会带来哪些后果？哪些金属隐藏比较深，需要特别提醒？**

MRI 设备本身是一个强磁体，当铁磁性物质接近时会被磁体吸引，出现"导弹效应"或抛射伤害，不仅影响设备的正常使用，如果是特别大的磁性物体，如轮椅、氧气瓶等，还会在吸入的瞬间对周围人产生巨大伤害，严重时甚至造成死亡。**装有心脏起搏器或人工耳蜗的患者，现阶段仍是 MRI 检查的禁忌证**。日常工作中容易被患者忽视的金属包括硬币、钥匙等，其他物品如手机、磁卡、银行卡、手表等接近磁体，也容易被消磁而影响正常使用。

◎ 对于 MRI 检查，还有哪些注意事项需要提醒患者？

在 MRI 检查前，患者需要取下一切铁磁性金属物品，如手表、金属发夹、眼镜、项链、假牙、皮带扣、钥匙、硬币、助听器、手机、磁卡、助听器、心电监护仪等；如患者体内有金属植入物，须提前与工作人员确认材质能否进行 MRI 检查，避免发生意外；**家属一定不能推轮椅、平车或氧气瓶进入，当家属需要进入检查室时，也需要取下所有金属物品。**

做头颅或颈椎 MRI 检查前，患者不要使用发胶或啫喱水；如使用膏药、暖贴等也应在检查前取下；若受检部位覆盖大面积文身，该区域可能在检查过程中产热，有灼伤风险。

MRI 扫描间因设备运行条件要求，需恒温 20 ℃左右，患者可根据身体情况增减衣物。

检查时需尽量保持检查部位静止不动，以免产生伪影延长扫描时间；做胸部、心血管和腹部的检查时，需要根据指令进行呼吸配合。

◎ 磁共振检查流程

检查前患者准备

检查前患者应去除金属物品，胸腹部 MRI 检查需进行呼吸训练，所有增强 MRI 和腹部平扫 MRI 检查需提前空腹 4 小时以上，乳腺和女性盆腔 MRI 检查患者需避开经期，泌尿系统检查需要提前憋尿，行增强检查时还需留置套管针等。

金属物品摘除非常重要，如患者随身携带的钥匙、手机、硬币等。MRI 检查的房间内有强磁场，越靠近设备磁场强度越大。金属物品一旦靠近设备会被飞速吸附到磁体上。该过程严重威胁患者和工作人员的生命安全。

患者摆位及线圈安放

工作人员引导患者做好体位准备，例如，腹部检查时需将双侧上肢上举抱头，以避免上肢对腹部成像的影响。然后按检查部位需要安放对应的线圈，并为患者戴上耳机或耳塞，以减少噪声干扰。

实施 MRI 图像采集

按照检查规范逐个序列实施图像采集，患者根据工作人员的提示配合检查。

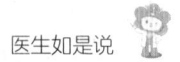

磁共振检查有辐射吗？孕妇和胎儿可以做吗

放射科 刘 颖 冯利敏

众所周知，孕妇要定期做产前检查，胎儿超声检查是其中重要的一部分，但超声在一定程度上也有局限性。如果B超发现或者怀疑胎儿有问题，产科医师会建议孕妇做一个胎儿核磁检查。

此时，作为准妈妈会担心，"核磁"有"核"这个字，是不是指的核辐射？会不会对宝宝的身体产生影响呢？用什么设备做呢？什么时间做更合适？

◎ 胎儿"核磁"对宝宝的身体有影响吗？

首先明确一点，胎儿"核磁"其实指的是胎儿磁共振成像（MRI），不存在辐射，准妈妈可以放心。其次，目前国内外进行胎儿MRI检查的设备均为3.0T及以下场强，中华医学会《胎儿MRI中国专家共识》提出，胎儿MRI对胎儿是安全的，不会对胎儿发育产生不良影响。

◎ 什么时候做胎儿MRI合适呢？

结合多方面考虑，一般建议孕妇在孕20周及以后做胎儿MRI检查，不建议在怀孕18周之前检查。

此外，要提醒准妈妈一句，胎儿MRI不是系统性筛查，而是针对一个问题或某一特定器官的检查，也就是说，胎儿MRI不是评估整个胎儿。因此，准妈妈们，请不要跟扫描的人员说："帮我看看整个胎儿有没有问题。"

最后强调一点，胎儿MRI是有禁忌证的，和常规MRI的禁忌证类似。考虑到孕妇和胎儿的安全性，如果有幽闭恐惧症，也要慎重选择是否进行胎儿MRI检查。

◎ MRI检查到底有没有辐射？

MRI检查是磁场成像，完全没有电离辐射，是非常安全的。其实我们地球本身就是一个磁体，分南极和北极，地球南北极处的地磁场强度约为0.000 06 T，赤道附近的地磁场强度为南北极的一半。

MRI检查设备也是一个磁体，只不过是人造的磁体，目前医院使用的MRI磁场强度多为1.5 T或3.0 T。

◎ 为什么大家都习惯称它"核磁"?

这要从磁共振成像的定义说起。

磁共振成像（MRI）是利用射频（radio frequency，RF）电磁波对置于磁场中的人体组织器官原子核中的质子进行激发，发生核磁共振（nuclear magnetic resonance，NMR）现象，然后用感应线圈采集共振信号进而通过一定算法而得出的一种数字图像。所以，以前大家也把磁共振成像称为核磁共振成像，简言之也就叫成了核磁。

◎ 既然是核磁，是不是跟核辐射一样，尽量避而远之?

当然不用。核磁里面的"核"指的是普通的原子核，存在于所有的生物之中。而我们通常所说的核辐射的"核"指的是能自发地发射各种射线的核素。所以，此"核"非彼"核"，大可不必谈"核"色变。

什么是低剂量CT?
和普通CT比有哪些优点

放射科　田　帅

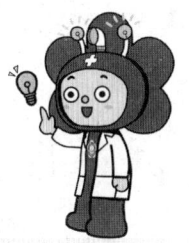

冬日的北京透着寒意，患有慢性支气管炎的王大爷近来病情加重。听闻北医三院放射科开展"低剂量胸部CT平扫"的检查，王大爷注意到"低剂量"三个字，自忖低剂量CT和普通CT究竟哪个好？

很多人去医院的放射科做检查都会担心辐射问题，尤其是做胸部、腹部等CT检查。CT是目前医疗中最主要的诊断工具之一，而低剂量螺旋CT是为解决CT高辐射的问题，于20世纪90年代应运而生的，其辐射剂量约是普通CT的1/5，那它是不是更为安全呢？低剂量CT会影响检查精准性吗？低剂量CT检查与普通的CT检查有什么不同？

实际上，生活在地球上的人类无时无刻不受到来自大自然的辐射，主要包括宇宙射线和自然界中的射线，您可能很难相信，食品、水和空气这些维持人体生命的必需品，其中均含有少量放射性元素。全世界人均每年天然辐射剂量约为2.4 mSv（毫希沃特），按照一年365天计算，在地球上正常生活3天所接受的天然辐射剂量约为0.02 mSv，以之作为参照，正好约等于1张胸部X线片的辐射剂量，低剂量螺旋CT扫描辐射剂量按照

1 mSv 计算，约为在地球生活 15 天的辐射剂量，普通 CT 扫描的辐射剂量约为低剂量 CT 的 5 倍，可见诊断用射线都是十分安全的，大可不必有心理负担。

看起来低剂量 CT 很好，那为何不彻底废除普通 CT 呢？事物都是两面的，为了让检查者尽量少地接触射线，在选择降低剂量的同时，图像的清晰度也有所下降，所以它可以发现问题，但有时候部分病灶的进一步确诊还是需要高分辨 CT 甚至是增强 CT 来确认。这就解释了有少数人做了普通 CT，发现问题后还会被要求进一步做其他类型的 CT 检查，因为 CT 检查也有多种，不同检查之间有相互补充的作用。另一方面，对于目前在全世界开展的肺癌低剂量螺旋 CT 筛查，已有研究证明其通过对肺癌高危人群进行肺癌筛查，降低了 20% 的肺癌死亡率，肺癌的治疗效果与病变的发现早晚密切相关，晚期肺癌 5 年生存率小于 20%，原位癌及早期肺癌 5 年生存率已接近 100%，可见肺部疾患如果能够早期发现和干预，那么结局可能会截然不同。

总体说来，低剂量 CT 主要适用于健康体检及高危人群普查、肺癌筛查等，同时也适用于短期内多次复查及需要长年随诊观察的患者，是一种科学、经济的检查方法。但如果是要精确诊断病灶，有时还需要常规剂量 CT 检查，需要具体问题具体分析，遵照医嘱选择适合自己的检查方法。

之前只听过 CT，CT 介入是什么？能为患者做什么

放射科　田　帅　袁慧书

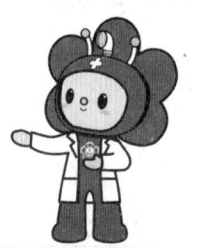

王大妈最近腰痛，慕名至北医三院骨科门诊就诊后，发现腰椎可疑长了"瘤子"，北医三院脊柱肿瘤专家告诉患者到放射科做"CT 介入穿刺活检"，王大妈第一次了解到医院有"CT 介入"技术，于是问她在医院工作的儿子，这个技术能做什么。

她儿子告诉她，CT 介入技术是在 CT 影像的引导和监控下，借助于各种微创治疗器械，经皮穿刺病变，进行检查、活检、治疗。CT 介入技术在 CT 引导下可以保持穿刺针"瞄准"病灶，CT 影像为 CT 介入医生提供了一双"火眼金睛"，能够准确地穿刺命中靶点，此技术方法操作安全，技术成熟，操作简便，靶病变命中准确率高，辐射剂量小，并发症少，降低了活检的难度，易于推广应用。CT 引导下徒手穿刺技术、操作及其准确性受经验因素影响较大，对术者技术水平要求高，有时可以借助穿刺导向器辅助 CT 引导操

作。套管技术为活检针建立一条通路，实现多点穿刺、多次取材，可以获得满意、足量的标本，通过套管针注射止血药、抗肿瘤药物、医用胶，可以止血、防止针道种植，有效降低了穿刺风险。活检枪和注射针可以通过套管针穿刺肿瘤内，损伤小、药物反流少，可提高治疗效率，减少不良反应。

CT 引导下介入治疗涉及多个系统，借助于 CT 扫描，实体肿瘤穿刺活检的准确率可以高达 96%，可对肺、骨骼、肝、肾、胰腺、纵隔、腹膜后、盆腔、四肢等全身多部位进行穿刺活检，已成为临床获取一级诊断的重要手段之一。临床工作中组织学活检可以通过切除活检、切开活检、经皮穿刺活检等方式进行。一般情况下，临床上多采用经皮穿刺活检的方式，CT 引导下病变穿刺活检术通过 CT 图像选择正确的穿刺点和安全的穿刺路径，可以尽可能多地获取组织标本，对于合并周围软组织病变者可以采用骨穿刺针和软组织活检针进行双重活检，并与病理学专家密切协作，可明显提高活检的阳性率和诊断的正确率。该技术具有活检阳性率高、创伤小、并发症少等优点，且仅需在局部麻醉下即可完成操作，是确诊病变性质的一种安全而有效的手段，患者体表伤口仅为针眼大小（3~5mm），术后恢复快，患者一般仅需要休息 3~5 天即可基本恢复日常工作。

随着 CT 介入技术的发展，影像断层微创治疗专业技术会给医学带来更大进步，为更多患者带来福音。

我做过支架，还有假牙，能做 MRI 吗

放射科　杨　坤

大家好，接下来跟大家聊聊 MRI 检查的常见问题及注意事项。

◎ 哪些东西是不能带进磁共振室的呢？

一切带有金属、电子、铁磁性的物品，如平车、轮椅、担架、手表、手机、钥匙、硬币、腰带、假牙、耳环、项链、发夹、助听器、监护仪、输液泵、氧气瓶、听诊器、剪刀等，都不能带进磁共振室。

◎ 衣服上有金属扣子和拉链，可以做 MRI 检查吗？

在 MRI 检查过程中，这些金属物品会产热，当热量累积到一定程度时可能对邻近组织造成灼伤，所以尽量保证所有衣服均为全棉材质，而且不带有任何拉链和金属扣子。

◎ 体内有支架、钢板、假牙，可以做 MRI 检查吗？

有的患者可能紧张了，如果体内有种植牙、心脏支架、钢钉、钢板，这些不能取下来的怎么办呢？难道就不能做 MRI 检查了吗？当然不是了。如果是钛合金材质，就可以做 MRI 检查。因此，对于体内支架的具体材质以及能否做 MRI，要找给您做手术的临床医生咨询，做检查时也要跟磁共振室的医生说清楚，检查过程中有任何不适及时告知医生。

◎ MRI 检查需要空腹吗？

所有的 MRI 增强检查都需要空腹，对于腹腔 MRI 平扫检查，包括肝、胰腺、肾上腺和胰胆管水成像，需要空腹 4~6 小时，其他部位如颅脑、五官、脊柱、盆腔、各种关节检查就没有特殊要求了。

◎ MRI 检查大约多长时间，能动吗？

MRI 检查大约 20 分钟，不同部位会有一些区别，在进行检查的时候要遵从医嘱，不要乱动，否则可能需要重新进行检查。

通过以上介绍，相信大家已经对 MRI 有了一定的了解，做 MRI 检查时能提前做好充分准备，这样医生就能高效地为您服务，也能减少您的等候时间。

MRI 检查噪声太大了，可以消除或者降低噪声吗

放射科 赵 飞

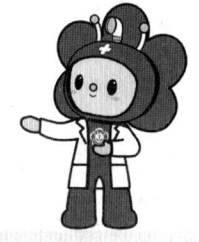

◎ MRI 检查噪声太大了，可以消除或者降低噪声吗？

患者在进行 MRI 检查时听到的声音，是梯度线圈中电流变化导致梯度线圈振动，或

撞击座驾发生震动产生的，是不可避免的。因此，MRI 检查时仪器发出的"噪声"是无法消除的。

MRI 检查的声压平均值约为 99 dB，峰值可超过 140 dB。在检查前，医生通常都会提供相应的简单降噪耳塞或耳机。

当然，您也可以自备隔音效果更好的橡胶耳塞。切记不要使用带有金属的耳机，以免对 MRI 设备造成影响。

◎ 我妈妈做过人工晶体，能做 MRI 检查吗？

人工晶体大多是由硅胶和聚甲基丙烯酸酯制成，这些材料均为非金属，是可以进行 MRI 检查的。

◎ 我有幽闭恐惧症，可以做 MRI 检查吗？

医生在日常工作中，经常会被问到这个问题。由于磁共振室是一个相对密闭的空间，另外，在进行某些部位（如脑部）的检查时，患者会平躺进入 MRI 设备内。一些对幽闭环境恐惧的朋友不免会担心能否顺利进行 MRI 检查。

为了获得最佳的检查结果，患者需要在平静、肌肉全身放松的状态下进行。对于有轻度幽闭恐惧症的患者，在检查时佩戴眼罩或者闭眼，可以减轻对幽闭环境的恐惧，从而更好地配合医务人员的指引，安全、顺利完成检查。

对于重度幽闭恐惧症或持续狂躁患者，如果无法配合检查需求，是不能进行 MRI 检查的。

◎ 装了心脏起搏器，还能进行 MRI 检查吗？

MRI 设备是一个磁体，周围存在磁场。对于常规的心脏起搏器，进入检查室后，磁场会对起搏器的频率产生干扰，使心脏起搏器失去作用，这是非常危险的，是 MRI 的禁忌。

◎ 我之前做过人工心脏瓣膜，不能做 MRI 吧？

对于目前几乎所有的人工心脏瓣膜和瓣膜成形环，做 MRI 检查都是安全的，在手术后任意时间都可在场强 3.0 T（含）以下的 MRI 设备中检查。

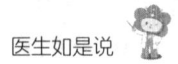

夏天放射科检查室为什么那么冷

放射科　赵宇晴

夏天做过 MRI 检查的患者，想必都对设备机房的"寒冷"印象深刻：顶着高温来到医院检查的患者一个个汗流浃背，但随着磁共振室大门缓慢打开，一股寒气扑面而来，使得站在门口的人们不禁打了个哆嗦，哈出一口白气……这是夏天发生在放射科检查室门口的日常。

夏季骄阳似火，酷暑难耐，人们纷纷换上了清凉的服装。但去医院进行一些大型设备检查的时候，这种"清爽"瞬间变成"严寒"。

您可能会觉得这个场面很"滑稽"：穿一身短袖、短裤，裹着磁共振室准备的被子，却还是在检查床上"瑟瑟发抖"……甚或因为哆嗦带来了运行伪影，而不得不延长扫描时间。

很多患者不禁向工作人员提出"能不能把空调温度调高一点？这样就不觉得冷了，而且开这么低的温度多浪费啊！"

下面来听听放射科医生怎么说。

放射科检查室里，患者会感觉冷，这个"黑锅"只能让检查设备来背了。

放射科的 X 线、CT 和 MRI 设备在正常运转时有规定工作环境的温度、湿度。一般而言，这些设备的工作环境温度是 20～22 ℃，湿度是 40%～70%。如果环境不适宜，这些"娇气"的设备可能会随时"罢工"。

如果是 X 线设备，单纯的球管过热，只需等待一会儿就能恢复正常；但如果是其他元件因散热不良发生损坏，那就只能停工检修，有时甚至要花上好几周的时间。这样就会严重影响医疗运行，给患者和工作人员带来更多不便。

此外，当这些设备的工作强度增加时，设备自身温度还会增加。特别是国内大型三甲医院，设备往往是"连轴转"，使用强度非常高，单位时间内产生的热量更多，导致检查设备更容易发生散热不良。

因此，对于放射科检查室来说，机房的环境管理至关重要。为此，在机房内都设有温湿度计，能让技术员观察、记录机房环境，一旦出现问题及时处理，避免设备损坏，从而影响患者检查。

看来，调整工作环境温度这条路已经走不通了，那么有什么办法能让患者在检查过程中不那么冷呢？

在医院放射科进行这些检查，特别是耗时比较长的 MRI 检查时，建议患者最好自备一些稍厚一点的衣物，以应对检查室内 20 ℃左右的室温。另外，在检查室内也常规备有被子，技术人员会根据患者的需要为其保暖。

口干、眼干，多喝水、滴眼药就可以吗

风湿免疫科　金银姬

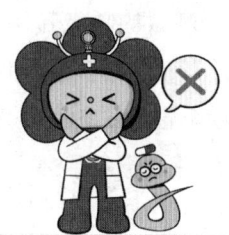

近半年来，李阿姨出现了口干、眼干的症状，原本以为只是喝水少了，但是每天都被口干、眼干的症状困扰，李阿姨来到医院就诊，想要探明背后的原因。更让李阿姨疑惑不解的是，经过相关的检查，医生怀疑李阿姨患上了干燥综合征，需要到风湿免疫科就诊，同时，还需要完善眼科和口腔科的客观检查。李阿姨一头雾水："我以为只是口干舌燥，这个干燥综合征到底是什么疾病？为什么要到风湿免疫科就诊呢？"

◎ 什么是干燥综合征？

干燥综合征是一种以侵犯泪腺和唾液腺等分泌腺、具有高度淋巴细胞浸润为特征的弥漫性结缔组织病，女性较男性多见，发病年龄高峰在 50～70 岁。

干燥综合征的主要临床表现为眼干（干燥性角结膜炎）、口干，也可以出现腮腺肿胀、关节痛、肌肉痛、雷诺现象、皮肤干燥及其他皮肤表现，如环形红斑、紫癜、荨麻疹、血管炎等。干燥综合征可能累及呼吸系统、泌尿系统、神经系统等多个系统。因此，早期诊断、及时治疗十分重要。

◎ 怎样能诊断干燥综合征呢？

首先要明确什么是眼干、口干。

（1）眼部症状：是否每日感到不能忍受的眼干，持续 3 个月以上？是否反复有眼部磨砂感？是否使用人工泪液每日＞3 次？

（2）口腔症状：是否每日感到口干，持续 3 个月以上？成年后是否有反复或持续的唾液腺肿大？吞咽干食是否需要液体送服？

以上问题如果有至少一个肯定回答，就说明有眼干、口干的症状。

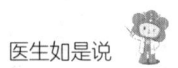

其次要做眼科和口腔科的客观检查。

（1）眼部检查：① Schirmer 试验（希尔默试验），应在无麻醉情况下进行（结果≤5 mm/5 min）；②孟加拉红染色或其他染色评分。患者需到眼科完善以上检查，如有至少 1 项阳性，说明有眼部受累的客观证据。

（2）唾液腺检查：①未刺激的唾液流率（≤0.1 ml/min）；②腮腺造影显示弥漫唾液腺扩张，无大导管阻塞的证据；③唾液腺显像显示示踪剂的摄取延迟、浓聚见底、排出延迟。以上检查如有至少 1 项阳性，说明有唾液腺受累的客观证据。

（3）唇腺病理检查：灶性淋巴细胞浸润，灶性指数≥1 也是诊断干燥综合征的标准之一。

此外，需要检查自身抗体。由于干燥综合征患者血清可出现抗体，特别是抗 SSA 抗体阳性，因此如果怀疑干燥综合征，需要就诊风湿科，抽血检查抗体，进一步明确病因。

听完医生的讲解，李阿姨问道："医生，这些检查所有都要做完，才能诊断吗？"

答案是否定的，来看看 2016 年发布的干燥综合征分类标准（表 16-1）。

表 16-1　干燥综合征分类标准

项目	计分
唇腺病理活检示淋巴细胞灶≥1 个 /4 mm²	3
血清抗 SSA 抗体（+）	3
角膜荧光染色评分≥5 分	1
Schirmer 试验（+）（≤5 mm/5 min）	1
唾液流率（+）（≤0.1 ml/min）	1
总分	9

诊断标准：①至少有 1 个口腔或眼部症状（AECG 问卷）或 ESSDAI（EULAR 干燥综合征疾病活动指数）评分表中至少有 1 个区域阳性可疑是干燥综合征的；②表 16-1 中总分≥4 分；③除外颈、头面部放疗史，丙型肝炎病毒感染，获得性免疫缺陷综合征（AIDS），结节病，淀粉样变性，移植物抗宿主病（GVHD）及 IgG4 相关疾病。

如果出现口干、眼干症状，首先需要明确是否为"真正"的口干、眼干，其次需要就诊风湿科完善化验检查，同时需要就诊口腔科及眼科完善相关客观检查，进一步明确有无干燥综合征可能。由于干燥综合征可出现多系统受累，患者诊断为干燥综合征后，需要及时治疗。

尿液异常也是身体的报警信号吗

检验科　陈晓辉　乔　艳

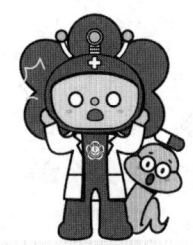

尿液是人体最直观的代谢废物之一。俗话说，人有"三急"，不知您是否认真观察过自己的尿液呢？一次，张大爷在小便时发现尿液表面有很多泡沫，他开始担心起来，"隔壁王大爷有肾病，听说他的尿里就有泡沫，那我是不是也得了肾病呢？"

尿液是机体血液经肾脏滤过后形成，泌尿系统疾病或其他影响血液主要成分的疾病都有可能引起尿液异常。对尿液进行自检，可以及时发现身体的报警信号。

正常的尿液是淡黄色、清晰透明的，大量饮水可以导致尿液呈无色状态，而尿崩症、糖尿病等疾病也会导致无色尿液。当尿液为深黄色时，表示饮水量过少或由于出汗、呕吐、腹泻等疾病状态导致水分丢失，看到颜色深黄的尿液，就需要多补充水分，增加饮水量。

成人每天 24 小时的正常尿量为 1000～2000 ml。当成人 24 小时尿量超过 2500 ml 时为多尿。造成多尿可能有生理性原因，比如饮水过多、精神紧张、服用利尿药等。排除生理性原因，疾病导致的多尿可能为糖尿病、尿崩症或肾脏疾病。当成人 24 小时尿量低于 400 ml 时为少尿，生理性原因可能为出汗多、饮水少等，疾病原因可能为肾脏病变或尿路梗阻等。通过记录和观察每次的尿量，可以自测 24 小时尿量，当持续出现生理原因无法解释的多尿或少尿时，需要去医院做相关检查。

张大爷的尿液中出现很多泡沫，并不能直接判断为肾脏疾病。由于各种原因，使尿液中某些成分改变，造成尿液表面张力增高，就会出现泡沫。例如以下几种情况。

（1）饮水过少时，尿液中很多成分都处于浓缩状态，会出现生理性的泡沫尿。

（2）膀胱炎、尿道炎等泌尿系统感染，会使尿液中成分改变，从而产生泡沫。

（3）尿液中尿糖或酮体含量升高，尿液的表面张力增加，进而产生泡沫。

（4）肾病患者的尿液中蛋白含量很高，造成尿液表面的泡沫，这种泡沫较细小且经久不散。这也是张大爷最担心的情况。

（5）尿液中分泌物太多，也会造成尿液中出现泡沫。

听完医生的解释，张大爷又疑惑了，"那我这到底是不是肾脏出了问题？"

当遇到张大爷这种情况，首先要多喝水，排除尿液浓缩造成的生理性影响。另外需多次观察，如果尿液中仍然出现泡沫，就要去医院进行检查。

当尿液呈现特殊颜色时，一定要警惕。尿液呈淡红色、洗肉水样为肉眼血尿，常见于急、慢性肾炎，肾结石或肾肿瘤等；尿液呈棕红色或酱油色，是血管内溶血造成的血红蛋白尿，常见于蚕豆病、血型不合的输血反应等；尿液呈深黄色，振荡后泡沫仍呈黄色，可能为胆红素尿，常见于黄疸性疾病；尿液呈乳白色、浑浊，称为乳糜尿，是乳糜液或淋巴液进入尿中所致，常见于丝虫病或淋巴循环受阻造成的泌尿系淋巴管破裂。此外，尿液浑浊也可能是含有大量白细胞或结晶所致。另外，尿液的特殊的气味也与疾病有关，比如烂苹果味、大蒜臭味、鼠臭味或腐臭味。

应注意，当尿液出现特殊颜色或气味时，尽量及时就医，先做个简单易行的尿常规检查，及时诊断和治疗，以免延误病情。

如何解读体检报告中的血脂指标

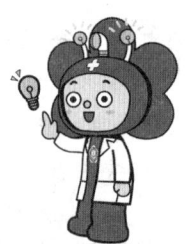

检验科　崔丽艳

血脂升高对身体的危害十分巨大，特别是对于肥胖、超重的患者，早期发现血脂异常并及时给予调整是非常重要的。

◎ **哪些人需要检测血脂？**

根据我国 2021 年血脂异常基层诊疗指南建议：
（1）20～40 岁成年人，至少每 5 年检测一次血脂；
（2）40 岁以上男性和绝经后的女性，每年检测一次血脂；
（3）冠状动脉硬化性心脏病患者及其高危人群，每 3～6 个月检测一次血脂；
（4）因冠状动脉硬化性心脏病住院的患者，需在入院时或入院 24 小时内检测血脂；
（5）有早发性心血管病家族史者，或有家族性高脂血症者；
（6）皮肤或肌腱黄色瘤及跟腱增厚者。

◎ **甘油三酯是什么？**

甘油三酯（三酰甘油）是与冠状动脉硬化和冠心病相关的危险因素，其水平随着年龄的增加而上升。当我们摄入高脂肪食物时，血清中的甘油三酯水平就会升高。根据中国成人血脂防治指南的划分标准，空腹，也就是禁食 12 个小时以上，甘油三酯在 1.7 mmol/L 以下是适当的水平，在 1.7～2.25 mmol/L 是边缘升高，如果大于等于 2.26 mmol/L 则属于甘油三酯升高。

关于高甘油三酯血症治疗，吃药并不是最主要的，有明确的病因，应该针对病因治疗，最主要的是改善生活方式，应控制饮食，少油、少盐、少糖，并要注意科学运动，控制体重。

◎ 如何解读胆固醇升高？

另一个与冠状动脉硬化和冠心病相关的危险因素是胆固醇，它可以分为高密度脂蛋白胆固醇（HDL-C）和低密度脂蛋白胆固醇（LDL-C）。

胆固醇水平的升高并非仅与肥胖有关，还与遗传因素有一定关联。血脂的合适水平和分层标准比较复杂。在一级预防层面，可将人群进行危险性高低分类，且分别有相应的LDL-C治疗目标值，如低中危人群<3.37 mmol/L，高危人群<2.59 mmol/L，极高危人群<1.81 mmol/L，超高危人群<1.42 mmol/L；HDL-C高于1.04 mmol/L。诊断血脂异常，最关键的就是看LDL-C数值的高低。

◎ 同型半胱氨酸是什么？

除了我们平时经常提到的"高血压、高血脂、高血糖"三项指标，同型半胱氨酸也被确认为冠心病发病的一个独立危险因素。

降低血液中同型半胱氨酸水平可以降低冠心病发病的风险。需要定期检测同型半胱氨酸的人群包括动脉硬化、高血压、高血脂、高血糖、肾病和骨质疏松患者，育龄女性或孕妇，有吸烟和饮酒等不良生活习惯者以及肥胖人群等。

血脂是否正常、是否需要治疗，不能仅由化验单上的箭头来决定，还要结合个体情况或者其他辅助检测项目，又或者需要通过复查来综合判定。

糖尿病诊断相关的实验室检查

检验科　贾珂珂

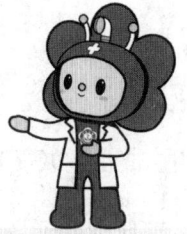

糖尿病是一种常见的代谢性疾病，可以分为1型糖尿病、2型糖尿病、特殊类型糖尿病和妊娠糖尿病4大类。根据最新的流行病学调查，我国的糖尿病发病率大约为11.6%，其中2型糖尿病占90%左右。糖尿病的诊断，除了"多饮、多食、多尿、体重减轻"，

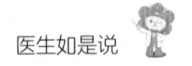

俗称"三多一少"的临床症状外,实验室检查也必不可少。

不同阶段的糖尿病患者,医生会选择不同的检查。接下来我们主要介绍糖尿病诊断相关的实验室检查。

◎ **血糖的测定**

1. 空腹血糖测定

空腹血糖一般是隔夜空腹(禁食 8~10 小时,可适量饮水),早餐前采血测定葡萄糖浓度。空腹血糖的参考区间为 3.9~6.1 mmol/L。正常人的血糖比较稳定,但是情绪激动、失眠、饥饿状态、发热、呕吐、腹泻等会影响血糖水平。

其他方面,有的药物可使血糖升高,如促肾上腺皮质激素、皮质激素、胰高血糖素、生长激素、口服避孕药、噻嗪类利尿药等;有的药物可降低血糖,如酒精、他巴唑(甲硫咪唑)、磺胺类药物。最好在停用药物数日后再测。

目前常用的葡萄糖检测方法有己糖激酶法和葡萄糖氧化酶法,后者会受到一些还原性物质的影响,如大剂量的维生素 C 会使测定值降低,也需要引起注意。

2. 餐后 2 小时血糖测定

餐后 2 小时血糖,应从进食开始计算时间,在 2 小时的时候测定,而不是 2 小时内,也不是 2 小时以后测定。要注意以下情况:①如果测定目的是确定有无糖尿病,则应不限量随意进食,且一定要吃碳水化合物(主食);②如果测定目的是观察饮食治疗的效果,则应按饮食治疗规定的量来进食;③如果测定目的是观察糖尿病药物或胰岛素治疗的效果,则应在进食时服用降糖药物,或在注射胰岛素后测定。

3. 随机血糖测定

随机血糖是指不考虑是否进食,测定一天中任意时间的血糖水平。

4. 口服葡萄糖耐量试验(OGTT)

(1)方法:空腹取静脉血并测血糖,后将 75 g 无水葡萄糖溶于 300 ml 水中,在 5 分钟内饮完,在服糖后 30 分钟、1 小时、2 小时再分别取血,测血糖值。

(2)如何读懂 OGTT 化验单:已达到糖调节受损(IGR)的人群,应行 OGTT 检查,以提高糖尿病的诊断率。根据 OGTT 结果可判断糖代谢状态(表 16-2),也可进行糖尿病的诊断(表 16-3)。

表16-2 糖代谢状态分类（WHO 1999）

糖代谢分类	静脉血浆葡萄糖（mmol/L）	
	空腹血糖	糖负荷后2小时血糖
正常血糖	<6.1	<7.8
空腹血糖受损（IFG）	≥6.1，<7.0	<7.8
糖耐量减低（IGT）	<7.0	≥7.8，<11.1
糖尿病	≥7.0	≥11.1

注：IFG和IGT统称为糖调节受损，也称糖尿病前期。

表16-3 糖尿病的诊断标准

诊断标准	静脉血浆葡萄糖（mmol/L）
有典型糖尿病症状（烦渴多饮、多尿、多食、不明原因的体重下降），加上	
随机血糖	≥11.1
或加上空腹血糖	≥7.0
或加上葡萄糖负荷后2小时血糖	≥11.1
无典型糖尿病症状者，需改日复查确认	

例如，在王阿姨的体检报告中，空腹血糖为6.9 mmol/L，可判断为空腹血糖受损，建议进行OGTT以明确其血糖代谢状态。几天之后，王阿姨带着OGTT的化验单结果又来咨询医生。王阿姨的空腹血糖为6.9 mmol/L，2小时血糖为8.2 mmol/L，属于空腹血糖受损以及糖耐量异常，也就是糖尿病前期，还没有达到糖尿病的诊断标准。我国糖尿病前期的发病率大概为50.1%，在这个阶段，需要定期复查血糖、糖化血红蛋白，通过运动、饮食来控制血糖。

（3）妊娠糖尿病与OGTT：妊娠糖尿病（GDM）是指在妊娠期发生的糖代谢异常。《妊娠合并糖尿病诊治指南》推荐医疗机构对所有尚未被诊断为孕前糖尿病或妊娠糖尿病的孕妇，在妊娠24~28周以及28周后首次就诊时行OGTT。

对于妊娠糖尿病，OGTT的诊断标准为：服糖前（空腹）及服糖后1小时、2小时的血糖值应分别低于5.1 mmol/L、10.0 mmol/L、8.5 mmol/L。任何一项血糖值达到或超过上述标准即诊断为GDM。

建议妊娠糖尿病妇女在产后6~12周复查OGTT，进行糖尿病的诊断与分型。

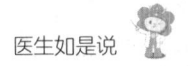

◎ 胰岛素和 C 肽测定

在进行 OGTT 时,经常会同时检测血糖、胰岛素和 C 肽,并绘成曲线,以便于判断胰岛 B 细胞分泌胰岛素的功能。

1. 胰岛素释放曲线

(1) 健康人群:口服糖后,随着血糖的上升,血浆胰岛素水平也迅速上升,高峰一般在服糖后 0.5~1 小时出现,峰值可比空腹胰岛素水平高 5~10 倍,然后逐渐下降,3~4 小时即可降至正常水平。正常人空腹基础血浆胰岛素水平为 35~145 pmol/L (5~20 mU/L)。

(2) 糖尿病患者

1) 胰岛素分泌减少型:患者空腹血浆胰岛素水平很低。口服葡萄糖刺激后仍很低,说明胰岛素的分泌绝对不足,应用胰岛素治疗。常见于 1 型糖尿病或 2 型糖尿病晚期。

2) 胰岛素分泌增多型:患者空腹血浆胰岛素水平正常或高于正常,口服葡萄糖刺激后,升高迟缓,2 小时后其峰值高于正常 (但仍低于无糖尿病而体重相似的单纯肥胖者),提示患者的胰岛素分泌相对不足。常见于 2 型糖尿病肥胖者。

3) 胰岛素释放障碍型:患者空腹血浆胰岛素水平可稍低或正常,也可稍高于正常。口服葡萄糖刺激后升高延迟且低于正常。常见于消瘦或体重正常的 2 型糖尿病患者。

2. C 肽试验

C 肽是胰岛 B 细胞的分泌产物。B 细胞将胰岛素和 C 肽以等分子数分泌入血,C 肽没有生物活性,清除率慢,静脉血中 C 肽与胰岛素的比值常大于 5,且不受外源性胰岛素影响,故能较准确地反映胰岛 B 细胞功能。

正常人空腹血浆 C 肽水平为 0.32 nmol/L ± 0.14 nmol/L,进食后迅速上升,于 1 小时后达到高峰,约为空腹值的 8 倍,2~3 小时后渐次下降。部分糖尿病患者空腹及餐后血浆 C 肽均低于最小可测值 (0.06 nmol/L),这种情况说明患者无残存 B 细胞功能;部分患者空腹及餐后血浆 C 肽值均明显高于正常,说明这类患者经常处于高胰岛素血症状态。

🔔 注意

已经使用胰岛素治疗的患者,不能做胰岛素释放试验,因为在测定胰岛素时不能分辨是内源性还是外源注射的胰岛素,所以只能测定 C 肽,其测定方法及结果的判定与胰岛素释放试验相同。

◎ 尿糖测定

尿糖阳性是诊断糖尿病的重要线索，但是老年人肾糖阈可增高，所以尿糖阴性也不能排除糖尿病的可能。在血糖监测条件不足时，每日 4 次尿糖定性检查（3 餐餐前和晚上 9~10 时或分段检查）以及 24 小时尿糖定量可作为判断疗效的指标，并为调整降血糖药物剂量提供参考。

◎ 糖尿病相关抗体检查

常见的糖尿病相关抗体有胰岛素自身抗体（IAA）、胰岛细胞抗体（ICA）、谷氨酸脱羧酶抗体（GADA）、酪氨酸磷酸酶抗体（IA-2A）。主要用于高危人群筛查、1 型糖尿病的鉴别诊断、疗效评估等。胰岛素自身抗体阳性的患者，通常在之后的 5~7 年，容易转化为胰岛素依赖型糖尿病（1 型糖尿病）。

此外，《中国 2 型糖尿病防治指南（2021 年版）》指出，为了与 WHO 诊断标准接轨，推荐在采用标准化检测方法且有严格质量控制的医疗机构，可将糖化血红蛋白（HbA1c）≥ 6.5% 作为糖尿病的补充诊断标准。但不适用于以下情况：镰状细胞病、妊娠中晚期，葡萄糖-6-磷酸脱氢酶缺乏症、艾滋病（获得性免疫缺陷综合征）、血液透析、近期失血或输血、促红细胞生成素治疗等。

糖尿病并发症相关的实验室检查

检验科　贾珂珂　崔丽艳

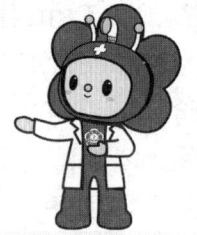

糖尿病是一组由多病因引起的以慢性高血糖为特征的终身性代谢性疾病。糖尿病并发症种类较多，危及患者健康，可将其分为急性和慢性两大类。

（1）糖尿病急性并发症包括：糖尿病酮症酸中毒、高血糖高渗状态、乳酸性酸中毒等。

（2）糖尿病慢性并发症是糖尿病致残、致死的主要原因，主要包括：①大血管并发症，如脑血管病、冠心病和糖尿病足等；②微血管并发症，如糖尿病肾病和糖尿病视网膜病变；③糖尿病周围神经病变等。

糖尿病患者在确诊之后，需要定期监测血糖控制情况。血糖稳定之后，日常可用血糖仪进行自我监测，同时定期复查糖化血红蛋白等。每年需检测胰岛素、C肽，明确胰岛B细胞功能。

对于糖尿病并发症，要进行积极预防，确诊糖尿病之后，需要定期复查尿常规、尿白蛋白/肌酐比值来筛查糖尿病肾病，同时定期复查肝功能、肾功能、血脂等。每年应进行眼底检查以预防糖尿病视网膜病变，进行颈动脉超声检查以预防动脉粥样硬化。

接下来就我们就具体介绍一下相关的实验室指标。

◎ 糖化血红蛋白

糖化血红蛋白（HbA1c）是反映采血前1~2个月平均血糖的指标，不受进食、药物、其他生理因素的影响。HbA1c的参考区间为4%~6%。糖化血红蛋白是反映血糖控制状况的最主要指标，HbA1c水平的降低与糖尿病患者微血管并发症的减少密切相关。《中国2型糖尿病防治指南（2021年版）》中推荐，成年2型糖尿病患者的HbA1c的水平应<7%。

血红蛋白（Hb）经血红蛋白电泳可分为HbA、HbA2及HbF，其中HbA含量最多，是能被糖化的主要类型。血红蛋白的末端存在游离氨基，葡萄糖可与之结合，糖化后产生的多种糖化血红蛋白（GHb）统称为HbA1。HbA1是一个混合物，HbA1有a、b、c，其中以HbA1c含量最多也最稳定，并且只与葡萄糖结合。因此，测定HbA1c最能反映血红蛋白与葡萄糖结合的程度。红细胞的寿命为120天，HbA1c可反映采血前120天内任何一个时期包括采血当天的血糖值，但其中以采血前1~2个月为最佳反映时期。

在治疗之初，建议每3个月检测一次，一旦达到治疗目标，可每6个月检查一次。《中国2型糖尿病防治指南（2021年版）》中指出，随着糖化血红蛋白测定标准化的推进，可将HbA1c≥6.5%作为中国成人糖尿病的补充诊断标准。但是对于异常血红蛋白病或者红细胞代谢异常的患者，如地中海贫血、血液透析、失血等，HbA1c的检测结果并不可靠，不能作为诊断糖尿病或者血糖监测的指标。

HbA1c是反映血糖控制状况的"金标准"，但是不能反映即刻血糖水平，也不能反映血糖波动，因此推荐与自我血糖监测相结合。空腹血糖控制目标为4.4~7.0 mmol/L，非空腹血糖目标为<10.0 mmol/L。

◎ 糖化白蛋白

糖化白蛋白（GA）可反映糖尿病患者检测前2~3周的平均血糖水平，它是通过糖化白蛋白浓度和白蛋白浓度计算得到的比值，其正常参考值为11%~17%。

GA对短期内血糖变化比HbA1c敏感，是评价患者短期糖代谢控制情况的良好指标，尤其是对糖尿病患者治疗方案调整后的疗效评价。此外，GA可用于糖尿病筛查，并辅助鉴别急性应激（如外伤、感染等）所导致的应激性高血糖。

应注意，对于肾病综合征、肝硬化等影响白蛋白代谢速度的疾病患者，GA 的检测结果并不可靠。

◎ 尿白蛋白 / 肌酐比值

糖尿病肾病是糖尿病最常见的一类并发症。指南推荐采用随机尿测定尿白蛋白 / 肌酐比值（UACR）来筛查糖尿病肾病。随机尿 UACR≥30 mg/g 为尿白蛋白排泄增加。糖尿病肾病通常是根据 UACR 增高或估算的肾小球滤过率（eGFR，推荐采用 CKD-EPI 公式进行计算，通常在检验报告中与血清肌酐同时报告）下降、同时排除其他慢性肾脏病而做出的临床诊断。病理诊断为糖尿病肾病的金标准，病因难以鉴别时可行肾穿刺活检病理检查，但不推荐糖尿病患者常规行肾穿刺活检。UACR 升高与 eGFR 下降、心血管事件、死亡风险增加密切相关。

24 小时尿白蛋白定量与 UACR 诊断价值相当，但前者操作较为繁琐。肌酐在肾脏滤过的速率较稳定，故尿肌酐与尿量相关性较好，因此检测随机尿的 UACR 可减少尿量对尿蛋白浓度的影响，结果相对稳定可靠。

对于糖尿病患者，在 3~6 个月内重复检查 UACR，若 3 次中有 2 次尿蛋白排泄增加，排除感染等其他因素即可诊断白蛋白尿。临床上常将 UACR 30~300 mg/g 称为微量白蛋白尿，UACR＞300 mg/g 称为大量白蛋白尿。

UACR 的测定结果受较多因素影响，如发热、感染、显著高血糖、显著高血压、剧烈运动、心力衰竭、月经等，结果分析时应考虑这些因素。

糖尿病相关的实验室检查项目较多，除了上述指标之外，对于急性并发症，可检测血清 β- 羟丁酸（酮体）、电解质、乳酸等。由于糖尿病可累及全身大小血管，各个组织器官均会出现并发症，其他检查如眼底检查、心脏超声、肌电图等对于糖尿病患者预防并发症也是非常重要的。

谈"癌"不色变——认识肿瘤标志物

检验科　杨　硕

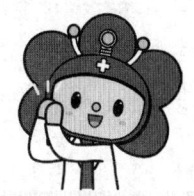

问大家一个问题：什么疾病最可怕？可能很多人都会说是癌症。确实，绝大多数人都

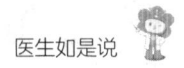

会谈"癌"色变。如今，尽管针对恶性肿瘤的治疗手段不断改进，但是其发病率和死亡率始终居高不下，严重威胁着人类的健康。恶性肿瘤的早期发现、早期诊断、早期治疗是提高治愈率、改善患者预后的关键。肿瘤标志物在肿瘤的筛查、诊断、鉴别诊断、预后判断和复发监测中具有重要价值。

◎ 什么是肿瘤标志物？

肿瘤标志物是指在恶性肿瘤发生和增殖过程中，由肿瘤细胞合成分泌或由机体对肿瘤细胞反应而异常产生或升高的一类物质，可反映肿瘤的存在和生长。肿瘤标志物包括蛋白质、激素、酶、癌基因等。

肿瘤标志物并非只有肿瘤细胞才能产生，因此并非肿瘤患者所特有，正常人或者某些良性疾病患者也可能存在肿瘤标志物。值得注意的是，由于个体差异，不是所有的肿瘤患者肿瘤标志物都升高。

◎ 什么标本可以检测肿瘤标志物？

血液、体液、细胞或组织中都可能检测到肿瘤标志物。

◎ 肿瘤标志物的"能"与"不能"

肿瘤标志物能辅助诊断可疑的肿瘤，能对肿瘤进行定位，能判断肿瘤治疗效果，能监测肿瘤是否复发，能评估预后；肿瘤标志物不能涵盖所有的肿瘤类型，不能因肿瘤标志物升高而确诊肿瘤，不能因肿瘤标志物正常而排除肿瘤。总而言之，肿瘤标志物异常不等于肿瘤，还需要结合临床症状、影像学等其他检查综合判断。

◎ 常见的肿瘤标志物都有哪些？

1. 甲胎蛋白（AFP）

（1）主要相关肿瘤：肝癌；
（2）其他相关肿瘤：生殖系统肿瘤和胚胎性肿瘤；
（3）良性疾病：病毒性肝炎、肝硬化等。

2. 癌胚抗原（CEA）

（1）主要相关肿瘤：结直肠癌；
（2）其他相关肿瘤：胰腺癌、胃癌、乳腺癌、肺癌等；

（3）良性疾病：肠道炎症、直肠息肉、肾功能不全、肝硬化、肝炎、肺部良性疾病等。

3．糖类抗原125（CA125）

（1）主要相关肿瘤：卵巢癌；
（2）其他相关肿瘤：乳腺癌、胰腺癌、胃癌、肺癌、大肠癌、其他妇科肿瘤等；
（3）良性疾病：盆腔炎、子宫内膜异位症、子宫肌瘤、卵巢囊肿、慢性胰腺炎等。

4．糖类抗原15-3（CA15-3）

（1）主要相关肿瘤：乳腺癌；
（2）其他相关肿瘤：肺癌、肾癌、结肠癌、胰腺癌、卵巢癌、子宫颈癌、肝癌等；
（3）良性疾病：良性乳腺疾病、卵巢疾病等。

5．糖类抗原19-9（CA19-9）

（1）主要相关肿瘤：胰腺癌；
（2）其他相关肿瘤：胆管癌、胃癌、大肠癌、肝癌等；
（3）良性疾病：胰腺炎、胆囊炎、肝硬化等。

6．糖类抗原72-4（CA72-4）

（1）主要相关肿瘤：胃癌；
（2）其他相关肿瘤：结肠癌、胰腺癌、非小细胞肺癌、卵巢癌等。

7．神经元特异性烯醇化酶（NSE）

（1）主要相关肿瘤：小细胞肺癌、神经母细胞瘤；
（2）其他相关肿瘤：嗜铬细胞瘤、胰岛细胞瘤、甲状腺髓样癌、黑色素瘤等。

8．细胞角质蛋白19片段抗原21-1（Cyfra21-1）

（1）主要相关肿瘤：非小细胞肺癌；
（2）其他相关肿瘤：膀胱癌等。

9．前列腺特异性抗原（PSA）

（1）主要相关肿瘤：前列腺癌；

（2）良性疾病：前列腺肥大、前列腺炎、肾病和泌尿生殖系统疾病等。

应注意，肿瘤标志物的联合检测意义更大，常见肿瘤标志物联合检测见表 16-4。

表 16-4　常见肿瘤标志物的联合检测

肿瘤类型	肿瘤标志物联合检测
肺癌	NSE、Cyfra21-1、CEA、SCCA 等
乳腺癌	CA15-3、CEA、HCG 等
卵巢癌	CA125、CEA、HCG、CA72-4、AFP 等
肝癌	AFP、AFU、CEA 等
胃癌	CA72-4、CA19-9、CEA 等
胰腺癌	CA19-9、CEA、CA242 等
结肠癌	CEA、CA19-9、CA242 等

注：NSE（神经元特异性烯醇化酶，neuron specific enolase）；Cyfra21-1（细胞角质蛋白 19 片段抗原 21-1，cyto-keratin 19 fragment antigen 21-1）；CEA（癌胚抗原，carcinoembryonic antigen）；SCCA（鳞状细胞癌抗原，squamous cell carcinoma antigen）；CA15-3（癌抗原 15-3，cancer antigen 15-3）；HCG（人绒毛膜促性腺激素，human chorionic gonadotropin）；CA125（糖类抗原 125，carbohydrate antigen 125）；CA72-4（糖类抗原 72-4，carbohydrate antigen 72-4）；AFP（甲胎蛋白，α-fetoprotein）；AFU（α-L-岩藻糖苷酶，α-L-fucosidase）；CA19-9（糖类抗原 19-9，carbohydrate antigen 19-9）；CA242（糖类抗原 242，carbohydrate antigen 242）。

助记口诀

肿标高，莫惊慌，
良性恶性均增高，
动态监测来预警，
联合检测意义大。

"三高"后的"第四高"
——高同型半胱氨酸血症

检验科　赵　阳　周剑锁

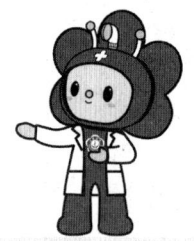

72 岁的张阿姨因患有"三高"——高血压、高血脂、高血糖，需要定期到医院复查，监测"三高"的控制情况。这一次，医生给张阿姨开了化验单，拿到检验结果的张阿姨看到报告上写着"同型半胱氨酸 23.1 µmol/L ↑"，上网一查发现，这同型半胱氨酸高与动

脉硬化、冠心病和脑卒中相关。张阿姨感到非常担心，好不容易控制住了"三高"，怎么又来了"第四高"？她赶紧找到医生，我们看看医生如何答疑解惑。

◎ 什么是同型半胱氨酸？

同型半胱氨酸虽然并不被老百姓所熟识，却也是有着"悠久历史"。它早在1932年即被发现，随后几十年的大量研究证实，高同型半胱氨酸血症与冠心病、周围血管疾病及脑血管疾病显著相关，是冠心病发病的独立危险因素。同型半胱氨酸是一种含巯基的氨基酸，是食物中蛋氨酸的代谢中间产物，同型半胱氨酸在体内的代谢依赖几种B族维生素（维生素B_2、B_6、B_{12}和叶酸），当人体存在某些遗传缺陷或体内缺乏这几种B族维生素时，就会导致同型半胱氨酸在体内蓄积，造成高同型半胱氨酸血症。

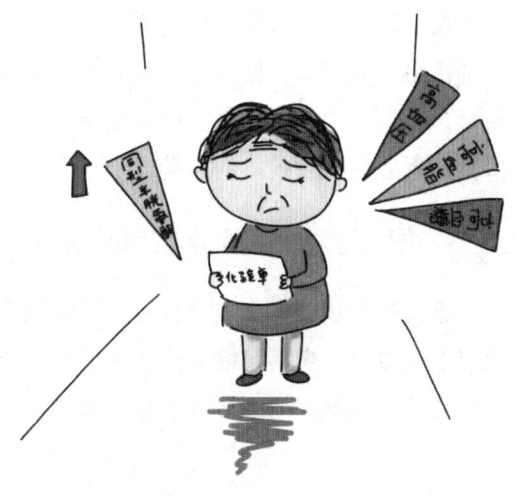

◎ 同型半胱氨酸是如何导致冠心病等血管病变的呢？

一般来说，同型半胱氨酸会通过以下六种途径破坏血管壁，促进动脉粥样硬化形成。

（1）内皮毒性作用；
（2）刺激血管、心肌平滑肌细胞增生；
（3）引发机体免疫炎症；
（4）促进血栓、动脉粥样硬化形成；
（5）引起脂肪、糖、蛋白代谢紊乱；
（6）干扰抗氧化物质谷胱甘肽的合成；
（7）影响体内转甲基化反应。

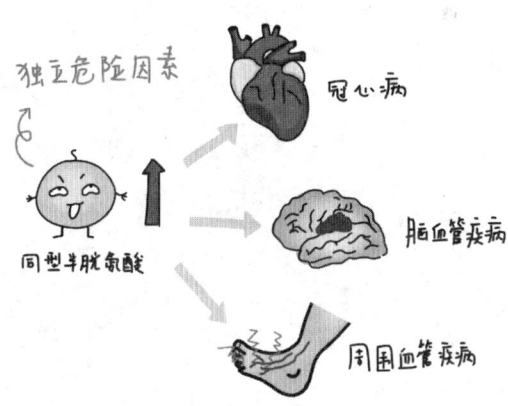

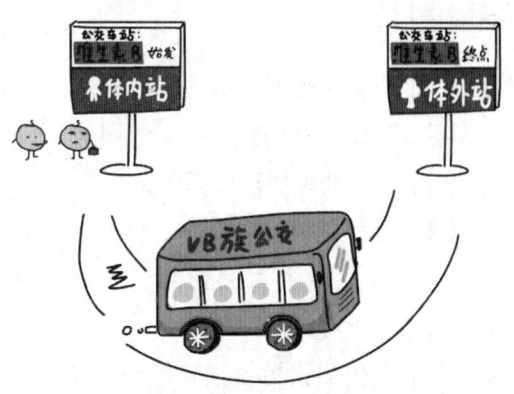

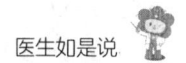

血中同型半胱氨酸浓度越高,心脑血管疾病的发病率和死亡率越高。当高同型半胱氨酸血症叠加吸烟、血脂异常、糖尿病、高血压和肾病时,患心脑血管疾病的发病率更会成倍增加。而国内外大量循证医学研究已经证明,降低体内同型半胱氨酸的浓度,可以显著降低罹患心脑血管疾病的风险。

◎ 如何控制高同型半胱氨酸血症?

通过补充叶酸等 B 族维生素,可以很好地控制高同型半胱氨酸血症。如果不想吃药,**也可以通过改善生活习惯的方式来控制**,比如多进行体育锻炼、戒烟限酒、多吃蔬菜等,注意需要定期复查同型半胱氨酸的浓度。

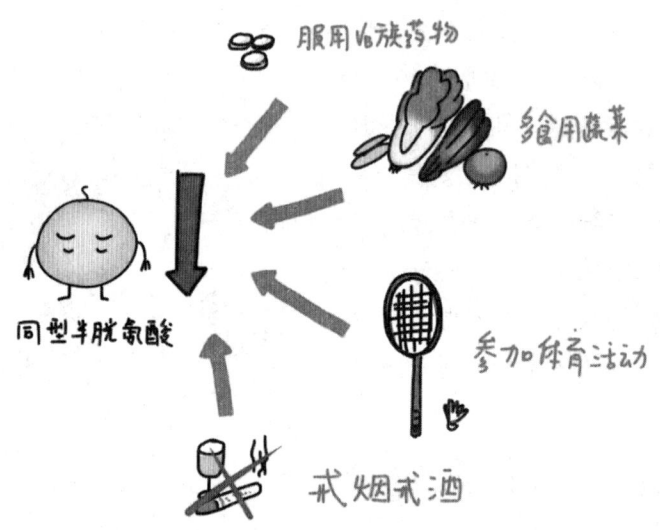

◎ 哪些人需要定期复查同型半胱氨酸指标?

(1)患有动脉硬化相关疾病者;
(2)"三高"患者;
(3)肾病和骨质疏松患者;
(4)育龄妇女与孕妇;
(5)有不良生活习惯者,如大量吸烟、饮酒、肥胖者。

听了医生的讲解,张阿姨没有那么担

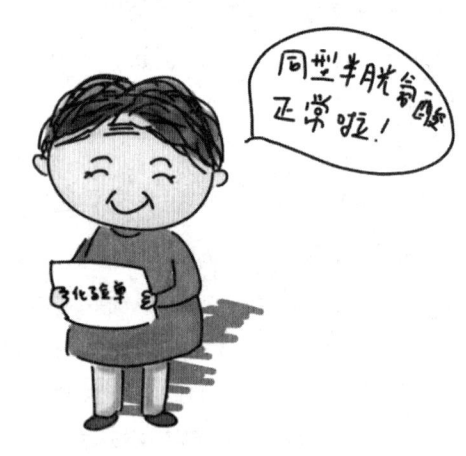

心了，心情放松不少，只要按照医生的建议，通过药物或改善生活方式即可控制高同型半胱氨酸血症，今后定期复查就可以。最后提醒大家，同型半胱氨酸作为"三高"后的"第四高"，需要引起足够的重视。

（绘图　李思齐）

头孢、青霉素……您家药箱里备了几种消炎药？用对了吗

检验科　郑佳佳

生病了，去家附近的药店买点"消炎药"吃一下……这是大家常做的事。在许多家庭的药箱里，都存有像阿莫西林、头孢类和青霉素类抗生素，也就是我们常说的抗菌药物。但是，抗菌药物不等于消炎药，也不能包治百病。

人们常说"是药三分毒"，抗菌药物是把"双刃剑"，有利也有弊，不合理或过度使用抗菌药物可能给人体带来极大的危害。如何规范使用抗菌药物？家庭药箱是否要留存？下面就来聊聊这些事儿。

◎ 什么是抗菌药物？

抗菌药物是由微生物或高等动植物在生活过程中产生的一种特别产物，这类产物能干扰其他细菌细胞的发育功能，可以治疗或抑制致病菌感染。抗菌药物的种类繁多，临床常用的有一百多种，主要有青霉素类、头孢类、碳青霉烯类、四环素类、喹诺酮类、磺胺类等。

人们生病后，最常见的治疗方式就是服用药物。被视为"万能药"的抗菌药物，也就是大家常说的消炎药，总在首选药品名单之列。**但是，抗菌药物不等于消炎药，抗菌药物也不能包治百病。有几个基本常识大家需要了解**。首先，病毒性感染、无条件的预防性用药、无感染征象的发热都不是抗菌药物的应用指征。抗菌药物对病毒感染无效，有细菌等病原体感染才需要使用抗菌药物。预防传染病也极少需要抗菌药物，特别是广谱抗菌药物。洗手、通风是预防传染病的有效措施。如因手术需要预防使用抗菌药物，也要严格遵循卫生部颁布的《抗菌药物临床应用指导原则》。**日常生活中出现的局部软组织淤血、红肿、疼痛以及风湿性关节炎等，都不宜用抗菌药物治疗。**

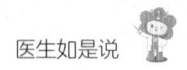

对儿童、老人、孕妇及肝肾功能不良的特殊患者来说，在服用抗菌药物时有各自不同的注意事项。孕产妇应用抗菌药物有严格的分级标准，不同级别的抗菌药物要慎重区别使用。儿童一般禁用的抗菌药物种类包括氨基糖苷类、氯霉素、喹诺酮类等。

◎ 不合理使用抗菌药物有哪些危害？

抗菌药物的不合理使用及过度使用会带来两个严重问题：耐药性和正常菌群破坏。首先，滥用和过度使用抗菌药物会使细菌变异，产生耐药甚至多重耐药，最终导致无药可用。在抗菌药物的"地毯式轰炸"过后，如果致病的细菌没有被彻底消灭，活下来的细菌经过生存筛选，会成为对抗菌药物具有更强耐受性的"佼佼者"。这些耐药细菌经过不断复制进化后，会使整个细菌种群变得更加强大。耐药细菌会传播，造成更大的流行。其次，滥用抗菌药物会导致人体正常菌群的破坏。致病细菌在被抗菌药物杀死的同时，一些对人体健康无害的细菌也会"躺枪"。例如，肠道菌群有益健康，但如果过多服用抗菌药物，会导致肠道菌群失调，使得"坏"细菌生长，不利于健康。

◎ 什么时候需要使用抗菌药物？

怀疑自己细菌感染时，需要及时就诊，并根据症状、体征以及专业的实验室和病原微生物检查来确定判断。以下疾病通常为细菌感染：肺炎、化脓性扁桃体炎、化脓性中耳炎、百日咳、尿路感染等。

◎ 抗菌药物使用有哪些误区？

"贵的一定好吗？" 贵的不一定是好的，合适的才是最好的。**"病好了就可以停药吗？"** 有的人认为病好了就不用吃药了，这其实是错误的，一定要足疗程使用。此外，有些患者认为病情好转了，就自行更换抗菌药物，这也是错误的。一定要遵循医嘱，足量足疗程。**"可以共用抗菌药物吗？"** 很多患者都存在这个误区。实际上，抗菌药物不能共用，即使是家人也不能共用抗菌药物。

◎ 抗菌药物的使用原则是什么？

不主动向医生申请使用抗菌药物，如确实需要，能口服则无须静脉注射。**有条件者尽量做病原学和药敏试验，若条件不允许，则凭经验选择可能对致病菌敏感的药物，避免长时间大剂量应用广谱抗菌药物**。严格按照医嘱在规定的时间内足量服用药物，私自减少用药次数或用药量非但不能有效发挥疗效，还易使致病菌产生耐药性。感染引起的症状消失后，即可停止使用抗菌药物。但对于一些特别严重的感染，需待症状消失后，持续用药一段时间。做到使用足疗程、不中途停药、不中途换药。

希望大家能够通过这篇文章科学地认识抗菌药物，在使用抗菌药物时也要注意这些问题，避免因为不合理使用抗菌药物对身体健康造成危害。**家中药箱无须留存抗菌药物，健康的生活习惯、经常运动、常规体检，才是健康最佳储备**。慎用抗菌药物，关爱你我他。

看病时医生让留标本，这样留取对吗

检验科　朱景昊　马思思

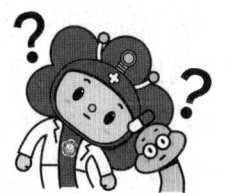

张大爷腹痛不适多日，这天实在疼痛难忍，于是来到医院消化科看病。医生开了化验单让张大爷留取大便化验。张大爷取好便送到检验科，谁知却被检验科的工作人员拒收了。这是为什么呢？张大爷一脸疑惑。工作人员解释道："大便留取是不能接触吸水物质的，您的标本中混有一大块纸巾，这样会影响您的检验结果。"对此，张大爷必须按要求重新留取大便。

实际上，患者的标本留取被我们检验人员称为"标本前"过程。这一步骤对检验工作至关重要，直接影响检验结果的准确性。下面我们将对患者留取标本中遇到的常见问题进行解答，以便帮助患者更好地留取标本。

◎ 问题1：抽血到底需不需要空腹，都有哪些注意事项？

血液的检验项目有很多种，有些需要空腹，有些则不做严格要求。具体项目应向工作人员咨询。另外，空腹至少需要8个小时，过程中并非滴水不进，可适当喝一些白开水。应注意，空腹前最后一餐不能过于油腻。

◎ 问题2：留粪便标本有哪些要求？

粪便留取实际上也有很多讲究。首先，需要使用医院配备的无菌便盒，采集时不能接触水及一切吸水物质，如纸巾、尿不湿等。其次，粪便留取黄豆大小，不能过少，也无须过多，尤其应挑取外观有异常的粪便（如有血丝或黏液的部分），务必在1小时内送检。最后，留取前最好不要吃猪肝、鸭血之类的食物，以免影响化学法的潜血检查。

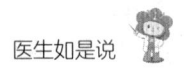

◎ 问题3：尿液化验五花八门，标本应该怎么留？

尿液检查通常要留取晨尿、随机尿和24小时尿。其中，激素检查通常需要留取晨尿，尿常规检查留取随机尿即可，尿蛋白检查则需要留取24小时尿。

在留取时，晨尿和随机尿需要留取中段尿，也就是排尿过程中，开始的一部分尿不要，结束时的那部分也不要，只留取中间段的尿液。女性做尿液检测最好避开生理期，以免经血影响结果。

留取24小时尿时，首先将第一天早8点前的尿液弃去，之后用大的干净容器收集第一天早8点到第二天早8点的全部尿液，用量筒测量总体积，再将尿液混匀取10 ml送检。

◎ 问题4：总说我痰标本留得不对？到底应该怎么留？

痰是经深咳后咳出来的液体，但很多患者留取的标本其实是唾液，俗称口水。两者在检验学角度有着天壤之别，痰在检验中的意义较大，可帮助医生分析诊断病情。留痰之前需要漱口，避免混入唾液，深度咳嗽留取的黏稠标本才是合格的痰标本。

以上总结了留取标本的常见问题，保证"检验前"质量能帮助我们检验人员更好地工作，也能使患者得到准确的检验结果，对医生正确判断病情具有重要意义。

关于胃肠镜检查，那些您不知道的事儿

消化科　闫秀娥　翟建华

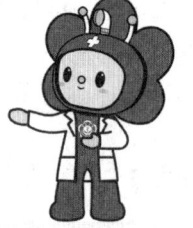

53岁的吴先生近半年来总感觉右下腹隐约不适，但由于工作繁忙，再加上之前有慢性阑尾炎的病史，所以一直认为是慢性阑尾炎在作怪，迟迟未到医院就诊。

有一天晨起，吴先生出现了便血，他感到了问题的严重性，赶忙来医院就诊，医院很快给他做了结肠镜检查，明确诊断为结肠癌。

结肠癌是危及人们生命健康的一种严重疾病，很多人谈癌色变，但如果吴先生能够在有不适症状时及时就诊并做结肠镜检查，就不至于耽误病情。

我们知道人体的消化道其实是从口腔到肛门的一个管道系统，上消化道主要是指食管、胃和十二指肠屈氏韧带以上的部位，中消化道则是指长6~8米的小肠，下消化道是指盲肠、结肠和直肠。

90%的消化道疾病都集中在上消化道和下消化道,小肠的疾病相对少见。对于上消化道和下消化道病变,胃镜和结肠镜则是最直接、最高效的检查手段。

◎ 何种情况需要做胃镜和结肠镜检查?

(1)对于有任何消化道症状的患者,均建议做胃镜及肠镜检查,如慢性腹痛、腹泻、腹胀、便血、大便颜色发黑、下腹不适等。

(2)直系亲属中有罹患消化道恶性肿瘤者。

(3)年龄超过40岁以上者,建议体检行胃镜和肠镜检查。

(4)幽门螺杆菌感染者,建议先行胃镜检查,再考虑是否进行幽门螺杆菌的根除。

(5)心脑血管疾病患者,在服用阿司匹林之前,建议尽量完善胃肠镜检查。

◎ 何种情况做胃肠镜检查需慎重选择?

(1)新发的心肌梗死、脑出血、脑血栓为胃肠镜检查的禁忌。

(2)生命体征不平稳、神志不清者应慎重进行胃肠镜检查。

(3)精神系统疾病,无法配合胃肠镜检查者。

谈到胃肠镜检查,很多人不了解,不清楚检查时如何配合医生,以至于经常会出现紧张焦虑、不安甚至恐惧的心理,这样不仅不利于检查的顺利进行,有的时候由于精神高度紧张,出现气道和(或)肠道痉挛,反而可能会使检查变得更加困难。

胃镜检查

胃镜检查之前,医生会让患者服用局部麻醉药物,当咽部出现麻木感后再进行内镜检查。胃镜检查过程中最主要的是呼吸配合。

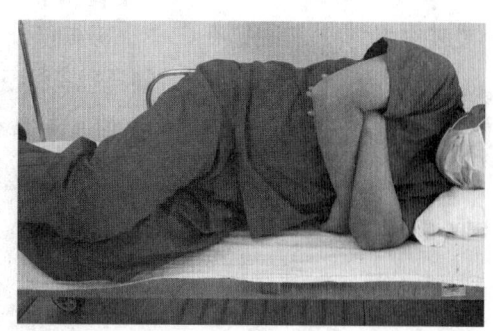

当医生把内镜插入咽部时,患者会有恶心的感觉,此时应尽量放松咽部,并用鼻部做深呼吸动作,在咽部放松后,医生会"趁机"将内镜插入食管。

内镜进入食管后,患者只需要做用鼻子吸气、嘴呼气的深呼吸动作,这样就会将恶心的感觉降到最低。另外需要注意,不要将口腔内的分泌物咽下,尽量让其自然流出口腔外,否则会出现呛咳甚至误吸的情况。

之后医生会在胃内注气,将胃壁充分展开,这样才能做到不漏诊早期肿瘤。此时患者仍需专心进行呼吸配合,尽量不把胃内的气体嗝出。

肠镜检查

肠镜检查过程则主要需要体位和手法的配合，如果配合一定的体位，同时辅助一些手法的按压，肠镜不仅可以顺利进行，而且患者也不会感觉到明显的痛苦。肠镜检查患者需要摆什么体位呢？该如何按压腹部来减轻痛苦呢？

首先，肠镜是一根长度在 150 cm 的前端带有光源的软式内镜，检查时从肛门进镜，途经直肠、乙状结肠、降结肠、脾曲、横结肠、肝曲、升结肠、盲肠，最后到达终点回肠末端。开始的时候为了使进镜顺利，患者需要采取左侧卧位，双腿屈膝，全身放松。

医生进镜的同时，患者左手握拳，右手搭在左手上协助左手用力压住肚脐的左下方（乙状结肠的位置），这样会明显减轻由于乙状结肠冗长迂曲所带来的不适感。

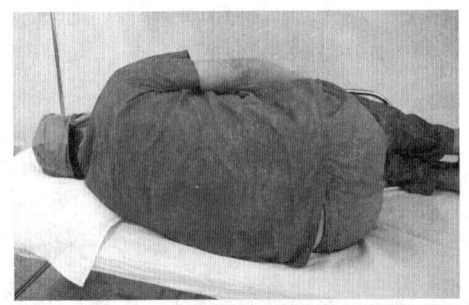

当内镜前端通过这"山路十八弯"的乙状结肠后，医生需要让患者变换体位，从左侧卧位改为仰卧位，这时患者只需要慢慢转身变为仰卧屈膝位即可，双腿屈膝，右腿置于左腿上（呈翘二郎腿姿势），以便医生操作。患者可以将双手十指交叉由下至上用力托住腹部，这种手法对于活动度较大的横结肠起到了很好的固定作用。有时医生需要让患者右侧卧位，这时则右手握拳，左手搭在右手上协助右手用力压住肚脐的右下方，正好与左侧卧位呈相反姿势。

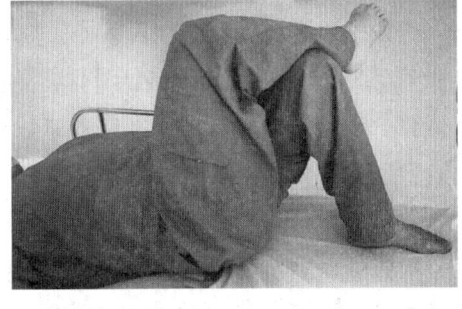

世界上没有两片相同的树叶，同样的道理，每个人的肠腔走行、结肠长度也有所差异，因此上面介绍的体位不是每一位患者都需要，有时仅仅需要一种体位就可以顺利到达回盲部。

助记口诀　　肠道准备很重要，几种体位要记牢；
　　　　　　　过程腹部有些胀，全身放松不紧张；
　　　　　　　打气打水找方向，不要喊来不要嚷；
　　　　　　　力气用在双手上，压住痛点不能放；
　　　　　　　脾曲肝曲升结肠，瞬间来到阑尾旁；
　　　　　　　肠镜筛查要提倡，各种疾病早预防。

提到胃镜检查，您害怕吗

消化科　张　静

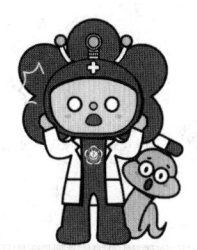

一提到胃镜检查，大多数人的反应是"害怕""反胃""要抠嗓子眼儿都会吐，更别说胃镜检查了""那么大个粗管子伸进嗓子眼儿，肯定不舒服，能不做就不做了吧"……大家普遍对胃镜检查存在抗拒心理，胃镜检查真的有那么可怕吗？

胃镜检查经过口腔进入食管、胃，再到十二指肠，是上消化道疾病检查的主要工具。

我们的**常规经口胃镜**直径大约 1 厘米，绝大部分患者是能耐受的，胃镜检查时最难受的就是胃镜进入咽部这一过程，由于压着舌根，患者会出现恶心、呕吐反射，经过口腔之后，胃镜进入食管和胃，再到十二指肠的时候就没有那么难受了，这也有一个适应过程，大多数人是没有问题的。

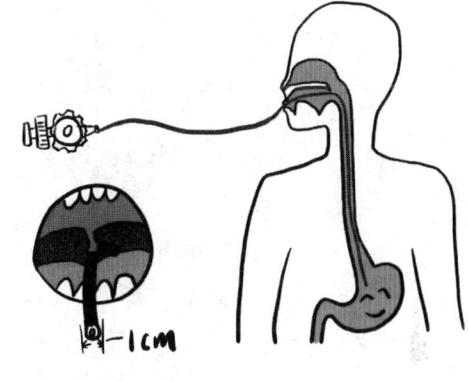

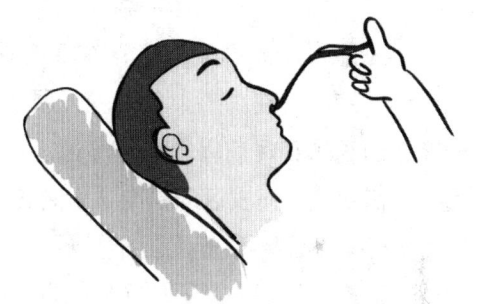

还有一种经鼻内镜，即**经鼻腔插入的胃镜**，直径 5.9 毫米，比小拇指还要细一些。进行经鼻内镜检查前，我们要对鼻腔进行局部麻醉，胃镜通过鼻腔进入食管和胃。由于经鼻内镜不需要压舌根，所以恶心、呕吐反应小，患者清醒状态下检查能很好地耐受。

◎ 是不是有无痛的内镜检查呢？

单纯的胃镜检查无论是经鼻还是经口，通常反应不大，绝大多数患者都能够接受。无痛内镜则是经过麻醉的胃肠镜检查，需要在麻醉下进行，检查前必须进行评估，对于年龄大的人可能存在一定的麻醉风险，需要由麻醉科、消化科、心内科、神经内科和呼吸内科等科室组成的专业团队来进行评估。也就是说，能否做无痛内镜，要视情况而定，不是所有的人都适合无痛内镜检查。

◎ 好不容易下决心做了胃镜检查，最大的益处是什么呢？

胃镜检查能发现从食管、胃到部分十二指肠的疾病，如炎症、溃疡等，其中对上消化道肿瘤的发现更具有价值。若早期发现胃癌，患者治愈率高，可以达到90%以上，但如果发展到进展期胃癌，其5年生存率不足10%。

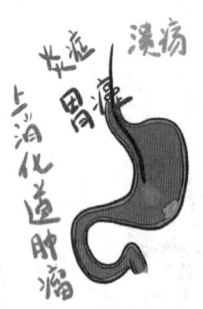
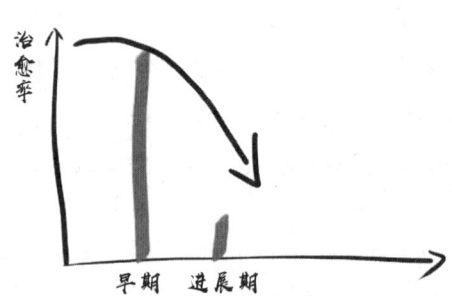

我国是胃癌的高发国家，东亚地区包括我们的邻国日本、韩国也都是胃癌高发国家。日本和韩国在二三十年前就开展了胃癌的全民筛查，40岁以上的人群都会进行胃镜检查，而我国到目前胃癌筛查率也只有大约15%，差距还是很大的。我们的工作任重道远，也需要我们高发区的群众认识到胃镜筛查的重要性。

还有一点，早期发现胃癌可以不用传统的手术方式治疗，而是可以在内镜下切除病变以达到治愈目的。内镜下切除早期胃癌的患者恢复快，痛苦小，风险更低，治疗费用也较手术低。

对于早期胃癌，内镜切除后大概半年到一年需复查胃镜，并且需要监测有无胃癌转移，要进行腹部CT检查，一般一年左右检查一次。随访5年以后正常就是治愈。大约随访3年以后，胃癌复发的机会就很低了，而且复发主要发生在1年以内。

最后提醒大家的是，胃镜是上消化道疾病检查的主要手段，有必要的话，一定要做胃镜检查。

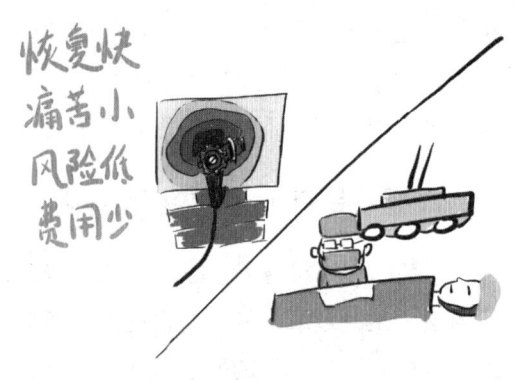

（绘图　郭婧博）

超声检查"十万个为什么"

超声医学科　崔立刚

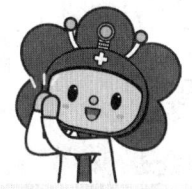

在体检中，许多人都会进行超声检查，很多朋友对于这项用"声音"检查身体的方式还存在很多疑问。

◎ "彩超"为什么是黑白图像？

彩色多普勒超声检查（彩超）是在脉冲多普勒技术基础上发展起来的超声诊断技术，它可以直观地将血管中的血流信号用红色和蓝色等彩色来表示，并叠加在二维灰阶图像上实时地显示出来。这种方法的临床应用，可以迅速寻找到灰阶超声难以显示的血管，显示血管血流情况及可能的狭窄部位。只有超声医师观察人体血管内血液流动情况时，才会开启该技术，超声屏幕上才会出现彩色的信号。应用彩色多普勒超声检查心脏、血管或其他脏器时，超声波探头发射的声束遇到流动的红细胞，二者相对运动就会产生多普勒效应。如果血流迎向探头，反射频率就高于发射频率；如果血流背离探头，反射频率则低于发射频率。彩色多普勒血流成像就是将这种频率的变化用彩色编码的方式叠加在普通的黑白图像上，也就是说"彩超"中的彩色信号是血流信号。

◎ 为什么要做彩超，做黑白B超不行吗？

进行彩超检查时，屏幕上可以显示彩色图像，对于心脏及大血管，可以直接计算出血液流动的速度、测量局部狭窄管腔前后的压力差等；对于脏器及其病变，可以评估脏器的血管分布及病变的血流灌注，为诊断与鉴别诊断提供更多信息。彩超的普及极大地提高了超声诊断的水平，是继灰阶超声以后超声的第二次技术飞跃。

◎ 为什么检查时医生会让我侧身？

超声检查是基于"声学"进行的检查，通过回声强弱、血流信号分布等做出诊断。由于人体结构的特殊性，有些体位有气体或其他脏器遮挡，会影响超声波的传播，而适宜的体位可以使其更容易传播，使脏器显示更清晰。侧身及翻身可以让探头适当避开腹腔气体，也可以让脏器位置稍做改变以适应检查。另外，在发现可疑的胆囊结石等病变时，医生让患者翻身也可以动态观察结石随体位移动，有助于明确诊断。

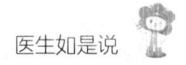

◎ 超声检查有辐射吗？

超声检查不是通过放射线进行检查，不会产生危害人体的辐射。

◎ 腹部超声检查为什么要空腹？

超声检查对内脏器官有较高的分辨率，对于气体，超声波则难以透过，几乎全反射。进食后，气体会随食物下咽，使肠道气体增加，有些食物也容易产生气体，在进行超声检查时，就会限制超声波的穿透，导致图像显示不清晰，影响判断。所以，在腹部超声检查时通常需要空腹，但并不是所有腹部超声都需要空腹进行。情况大致分为以下两种。

（1）不需要空腹：肝、脾、肾等实质脏器的检查，受肠道气体干扰少，无需空腹即可进行。

（2）需要空腹：胆囊、胰腺的检查，特别是胆囊检查，一般需要空腹8小时以后检查。

◎ 为什么胆囊检查需要空腹？

正常胆囊在空腹状态下储存了肝脏分泌的胆汁，这时胆囊呈充盈状态、壁薄光滑，超声图像显示清晰，能真实反映胆囊的最大体积和形态，并有利于显示胆囊壁上的病变。而餐后（尤其食用奶制品、脂肪类食物）会引起胆囊收缩，使胆汁排出参与消化，超声表现胆囊体积小或不显示、囊壁厚且不光滑，此时难以确定是否为病理状态的超声征象，结石、息肉等可能显示不出或难以辨别，从而影响正确诊断。

◎ 哪些超声检查需要憋尿？

妇科超声检查通常需要憋尿，以便更好地观察盆腔器官。除盆腔检查外，膀胱、前列腺等检查也需要憋尿，膀胱检查时，膀胱充盈越好，检查效果越好，而前列腺检查仅需要膀胱适度充盈即可。

◎ 为什么超声检查憋尿只能喝普通水？

有些朋友觉得，喝茶、咖啡或碳酸饮料憋尿更快，但实际上，这些饮料会使腹腔气体增加，肠道蠕动加快，进而影响检查效果。如果检查单上同时有胆囊和胰腺的项目，也会因此受到影响，所以超声检查憋尿只能喝普通水，不可以喝茶、咖啡或碳酸饮料。

◎ 血管超声检查可以显示哪些内容？

血管超声检查可以显示血管管腔的内部结构，高分辨率超声可以显示血管壁的内膜、中层和浆膜层；可以观察血管管径有无扩张、狭窄，走行有无扭曲；可以观察血管有无斑块形成，根据斑块的回声特点区分斑块性质，分为扁平斑、软斑、硬斑和溃疡斑；可以测量血流动力参数，如血流速度、流量、加速度、阻力指数等；可以观察邻近组织与血管的关系。

◎ 血管超声有哪些适应证？

对于动脉闭塞性疾病如动脉粥样硬化、大动脉炎等，血管扩张性疾病如动脉瘤、静脉瘤等，以及假性动脉瘤、动静脉瘘、静脉血栓形成、静脉功能不全等，都可以通过血管超声检查进行确诊。

◎ 担心骨折或关节损伤，又无法拍 X 线片怎么办？

超声检查具有安全、便捷、无创、无辐射等优势，并且对软组织细微结构的分辨率优于 CT 和 MRI，特别是对于孕产妇等特殊群体，如怀疑发生了肌肉、肌腱损伤或局部微小骨折等情况，超声是首选检查方法，并可在短期内重复检查和长期随访。

目前在临床上，对于胸部外伤怀疑肋骨骨折的普通患者还是首选 X 线或 CT 检查，但对于一些特殊情况可考虑超声检查：孕产妇、备孕期女性或男性及其他不愿或不适合做 X 线检查的患者；临床病史和体征明显，但 X 线或 CT 检查阴性的患者。

◎ 超声造影检查是什么？

超声造影是一项无创的医学影像学技术，被誉为超声发展史上的"第三次革命"，它借助于静脉注射微泡造影剂和超声造影谐波成像技术，能够清晰显示正常和病变器官组织的微细血管结构，大大增强了深部组织微血管和低速血流的显示，增加了图像的对比分辨率。

超声造影检查可用于实时评估肝等脏器局灶性病变的血流灌注特征，大大提高了超声对局灶性病变诊断的敏感性、特异性和准确性。超声造影显像技术与 CT 和 MRI 增强显像的最大区别是超声造影是纯血池造影显像，即造影剂微泡仅存在于血管内，微泡内的气体经肺呼出，代谢快，具有良好的安全性和耐受性。

◎ 超声检查显示胆囊息肉样病变，这是怎么回事？

首先要了解什么是胆囊息肉，胆囊息肉是指生长在胆囊内壁上，并向胆囊内突出的异常赘生物，又称胆囊息肉样病变，按其病理成分可分为胆固醇性息肉、炎性息肉、肿瘤性息肉。

超声检查是最佳的诊断手段，但任何检查手段都无法确诊胆囊息肉样病变的良恶性。诊断出胆囊息肉样病变也不用过分紧张，根据下列情况遵医嘱即可。

一般认为，胆囊息肉样病变大于 1 cm，特别是单发、宽蒂者应该尽早手术；多发息肉样病变且最大息肉直径小于 1 cm 者，可定期观察，一般一年一次超声检查即可；多发息肉，最大直径大于 1 cm 者，应该密切观察，一般 6 个月复查一次超声。最新的观点认为，可把最大直径放宽至 1.5 cm。

甲状腺里长了小"疙瘩"，应该怎么办

超声医学科　李凯男

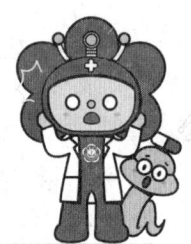

"医生，我在体检的时候，体检医生说我甲状腺上长了结节，让我来做个超声检查。这个结节是什么啊？会不会是恶性的？"

◎ 什么是甲状腺结节？

甲状腺结节指的是甲状腺细胞局部异常生长引起的结节样病变，用咱们老百姓的话说，就是在甲状腺内长了个"疙瘩"。

这个"疙瘩"虽然有可能是恶性的，但是有更大可能是良性的小病变。所以，得了甲状腺结节千万不要慌张。发现了甲状腺结节，建议患者到门诊做个超声检查。

超声是评估甲状腺结节重要的影像学手段之一，通过超声检查，可以确定结节的大小、形态学特征、血供情况以及结节是单发还是多发，并对这个结节的良恶性进行初步评估。另外，通过超声还可以准确显示结节在甲状腺内的空间位置，结节与甲状腺被膜、周围血管和神经等重要结构的关系，这些信息都能为后续的治疗或疾病管理提供方向。

◎ 超声能判断这个结节是良性还是恶性吗？

专业的事交给专业的人做，对于评估甲状腺结节的良恶性，超声医师会根据结节的回声、边界、形态等多个专业角度进行综合评估，并在超声报告中，给出相应的提示。

目前国内有一个甲状腺影像报告和数据系统（C-TIRADS），可对病变进行分类，并提供后续临床指导。

◎ 这个 C-TIRADS 该怎么看？

这个分类主要把甲状腺结节分为六类。1类为没有发现结节，2类为良性结节，3类为良性可能（恶性率小于2%），如果患者的超声报告中提示甲状腺结节属于这三类，可以进行定期随访。C-TIRADS 4类又分为 A、B、C 三个子类，其中 C-TIRADS 4A 类恶性率为 2%~10%、C-TIRADS 4B 类恶性率为 10%~50%、C-TIRADS 4C 类恶性率为 50%~90%。当结节的恶性率大于 90% 时，C-TIRADS 就会将其评估为 5 类，而 C-TIRADS 6 类是指已经经过病理证实为恶性的结节。

所以，通过超声评估，就能初步判断这个结节恶性的概率。

"医生，那是不是说，当结节被评估为 4 类或者以上的时候，就一定要做手术了？"

也不一定，临床医生会根据超声医师的分类情况、结节大小、位置、结节数量以及有无淋巴结的转移等情况，为患者的结节提出个体化的精准诊疗建议，比如是否密切观察、是否进行超声引导下的细针穿刺活检、是否手术或是进行其他的治疗。

总而言之，如果发现结节，千万不要慌张，通过超声检查判断结节的良恶性，由专业的医生为患者制订诊疗方案。

如何读懂糖尿病化验单
——糖尿病相关自身抗体

内分泌科　汪依明　周祎

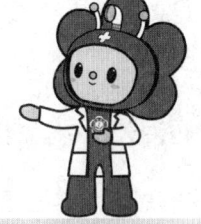

一说到糖尿病相关的检查项目，人们通常会想到检测血糖、糖化血红蛋白、胰岛素等等。糖尿病相关自身抗体的测定也是其中一项。那么糖尿病相关自身抗体与糖尿病有什么关系？如何了解化验结果？

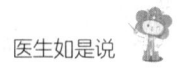

◎ 自身抗体与糖尿病的关系

根据病因不同，糖尿病可以分为 1 型糖尿病、2 型糖尿病、妊娠糖尿病和其他特殊类型糖尿病。其中 **1 型糖尿病的发生与自身免疫有关，与自身抗体关系密切**。1 型糖尿病患者体内常常存在针对正常胰岛 B 细胞的自身抗体，导致胰岛 B 细胞被破坏，胰岛素分泌不足，最终引发糖尿病。**2 型糖尿病与自身抗体无关，主要是由于遗传、不良生活方式等**原因，导致身体对胰岛素的敏感性降低，胰岛素作用不足，机体需要代偿性产生更多的胰岛素才能够使得血糖稳定，是胰岛素分泌能力相对不足所致。1 型糖尿病的治疗需要使用胰岛素，且尽量避免使用对胰岛素有损伤的药物；对于 2 型糖尿病，通常早期不依赖胰岛素，口服药物就可以控制血糖稳定。

对于糖尿病患者来说，检测自身抗体有助于判断糖尿病类型。目前常用于临床检测与糖尿病相关的自身抗体包括谷氨酸脱羧酶抗体（GADA），胰岛细胞抗体（ICA）和胰岛素抗体（IAA）。

◎ 糖尿病相关自身抗体

谷氨酸脱羧酶抗体（GADA）：在 1 型糖尿病发病前期和发病时多为阳性，而在正常人群及 2 型糖尿病患者中多为阴性。因为 GADA 具有出现最早、持续时间最长、敏感性和特异性较高的特点，因此成为诊断 1 型糖尿病的首选免疫学指标。

胰岛细胞抗体（ICA）：ICA 在新诊断的 1 型糖尿病患者中阳性率可达 90% 以上，随着病程的延长，抗体水平逐渐下降。ICA 的诊断敏感性也与发病年龄相关，对青少年患者有较高的诊断价值，随着发病年龄的升高而降低。

胰岛素抗体（IAA）：与 1 型糖尿病的发生有显著相关性，可在 1 型糖尿病发病前数月至数年出现，在新诊断的 1 型糖尿病患者中阳性率为 30%～40%，故可用于早期发现 1 型糖尿病。

◎ 哪些人需要检测糖尿病相关自身抗体？检测方法是什么？如何正确留取标本？

检测人群：包括早发糖尿病患者，2 型糖尿病通常 40 岁以上起病，对于 35 岁以下的糖尿病患者，尤其是 25 岁以下的糖尿病患者均应检查相关抗体，以除外 1 型糖尿病；酮症起病的糖尿病患者；合并自身免疫性疾病的糖尿病患者；起病时无明显肥胖的糖尿病患者；胰岛素治疗并且反复出现不明原因低血糖的患者。

检测方法：检测 GADA、ICA 采用酶联免疫吸附测定（ELISA）法，检测 IAA 采用放射免疫分析（RIA）法。

标本留取：最好空腹抽取静脉血检测。标本严重溶血时可能会影响检测结果。

◎ 如何了解化验结果

化验结果参考范围：GADA 0~5 为阴性，>5 为阳性；ICA<0.95 为阴性，>1.05 为阳性；IAA<5 为阴性，>5 为阳性；

受到检测方法和患者体内某些干扰物质的影响，当 ICA 结果在 0.95~1.05 时，无法判断是否存在自身抗体，建议复查。

只有部分 1 型糖尿病患者的自身抗体呈阳性。因此自身抗体阴性并不能完全排除 1 型糖尿病的可能性，需要结合病史、胰岛功能等其他检查结果和临床表现进行判断。

如果糖尿病相关自身抗体一种或多种呈现阳性，则 1 型糖尿病诊断可能性很大，可结合临床表现和其他检查结果综合判断，做出分型诊断，指导患者的治疗。

2 型糖尿病患者接受外源性胰岛素治疗时，部分患者体内也会产生 IAA，因此 IAA 阳性患者并不一定属于 1 型糖尿病。有胰岛素治疗史或某些药物可以诱导机体产生 IAA，IAA 的存在还可能导致患者反复低血糖。

17 合理用药

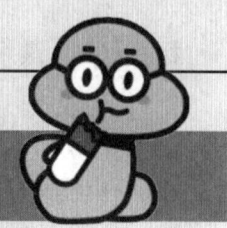

烟和药物不可"兼得"

药剂科 韩艳颖　　眼科 李思齐

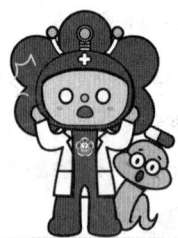

　　50岁的张先生烟龄近30年,不久前他被查出患糖尿病和高血压,遵循医嘱服用降糖药和降压药,但是血压和血糖一直都控制得不理想。这是否与他平时吸烟相关呢?经过查阅诸多文献发现,吸烟(包括二手烟)会对药物的代谢和疗效产生影响。

　　香烟中含有许有害物质,如尼古丁(烟碱)、煤焦油、一氧化碳等,其中尼古丁是香烟中含有的主要成分。

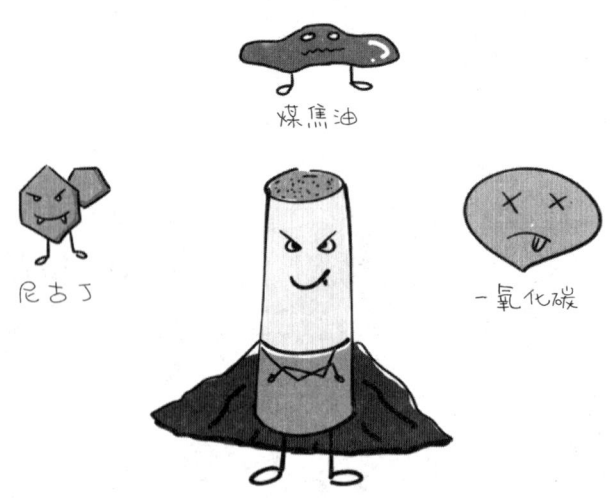

其实，尼古丁对人的致死量非常小，大概 40 mg（约 2 支香烟中所含有的量）就可致死！但所幸的是，吸烟时尼古丁绝大部分在燃烧中被破坏，而吸烟时所形成的煤焦油可黏附在咽喉、支气管壁、肺叶，诱发刺激，并有潜在的癌变作用。

同时，香烟还可以增强人体肝脏中酶的活性，导致多种药物加速被"消灭"，从而影响药物疗效。

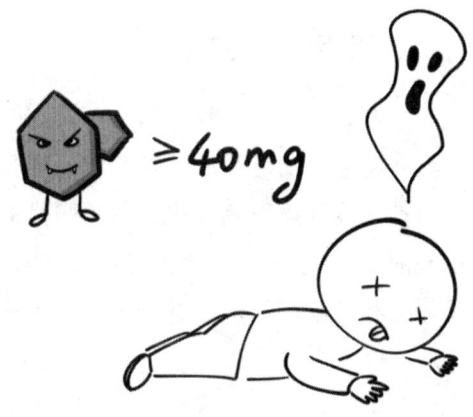

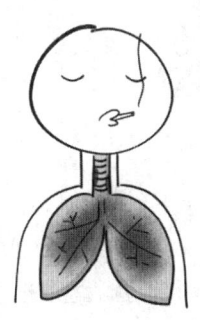

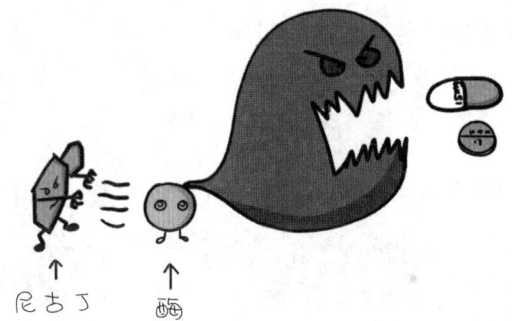

◎ 吸烟对降糖药物的影响

香烟中的尼古丁会刺激体内的肾上腺素分泌，直接导致血糖波动，还可促使周围血管收缩，减少对胰岛素的吸收，同时释放拮抗胰岛素作用的物质增加，降低了胰岛素的作用。

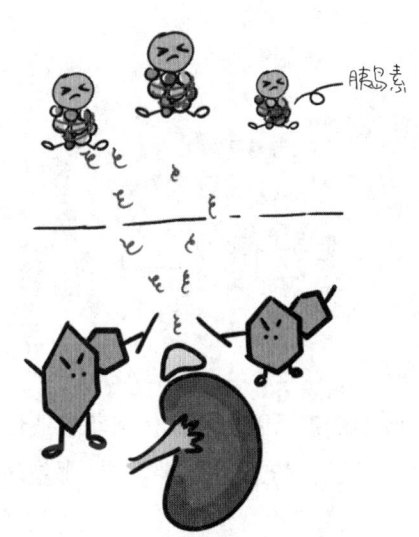

◎ 吸烟对麻醉、精神类药物的影响

口腔医师发现利多卡因麻醉对吸烟者疗效差，拔牙痛率高。这是由于吸烟刺激中枢神经，可使人对麻醉药、镇痛药、镇静药和催眠药的敏感性降低，导致药效变差。

◎ 吸烟对血压及心率的影响

吸烟能引起外周血管收缩，导致血压短暂升高和心率加快，从而影响药物的吸收。

吸烟对药物作用的影响见表17-1。

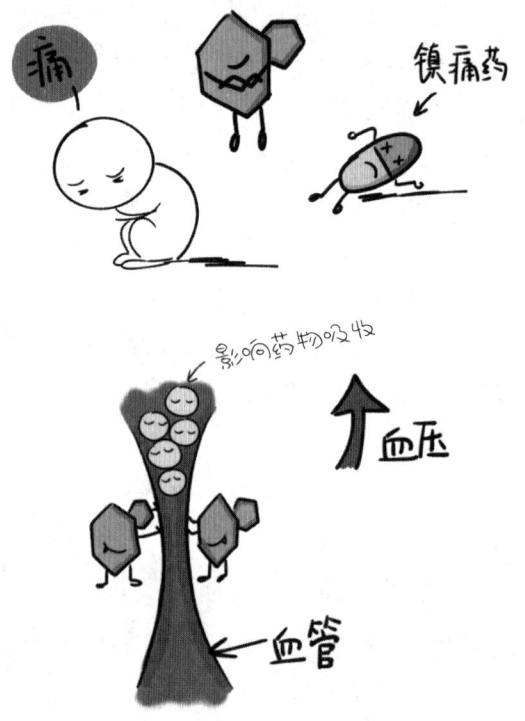

表17-1　吸烟对药物作用的影响

药物分类	代表药	吸烟对药物作用的影响
抗凝血药	华法林	增加血栓风险
平喘药	茶碱	平喘作用减退，维持时间缩短
苯二氮䓬类药	地西泮	镇静和嗜睡作用减弱
抗心律失常药	利多卡因	药效减弱
H_2受体阻断药	雷尼替丁	抗酸作用减弱
口服避孕药	炔诺酮	增加栓塞事件或脑血管意外风险
降糖药	胰岛素	周围血管收缩，胰岛素吸收减少
β受体阻断药	美托洛尔	降血压和心率控制作用减弱
降压药	氨氯地平	血压升高
利尿药	呋塞米	减弱利尿作用

吸烟百害而无一利，任何年龄戒烟均可获益。戒烟应趁早，因为健康第一。想不想让药物发挥正常药效呢？如果想，那就对烟说一声"不"！

（绘图　李思齐）

眼药水大揭秘，这些误区别大意

药剂科　韩艳颖　董淑杰

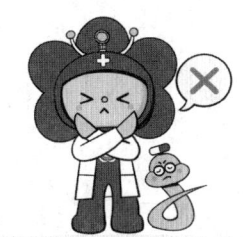

一天，作为药师的我从医院下班回家，推开门，看到老妈正在滴眼药水……

◎ **误区一：眼药水滴在黑眼球上**

我：老妈，眼药水可不能滴在黑眼球上呀！

老妈：我看人家都这样滴呢！为啥不能滴在黑眼球上呢？

我：黑眼球上的神经分布最多也最敏感，直接滴在上面容易造成频繁眨眼，使药液流走而降低疗效，而且有的药物在直接接触黑眼球时，可能会给角膜带来药物性损伤，所以我们要尽量避免这类事情的发生。

老妈：那应该怎么滴呢？

我：滴之前咱们先洗净双手，然后把头轻轻往后仰，眼睛向头顶的方向看，将下眼睑轻轻向下拉开。将眼药水滴到结膜

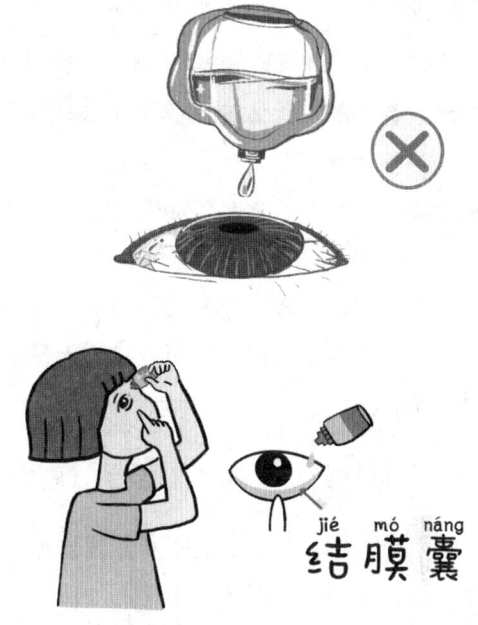

囊内，闭眼待一会儿，使眼药水和整个结膜囊的眼组织和角膜组织广泛接触，这样就能达到最好的治疗效果。同时，每次滴药后务必用手指按压双侧内眼角（泪囊处）3～5分钟，避免药物流入鼻腔或者口腔增加副作用。

老妈：嘿，原来以前都用错了啊，这下可知道啦！

◎ **误区二：有效期 = 使用期**

我：诶，老妈，我看您这眼药水用好久了吧，是不是都过期了？

老妈：不可能，买来也就半年，你看这有效期到明年7月，还有1年呢！

我：老妈，瓶装眼药水开封后最多可以使用4周！

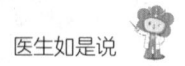

老妈：怎么又4周了，有效期不是写着到明年呢吗？

我：举个简单例子，未开封的牛奶可保存几个月，但是打开后第2天就不能再喝了，因为细菌都沾染进去了。同样的道理，眼用制剂如未开封，在规定条件下可保存至有效期，但是**有效期≠使用期**。

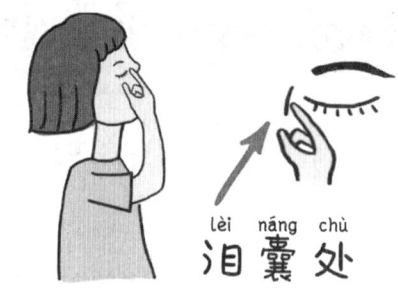

🔔 **注意**

（1）一般而言，**眼用制剂一旦开封，则最多可使用4周（少数眼用制剂开封只能使用1天或者1周，具体使用请参照说明书）**。这是因为眼用制剂开封后，极易在使用和保存过程中被泪液及空气中的微生物污染。因此眼用制剂使用时要注意瓶口勿接触眼睛。**使用后应将瓶盖拧紧，以免污染药品**。

（2）如果需要滴2~3种眼药水，每种应间隔5~10分钟；如果同时使用眼药水和眼膏，应先滴眼药水，间隔15分钟再涂抹眼膏。

（3）**可以在眼用制剂瓶或盒子上标记开瓶日期，以免忘记**。

◎ 误区三：眼睛不舒服了，就滴一滴

老妈：原来开封后的眼药水保质期这么短呀？那我去医院多开两瓶，家里备着吧！

我：备这么多眼药水干啥？

老妈：眼睛不舒服了，就滴一滴！

我：老妈，眼药水可不能有事没事来一滴，一年四季都用呀！任何一种眼药水都应按规定的频率和治疗时间使用，过度使用可能会导致不良反应的。咱们得先去医院查查病因！

老妈：还能有啥病因，估计是手机看多了呗！

我：其实引起眼部不舒服的原因很多，例如感染、过敏、疲劳等。只有明确病因后选择适当的药物才能治疗疾病，缓解症状。缺乏针对性的治疗往往适得其反。**最好的方法是科学合理用眼，不是出了问题才滴眼药水！**

🔔 **注意**

（1）如果长期使用抗生素类眼药水，会破坏眼部的正常菌群，相当于破坏了眼部的生态平衡，从而导致新的眼部疾病产生。

（2）如果长期使用激素类眼药水，可能会导致青光眼、白内障等疾病的发生，还可能继发严重的眼部感染，包括角膜的真菌感染等。

（3）**通常眼药水里都会含有安全用量范围内无害的防腐剂，若眼药水用量过大、用药过于频繁，也可能会伤及角膜。**

温馨提示：眼药水不是万能的，不可能治疗所有眼部疾病，我们需要合理、科学地使用眼药水，避开误区，让"心灵之窗"保持明亮，观千姿百态，看美丽"视"界！

（绘图　韩艳颖）

冬季鼻病，慎重选药

药剂科　江　华

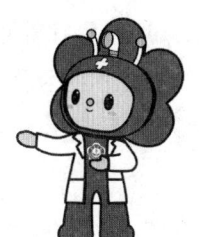

冬天天气寒冷干燥，是鼻病的高发季节，如鼻塞、打喷嚏、流鼻涕、鼻腔干燥或结痂、流鼻血等，在鼻病发生的初期，只要及时、正确地应用一些药品，特别是滴鼻剂，大多能很快奏效。

复方苍耳子片是北医三院的明星药品，常被吹嘘成神药，现在一些代购的不法商贩，推出了代购复方苍耳子片加可麻滴鼻剂、氯麻滴鼻液的套装，声称效果更佳。对此，我们要说说"氯麻滴鼻液"这类含麻黄碱滴鼻剂的正确使用方法。

冬季，由病毒或细菌感染引起的鼻炎、鼻窦炎显著增加。空气干燥使得黏膜防御力受损，加重了鼻塞、流涕的症状。北医三院有两个医院制剂——氯麻滴鼻液和可麻滴鼻剂，可缓解鼻塞症状，效果都很好。

◎ 氯麻滴鼻液

氯麻滴鼻液具有抗菌与收缩血管作用，可用于慢性鼻炎及鼻窦炎、感冒等引起的鼻塞。主要成分是氯霉素和盐酸麻黄碱。氯霉素对流感嗜血杆菌、志贺菌属、百日咳杆菌（百日咳鲍特菌）、淋球菌及脑膜炎球菌均有良好的抗菌作用，甚至在较低浓度时即可对流感嗜血杆菌产生杀菌作用。盐酸麻黄碱可以激动血管平滑肌上的受体，从而使皮肤、黏膜以及内脏血管收缩。鼻腔局部给药时，可以减少鼻充血，明显缓解因为鼻黏膜充血肿胀所引起的鼻塞症状，效果非常好。

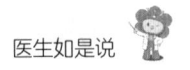

医生如是说

◎ 可麻滴鼻剂

可麻滴鼻剂的主要成分是盐酸麻黄碱与醋酸可的松，具有抗炎、抗过敏及收缩血管作用。甘油在本制剂中有保护黏膜、润滑、止痒等作用。目前主要用于过敏性鼻炎。对于因过敏引起的鼻塞，效果非常好。

这两种滴鼻剂的正确使用方法是，首先头向后倾，然后滴药，滴管不要接触鼻黏膜。滴好后保持头部后倾1分钟，鼻子适当吸气。用量请按照说明书使用。

这两种药中都含有盐酸麻黄碱，麻黄碱可用于缓解鼻黏膜充血肿胀引起的鼻塞。它能收缩鼻腔黏膜血管，消除黏膜肿胀，滴药后疗效可维持2小时以上。但长期应用反致黏膜血管过度收缩，毛细血管压增加，充血水肿反而加重。因此，氯麻滴鼻液和可麻滴鼻剂都不能长期使用。一般都用于急性期缓解症状，连续使用最好不要超过1周。使用超过1周常会引起药物性鼻炎。

这两个制剂已经在临床应用很多年了，只要遵医嘱使用，基本没有不良反应。对于一些顽固的鼻塞症状，使用1周后，需停药2~3周，如需要可以继续使用不超过1周，切忌长期连续使用。

这里提醒广大患者，鼻部不适还是要到医院就诊，千万不要网购药品。同时再次提醒一下大家，医院制剂属于处方药，须有医师处方才可调配、购买和使用。网上代购的，品质和真假都不敢保证。

过敏性鼻炎患者，家庭小药箱应备点什么药

药剂科　孔宪伟

有一种难过来自"过敏性鼻炎"，过敏性鼻炎又称变应性鼻炎，是一种极为常见的鼻黏膜非感染性炎症。引起过敏性鼻炎的变应原包括尘螨、蟑螂、动物皮屑等常年性变应原，以及花粉等季节性变应原。过敏性鼻炎的治疗包括环境控制、药物治疗、免疫治疗和健康教育等手段，其中药物治疗能够快速、有效、安全地控制过敏性鼻炎的鼻痒、喷嚏、流涕等鼻部症状。

◎ 治疗过敏性鼻炎的药物有哪些？

常用于治疗过敏性鼻炎的药物主要包括鼻用糖皮质激素、第二代抗组胺药及抗白三烯药（表17-2）。

表17-2 过敏性鼻炎的常用药物

类别		常用药物
鼻用糖皮质激素		布地奈德、糠酸莫米松、丙酸氟替卡松、糠酸氟替卡松、倍他米松、环索奈德
第二代抗组胺药	口服	西替利嗪、氯雷他定、左西替利嗪、地氯雷他定
	鼻用	氮卓斯汀
抗白三烯药		孟鲁司特

◎ 家庭小药箱中应该备点什么？

鼻用糖皮质激素

推荐配备鼻用糖皮质激素，因为鼻腔内局部给药可以使高浓度的药物直接作用于鼻黏膜，从而快速控制急性炎症，缓解鼻部症状，同时它还具有持续控制炎症的作用。

长期使用激素会不会有不良反应？

鼻用糖皮质激素是局部用药，所以全身不良反应少见，局部不良反应多为轻度鼻腔烧灼感、干燥、刺痛等，总体安全性良好，可以放心使用。

家中有多名过敏性鼻炎患者，能共用一瓶药吗？

不推荐共用，鼻用制剂为鼻腔喷雾剂，会有病菌交叉感染的风险，同时鼻用制剂是以"每喷"为计量单位，共用可能会影响各自的治疗疗程。

口服第二代抗组胺药

推荐配备口服第二代抗组胺药，这类药物对鼻部的疗效虽不及鼻用糖皮质激素，尤其是对鼻塞的效果有限，但它能有效控制轻度以及大部分中至重度过敏性鼻炎。鼻用第二代抗组胺药可以选择性配备，它对鼻塞症状的缓解优于口服第二代抗组胺药。

口服抗过敏药时应注意些什么？

口服抗过敏药一般是指抗组胺药（H1抗组胺药），分为第一代和第二代，目前口服第二代抗组胺药具有良好的安全性，因其血脑屏障穿透性低，减少了对中枢神经系统的抑

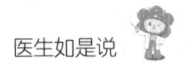
医生如是说

制,所以镇静和嗜睡的不良反应比较少见。

应注意的是,口服第二代抗组胺药的不良反应尽管少见,但在服药期间还应尽量避免驾驶、高空、机械作业或操作精密仪器等工作。部分药物可以增强酒精、安眠药、抗焦虑等药物的镇静作用,同时服用需谨慎。对于需要皮试的患者,应在皮试48小时前停用药物,以避免降低皮试的阳性反应。

抗白三烯药

抗白三烯药酌情配备,它对鼻塞症状的改善优于口服第二代抗组胺药,能够有效缓解喷嚏、流涕症状,尤其适合伴有哮喘的过敏性鼻炎患者。

◎ 孩子患有过敏性鼻炎,应如何选择药物?

儿童处于快速生长和发育的阶段,各器官发育尚不完全,在选择药物种类、剂量、剂型等方面还需谨慎(表17-3)。总的原则是首选口服第二代抗组胺药。

表17-3 不同年龄段儿童的药物选择

年龄	药物选择
0~6月龄	推荐辅助治疗为主,如用盐水或专用海水鼻腔清洗液对鼻腔进行冲洗、雾化等
6月龄至1岁	推荐使用口服西替利嗪
2~3岁	可选择口服西替利嗪或氯雷他定等,如夜间鼻塞症状明显的患儿可添加抗白三烯药联合治疗
3~6岁	可选择口服西替利嗪或氯雷他定等,如需要还可选择鼻用第二代抗组胺药或与鼻用糖皮质激素联合用药。使用鼻用糖皮质激素时需严格按说明书的年龄限制和推荐剂量用药,定期检测儿童身高

注:2岁以下推荐滴剂(如西替利嗪滴剂),可更精准量取适用剂量,使用方便。

◎ 妊娠期、哺乳期妇女患有过敏性鼻炎,能用抗过敏药吗?

考虑到药物对妊娠期胎儿和哺乳期婴儿的潜在影响,一般不推荐妊娠期妇女使用鼻用糖皮质激素;孕中后期可酌情使用口服第二代抗组胺药,如氯雷他定、西替利嗪,同时用药期间应密切关注身体反应,有问题及时咨询医生或药师。

哺乳期妇女不推荐使用任何抗过敏药。

小妙招助您控制冬季血压

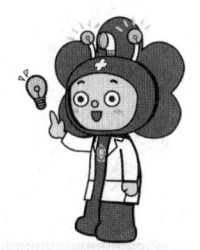

药剂科 李 晶

又到了一年寒风凛冽的日子，您的血压还好吗？相对于夏季，冬季人体的血压有所升高，这是因为寒冷会刺激交感神经，血管外周阻力增加。而血压升高会影响身体多个器官，尤其对基础疾病多、血管条件差者以及老年人群，更有极大的潜在风险，容易诱发多种心脑血管疾病，冬季如何更好地控制血压，将血压维持在安全合理的范围内，下面列出的这些实用措施和建议可供参考。

（1）当血压开始升高时，不要着急更换正在服用的降压药，但应注意监测和记录自己的血压。如果持续升达高限，且适当增加服药剂量后仍处于高危水平，则应及时就医，并将这一阶段的血压水平以及之前的服药情况等信息详细告知医生，以便医生能更合理地调整用药方案。提倡小剂量、联合用药，较之增大单药服用剂量，联合用药的疗效更好，不良反应相对更少。相较于普通制剂来讲，选用一些长效制剂能使降压的过程更加平稳，也能提高患者的依从性。严格遵医嘱定时、定量服用，血压下降后切忌突然停药或减量，否则会导致血压反弹。在正常的降压药组合基础上，还需准备一些急救降压药，如卡托普利、硝苯地平等，以便高危时能降低血管疾病的发生风险，为后期就医赢得缓冲时间。

（2）气温对血压有明显影响，冬季来临时，及时增加衣物，注意保暖，不要长时间处于寒冷中。

（3）注意膳食合理，适量增加一些能辅助降压的蔬菜及水果，如洋葱、木耳、番茄、苹果等，既能满足口腹之欲，还能达到以食疗病的效果。但需要注意的是，一些食物可能会和药物发生相互作用，如西柚中的成分就会影响肝中某种酶的功能，干扰药物代谢，从而产生不良后果，需要慎吃。

（4）保持良好心态，情绪激动时血压就会增加，学会控制情绪，避免过度喜怒哀乐。

（5）保持充足睡眠，良好的睡眠有助于舒张血管，平稳血压，睡眠不足不但影响血压，影响情绪，还会诱发多种疾病，每天应保证有7~8小时的睡眠时间。

（6）适量运动，能起到辅助降压的效果。

（7）戒烟限酒，健康生活。

医生如是说

咳嗽就吃甘草片，对吗

药剂科　李雪

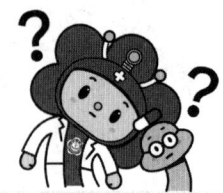

您有没有以下这些经历：早上出门，一阵寒风吹过，就咳个不停，晚上不能躺下睡觉，一躺就咳个不停？每到季节变换就咳个不停？觉着痰就在嗓子眼儿却怎么都咯不出来？

秋冬换季，寒冬将至，不少人都经历过让人难以安睡的"千咳百喘"，一旦受冷空气刺激或夜间受凉，更有可能咳得上气不接下气。这个时候许多人首先想到的应该就是"镇咳良药"——甘草片吧？殊不知咳嗽也有许多种，吃对了药就能很快止咳平喘，吃得不对，恐怕就要成为"咳嗽君"了。

那我们就来说说大部分"咳嗽君"首选的甘草片。目前常见上市销售的甘草片全名叫复方甘草片。"复方"顾名思义就是多种成分联合用药。复方甘草片的成分有甘草流浸膏粉、阿片粉、樟脑、八角茴香油、苯甲酸钠，其中，甘草流浸膏粉是保护性镇咳祛痰剂；阿片粉中所含的吗啡具有较强的镇咳作用；樟脑及八角茴香油能稀释痰液，使痰易于咳出；所以此药有镇咳祛痰的协同作用。但是，阿片粉具有依赖性，不能久服，而且属于兴奋剂范畴，运动员应避免服用。由于阿片类药可以通过胎盘屏障，也可通过乳汁进入婴儿体内，所以孕妇及哺乳期的妈妈们也要慎之又慎。

但是每种药都不是全能的，也不是包治百病的，要因人而异，因病用药。导致咳嗽的病因有多种，可能是咽炎，也可能是支气管炎，又或者是过敏，也不能排除是吃了某些药发生的不良反应等。所以当您出现咳嗽时千万不要盲目使用甘草片，一定要经过专业的医生诊断，开具适合您服用的药品。

另外，除了药物治疗，生活上我们也应该注意：入冬时容易咳嗽的人要注意保暖，尽量穿带领子的衣服或者高领衫护住脖子，出门戴上口罩，防止吸入过多冷空气；饮食方面要少吃辛辣刺激性食物，也可以多吃些梨，或者喝些冰糖梨水（糖尿病患者忌服）来润肺止咳。

中药 + 西药，如何"1+1＞2"？
关于中西药联用，这些需要注意

药剂科 刘 芳

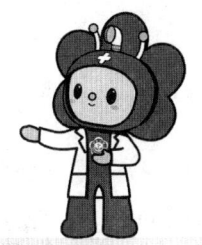

几年前，医院急诊收治了一位中年脑出血患者，病情十分危重，经过抢救，患者转危为安。为了探寻患者的病因，药师仔细询问了患者的既往病史和用药史。患者的家属告诉药师，患者在1年前查出了血栓，医生为患者开了阿司匹林，患者遵循医生的建议，坚持服药。

后来，这位患者在和其他病友的交流中发现，许多病友在服用西药的同时，也在服用中药（丹参、三七粉等）。于是，这位患者也自行加了中药，采用中药 + 西药的服药方式。

患者和家属都很疑惑，患者明明很重视自己的病情，也按照医生的建议坚持服药了，为什么还会发生脑出血呢？

◎ 西药 + 中药，不能自己说了算

其实，针对这位患者的情况，单独用阿司匹林就足以控制血栓。

患者在服用西药的基础上，没有和医生沟通，就自行加了中药，而且服用中药的剂量也是患者自己决定的。在没有专业医生或药师的指导下，很容易出现药物超量的情况。

中药和西药联用需遵医嘱，在医生或药师的指导下联用，不能由患者自行判断。

医生和药师会合理搭配中药和西药，提高疗效，起到"1+1=2"，甚至是"1+1＞2"的作用，同时也会把药物副作用降到最低。

◎ 中西药联用时，需要注意哪些？

在中西药联用时，需要关注中药中的一些特殊成分，例如，有些中药含有钙、汞等特殊成分，如果与左氧氟沙星、四环素等抗菌药物合用，可能会产生络合物，影响药物吸收。

有些中成药中也有西药的成分，比如，维C银翘片中含有解热镇痛的对乙酰氨基酚。如果同时服用其他也含有对乙酰氨基酚的感冒药，有可能导致药物过量，甚至出现一些严重的不良反应。

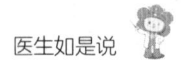

医生如是说

◎ 中药和西药哪个副作用更大？

西药的说明书里往往列了一堆不良反应，而中药有些只标明"不良反应尚不明确"。这是不是就说明中药的副作用比西药小？

其实，不能仅通过说明书来判断中药和西药哪个副作用更大，需要看治疗什么疾病、药物是否适用于患者、剂量是否合适、给药途径及时间是否正确，要做到合理用药。

此外要注意，茶水服药会影响一些药物的吸收。许多中药含有鞣酸，也叫鞣质，而鞣质可以和蛋白质结合，形成一些不溶性的沉淀。茶叶中同样含有鞣质，因此，不建议大家用茶水服药，以免影响一些药物的吸收。

◎ 中西药联用，是应该一起服用，还是间隔服用？

一般来说，中药和西药之间需要间隔 30 分钟至 1 小时。有些患者患有多种疾病，用药品种也多，这时需要咨询专业药师，合理安排服药时间，既能帮助患者更方便地服药，也能降低药物不良反应发生的可能性。

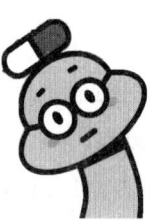

天然牛黄和人工牛黄区别大吗？药师教您来区分

药剂科　刘　丽　杨毅恒

在门诊药房窗口，经常遇到患者拿着一个小瓶进行咨询："药师您好，您看这个小瓶的牛黄写着体外培育牛黄，这是牛黄吗？还是人工牛黄？有什么区别吗？"

下面就来聊一聊，关于牛黄的那些事儿。

◎ 什么是牛黄？

大名鼎鼎的牛黄，是我国传统名贵中药材之一，最早载于《神农本草经》，为牛的胆结石。相传古代名医扁鹊因牛属丑，给它取了别名"丑宝"。

牛黄药性寒凉，具有化痰开窍，凉肝息风的功效。以牛黄为主药命名的中成药非常多，比如安宫牛黄丸、牛黄清心丸、牛黄解毒丸、牛黄上清丸、牛黄醒脑丸等，在组方中牛黄发挥着重要作用。

目前市场上牛黄的中药饮片共有 4 种类型，分别是天然牛黄、体内培植牛黄、体外培育牛黄和人工牛黄。

◎ 不同种类的牛黄其来源一样吗？

不同种类的牛黄，来源也不相同。天然牛黄是牛科动物（黄牛或水牛）胆囊、胆管或肝管中的结石；体内培植牛黄是在牛的体内利用其胆囊培植牛黄；体外培育牛黄是利用生物技术，在体外模拟牛体内胆结石的形成原理和形成环境发酵培育而成；人工牛黄是由人工混合各种药用原料制成（表 17-4）。

表 17-4　不同种类牛黄的来源

名称	来源
天然牛黄	**牛科动物黄牛或水牛胆囊、胆管或肝管中的结石**，可分蛋黄和管黄，取于胆囊，形较圆，商品称为"胆黄"或"蛋黄"；取于胆管、肝管者，呈管状，称为"管黄"
体内培植牛黄	**在牛的体内利用其胆囊培植牛黄**；一般利用活牛体，以外科手术的方法在牛的胆囊内插入致黄因子，使之生成牛黄
体外培育牛黄	**利用生物技术**，在体外模拟牛体内胆结石的形成原理和形成环境**发酵培育而成**；在新鲜牛胆汁中加入一定量可控的微生物，对牛胆汁进行发酵处理，随后利用发酵牛胆汁和澄清饱和钙盐制取有效成分的沉淀物，根据药用要求加入适量的胆红素、胆酸、去氧胆酸和无机盐，制作出复合胆红素钙，最后利用复合胆红素钙和发酵牛胆汁在体外培育牛胆结石；因为精确地控制了反应条件，保证了培育牛黄的质量稳定
人工牛黄	**由人工混合各种药用原料制成**；由牛胆粉、胆酸、猪去氧胆酸、牛磺酸、胆红素、胆固醇、微量元素等加工制成，为黄色疏松粉末

◎ 如何鉴别用的是哪种牛黄？

天然牛黄一般含有胆红素、胆汁酸等多种物质，二者不仅是天然牛黄的主要活性成分，同时也是含量最高的成分。

体内培植牛黄、体外培育牛黄的理化性质、化学成分及药理作用与天然牛黄相似。

人工牛黄中含有独有的猪去氧胆酸和少量游离胆红素，比较容易与前 3 种牛黄区分。取粉末少量，用清水调和，涂于指甲上，天然牛黄、体内培植牛黄、体外培育牛黄能将指甲染成黄色，这种鉴别方式俗称"挂甲"，而人工牛黄没有"挂甲"的特点（表 17-5）。

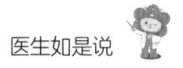

医生如是说

表17-5 不同种类牛黄的鉴别要点

名称	中药材饮片性状鉴别要点	
天然牛黄	天然牛黄多呈卵形、类球形、三角形或四方形，大小不一，少数呈管状或碎片；表面黄红色至棕黄色或暗红褐色；有的表面挂有一层黑色光亮的薄膜，习称"乌金衣"；有的粗糙，具疣状突起，有的具龟裂纹；体轻，质酥脆，易分层剥落；断面金黄色，可见细密的同心层纹，有的夹有白心；**气清香**	三者均味苦而后甘，有清凉感，嚼之易碎，不黏牙
体内培植牛黄	同天然牛黄本品，为不规则片块或粉末，棕黄色或黄褐色；质较疏松，间有少量灰白色疏松状物和乌黑硬块；**气微腥**	三者均有俗称"**挂甲**"的鉴别特点，取本品粉末少量，用清水调和，涂于指甲上，能将指甲染成黄色
体外培育牛黄	体外培育牛黄呈球形或类球形，表面光滑，呈黄红色至棕黄色；体轻，质松脆，断面有同心层纹；**气香**	
人工牛黄	一般需要通过理化鉴别，测定所含胆红素的含量	

◎ 牛黄的功效和用法、用量

天然牛黄药物匮乏，价格昂贵，堪比珍贵的宝石。所以含天然牛黄组方的药物一般价格偏高。人工牛黄成分、结构、含量等均与天然牛黄相差甚远，所以功效与天然牛黄不同。

国家规定，对于国家药品标准处方中含牛黄的临床急重病症用药品种，如安宫牛黄丸、大活络丸、牛黄清心丸（局方）、牛黄醒脑丸、片仔癀、人参再造丸、麝香保心丸、西黄丸等，可将处方中的牛黄用体内培植牛黄或体外培育牛黄等量替代，但不得用人工牛黄替代。

国家还规定，说明书中应准确标明牛黄来源，即体内培植牛黄、体外培育牛黄、人工牛黄。

在购买和使用时应仔细阅读药品说明书，查看成分，建议向医师或药师咨询后再购买和使用。需要提醒的是，4种牛黄孕妇都应慎用。不同种类牛黄的功效及用法用量见表17-6。

表17-6 不同种类牛黄的功效及用法用量

名称	功效	用法用量
天然牛黄	性味甘、凉，归心、肝经，具有清心、豁痰、开窍、凉肝、息风、解毒的功效；用于热病神昏、中风痰迷、惊痫抽搐、癫痫发狂、咽喉肿痛、口舌生疮、痈肿疔疮	多入丸散用；外用适量，研末敷患处
体内培植牛黄		
体外培育牛黄		0.15～0.35 g
人工牛黄	性味甘、凉，归心、肝经，具有清热解毒、化痰定惊的功效；用于痰热谵狂，神昏不语，小儿急惊风，咽喉肿痛，口舌生疮，痈肿疔疮的功效	多作配方用；外用适量敷患处

同时用药超 5 种，需找药师来指导

药剂科　刘　维

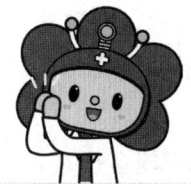

大约半年前，有位患者因为高血压和幽门螺杆菌感染，先后到心血管内科和消化科就诊，医生分别为患者开具了药物，加起来共有近 10 种药。

不久后，患者在家中做家务时突然晕倒在地，家人赶紧拨打急救电话，将患者送到医院急诊，发现患者的血压很低，只有 80/50 mmHg。医生询问患者家属平时患者的血压情况，家属反映，虽然患者一直有高血压的症状，但是通过服药，血压一直控制得很好，从没有出现过低血压的症状。

听完家属的叙述，医生请药师帮助分析患者的用药情况，患者家属很诧异地问药师："这些都是医生开的药呀，会有什么问题吗？"药师向家属耐心解释，由于用药种类比较多，药物之间可能存在相互作用，需要通过患者的用药情况进行分析。

在分析过患者所用的药物之后，药师发现，这位患者使用的一种降压药是硝苯地平，在治疗幽门螺杆菌感染时应用了克拉霉素。患者原本血压一直控制较好，而在近期因为加入了克拉霉素，会影响之前服用的硝苯地平。这两种药物之间的相互作用，导致患者出现了低血压的症状。

药师和医生一起为患者调整了用药，此后，患者的血压控制得很好，也没有再出现低血压的情况。

既往报道的数据显示，联用 1~5 种药物，药品不良反应发生率为 4%；联用 6~10 种药物，药品不良反应发生率为 10%；联用 11~15 种药物，药品不良反应发生率为 25%；联用 16~20 种药物，药品不良反应发生率可达到 54%。由此可以看出，**用药种类超过 5 种，药品不良反应的发生率也大幅提升**。所以，在需要服用超过 5 种药物时，建议大家先进行用药咨询，由药师帮助患者进行用药梳理和指导，尽可能将药品不良反应发生率控制在一个较低的水平。

◎ 常见问题

（1）这些都是医生开的药，如果减量，会不会影响疗效呢？

药师为患者进行用药指导的原则，就是在保证疗效的基础上，尽量减少不良反应的发生风险。比如,针对同一种疾病,医生可能会为患者开具多种相同或相似作用机制的药物,通过用药咨询,药师可以帮助患者把相同作用机制的药物精减,避免重复用药。

另外,在多种药物联用的情况下,可能会出现不同药物之间存在相互作用的情况,也就是说,一种药物可能会影响另一种药物的药效或出现不良反应。因此,药师可以帮助患者甄别哪些药物之间会有相互影响,也可以通过调整剂量,保证药物疗效。

(2)保健品也算在里面吗?

是的。保健品虽然不属于药物,但是在我们梳理药物相互作用和不良反应风险的时候,也要考虑在其中。比如同时服用含钙保健品和含钙药物,可能会导致钙的摄入超出每日推荐用量,出现高血钙或结石的风险。因此,同时服用的保健品也需要咨询医师或药师。

(3)出现什么征兆是用药的不良反应?

服药时出现了其他症状,可能是药物的不良反应,也可能是由其他疾病导致的。医生会根据患者**近期是否加药、是否调整药量、用药前是否有症状**等方面来判断。

网购"买买买",海淘药品真的那么"神奇"吗

药剂科　王志桐　郑思骞

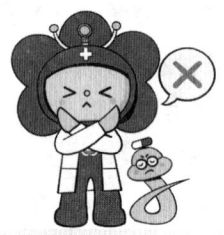

随着网购、海淘和代购的飞速发展,一些海淘药品风靡各大购物网站和朋友圈。但大家收货后发现,说明书全是外文,咨询商家也只是得到一些简单的服药剂量信息。对于一些含有西药成分的网红海淘药品,不合理使用将导致用药安全隐患。快来一起看看,一些代购和海淘网站销售火爆的药品,您家有吗?

◎ 非处方镇痛药随便吃,疼痛从此远离我?

有不少日本生产的非处方镇痛药在代购圈销售非常火爆,笔者解析其代表性成分后

发现主要包括以下几类。非甾体抗炎药作为解热镇痛药,可缓解多种轻中度疼痛,是镇痛药的主要有效成分。一些镇痛药中添加了咖啡因,可兴奋神经,缓解头痛,但属于精神药品,易造成滥用,美国FDA已将其从"一般认为安全"药品添加剂中删除。还有不少药物中添加了丙戊酰脲,其主要作用是镇静、催眠,但其由于可能导致血小板减少性紫癜的严重不良反应而撤市,目前只有日本在继续使用。除此之外,在日本非处方药不良反应报告中,含丙戊酰脲的非处方解热镇痛药的"皮肤和皮下组织疾病"不良反应报道率明显增高。

◎ "便秘丸"真神奇,几粒下去没烦恼?

近年来一款海淘药品"小粉便秘丸"风靡朋友圈,号称治疗便秘效果神奇且无副作用,笔者查询此款药品的主要成分为比沙可啶。这是一种刺激性轻泻药,主要通过改变肠道黏膜对电解质的转运而发挥作用,常见的不良反应为腹部绞痛、不适。长期服药可能导致低血钾、蛋白丢失性肠病和盐缺乏。禁忌证包括阑尾炎、肠梗阻和胃肠炎,有这些疾病的患者请勿服用。另外,孕妇和哺乳期妇女不宜使用。其实,有和它成分一样的国产药物——比沙可啶肠溶片,但最好在医生或药师指导下服用。

◎ 网红眼药水,还给您黑白分明的眼睛?

不少宣传能快速消除眼球红血丝的海淘眼药水中添加了盐酸四氢唑啉,它是α_2肾上腺素受体激动剂,可收缩眼部局部血管,但作用只是暂时的,易反复、易发生明显反弹。长期使用对一些有心血管问题的老年人可能存在较大风险。若不慎口服,可能引起包括嗜睡、昏迷、呼吸暂停、心动过缓、低血压等全身毒性,因此要放置在儿童接触不到的地方。

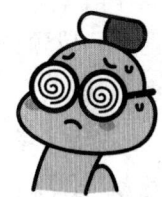

◎ 药师提示

其实海淘药品并没有什么"神奇"的成分,有些甚至还有更大的不良反应风险。因此,建议尽量不要自行购买服用海淘药品,如果您有相关方面的问题,请到医院就诊;服药后有任何不适,请您暂停使用,如有需要及时就医。

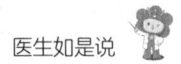

医生如是说

家庭小药箱如何配备？
如何管理小药箱里的药品

药剂科　杨毅恒

◎ 家庭小药箱

如今，很多家庭都会备有家庭小药箱。可以说，家庭小药箱是家庭健康的护航者。提到这里，很多朋友就会有一些疑问：家庭小药箱该如何配备？小药箱中的药品应该如何管理？口服液、舌下片、肠溶片……这么多剂型，如何正确服用？下面就来聊一聊家庭小药箱的管理。

◎ 家庭小药箱如何配备？

家庭小药箱是指将急救或常用药品及各种常用的医疗器材集中存放的箱子，可以方便自行处理一些小伤痛、小毛病，以备不时之需。在遇到某些突发的急危重病时，可以预先做一些应急处理，减轻患者的痛苦。

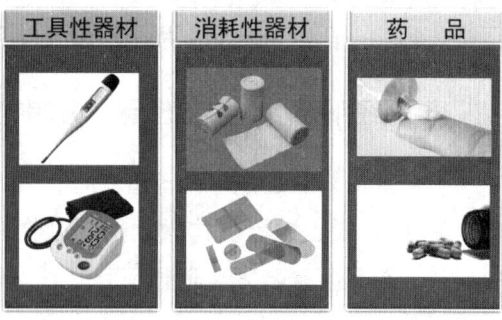

家庭小药箱的基本配备包括：**工具性器材**（体温计、血压计、处理或包扎伤口的器具等）、**消耗性器材**（消毒纱布、绷带、棉签、创可贴、酒精棉球等）和**药品**（内服、外用、急救药品等）。

在配备小药箱时，要首先考虑家庭成员的构成和健康状况。如果家中有儿童，小药箱里就要备一些儿童常用的药物，比如应对头痛、发热、腹泻或消化不良等症状的药品；如果家中有老年人，就需要准备一些老年人常用的药品，比如治疗心脑血管疾病的药品等。此外，根据家庭成员的健康状况，如慢性病患者或过敏体质者，还应准备相应的药品，以防突发状况。

对于小药箱中配备的药品，**应选择安全范围大、疗效稳定、用法简单、不良反应少、价格适宜的非处方药**。此外，如果家庭成员对某一类药品过敏，在配置药箱时，则**严禁混入会导致过敏的药物，以免误服**。

◎ 如何管理家庭小药箱？

1. 固定位置

家里最好能固定小药箱的位置，比如放在某个抽屉里或者放在柜子的某个角落，并且要让所有家庭成员都知晓其位置。一旦有人需要时，能够及时获取药品。

还有几点需要提醒大家：

（1）老年人的急救药品可以固定放在床头；

（2）小药箱不要放在最底层的抽屉里，避免儿童好奇误拿；

（3）不要放在厨房的抽屉里，厨房的温度相对较高，容易使药品变质，不利于保存；

（4）不要放在阳台上，避免因温度不稳定造成药品变质。

2. 储存适宜

药品的储存条件为：**干燥、低温、避光**。在药品说明书上，对于药品的储存会有不同的表述方式，如常温保存、阴凉处保存、遮光保存、避光保存、密闭保存、密封保存等。这些术语具体指的是什么样的环境呢？

（1）常温保存：10~30 ℃；

（2）阴凉处保存：不超过 20 ℃；

（3）冷藏保存：2~10 ℃；

（4）冷冻保存：低于 0 ℃；

（5）遮光保存：用不透光的容器包装；

（6）避光保存：避免日光直射；

（7）密闭保存：防止尘土及异物进入；

（8）密封保存：防止风化、吸潮及挥发或异物进入。

◆ 哪些药品适宜放入冰箱保存？

（1）生物制剂：如胰岛素、活菌制剂；

（2）代煎中药：如密封包装；

（3）外用药品：如栓剂；

（4）其他：如糖衣片、滴眼液、洗剂，以防夏季高温。

◆ 哪些药品不适宜放入冰箱保存？

（1）片剂和胶囊剂：冰箱湿度大，容易受潮，开启包装后，需将干燥剂置于原包装中；

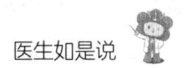

（2）散剂：冰箱湿度大，容易受潮，散剂开封后可存放 3~5 天；

（3）糖浆剂：温度过低会降低溶解度，导致结晶析出，影响疗效；

（4）乳膏剂：温度过低会引发油水分离。

3．分类存放

（1）成人用药与儿童用药分开；

（2）内服药与外用药分开；

（3）急救药与常规药分开；

（4）中药与西药分开。

4．适量储存

每种药品一般配备 1~2 盒（瓶、袋）即可，慢性病治疗期间，可适当加量，但不宜过多，以免变质失效。

一项网上调查显示，85% 的网友表示自己家里有剩余的过期药，这些药都被白白扔掉了。

因药品存在有效期，因此没有必要在家中储备太多，尤其是对于患有高血压和糖尿病的人群。在医院就诊后，最好随症状变化的具体情况及时调整用药。

5．保留包装

保存药品要同时保留其外包装，以便于辨识外形相似但成分不同的药物。此外，药品的包装还有遮光的作用。此外，应将药品外包装和对应的药品说明书放在一起，在用药时可以准确查找服用方法和注意事项等重要信息。

6．查看效期

◆ 直接标注有效期

有效期为 2020 年 8 月，表示药品可以使用到 2020 年 8 月 31 日，2020 年 9 月 1 日之后便不可再继续使用。

◆ 直接注明失效期

失效期为 2020 年 8 月，表示该药品合法使用的截止时间为 2020 年 7 月 31 日。

◆ 从生产批号推算有效期

如某药品的生产批号为 20200808，有效期 3 年，则可推算出该药品可以用到 2023 年 8 月 7 日。

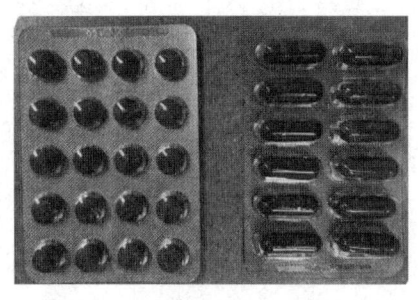

◆ 进口药品的有效期

失效期表示为"Expiry date""Expiration Date（EXP）"（截止日期）；有效期表示为"Use before"（在……之前使用）。

（1）美国：按月－日－年顺序排列，如 9/10/2020 或 Sep.10th 2020，即 2020 年 9 月 10 日；

（2）欧洲：按日－月－年顺序排列，如 10/9/2020 或 10th Sep.2020，即 2020 年 9 月 10 日；

（3）日本：按年－月－日排列，如 2020-9-10，即 2020 年 9 月 10 日。

◆ 拆了包装的药品使用期限

应注意，有效期不等于使用效期；滴眼液、眼膏剂等眼用制剂拆封后的使用期限最多不超过 4 周；糖浆剂开启后在室内常温（25 ℃以下）下可保存 1~3 个月，一般冬天不超过 3 个月，夏天不超过 1 个月；口服溶液剂、混悬剂和乳剂在瓶口及瓶盖未受污染的情况下，可在室温下保存 2 个月。

7. 定期整理

应注意定期查看及更新家庭药箱中的药品，建议大家每 3 个月到半年进行一次检查，主要是查看药品的有效期，以便及时更新药品。如果药盒的有效期字体颜色非常浅，建议在药盒上用记号笔把效期标注出来，切记一定不能服用过期药品。

对于包装已经打开的药品，要查看外观变化。如果药品出现以下变化，就无法继续使用了。

（1）片剂：松散、变色；

（2）糖衣片：糖衣粘连或开裂；

（3）胶囊剂：胶囊粘连或开裂；

（4）丸剂：变硬、霉变或虫蛀；

（5）散剂：严重吸潮、结块、发霉；

（6）眼药水：变色、浑浊；

（7）软膏剂：有异味、变色或油层析出；

（8）液体制剂：浑浊或沉淀。

8．过期处理

根据《北京市生活垃圾管理条例》，过期药品和包装都属于有害垃圾。

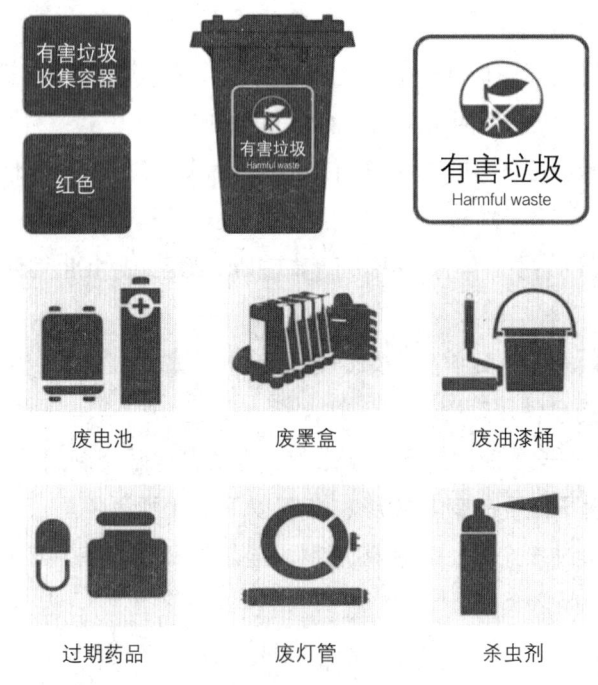

在将过期药品投入垃圾桶前还应做以下几件事：

（1）将药物包装信息用记号笔涂黑，或者进行撕、剪等毁形处理，避免被不法商贩利用包装，重新流入市场。

（2）如果药品量小，可以直接放进有害垃圾桶内。

（3）如果过期药品量比较多，需要进行处理：①口服固体药品，可以用水浸泡，胶囊剂应先将胶囊壳剥开，再将内容物浸泡处理；②口服液、眼药水、注射剂等液体，可将剩余液体倒入下水道，注意液体间尽量不要混合；③喷雾剂，可在空气流通、没有明火的环境下，将剩余药物尽量排空。如果药品的毒性较大，最好咨询医生或药师具体的处理方法。

（绘图　杨毅恒）

降压药、降糖药、降脂药，可以同服吗

药剂科　易湛苗

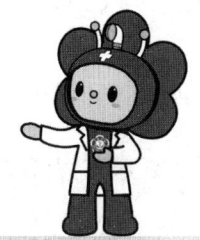

现如今，有高血压、高血脂或高血糖的朋友不在少数，甚至一些人同时被这三大问题困扰，也就是我们经常提到的"三高"。

服用降压药、降糖药、降脂药是很多患者最常用的控制和治疗"三高"的方式。

◎ "三高"患者需要同时服用降压药、降糖药和降脂药，这三类药物能不能一起吃呢？

在病房或者门诊中，经常会有患者问到这个问题。我们要明确一点：降压药、降糖药和降脂药，一般来说是可以联合使用的。

医师和药师在给"三高"患者选择药品的过程中，会尽量选择药物相互作用比较小的药品。

因为降压药、降糖药、降脂药属于不同的大类，在每一大类的药物又细分成多种小类。具体到某一小类中的具体药品，是否有药物相互作用，建议咨询医师或者药师，由专业人士做出判断。

◎ 降压药、降脂药、降糖药应该在什么时间服用？

许多"三高"患者，医师同时给他开了降压药、降脂药和降糖药。其实每种药物的服药时间不尽相同。

首先来看降压药。很多患者都是在晨起的时候血压比较高，因此通常会选择在早上吃降压药。而且，现在大多数降压药都是长效的，一天吃一片即可。

再来看降糖药。往往建议随餐服用降糖药，与患者吃饭的时间有关，所以一般来说，降糖药的服用频率为一天三次。

最后是降脂药。通常使用最为广泛的是他汀类降脂药。医师通常会建议患者在晚上睡前服用降脂药。

这三类药品，一类在早上吃，一类在晚上吃，一类随三餐吃，它们存在交集的时间并不多，可能出现药物相互作用的情况也就比较少。

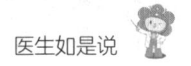
医生如是说

◎ 若服用这三类药物的间隔时间较短，会不会有影响？

还有患者经常会问，早上起床吃完降压药，没隔多久就吃早饭了，接着吃降糖药会不会有影响？

一般来说，医师和药师给患者选择的都是相互作用比较小的药物，比如常用的降糖药物二甲双胍、阿卡波糖，与地平类、普利类等常用的降压药物之间，药物相互作用很小，如果早上一起服用，问题是不大的。

另外，一般的降糖药物跟目前常用的降脂药物也是可以合用的。有一些患者由于生活习惯的关系，晚饭吃得比较晚，可能到八点才结束晚饭，这时候又该吃睡前的降脂药了。即使是这种情况，影响也不大。

如果医师说，两种药物之间可能存在一些相互作用，则建议间隔1~2小时服用两种药物，具体到哪一种药物，需要请专业的医生和药师帮助患者判断。

两人症状相似，吃同一种"消炎药"，为什么效果截然不同

药剂科 · 应颖秋

首先给大家讲一个真实发生的故事。几年前，李阿姨因肺炎住院治疗，出院时，医生为了消除感染症状，为李阿姨开了口服的左氧氟沙星，嘱咐她回家后继续服药一段时间。李阿姨的恢复速度很快，医生开的药还没有吃完就已经痊愈了，于是，李阿姨把没有吃完的左氧氟沙星收了起来。

过了一段时间，李阿姨的老伴出现了上呼吸道感染症状，咽痛伴有低热。老两口不想给平时工作繁忙的子女添麻烦，李阿姨告诉老伴："我之前吃的左氧氟沙星特别管用，要不你也吃点吧？"没想到，李阿姨的老伴服药3天之后，症状不但没有缓解，体温还越来越高，这才赶紧给子女打电话，来到了医院的发热门诊就医。

通过检查发现，李阿姨老伴发热的原因并不是细菌感染，而是流感病毒感染。通过抗病毒药物治疗，李阿姨老伴的症状迅速好转了。这让李阿姨和老伴非常不解，**老两口的症状相似，吃的是同一种"消炎药"，为什么效果却截然不同呢？**

很多人认为，抗生素就是消炎药，可以起到消除炎症的作用，而实际上，"消炎药"

只是一种俗称，并且需要跟大家强调一下，**抗生素不等于消炎药**。

说到"消炎药"，首先要了解导致炎症发生的原因有哪些。导致炎症发生的原因主要有三类：①细菌、真菌；**②病毒**；③组织和细胞受损。其中，**只有细菌、真菌导致的炎症，使用抗生素才有效**。抗生素主要作用于细菌、真菌等微生物，去除病因后，使得症状消除，而不是直接作用于症状本身。

患肺炎的李阿姨可以通过服用抗生素来消除炎症，而李阿姨老伴的炎症是由病毒引起的，虽然症状相似，但是这个时候服用抗生素，并不能起到消除炎症的作用。

说到这里，有的朋友可能会问，药品名称各异，怎么能够判断，哪些药物是抗生素？

这里教大家一个小窍门，**可以通过药品名称的开头和结尾来判断是否为抗生素**，药品名称中，以"头孢"开头，或者以"西林""霉素""沙星"等结尾的，都是抗生素。

◎ 抗生素可以多吃吗？

应注意，**抗生素不能滥用**。抗生素在治疗感染性疾病的同时，也会带来一些不良反应，比如二重感染：破坏身体中的有益细菌，导致腹泻。抗生素滥用甚至会影响身体的耐药环境，抗生素的使用会有一种"压迫性"的情况，使用抗生素越多，越可能生成多种耐药基因，以应对当前的生存情况。

◎ 没有症状了，抗生素还需要吃够疗程吗？

这需要由感染的细菌、病原菌种类，以及感染的部位和性质来决定。**一般情况下，症状消退3天后，可以停服抗生素**。对于最常见的上呼吸道感染或者是泌尿系感染等，建议服用抗生素的疗程较短，3~5天即可。如果感染部位是比较深部的器官或脏器，比如肝脓肿一类的感染，至少需要服用1个月，**具体疗程需要根据患者的情况进行分析**。

总结来说，抗生素不能够多吃，但是吃不够疗程也是不好的，建议吃够疗程再停药，这是抗生素的规范使用方法。

◎ 抗生素是不是越贵越好？

并不是。有句老话说**"好钢要用在刀刃上"**，这同样适用于抗生素的使用上。较为常见的上呼吸道感染、泌尿系统感染等，使用抗菌谱较窄、有针对性的抗生素就可以。而一些费用较贵、药效很强的抗生素，一般建议用在"救命"的时候，例如感染超级细菌时。对于抗生素的使用，建议对症下药，选择对的抗生素，而不是单纯关注价格更贵的抗生素。

医生如是说

到了夏天，药品要不要放到冰箱里保存

药剂科　郑佳杰　董淑杰

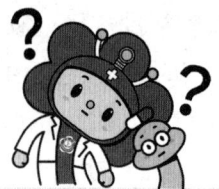

进入夏天，气温逐渐升高，空气中弥漫着炎热的气息。而每到夏季，来医院取药的患者也更加关心，药品拿回家以后应该如何保存。药师们经常被问到：这种药品用不用放在冰箱里啊？是放冷藏还是冷冻？其实，每种药品的包装和说明书上都标注了贮藏方法。下面就请药师根据药品包装上标注的贮藏方法，来为大家详细地讲解一下。

◎ 常温

大多数药品的储存环境通常是**常温**（系指 10~30 ℃，凡贮藏项未规定贮存温度的系指常温）或**阴暗处**（系指避光并且不超过 20 ℃）。

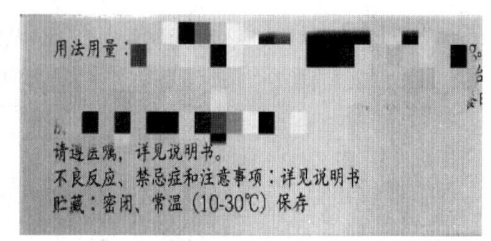

应注意，夏日室内温度较高，最好将药品储存在家中阴凉通风的地方，如果超过药品要求的储存温度，应及时采取降温措施，如开空调等。

◎ 避光

药物中的某些成分可能会在光照下发生结构改变，影响药效。通常所有药品均推荐避光保存，某些药品更要特别注意，如心绞痛的急救药品硝酸甘油片、维生素类药品弥可保片等。

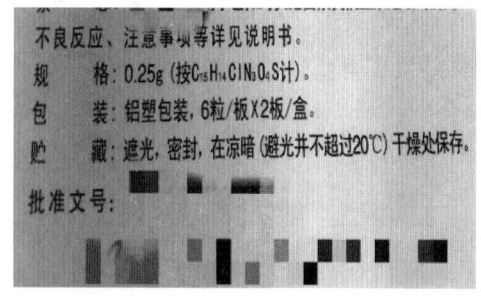

应注意，夏日阳光强烈，要避免直接暴晒，如窗边、阳台等。可放在避光盒或棕色瓶中，置于家中暗处储存。

药师特别提醒：炎炎夏日，请勿将药品遗忘在您的爱车中，避免药品失效造成损失！

◎ 防潮（干燥处储存）

有些药物会吸收空气中的水分，使药品水解或性状发生改变，如冲剂、颗粒剂、散剂、中药饮片等，因而更需要防潮，否则容易引起药物结块或霉变。

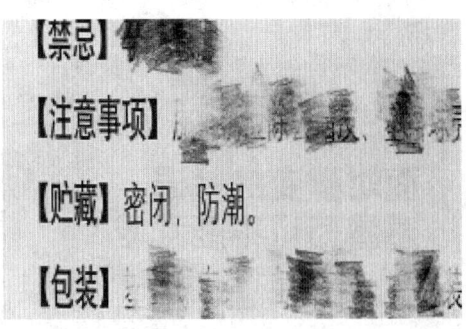

应注意，夏季雨水天气较多，空气湿度大，更需要注意防潮。此类药物可放置在单独的密闭药品储存盒里，用后塞紧瓶盖，存放于干燥的地方，如卧室、客厅等，避免放在卫生间等湿度大的房间。

◎ 冷藏保存

有一些药品需要较低温度储存以保证药品的质量稳定，如胰岛素、活菌制剂、代煎中药、外用栓剂、部分滴眼液或其他生物制品等。

相反，还有一些药物不适合放在冰箱内储存，具体如下。

（1）片剂和胶囊剂：冰箱内湿度大，片剂和胶囊剂容易受潮。

（2）散剂：由于冰箱湿度大，散剂也容易受潮，因此，不建议将散剂放在冰箱内储存。

（3）糖浆剂：冰箱内温度过低，会导致糖浆剂溶解度降低，析出结晶，影响疗效。因此，糖浆剂也不适宜放在冰箱内储存。

（4）乳膏剂：冰箱内温度低，易引发油水分离。

应注意，冷藏和冷冻虽然只有一字之差，但是对于药品储存却是千万不能搞错、弄混的。

冷藏通常指的是 2~8 ℃，即冰箱的保鲜层，通俗讲就是平时放青菜的区域。而冷冻一般指零下 18 ℃ 左右，通常是存放冰激凌的区域。炎热的夏日，对于冷藏保存的药品需要格外注意。您也许注意到了，图片中的药品包装

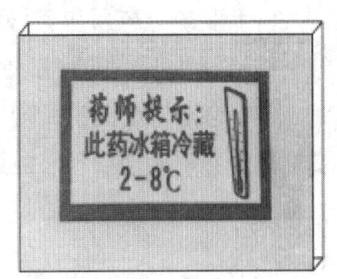

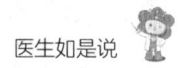

上有一张贴纸。患者在取此类药品时,北医三院药师会给药品贴上一个红色提示贴,并提醒患者注意储存方式。

（绘图　郑佳杰）

面对骤变的气温,感冒药可不能乱吃

药剂科　朱静雨　刘维

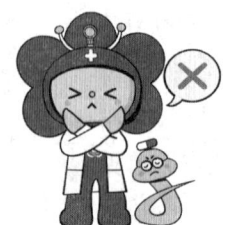

寒风瑟瑟,落叶漫野,晨幕落雨,寒衣更迭。最近气温急剧下降,天气骤冷,很容易导致感冒大暴发。但是要千万注意,服用感冒药一定要谨慎,注意事项不能少。

◎ 第一,切莫重复用药

得了感冒,很多人会去药店购买多种感冒药,以为几种药一起吃会效果更佳,殊不知这种想法存在很高的安全隐患。

许多感冒药、镇痛药和退热药都含有对乙酰氨基酚,如果同时服用两种感冒药,很容易造成体内对乙酰氨基酚摄入过量,可能造成严重的肝损害,引起比感冒严重得多的后果。这里还需要注意的是,有一些中成药也含有西药成分,比如吲哚美辛、对乙酰氨基酚和马来酸氯苯那敏等,同时使用也容易造成重复用药的风险。

所以大家在购买和使用药物时一定要加强警惕意识,谨防重复用药,避免加重身体负荷,从而减少肝损害。

◎ 第二,危险酒精不要碰

在用药期间最应该禁忌的就是酒精,酒精可以导致多种不良后果。

（1）双硫仑样反应:服用头孢菌素类药物后饮酒会造成双硫仑样反应,出现面部潮红、头晕、恶心、低血压、胸痛、呼吸困难等严重反应;

（2）增加胃出血的风险:酒精可刺激胃泌素分泌,导致胃酸分泌增加,与非甾体抗炎药联用时,可能增加胃出血风险。

◎ 第三，服药期间要注意

很多感冒药里有抗组胺药，服用后可能会出现嗜睡等不良反应，降低反应能力，增加事故危险，所以服药后不能开车，也不能操作精密仪器。

天寒色青苍，北风叫枯桑，清湖等厚冰，日短有冷光。希望大家天冷及时添衣，注意天气变化，远离感冒困扰，每天健康快乐！

鼻喷剂的正确打开方式

耳鼻喉科　白铭宇

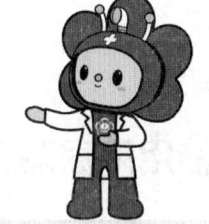

鼻用糖皮质激素是治疗多种鼻部疾病的重要药物之一，包括多种鼻炎、慢性鼻窦炎等。由世界卫生组织参与制订的过敏性鼻炎及哮喘临床指南中，将鼻用糖皮质激素推荐为治疗过敏性鼻炎的一线药物，肯定了鼻用糖皮质激素的重要性。

◎ 正确使用减少激素副作用

基础研究表明，不管对过敏性鼻炎的急性炎症还是慢性炎症，鼻用糖皮质激素均有强大的抗炎效果。它可以抑制过敏及非过敏反应引起的鼻部症状，如鼻痒、打喷嚏、流鼻涕和鼻塞等。

可能一提到"激素"，大家会有很多顾虑，比如会不会导致骨质疏松或肥胖等。**由于鼻用糖皮质激素是鼻腔局部用药，全身吸收少，生物利用度低，正确使用一般不会引起激素的全身性反应。**

儿童鼻用糖皮质激素的安全性一直是大家关注的热点问题。糠酸莫米松鼻喷剂适用于3岁以上儿童。儿童遵医嘱短期使用鼻用糖皮质激素是安全且有效的。

◎ 鼻用糖皮质激素用前需先摇匀

目前常用的鼻用糖皮质激素有布地奈德鼻喷剂、丙酸氟替卡松鼻喷剂、糠酸莫米松鼻喷剂等。使用鼻用糖皮质激素有以下几点注意事项。

使用前应先清洁鼻腔，保证药液与病损区域接触，**将药液摇匀，并试喷2下**，以获得均匀喷雾。

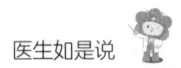

喷药时头部稍前倾，以免药液直接流入咽部。**喷嘴进入鼻腔约 1 厘米，稍偏向外侧使用**，一般需双侧用药。

用药后漱口，清洁鼻喷剂喷嘴，垂直放置药瓶。药物用量及频率遵医嘱使用。

使用鼻用糖皮质激素可能会出现一些局部副作用。**常见的有鼻部干燥、轻度鼻出血等，联合用些薄荷油滴鼻剂或停药即可缓解**。如果出现严重的鼻出血，需及时就诊，请专业医生评估后给予处理。

尿酸高＝痛风？发现尿酸高一定要使用降尿酸药治疗吗

风湿免疫科　李常虹

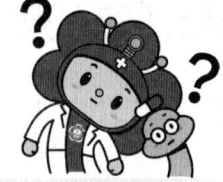

最近，医生在门诊遇到了这样一位患者。27 岁的王先生，连续两年体检发现血尿酸水平波动在 450～520 μmol/L（正常值≤420 μmol/L），既往身体健康，没有过关节肿痛急性发作的病史。

王先生十分焦虑，担心自己患上了痛风，询问要不要使用降尿酸药物治疗。像王先生这样，体检中发现血尿酸偏高的患者不在少数，下面就来聊一聊高尿酸与痛风的话题。

首先，需要明确一个概念：高尿酸血症≠痛风。

高尿酸或者尿酸高的学名为高尿酸血症，指的是正常嘌呤饮食下，非同日两次空腹血尿酸水平男性＞420 μmol/L，女性＞360 μmol/L。而痛风是一种由于尿酸盐沉积至关节所致的晶体相关性关节病，与嘌呤代谢紊乱及（或）尿酸排泄减少所致的高尿酸血症直接相关，属代谢性风湿病范畴。

理论上讲，高尿酸血症是痛风发生的病理生理学基础，但当机体仅有血尿酸升高而无关节肿痛等临床表现时，我们称之为无症状高尿酸血症，尚不能判断为痛风。所以高尿酸血症不等于痛风。

近年来随着人们生活水平的不断提高，无症状高尿酸血症的患病率呈逐年增加的趋势，据统计，我国男性高尿酸血症的患病率为 9.2%～26.2%。该患病率随着年龄的增长而增长，一般来说男性高于女性，城市高于农村，沿海高于内陆。

血尿酸的长期升高，可导致尿酸盐晶体析出，沉积于关节及周围软组织、肾小管和血管等部位，久而久之引起关节软骨、骨质、肾以及血管内膜等急慢性炎症损伤。

其次，高尿酸血症一定需要使用降尿酸药治疗吗？

我们先来看一下美国风湿病学会 2020 年提出的痛风管理指南：针对无症状的高尿酸血症患者，无论血尿酸水平多高，也不管是否合并心血管疾病、慢性肾脏病、肾结石等，均不推荐使用降尿酸药物起始降尿酸治疗。

而国内针对无症状高尿酸血症是否起始降尿酸药物治疗的推荐与之有所不同，根据 2023 年发表的《中国高尿酸血症相关疾病诊疗多学科专家共识》，高尿酸血症患者需要综合和长期的全程管理，按照血尿酸水平及合并的临床症状、体征，决定药物起始治疗时机，并制订相应的治疗目标，进行分层管理。

1. 患者管理是基础

应了解高尿酸血症相关知识，进行个体化的生活方式干预。如有共患病，需要与专科医师合作制订共患病的治疗方案，避免使用影响尿酸代谢的药物。

2. 非药物治疗是关键

提倡均衡膳食，以低嘌呤饮食为主。多饮水，维持每天尿量在 2000~3000 ml。可饮用牛奶及乳制品（尤其是脱脂奶和低热量酸奶），避免饮用可乐、橙汁、苹果汁等含果糖饮料或含糖软饮料。规律运动减轻体重可有效降低血尿酸水平。

3. 药物治疗是补充

对于高尿酸血症患者，经非药物干预疗效不佳时，可酌情考虑采用药物治疗。尤其是针对血尿酸水平长期大于 480 μmol/L，且合并代谢综合征、心血管疾病、慢性肾脏病及肾结石的患者，应多学科合作制订合理的降尿酸治疗方案。

最后，再来看一下王先生的情况，他是否需要使用降尿酸药物治疗呢？

根据病史，鉴于王先生平时生活中尚未注意饮食，且目前无任何症状及其他合并疾病，建议王先生**先按照上述提到的患者管理和非药物治疗方式进行干预，暂不推荐起始降尿酸药物治疗**。

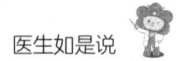

为什么吃这种药期间，医生不让我拔牙呢

风湿免疫科 魏 慧

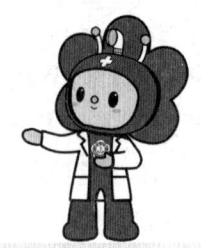

说起骨质疏松，相信大家都不陌生，而提到骨质疏松的药物治疗，双膦酸盐是常用的治疗药物，目前临床上常用的药物包括阿仑膦酸钠、唑来膦酸钠等。

每当有患者尤其是风湿免疫科的患者咨询医生："医生，我现在吃着阿仑膦酸钠，最近可以拔牙吗？"医生会非常郑重地告知患者"不可以"。这是为什么呢？

颌骨坏死或颌骨缺血性坏死，常出现疼痛、肿胀、骨外露、局部感染和颌骨病理性骨折，是双膦酸盐治疗的一种罕见并发症。当使用双膦酸盐治疗的骨质疏松患者发生该并发症时，应立即停止治疗。而拔牙会使双膦酸盐用药人群的颌骨坏死风险增高。

双膦酸盐导致颌骨坏死的具体机制目前还存在争议，可能的机制主要有破骨细胞功能障碍、局部细菌定植和炎症。

1. 破骨细胞功能障碍

正常情况下，在成骨细胞和破骨细胞共同作用下，骨组织不断更新，死骨可被吸收再生。双膦酸盐能抑制破骨细胞活性，诱导破骨细胞凋亡，导致破骨细胞能量代谢障碍。同时，双膦酸盐在骨表面聚集，抑制破骨细胞的骨质吸收，导致骨重建能力下降，引起颌骨坏死。

2. 局部细菌定植和炎症

一些口腔定植菌（革兰氏阴性菌）的细菌脂多糖可以促进局部炎症反应，加速骨吸收，同时增加口腔局部酸度，抑制伤口愈合，导致骨坏死。此外，双膦酸盐在代谢过程中产生活性氧，导致局部软组织破坏。

为什么说，拔牙会加重双膦酸盐用药人群的颌骨坏死风险呢？

拔牙是一种有创操作，是加重颌骨坏死的危险因素。一方面，双膦酸盐容易聚集在骨转换活跃的区域；另一方面，牙周疾病引起局部微血管损伤，细菌构成了局部微环境炎症，拔牙创面会影响骨重建的过程。糖尿病、牙周病、使用糖皮质激素、免疫缺陷、吸烟等都是颌骨坏死的高危因素。正因如此，许多风湿免疫疾病患者，因病情需要使用糖皮质激素、免疫抑制剂或生物制剂，都属于高危人群。

特别提醒使用双膦酸盐的风湿免疫疾病患者，在用药期间需要注意是否有牙龈疼痛、肿胀、骨外露、局部感染等症状，必要时需要到口腔科就诊。

如果患者在用药期间拔了牙，需要保持良好的口腔卫生，重视口腔洁治，可在一定程度上预防双膦酸盐引起的颌骨坏死。如果出现相关症状，应及时到口腔科就诊。

要想预防和降低双膦酸盐用药人群颌骨坏死的风险，需要注意以下几个方面。

（1）抗骨质疏松治疗前完成必要的口腔手术，在口腔手术后正确使用抗生素，使用漱口液，拔牙后正确闭合创面，保持良好的口腔卫生。

（2）对于存在颌骨坏死的高风险患者，在进行复杂性侵入性口腔手术（包括拔牙）前，建议暂停双膦酸盐治疗至少 3~6 个月后，再实施口腔手术，术后 3 个月如无口腔特殊情况，可恢复使用双膦酸盐。

（3）保持口腔清洁，注意口腔卫生。

明明吃了治疗痛风的药，为什么症状没缓解呢

风湿免疫科　张警丰

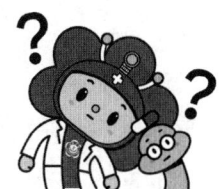

前几天，小李在晚饭时吃了不少海鲜，还喝了啤酒，结果当天夜里，小李的右足大脚趾就突然开始红、肿、热、痛，导致他整夜都没有睡好觉，第二天起来，更是连正常行走都很困难了。同住的小王看到小李的表现，给他出了主意。

"你这是痛风发作了呀，我之前也得过，跟你的症状一样。你现在的情况，也不方便出门去医院。要不，我把我的痛风药给你，你先吃几天看看？"

"好呀好呀，谢谢您，我实在是太疼了，您真是帮了大忙了！"

小李接过小王递过来的药盒，上面写着"非布司他"，简单看了看说明书，是治疗痛风的药物。疼痛难忍的小李没有多想，赶紧吃上了药。但没想到事与愿违，好心的小王这次却帮了倒忙。

小李刚吃了两天药，发现疼痛不但没有缓解，反而更加严重了，原本因疼痛无法正常行走，现在只要稍微一动，小李就疼得满头大汗。这下小李实在是坚持不了了，赶紧找人把他"抬"到医院就诊。医生仔细询问情况并完善相关检查后，告诉小李："小李呀，你的症状是痛风急性发作，虽然吃的是治疗痛风的药，但是吃药的时机不对！"

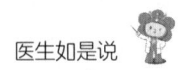

小李这下彻底懵了，明明及时吃了药，为什么时机还不对呢？这是怎么回事呢？要回答这个问题，首先需要了解一下痛风与高尿酸血症。

痛风的典型表现为单水单钠尿酸盐结晶所致的特征性急性关节炎。高尿酸血症是痛风最重要的致病因子，也是痛风发生的生化基础，然而在血尿酸水平持续增高的患者中，仅有小部分罹患痛风。

尿酸盐结晶形成是多种因素共同作用的结果，包括高尿酸血症的程度、局部温度、其他溶质、酸碱度以及其他组织成分。脱落的游离尿酸盐晶体或新鲜沉积的尿酸盐晶体是强烈的炎症刺激因子，可诱发痛风急性发作。因此，治疗痛风包括两方面：痛风急性发作期抗炎镇痛治疗与降尿酸治疗。

1. 痛风急性发作期抗炎镇痛治疗

首要治疗目标是及时快速地缓解疼痛，主要治疗药物包括非甾体抗炎药、秋水仙碱、糖皮质激素以及生物制剂。

2. 降尿酸治疗

降尿酸治疗的目标是预防急性痛风发作，预防痛风石产生，促进痛风石溶解，预防慢性痛风性关节炎的出现。

小李服用的非布司他，就是属于降尿酸药物的一种。多数指南推荐，降尿酸药物应当在急性炎症控制1~2周后开始应用。血尿酸突然降低可使已形成的尿酸盐结晶从关节滑膜脱落，引起痛风发作，尿酸降低速度越快，引发急性痛风发作的可能性越高。

因此，对于首次使用降尿酸药物的患者，推荐采用药物递增的方式，同时应用小剂量秋水仙碱、非甾体抗炎药预防急性痛风发作。而在规律应用降尿酸药物治疗期间，如果出现痛风发作，不推荐停用降尿酸药物。针对小李的症状，在痛风急性发作期，应当充分抗炎镇痛治疗，而不是在未抗炎的同时进行强效的降尿酸治疗。关于降尿酸的指征，需要通过进一步评估，再决定是否启用以及启用的时机。

听完医生的讲解，小李恍然大悟，原来治疗痛风的药物选择和吃药时机，有这么多学问，小李感叹，自行判断病情及用药并不一定靠谱，还是要由专业的医生进行评估并制订治疗方案。

更年期使用激素治疗，会增加乳腺癌风险吗

妇产科　胡红霞

女性朋友进入更年期后，由于性激素（尤其是雌激素）缺乏，会出现各种不适症状，如情绪障碍、潮热、出汗、泌尿生殖道萎缩、骨丢失、骨质疏松、多器官衰老等。

来到医院就诊，医生通常会建议更年期女性进行绝经激素治疗，如果在围绝经期或者绝经早期就开始绝经激素治疗，不仅可以缓解绝经时的一些不适症状，如情绪障碍、血管舒缩症状（如潮热、出汗、睡眠障碍）等，从长远来看，也可以预防绝经后骨质疏松症、心脑血管疾病、中枢神经系统疾病等。总体来说，其获益大于风险。

然而，医生在平时门诊中经常被患者问到，使用激素治疗是否会增加肿瘤患病风险，尤其是女性比较关注的乳腺癌。其实，各位进入更年期的女性朋友大可不必"谈激素色变"。

◎ 激素治疗不是乳腺癌的直接病因

乳腺癌是女性中发病率最高、死亡率靠前的癌症之一，虽然确切病因目前尚不明确，但它与很多危险因素相关，其中包括年龄、月经情况、乳腺癌家族史、乳腺良性肿瘤史、生殖系统疾病史等不可控因素，以及肥胖、生育、哺乳、精神、心理因素、运动、生活习惯、饮食、性激素暴露病史等可控因素。研究显示，亚洲女性乳腺癌的发病高峰为45~55岁，随着年龄的增加，乳腺癌的发生风险增加，一位50岁的普通女性，到60岁时将会有2.4%的概率发生乳腺癌。所以，进行激素替代治疗的女性得了乳腺癌，不能简单说是服用激素所致，乳腺癌风险与绝经期激素治疗之间的关系是复杂的。

◎ 绝经激素治疗相关的乳腺癌风险很低

绝经激素治疗与乳腺癌的发生具有一定关系，研究表明，不超过5年的激素替代治疗并不增加乳腺癌风险，绝经激素治疗超过10年虽然会轻度增加乳腺癌的风险，但风险很低，小于肥胖、酗酒、缺乏体育运动等危险因素带来的风险。多年来，大量的研究结果均没有得出激素治疗增加乳腺癌风险发生的直接证据。目前普遍认为，激素治疗中添加的合成孕激素会增加乳腺癌风险，且与孕激素使用的时间有关。而目前临床上常用的微粒化黄体酮或地屈孕酮，属于天然孕激素或最接近天然的孕激素，其风险更低。

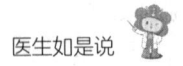

◎ 绝经激素治疗有严格指征

绝经激素治疗需要在医生指导下使用，有严格的使用指征，治疗前会对患者进行全面评估。激素替代治疗前会有规范的乳腺筛查评估流程，建议进行乳腺超声及钼靶检查。对于临床体检正常但是影像学提示 BI-RADS 1 类、2 类患者，恶性的可能性极低（几乎为 0），可以使用激素治疗；对于 BI-RADS 3 类患者，多为良性结节，恶性的概率≤2%，一般会与乳腺外科协同评估，若乳腺外科评估后考虑良性可能性大，与患者沟通后若同意，可使用激素治疗，其间将加强随访，半年复查一次乳腺超声；对于 BI-RADS 4 类及以上的患者，不推荐绝经激素治疗，如果正在进行，应停止绝经激素治疗。乳腺癌患者是激素治疗的禁忌证，一旦接受激素治疗，会有严格的随访机制，一般在服药后 1 个月、3 个月、6 个月、1 年进行评估，以确定是否可以继续进行激素治疗。

对于绝经后的女性朋友来说，不管是否接受激素治疗，只要乳腺存在，患乳腺癌的风险永远不会是"0"。预防乳腺癌最好的方式，就是尽量降低风险，如控制体重、坚持运动、规律饮食、规范使用性激素等。同时，做到早发现、早治疗，争取最好的预后。

绝经激素治疗的目标是最大限度提高绝经女性的生活质量，所以，更年期女性朋友不必"谈激素色变"，在医生的指导下，科学补充激素，与家人一起享受更美好的生活。

更年期女性补充激素会发胖，这是真的吗

妇产科　王　威　毕仙民　　临床营养科　贺晓娟

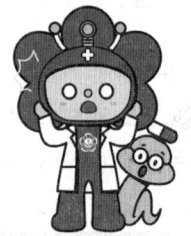

我们知道很多女性在更年期会出现潮热、盗汗、失眠、烦躁、抑郁、关节疼痛等症状，主要是因为绝经以后卵巢功能减退，分泌雌激素减少，而激素替代治疗就是适当补充缺少的雌激素，缓解不适症状。

但其实很多女性朋友可能不知道，更年期绝经之后，由于卵巢功能衰退、卵泡减少、雌激素分泌减少，我们的骨骼、心血管系统、甚至神经系统都会受到影响。缺少了雌激素的保护，会导致一系列健康问题出现。

根据国际绝经协会和中华医学会推荐的应用雌激素补充的指南，以下都是可以进行激素补充治疗的指征：年龄超过 40 岁；明确诊断更年期；出现血管收缩症状，比如潮热、出汗这些明显的更年期症状；有跟绝经相关的骨量减少。在这之前，我们需要做全

面的体检和评估。

所以，在更年期进行雌激素补充，不仅是单纯的缓解症状，更是健康维护策略中重要的组成部分，所以女性进入更年期及绝经期后，需要补充雌激素。

更年期进行雌激素补充，需要专业医生根据病情，来个体化制订具体方案。提醒广大女性朋友：雌激素可不像化妆品和保健品，千万不能自己买着吃，一定要在专业医生的指导和随访下服用。

◎ 补充雌激素，会长胖吗？

一谈到激素治疗，很多人先问的就是："医生，我吃了激素会不会长胖啊？"

我们人体内的激素有200多种，通常吃了会长胖的激素是肾上腺皮质激素，像泼尼松、地塞米松等，这些激素确实能导致发胖、骨质疏松。

而更年期女性缺乏的是雌激素。雌激素可以使女性皮肤细腻、曲线优美，绝经后的女性由于雌激素缺乏，加上身体代谢水平下降，身材就容易走样。雌激素缺乏后全身和内脏的脂肪更容易合成并增加，堆积在腹部，形成苹果型肥胖。

适当补充雌激素恰恰可以减少体内的脂肪含量，促进脂肪代谢，减少腹部脂肪堆积。事实上，确实有一小部分人在使用激素替代治疗后体重增加了，这是由于雌激素减轻了更年期的种种不适症状，食欲进而好转，不自觉地会增多食物摄入，自然就会长胖一些。

适当的激素补充治疗、科学合理的膳食、良好的生活方式，定会使您"洗尽铅华，不减芳华，风韵犹存"！

如何正确使用保肝药

感染疾病科　李晓光

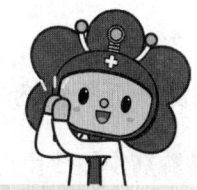

保肝药是指用于保护肝功能的一类药剂的总称，其特点是促进受损的肝细胞再生，促进肝细胞修复，保护肝细胞免于损伤或减轻损伤。

◎ 保肝药物种类多

保肝药物的种类繁多，可根据不同作用机制，选择相应的药物：①促进肝细胞膜修复作用，可以选择多烯磷脂酰胆碱；②抗氧化作用，可以用乙酰半胱氨酸、还原型谷胱甘肽、硫普罗宁、水飞蓟素等；③抗炎作用为主，可以选甘草酸苷、糖皮质激素等；④退黄疸作用强，可以选腺苷蛋氨酸、门冬氨酸钾镁、茵莲清肝颗粒、茵栀黄等；⑤利胆作用强，可以选择熊去氧胆酸等。

◎ 降酶治疗≠保肝治疗

很多降酶药物的特点是，仅能够快速降低谷丙转氨酶（又称丙氨酸转氨酶，ALT）水平，对谷草转氨酸（又称天冬氨酸转氨酶，AST）降低作用不明显，部分 AST 不降反而升高，停药后容易反弹，所以一定要逐渐减量停药。常用的降酶药物有联苯双酯、双环醇、五酯胶囊等。而保肝药物的特点是恢复 ALT 的速度比单纯降酶药物慢，但是可以恢复多个指标，停药后反弹少。因此，根据病情需要，可以将保肝药物、降酶药物联合使用，加快病情恢复。

◎ 保肝药物选口服药还是静脉输液好？

临床上经常会看到肝功能异常的患者出于种种原因，追求保肝降酶、让肝功能恢复正常，一般来说，治疗病因是最重要的，病因去除后，大多数患者转氨酶会逐步恢复，虽然过程可能缓慢，但却是治本的方法。

如果是轻度肝功能异常，选一种保肝药物就可以了，如果肝损伤严重，根据具体类型，可以考虑选择抗炎、抗氧化、退黄、利胆、降酶等药物联合使用。

如果患者转氨酶过高，例如超过正常上限 4~5 倍，ALT 达到 200 U/L 以上，甚至在 500~1 000 U/L 以上，可以静脉输液降酶，一般疗程为 1~2 周，如果转氨酶下降理想，可以换成口服降酶药继续维持治疗一段时间，没有统一的疗程和方案，针对具体情况，个体化的治疗对患者更有利。

◎ 慢性肝炎患者要长期应用保肝降酶药物吗？

俗话说"是药三分毒"，保肝降酶药物的使用也是如此，必须要针对患者的病情具体分析，确实需要用药者才可应用，而对于肝功能正常、病情平稳的患者，如乙肝病毒携带者，则不需要用药，只需定期复查即可。

有些肝病患者为求心安，坚持长期用保肝降酶药，这有可能造成不必要的浪费，更有可能掩盖病情。长期大量应用降酶药物，的确可以使不少患者的转氨酶达到正常水平，但是这可能是一种假象，往往会使患者盲目乐观，也会麻痹医生，忽视或者放弃了其他更重要的治疗措施，特别是慢性乙肝患者的抗病毒治疗。患者不去关注复制活跃的病毒而热衷于降酶，可能使病毒更加猖獗，使肝脏受到进一步损害。患者沾沾自喜，不主动复查各项化验指标，结果导致肝脏炎症持续存在，肝纤维化悄悄进行，肝硬化也可能发生。

额头滚烫，需要马上吃退热药吗？
不妨先问问自己这 3 个问题

感染疾病科　王伊宁

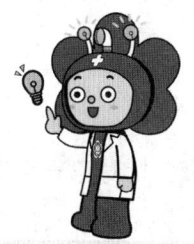

眼下正是气温急剧变化的时节，免不了又出现头疼脑热的情况。这时是应该立刻吞下药盒里面的感冒药呢？还是理性判断一下自身情况再做打算呢？不妨问问自己这 3 个问题。

◎ **第一，您真的发热了吗？**

您肯定对这种情况不陌生，突感头沉，用手摸了一下额头，手感滚烫，于是立马断定发烧了！真的是这样吗？

医学上，"发烧"的学名为发热，该种症状常由细菌或病毒感染后产生的致热原使正常体温调定点上移而引起。那正常的体温是多少呢？医学上有不同的测量正常体温的方法，包括腋下、舌下和肛内等，其中腋下测量是最为常用的方式。腋下测量 5~10 分钟，正常温度范围为 36~37 ℃。

一般情况下，若腋下温度超过 37.3 ℃，且一日间体温波动超过 1 ℃以上，可认为是发热。

◎ **第二，您真的该吃药吗？**

有很多人发现自己发热后便会立即吃药，这样是不对的。适当的温度升高并不会对人体造成特别大的损害。

当体温升高但低于 38.5 ℃时，发热会使人体代谢加快、免疫力提升，不利于病原微生物的生存，因而对机体有一定的保护作用。这个时候，一般不需要服用退热药，可采用物理降温疗法，如湿毛巾擦拭、酒精擦拭、冰敷等方法降温，同时适量多喝水，以加速代谢，进而帮助退热。

当体温高于 38.5 ℃时，会对机体造成不良后果，此时需服用退热药，必要时结合物理退热疗法，同时也要多喝水。

◎ **第三，您真的吃对药了吗？**

如今市面上退热药琳琅满目，各种品类令人眼花缭乱，在选择何种退热药、如何服用退热药上需要多加注意。一般情况下，在选择时应首选口服剂型，连续使用不要超过 3 天。用药前后均要注意监测体温。

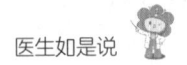

1. 口服退热药

常见药品种类包括对乙酰氨基酚、洛索洛芬钠、布洛芬、阿司匹林等。对乙酰氨基酚最为常用,合理剂量下使用安全性高,但超过最大剂量使用会造成肝损伤。一般复方感冒药均含有该成分,同时服用多种药品时一定要注意避免重复用药。在服用洛索洛芬钠时,需要注意空腹时不宜服药,6~8小时服用1片,一天最多3片。

2. 注射剂

药品种类包括赖氨匹林注射液、对乙酰氨基酚注射液等,适用于意识不清、进食差、不能口服用药的患者。此类药物作用快、体温下降迅速,患者出汗较多,使用时要注意补充足够的液体,按时测量体温。

3. 栓剂

栓剂包括吲哚美辛栓、阿司匹林栓、小儿布洛芬栓、右旋布洛芬栓等。栓剂的吸收不经过肝,直接从肠道黏膜吸收入血,不刺激胃肠道,比口服给药起效快。但从吸收率来讲,栓剂需要通过黏膜吸收,吸收率比口服用药低。在使用吲哚美辛栓时需注意不宜与阿司匹林合用,否则会降低吲哚美辛的疗效。

亲爱的朋友们,下次头疼脑热之时,您还像以前那么惊慌失措吗?建议先问问自己上面这3个问题,再决定是否吃药吧。

阿司匹林是饭前吃还是饭后吃

消化科　宋志强　胡　南

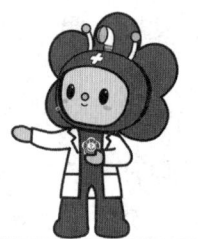

我国目前胃溃疡、胃出血的主要原因有两个,一个是幽门螺杆菌感染,另一个就是阿司匹林和一些镇痛药的使用。随着我们生活条件的改善以及老龄化社会的到来,很多有心脑血管疾病的老年人都需要长期服用阿司匹林,阿司匹林引起的胃肠损害的确比以前要多,但大家不用担心,只要防治得当,阿司匹林这个百年老药还是能够帮助我们来防护心血管的。

那么其中一个重要问题就是阿司匹林什么时候吃合适,可能很多人觉得饭后吃不会伤胃,这个说法是真是假呢?

答案其实是假的。正确的说法应该是饭前吃阿司匹林不伤胃，跟大家的想法可能正好相反。我们通常有一个认知，就是不管是药物还是食物，如果这个东西伤胃，那么最好把它放到饭后吃。由于饭前吃它会直接接触胃黏膜，可能造成黏膜损伤，饭后吃则有食物保护，就不容易损伤胃黏膜。

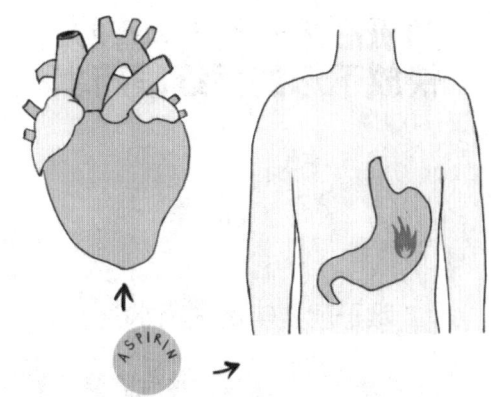

有的药确实如此，但有的药则不一样，比如阿司匹林。最早我们吃的都是普通的阿司匹林，进入胃里直接崩解，这样就容易伤胃，因为它影响到了环氧化酶，环氧化酶一方面可以抗血小板，另一方面可以抑制胃黏膜的修复机制，是把"双刃剑"。

为了避免这种危害，现在我们临床上用的基本都是阿司匹林肠溶片，就是在阿司匹林外面有一个包膜，这个包膜可以把药局限住，在胃里不会分解，到肠道里再被消化、吸收，以减少对胃的局部损伤。

那么这个阿司匹林肠溶片到底该饭前吃还是饭后吃呢？

下面用一个简单的小实验作为演示。这里我们准备两个试管，一个试管加入稀盐酸，另一个试管加入普通的生理盐水，在每个试管里面放一片阿司匹林肠溶片。

为什么要这么做呢？因为当我们空腹的时候，胃内主要是胃酸，没有别的食物，而稀盐酸的酸度与胃酸类似，因此我们可以用这个试管模拟空腹吃阿司匹林的状态。而生理盐水试管则代表餐后胃内的酸碱度，因为当我们吃饭后，大量食物及水分进入胃内，会很快稀释并中和胃酸，使胃内环境迅速地趋向中性。

我们用第一个试管来模拟餐前，第二个试管模拟餐后，投药后轻微晃动试管，1分钟后稀盐酸试管里面的阿司匹林一点变化都没有，上清液非常透亮完整，也就是并没有释放阿司匹林。而生理盐水试管中的上清液已经出现浑浊，阿司匹林表面变得粗糙不平，包衣已经开始溶解，这也使里面的阿司匹林不断渗出，大家可以想象，再过5~10分钟药物都渗出后，则会接触胃黏膜，就容易产生局部损伤，也就是我们所谓的伤胃。

空腹吃阿司匹林不伤胃的原因其实还有一个，就是空腹的时候胃排空快，吃药后药物会很快进入肠道，与胃的接触时间较短。但在吃完饭以后，胃内食物要循序渐进才能排空，药物排空也随之减慢，这样就增加了阿司匹林与胃黏膜的接触时间。所以基于这两个原因，饭后吃阿司匹林反而不利于保护胃。

这样看来，生活当中很多我们认为板上钉钉的事实，实际上都是流传已久的错误认知，需要我们及时更改，这样才能够更好地维护健康。

医生如是说

加班后来一滴？年轻人，快放下您的网红眼药水

眼科 李学民

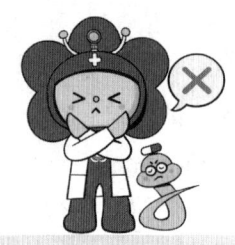

◎ 眼干就要常滴眼药水？

小姚是一位上班族，平时需要长时间使用手机和电脑，眼睛常常感觉干涩不适，朋友因此向她推荐了几款网红眼药水。

起初小姚感觉效果显著，眼睛干涩的时候点上几滴，清凉的感觉一下子激活了双眼，非常舒服。可后来小姚发现，**自己眼干的症状不但没有消退，反而发作越来越频繁**，滴眼药水的次数也越来越多，似乎是对眼药水"上瘾了"，渐渐地产生了依赖。

相信很多人也和小姚一样，常常随身携带一小瓶眼药水，眼睛一难受就滴一下，想瞬间缓解干涩不适感。但是这种做法真的可取吗？

实际上，我们的眼表存在一个健康的微环境，当我们每一次眨眼后，眼表会形成一层泪膜，这样才能使眼表保持湿润。

一旦泪膜被破坏，眼表失去了它的保护而直接暴露于空气中，就会引起眼睛的干涩不适。目前，引起眼干的因素有很多。首先，随着年龄的衰老，泪膜也会随之衰减，眼睛就容易产生干涩不适。其次，现在人们对电子产品的使用较为频繁，长时间使用手机、电脑等电子屏幕，都可以打断人体正常的瞬目反射，使眨眼次数减少，导致干眼。另外，一些严重的疾病状态，如干燥综合征、呼吸暂停综合征

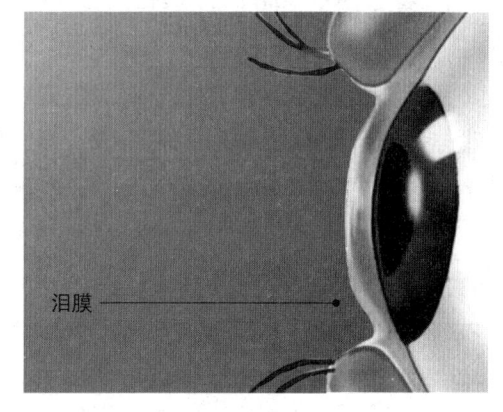

泪膜

等，干眼也是主要的症状之一。除此之外，日常的眼科手术，**包括眼药水的滥用**，都会引起眼表损伤和泪膜破坏，导致干眼症状的产生。因此，引起眼干的因素很多，针对病因采取对因和对症治疗，建立健康的生活方式以及选择合适的眼药水是治疗的关键。

◎ 常见的眼药水

目前眼科常见的眼药水有抗生素类、激素类、人工泪液、类固醇类、散瞳剂等。每种

眼药水的成分不同，所针对的疾病和状态也是不同的。其中，只有一些专业的人工泪液不含防腐剂，可以长期使用。但是对于大多数眼药水，为了保持无菌状态，其中都会添加防腐剂。而**防腐剂的长期应用对眼表和泪膜都是有伤害的**，继而导致干眼症状越来越重，甚至有时会发生一些我们无法想象的严重后果。

最后再分享一个真实的病例。一个刚刚结束高考的年轻患者，最初只是感觉眼睛有一点干，其实这种干涩感可能只是她最近一段时间考试紧张、睡眠不足等因素造成的，医生给她开了一些短期使用的眼药以缓解症状。但是在接下来的五六年里，她为了缓解眼睛的干涩不适，不断尝试各种眼药，最后多种眼药长期使用，导致眼部不适感越来越强烈。再次就诊时，她的眼表病理表现已经符合**眼表原位癌**的改变，而此时她仅仅24岁。

当然，这是一个很极端的病例，并不是每个人都会发展到这一步，但是乱用、滥用眼药水引起的眼表损伤目前是已经确定的。因此，眼干是一种病，只有在专业医生的指导下正确使用眼药，才能够真正治疗疾病。切勿盲目跟风，随意使用爆款眼药水，以免干涩问题未能解决，又造成新的损伤。

夏季只要感冒，就可服用藿香正气水吗

中医科　辛喜艳

夏季暑湿季节来临，大多数中国家庭都会备有藿香正气水或其他"藿香正气"系列制剂，我们知道它是治疗夏季中暑、胃肠型感冒的常用药，为了让大家更合理地使用这类药物，下面我们深入谈一谈它的渊源、正确使用方法和注意事项。

我们先来了解一下藿香正气水的渊源。

藿香正气水来源于藿香正气散，宋代元丰年间（公元1078—1085年）有一本书，名为《太平惠民和剂局方》，由宋代太平惠民和剂局（相当于现在的国家卫生健康委员会）陈师文等人编写，此书收集了当时医家及民间常用的有效方剂，堪称当时的配方手册，是世界上第一部由官方主持编写的成药标准，"藿香正气散"即记载于此书中。

原方组成：大腹皮、白芷、紫苏、茯苓去皮各一两（各30 g），半夏曲、白术、陈皮去白、厚朴去粗皮、姜汁炙、苦桔梗各二两（各60 g），藿香去土，三两（90 g），甘草炙二两半（75 g）。上为细末，每服二钱，水一盏，姜钱三片，枣一枚，同煎至七分，热服；如欲汗出，衣被盖，再煎并服。现代方法：共为细末，每次服用6 g，姜枣煎汤一起服用。

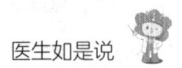

清代吴瑭先生在《温病条辨》中对此方进行了发展，创立了一加减正气散、二加减正气散、三加减正气散、四加减正气散和五加减正气散，都是在藿香正气散的基础上化裁而成。后世医家则应用现代工艺手段将其配制成"水""口服液""滴丸"或"软胶囊"等多种剂型，便于人们服用，是经久不衰的中医药经典处方。

为了合理应用藿香正气水，就要了解它的正确使用方法。

藿香正气水是非处方药物，在各大药房中均可购买到，很多人认为是夏令解暑特效药物，是不是只要夏季感冒都能应用呢？我们基于上文分析藿香正气水的组成可知，此药属温热性，其功效为**解表化湿，理气和中**，主治外感风寒、内伤湿滞，用于夏季受寒感冒，同时伴有消化道症状。如夏季长期空调环境，又贪凉饮冷，脾阳受损，内伤湿滞，同时感受暑湿之邪者，为阴暑。为方便大家理解，我们概括为以下三组症状。

（1）外感风寒：恶寒重、发热轻、无汗、头痛、身体疼痛、鼻塞清涕、痰白、口不渴或渴喜热饮；

（2）内伤湿滞：平素即为脾虚湿困体质，加上贪凉饮冷、吹空调等诱因出现头身困重、胸膈满闷、呕吐、腹泻或大便不成形、大便黏腻不爽等症状；

（3）舌质淡或淡胖，苔白腻或水滑。

同时具备以上三条表现，才能使用藿香正气水。

为了保证用药安全，还要了解使用藿香正气水的注意事项。以下情况不建议服用，应注意鉴别。

（1）阳暑：多由高温环境引起，表现为高热、大汗、脉洪大，甚至意识模糊，此为阳暑，不建议使用；

（2）外感风热：发热重、微恶风、咽喉红肿疼痛、痰黏或黄、口渴喜饮、舌尖红，苔薄黄或黄腻，此为风热之邪侵袭，不建议使用；

（3）阴虚火旺者：低热、口干口渴、舌红少苔、脉细数、阴虚火旺者不建议使用；

（4）药物过敏者：藿香正气水含有酒精，个别报道可引起风疹等皮肤过敏反应，既往有过敏史者不建议使用。

除了口服应用外，藿香正气水还可用于其他多种疾病，如将其稀释后涂擦患处治疗疖肿、皮肤癣菌，亦有较好的疗效。

通过前面的讲解，相信大家对藿香正气水有了更全面的认识。总之，要在正确了解其功能主治的前提下，或在医生的辨证指导下正确使用。

18 饮食营养

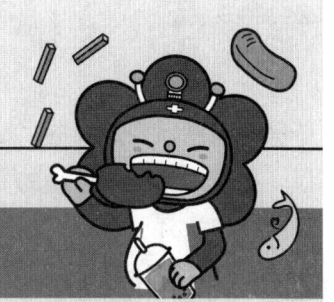

小龙虾可能导致横纹肌溶解？
看看一位患者的就医经历

感染疾病科　林　菲

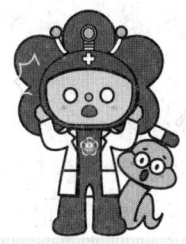

盛夏时节，暑气难消，约上三五个好友，吃着小龙虾，喝着冰啤酒，侃侃工作，聊聊人生，是不是很惬意？但是，小龙虾虽美味，食用之后却可能会带来意想不到的风险。具体是怎么回事？我们先来看一个肠道门诊患者的故事。

6月的一个周一下午，一个小伙子来到北医三院肠道门诊就诊，说是腹泻了一天，已经拉了七八次，全是稀水便，还伴随恶心以及脐周阵发性绞痛。类似的病例在夏季肠道门诊中非常常见，很多都是饮食不当造成的急性胃肠炎。在问完患者的临床表现之后，医生习惯性地问了一下，有没有吃坏东西的可能？小伙子想了想说，昨天（周日）晚上和同学去吃小龙虾了。听到"小龙虾"这三个字，医生突然警觉起来，近几年由于食用小龙虾而引起的横纹肌溶解时常见诸报道，所以医生给他开了急诊生化检查，包括肝肾功能、电解质、心肌酶、淀粉酶等项目，对于腹泻患者，这些检查可以了解患者有没有电解质紊乱、肾功能异常以及淀粉酶水平等许多信息，当然，也包括诊断横纹肌溶解的一个关键指标：肌酸激酶（CK）。大约1个小时后，他拿着急诊生化的化验结果回来找医生，在肌酸激酶那一行赫然显示">16 000 IU/L"（正常范围是 18～198 IU/L）的结果。医生赶紧打电话跟化验室沟通了这个结果，确认无误后问小伙子："你有没有觉得胳膊腿哪里特别疼啊？最近有没有健身啊？""有的有的，我上周六去健身了，是上肢的力量锻炼，现在觉得胳膊有点疼，但是我的大腿好像也有些疼，可我当时没有练下肢啊。"这下医生心里有数了，指着那个极度升高的 CK 值对他说："你的肌酶水平太高了，这提示有肌肉损伤，有可能是小龙虾引起的横纹肌溶解，你现在需要留院观察。"小伙子可能之前也对小龙虾的"本领"有所耳闻，听我这么一说，表情有点凝固。医生赶紧指着化验单对他说："目前你的肾功能还是正常的，所以还不是特别严重，但是需要大量补液，帮助身体尽快排出这些肌肉的分解产物。"随后医生安排他住院，并进行了补液治疗，同时密切监测 CK 水平及心肾功能，所幸通过及时治疗，患者并没有出现肾功能衰竭，CK 水平也逐渐下降，通过 6 天的治疗，患者的 CK 水平降到 400 IU/L，肌痛症状也基本消失，顺利出院了。出院那天，医生特意去看了他，跟他开玩笑说："这下你以后可能不能再吃小龙虾了，可能要和这种美味绝缘了。"

最近几年，关于进食小龙虾后引起横纹肌溶解的报道比较多，在我国，以南方地区如江苏、安徽、广东多见。其实进食水产品后引起的横纹肌溶解并不是一种新的疾病，早在 1924 年，在波罗的海沿岸哈夫区出现了一种奇怪的流行病，许多患者食用鳗鱼之后出现了肌肉疼痛、肌无力甚至肾功能衰竭，化验显示 CK 升高，这种疾病后被命名为哈夫病（Haff Disease）。此后，世界各地陆续有类似疾病的报道，所有患者的共同之处都是在食用水产品之后发病，这些水产品包括鳗鱼、鳕鱼、三文鱼、小龙虾等。关于这种疾病的发生机制，世界各地的科学家都进行了积极探索，针对生物毒素、细菌或病毒感染、虾类过敏、重金属中毒、洗虾粉等因素进行了许多研究，遗憾的是，目前尚无确定的病因可以解释疾病的发生。但可以确定的是，多种淡水及海产品均会引起横纹肌溶解，不只限于小龙虾；该疾病的发生具有较高的个体差异，可能同时进食的人员并不发病。

下面我们再来聊聊横纹肌溶解是个什么病。横纹肌主要包括骨骼肌和心肌，某些因素导致骨骼肌细胞破损时，骨骼肌细胞中的肌酸激酶、乳酸脱氢酶、肌红蛋白等内容物会进入血液。血液中的肌红蛋白通过肾排出体外时，由于体积过大会造成肾小管堵塞，引起肾损伤，从而导致急性肾衰竭。横纹肌溶解常见的病因包括药物或毒物、肌肉过度运动或制动、高热、感染、结缔组织病、电解质或内分泌功能异常、遗传性因素、创伤等。它的主要临床表现包括肌肉疼痛、肌无力，少数患者会出现少尿、酱油色尿、肾功能衰竭等。早期可能由于症状比较隐匿，不易与其他疾病鉴别，血清肌酸激酶、肌红蛋白水平明显升高可帮助诊断。如果早期发现，可通过及时补液、碱化尿液等方法缓解症状，一旦出现肾功能衰竭、休克等表现，则预后比较差。

通过以上介绍，我们了解了进食美味小龙虾的一个潜在风险——横纹肌溶解。如果在进食水产品后出现明显的肌肉疼痛、乏力等表现，一定要及时就诊，提供就餐相关的流行病学史，以帮助医生早期准确诊断。

北医三院肠道门诊作为北京市海淀区食源性疾病的哨点监测单位，常规对食源性腹泻病例进行监测及相关标本留取。在医院疾病控制科的指导下，对可疑的食品相关病例及聚集性腹泻病例进行上报，与北京市海淀区食品药品监督管理局进行动态沟通，确保相关病例得到妥善处置。

自家院子里长的蘑菇能吃吗

急诊科　张承铎　梁　杨

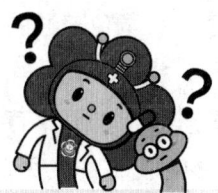

今天，刘阿姨看到她的邻居手里拎着一筐新摘的蘑菇，问："老吴啊，这自己摘的蘑菇能吃吗？"邻居说："又不是野地里的，自家院子里摘的，炖汤特别鲜！"

刘阿姨信以为真，也从自家院子里摘了一些蘑菇炖汤。不料这蘑菇汤喝下去大约30分钟后，她就开始头晕、恶心，赶紧叫女儿把自己送到了北医三院急诊科。

急诊科医生首先考虑蘑菇中毒，立即开始补液、洗胃。可是，刘阿姨开始剧烈呕吐，最后全身抽搐，心脏停搏！急诊科医生立即给予心肺复苏，同时为了尽快排出毒素，施行了紧急血流灌流等抢救手段。

经过一个星期的治疗，刘阿姨痊愈出院了，临走时她对医生们说："悔不该吃那蘑菇呦！可是我就纳了闷了，怎么自家摘的蘑菇也能中毒呢？"

据2004—2014年全国各地通过《突发公共卫生事件报告管理信息系统》上报的中毒事件统计，累计报告食物中毒病例3701例，死亡786例，病死率为21.24%，11年间共上报蘑菇中毒事件576例，因毒蘑菇中毒导致的死亡人数占整个食物中毒死亡人数的35.57%。

◎ 一旦误服毒蘑菇，有哪些表现？

进食毒蘑菇后6小时内，最常见的是消化道症状，包括上腹痛、恶心、呕吐、腹泻等，有些还会出现焦虑、心悸、幻觉，甚至可导致呼吸困难、少尿。

进食毒蘑菇后6~24小时，在原有症状的基础上，还可以出现肝功能异常、手指、脚趾及周围麻木、烧灼痛、无尿、肾衰竭，甚至心搏骤停。

进食毒蘑菇1天以上时，一些缓发型的中毒表现相继出现，如肌肉疼痛、视力减退；还可能出现嗜睡甚至昏迷。

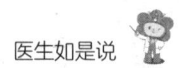

当误食毒蘑菇后出现以上表现时，应及早治疗，以免引起严重后果。

◎ 如何辨别蘑菇是否有毒？

先看看百姓们的说法：

"长在家里的蘑菇没有毒。"

"颜色鲜艳的蘑菇有毒，颜色普通的蘑菇没毒。"

"蘑菇跟大蒜、大米、银器、瓷片等一起煮，颜色变黑则有毒，没变颜色就无毒。"

"长在潮湿处或家畜粪便上的蘑菇有毒，长在松树下等清洁地方的蘑菇无毒。"

停！一辈子跟农作物打交道的农民，往往是主要的受害群体。所以咱们还是不要尝试辨别毒蘑菇，而是应该从正规渠道购买蘑菇食用！

◎ 误食毒蘑菇，应该怎么治疗？

治疗蘑菇中毒患者时，应首先考虑帮助患者排除体内毒物，防止毒素继续吸收而加重病情。

中毒初期进行排毒，对各种中毒类型都是必要和有效的。早期可以让患者多喝水，并进行催吐，以达到洗胃效果；但要警惕误吸的风险，所以对于已经出现意识障碍的患者就不要采用这种方法了。

同时，蘑菇中毒的潜伏期较长，部分中毒症状一旦出现就会迅速恶化，因此，进食可疑有毒蘑菇后，在自行救治的同时，一定要及时到医院就诊，出现症状者尽快到医院进行抢救。

爱吃烫的食物，会增加食管癌发生率吗

消化科　薛艳

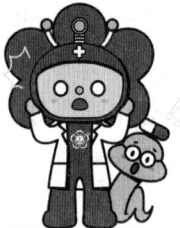

◎ 食管癌有哪些典型症状？

食管癌的症状分为早期症状和中晚期症状。

早期食管癌没有典型症状，部分患者没有症状，也有一部分患者会有胸骨后不适、胸骨后烧灼感或针刺样轻微疼痛等症状，这些都不是典型症状。

中晚期食管癌的典型症状是进行性吞咽困难。具体来说就是一开始进食固体食物时会出现吞咽困难，随着时间的进展，进食半流食甚至流食也会有吞咽困难。

◎ 据说食管癌与爱吃烫的食物有关，是这样吗？

食管癌的发生是多种因素共同作用的结果。有流行病学调查显示，经常吃高温食物或饮用高温水的人群中，食管癌的发生率增加。其原因可能是，高温食物对食管黏膜造成损伤，食管黏膜在长期损伤、修复的过程中可能会发生癌变。

◎ 食管癌还与哪些因素相关？

1. 饮食和生活方式

某些理化因素长期刺激以及食物中的致癌物质与食管癌的发生相关，尤其是亚硝酸盐类物质过多是食管癌的重要病因。另外，食物中微量元素和矿物质的缺乏也可能和食管癌发生相关。

真菌类微生物，如镰刀菌、白地霉、黄曲霉和黑曲霉不但可以将硝酸盐还原成亚硝酸盐，还能增加亚硝胺的合成。维生素A、C、E等缺乏可加大亚硝酸盐类物质的致癌作用。

此外，吸烟和饮酒是食管鳞状细胞癌（鳞癌）明确的危险因素。口腔卫生条件差，可增加食管鳞癌的发生风险。

2. 遗传因素

在某些食管癌高发家族中，常有抑癌基因，如 *p53* 基因的点突变或等位基因的杂合性丢失。在这类人群中，如有后天因素引起另一条等位基因突变，使抑癌基因失活，可导致肿瘤的发生。

3. 感染因素

人乳头瘤病毒（HPV）感染是一些食管癌高发地区的重要致病因素，尤其是 HPV-16 与食管鳞癌的发生呈正相关。HPV 感染者发生食管鳞癌的风险是正常人的 3 倍左右。

4. 其他因素

Barrett 食管（巴雷特食管）是指食管下段的复层鳞状上皮被化生的单层柱状上皮所代替的一种病理现象，可伴有肠上皮化生，Barrett 食管相关异型增生是食管腺癌的癌前病变。贲门失弛缓症患者发生食管癌的风险较正常人高。

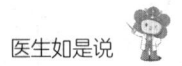

医生如是说

◎ 在生活中如何预防食管癌？

首先要了解食管癌的好发因素，在生活中注意健康饮食，避免高温及刺激性食物，减少腌渍食品的摄入，不吸烟，不喝酒，保持口腔卫生。

另外，早期食管癌的患者预后相对较好，且部分患者可以通过胃镜进行治疗，因此，及时发现早期食管癌和癌前病变非常重要。可以在食管癌高发区进行胃镜普查，在普通人群中对于食管癌高危个体进行筛查，以检出早期食管癌和癌前病变的患者。

心衰患者，可以想喝水就喝水吗

心血管内科　张颖慧　王方芳

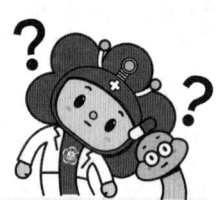

心力衰竭（心衰）是一种慢性病，需要长期管理。慢性充血性心力衰竭患者 30 天内再入院率高，而液体潴留和出院后不遵医嘱服药是主要因素。这就造成许多心衰患者在出院后处于"想喝水却不敢多喝，喝也不知道喝多少"的状态。那么，对于心衰患者，可以想喝就喝吗？答案是：记录出入量，量出而入！

◎ 24 小时出入量是病情变化的"晴雨表"

正常人一天出量和入量保持着动态平衡，是维持生命活动的必要条件，而慢性心衰患者保持液体平衡的能力降低，常伴有少尿及液体潴留。当液体潴留时，会诱发或加重心衰，患者会出现下肢水肿、腹胀、食欲减退和喘憋等症状。

记录 24 小时出入量，可以反映患者一天的液体情况，是病情变化的"晴雨表"。因此，我们需要准确记录 24 小时出入量。

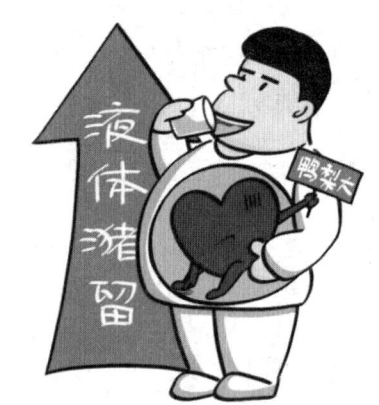

◎ 准确记录 24 小时出量

（1）**监测应以标准量杯为依据，并备好纸笔，系统记录**。患者家中可以常备带刻度的水杯和量杯，还可以自制"出入量记录本"，方便实用。

（2）**记录以24小时计算。**如记录前日7:00至次晨7:00尿量,应排尽膀胱内尿液,再总结记录。

（3）少于50 ml液体应采用5~20 ml的量杯进行量记。

（4）正常成人排粪便量为100~300 g/d,随粪便排出的含液量约为150 ml。

◎ 量出而入,管理入量

1. 管理入量

根据2014中国心力衰竭防治指南最新要求：严重低钠血症（血钠<130 mmol/L）患者的每日液体摄入量应<2000 ml；而轻、中度患者不再限制液体摄入,故维持在2000 ml左右即可。在病情平稳期,保持出入量基本平衡或出量稍大于入量即可；如果前一天出量小于入量,应适当减少当天入量；如果连续出量小于入量,并伴有喘憋、下肢水肿等症状,应及时就医。

2. 记录方法

固体食物记录应参考食物含水量表,仅记录固体食物含水量,饮水或饮料用有容量标记的容器准确记录。

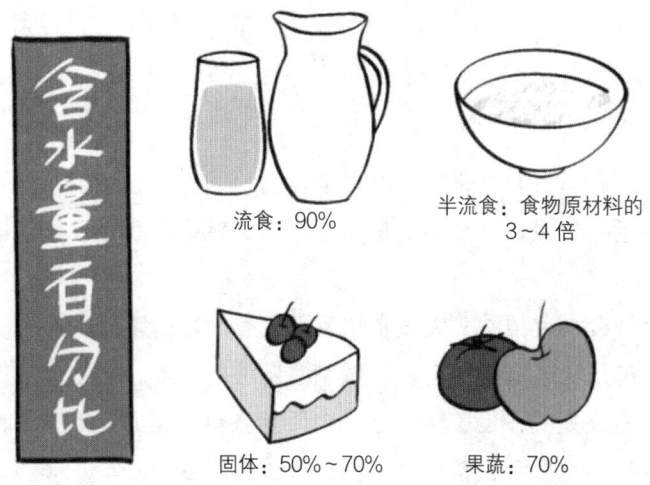

含水量百分比
流食：90%
半流食：食物原材料的3~4倍
固体：50%~70%
果蔬：70%

◎ 体重监测

每日监测体重是检查体内液体潴留状况的一个简单易行的方法。在病情平稳期,心衰患者可以每天进行体重称量,并做好记录。测体重要求每天固定时间（早饭前、排尽小便后），使用同一体重秤，穿同样的衣服测量。如果在3天内体重突然增加2kg以上，应考虑已有钠、水潴留（隐性水肿）。但体重监测只能反映结果，无法让患者了解入量及出量具体有多少，所以应与出入量监测配合使用。

◎ 小结

虽然记录出入量显得繁琐，但对于慢性心衰患者来说很重要，它可以了解患者前一天的出量情况，并为当天入量提供依据，可以让患者在家中自行掌握"量出而入，想喝就喝"。

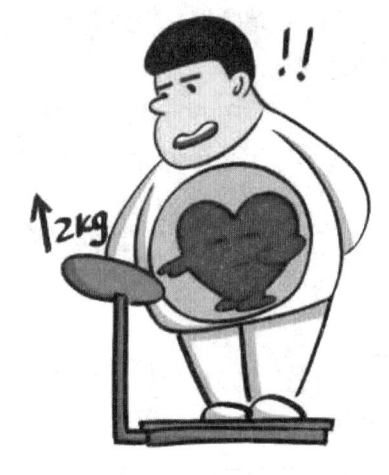

（绘图　崔　曼）

肝病患者饮食三问

临床营养科　张秋香

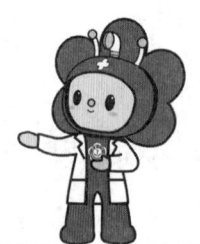

◎ 肝病患者多喝浓汤可以补充营养吗？

通常大家认为，患病者尤其是容易出现消瘦的肝病患者应该多吃一些补充营养，说到补，常用的就是鸡汤、鱼汤、肉汤之类的浓汤。**那么鸡汤、鱼汤、肉汤等对肝病患者康复有帮助吗？**

答案是：没有什么太大帮助，大量食用反而会有一定的害处。

鸡汤、鱼汤、肉汤味道鲜美可口，可以刺激胃液的分泌，增加食欲，因此对于食欲差的肝病患者是有一定好处的，但实际上从汤中不能获得足量必要的营养素。

在汤里仅有少量的维生素、矿物质及蛋白质分解后的氨基酸，一般汤里的蛋白质不足肉中蛋白质的10%，而大量的蛋白质、脂肪、维生素和矿物质都留在肉里，所以要想得到足量的蛋白质，吃肉才是更重要的。

相反，汤中还含有较多的脂肪，对肝病患者是不利的。例如，鱼汤中蛋白质含量只占鱼肉的2%左右，却集中了鱼肉中40%的脂肪。因此食用鸡汤、鱼汤、肉汤等应该适量，喝大量的汤类不能达到补充营养的目的。

◎ 微量元素锌对肝病患者有哪些好处？

肝硬化患者由于疾病导致食欲减退，使得某些微量元素摄入不足，又或者某些微量元素高消耗，容易造成这些微量元素缺乏，常见缺乏的微量元素是铁和锌。

肝硬化患者由于食欲不佳或者饮食不合理，导致食物中锌摄入减少；肝硬化患者体内慢性炎症反应使得锌的消耗增加。锌是人体多种酶的组成成分，直接参与体内细胞生长发育、组织修复等各种生命代谢过程，对维持细胞膜结构的完整性和促进机体的生长发育、组织再生有重要作用；缺锌可使味觉减退、食欲减退或异食癖、免疫功能下降，还会使伤口不易愈合等。

肝硬化患者锌缺乏，会使食欲减退进一步加重，不利于肝细胞结构的完整性和肝组织的修复。因此肝硬化患者应该合理饮食，适当增加含锌丰富食物（如瘦肉、动物内脏、海产品、干果等）的摄入量，更适合肝硬化患者食用的是贝类、海鱼、瘦肉等。

◎ 肝病患者可以食用蜂蜜、蜂王浆吗？

蜂蜜、蜂王浆是大众保健食品，生活中经常被人们食用。但是肝病患者是否能食用蜂蜜或者蜂王浆呢？

蜂蜜主要成分有果糖和葡萄糖，还有其他糖类、多种维生素、矿物质。中医认为，蜂蜜有补中润燥、止痛、解毒的功效。

肝中足量的糖原可以防止毒素对肝细胞的损伤，糖类能使肝病患者肝糖原含量增加，促进肝细胞的再生。肝病患者食用蜂蜜可以增加单糖的摄入，对肝细胞有保护作用；另外，蜂蜜的润燥作用可以缓解或者预防肝病患者的便秘。肝病患者应该食用蜂蜜。

蜂王浆的成分复杂，含有蛋白质、脂肪、糖类三大营养物质，蜂王浆中还含有少量维生素、核酸、激素等其他物质。中医认为，蜂王浆味甘酸、性平，入脾、肝经，有滋补、强壮、益肝、健脾的功效。

蜂王浆可以促进食欲、促进组织的再生与修复、增强机体抵抗力、润燥通便。蜂王浆对肝病患者是有益的，肝病患者可以适量食用，但不建议大量食用。蜂王浆含有激素成分，其灭活是在肝脏完成，大量摄入会增加肝脏负担，尤其是肝功能严重失代偿时。属于中医的"肝阳亢盛及湿热阻滞者"，如有高热、大出血、黄疸性肝病者，不能服用蜂王浆。因此如果肝功能失代偿严重，不建议食用蜂王浆。

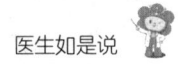

天热吃水果，是多多益善吗

中医科 姬晓兰

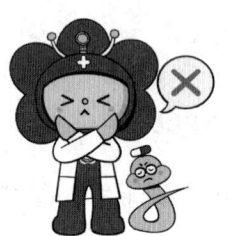

炎热的日子，水果摊上琳琅满目的水果吸引着人们的眼球，坐在空调房里享用西瓜、葡萄等水果是不少朋友最理想的生活。但是，您知道水果吃多少合适吗？水果吃多了会对人体造成什么样的影响？

先来看这样一个病例：小王是一位年轻女性，平时就怕冷，手脚冰凉，大便干燥，在经过治疗后便秘得到明显缓解。但是，随着气温升高，小王的便秘又逐渐加重。问其原因，发现是小王近期食用了大量水果，每天晚上以水果代餐，而小王正是因为过量食用水果才导致了便秘。您可能会问，不都说吃水果有缓解便秘、补充维生素等好处吗？怎么会对人体带来不良影响呢？

首先，大部分水果偏凉性，比如很常见的，也是大家平日里喜欢吃的西瓜、葡萄、梨子等。适当食用这些偏凉性的水果不会对人体造成损伤，可以补充维生素，但是过量食用会导致脾阳损伤，影响胃肠功能，出现腹胀、食欲下降、大便溏稀或便秘等症状。此外，对于平日里容易怕冷、胃胀、胃痛、痛经、大便偏稀、手脚冰凉的成年人，以及食欲下降、下眼睑发青的孩子，更是要少吃水果。哪怕这些人群中不乏爱吃水果的人，也要少吃甚至不吃，以减少对脾阳的进一步损伤。

另外，大家都喜欢在空调房里吃冰镇西瓜等水果，但实际上在空调冷风的环境下，再食用这一类偏凉性的水果，会形成"内外夹击"的局面，外部的冷气和内部的凉性水果会对身体产生双重影响。

适当吃水果可以补充维生素及水分，还能愉悦心情，但是从中医角度而言，尤其对于体质偏寒、脾阳不足的人群来说，一定不要过量食用偏凉性的水果。

◎ 姜只是用来吃？NO！谈谈姜的防病治病作用

生姜，是厨房必备食材，也是一味上等中药。不但可以让我们的食物美味可口，还可起到防病治病的效果。生姜的气味我们并不陌生，这是来自于它所含有的多种挥发油，如姜醇、姜烯、水芹烯、莰烯、柠檬醛等。生姜入口还会有一种辛辣味，这就是姜辣素的味道。此外，生姜还含有天门冬素、哌啶酸-2以及谷氨酸、门冬氨酸、丝氨酸、甘氨酸、树脂状物质及淀粉等。

◎ 生姜都有哪些药理作用？

（1）对消化系统的作用：可用于因脾胃虚寒引起的腹胀、胃胀或胃部疼痛，或因受寒或贪凉饮冷所引起的腹痛。还常用于恶心、呕吐的治疗，因而被称为"呕家之圣药"。

（2）对呼吸系统的作用：研究发现，生姜的酒精提取液对麻醉猫的呼吸中枢有兴奋作用。常用于治疗咳嗽，尤其是有白稀痰的咳嗽。

（3）抗菌及抗原虫作用：对大肠埃希菌、幽门螺杆菌、痢疾志贺菌、金黄色葡萄球菌等具有抑制作用。

（4）抗炎作用：对类风湿关节炎等自身免疫性炎症反应有抑制作用。

（5）其他：尚有抗肿瘤、保护胃肠黏膜、降血糖等作用。

◎ 生姜的便方验方

食用生姜养生治病由来已久，孔子就有吃姜养生的习惯，如《论语·乡党》中就有"不撤姜食，不多食"的养生理念，即每餐都要吃姜，但不要多吃。《神农本草经》则对姜的防病治病功效有了详细记载。明朝李时珍则谓生姜"去邪辟恶。生啖熟食，醋酱、糟盐、糖蜜浸制无所不宜，可蔬，可茶，可果，可药，其用博矣。凡早行山行，宜嚼一片，不犯雾露清湿之邪，及山岚不正之气也。"下面就介绍几首古人用生姜防病治病的验方。

1. 当归生姜羊肉汤（出自《金匮要略》）

功用：温中养血，祛寒止痛；
组成：当归（三两），生姜（五两），羊肉（一斤）；
服法：以水八升，煮取三升，温服七合，每日三服；
主治：腹部疼痛，喜热敷和用手揉按，受寒会加重；或分娩后血虚受寒导致的腹痛，喜热敷和用手揉按。

2. 孙思邈治小儿咳嗽

用生姜四两，煎汤沐浴。主要适用于外受风寒，流清鼻涕，打喷嚏，无汗或少汗的普通感冒初期。

3. 孙思邈《海上方》：治肿毒初起

用老姜一块，磨汁，时时涂之，渐消。主要适用于皮肤感染初期，未成脓时，如毛囊炎、疖肿初起而未化脓时。

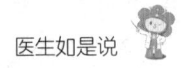

4.《方脉正宗》：治满口烂疮

用生姜捣汁，频频汨漱甚良。

5. 风寒感冒

方一：生姜 10 g，葱白 3 根，核桃连皮 1 个砸碎，煎汤热服，每日 2~3 次。具有发散风寒的作用。服用期间注意适当加衣避风，待全身微微汗出最佳。

方二：生姜 10 g，葱白 1 根，香菜（胡荽）3 根，切碎留用。水 3 碗，烧开后将姜、葱、香菜放入，继续大火煎煮 5 分钟，频繁温服。具有发汗散寒作用。服用期间注意适当加衣避风，待全身微微汗出最佳。

6. 晕车晕船

乘车、船前喝些姜汁，或口含一片生姜，可预防晕车、晕船。

7. 胃部不适

生姜捣汁 10 ml，每日分 2~3 次服用。适用于食用瓜果梨桃等生冷之物或冰镇饮料或腹部受凉后，发生胃脘胀闷不适或疼痛、恶心欲呕。

8. 胃及十二指肠溃疡

生姜 50 g，切碎，加水 300 ml，煎 30 分钟，每日分 3 次服用，2 日内服完。
适用于平时怕冷，或饮食生冷后容易胃痛、胃胀、恶心，或上腹部有冷感的胃及十二指肠溃疡患者。

9. 痛经

痛经多由寒所致，生姜 15 g，红糖 30 g，水煎服，每日 1 剂，分 2 次服用，具有散寒止痛的作用。

10. 冻疮

生姜 30 g，放入热灶灰中 2 分钟后取出，趁热切片涂擦患处，每日 2 次，连用 2 周。

11. 经验方：治狐臭

用生姜汁涂腋下，每日 2~3 次。

12. 解毒辟秽

《本草求真》云："早能含姜，不犯雾之气，姜能除湿，及山不正之邪，皆能以正神明而辟秽恶，真药中之神圣也。"

烹调时放入生姜可解鱼、虾、蟹等食物之毒。

进入雾气迷漫、湿热蒸腾的山川野林中，口含生姜可以预防疫疠之毒，减少传染病的发生。

◎ 如何理解"一年之内，秋不食姜；一日之内，夜不食姜"？

《雷公炮制药性解》云："秋不食姜者，盖以燥金主令，天道敛收。姜则味辛，善散肺气，人肖天地以生，未有干天地之和而犹受其益者。谚所谓夜不食姜，亦以夜气敛而姜性散耳。如疗病则不可泥也，宜常用而不宜多用。"

天人相应，人的生命活动受到大自然的影响，随自然界的变化而变化。在一年之内，秋季属金，风高气燥，天气转凉，阳气收敛，人体的阳气也逐渐内敛。在一日之内，夜幕降临，人体的阳气也收敛入里而安睡。生姜味辛、性热，具有发散阳气的作用，不适当食用则易扰动阳气，使阳气浮越于外而不能内敛。这对于阴虚火旺或阳热之人，入夜或秋季过食生姜，容易导致失眠，或使原有病情加重，则应谨慎食用。

◎ 哪些人不适宜食用生姜？

生姜辛热之性易助火升阳，不适宜平素就有口干舌燥、喜凉恶热、大便干燥、失眠烦躁等阴虚火旺或阳热亢盛之人。

贴秋膘，就是吃肉补一补吗

中医科　申洪波

"秋"与"肺"五行属"金"，故有"秋气通于肺"之说。因此，秋季饮食应注重养肺。肺是中医的五脏之一，肺是最容易受到外邪侵犯的脏器。秋冬季气温下降，天气干燥，燥邪容易侵犯人体，燥邪伤肺，从而导致感冒、咳嗽、哮喘等发作和加剧，因此秋冬季应注意对肺的保养。

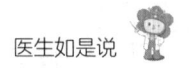

中医素有"药食同源"的理论，利用食物性味方面的偏颇特性，能够有针对性地调整人体阴阳，使之趋于平衡，达到保健强身、防治疾病的目的。在秋冬季通过饮食来养肺是一个很好的途径。

◎ 日常饮食

秋冬季饮食应以健脾开胃为主，清淡、温软为宜。

多喝白开水，多吃易消化的食物，比如稀粥、蔬菜汤、牛奶、水果汁、豆浆等。保持饮食营养均衡，多吃新鲜水果、蔬菜。辛辣、过咸、煎炸食物易耗伤肺阴，可能增加气道反应性，从而诱发或加重哮喘发作，应避免过量食用。

◎ 戒烟、适量饮酒

吸烟会使支气管上皮受损，纤毛脱落，导致肺的防御功能降低，加重呼吸道感染，诱发急性发作。嗜酒会生湿积痰，刺激呼吸道，使病情加重。饮酒应适量，每日可饮用少量红葡萄酒。

◎ 平衡阴阳

中医非常重视阴阳的平衡，秋冬季预防肺系疾病重在调和阴阳。

补阳

《黄帝内经》："阳气者，若天与日，失其所，则折寿而不彰，故天运当以日光明，是故阳因而上，卫外者也。"人体阳气有抵御外邪的重要作用。秋冬季气温较低，易伤人体阳气。冬至时阴气已达到极盛，阳气开始萌芽。顺应这一趋势，秋冬季应适当补养阳气。

阳虚体质者可以适当吃一些羊肉、葱、姜、韭菜、枸杞、大枣、桂圆等温性食物。少吃冷饮、海鲜等寒凉食物。

养阴

《黄帝内经》有"秋冬养阴"之说。秋冬之时，万物敛藏，人们应顺其自然收藏阴精，使精气内聚，以润养五脏，抗病延年。北方秋冬季气候一般比较干燥，常有大风天气，容易耗伤人体阴液，因此滋养阴精也是秋冬季养生的重要内容。

阴虚体质者平时应多喝水，多食用清肺润肺、滋阴润燥的食物，如梨、百合、白萝卜、白菜、银耳、莲子、荸荠、鸭肉等。少吃辛辣厚味、烧烤及油炸食物。

预防感冒食疗方

1. 适用于经常受凉的人士

二白汤：葱白 15 g，白萝卜 30 g，香菜 3 g。加水适量，煮沸热饮。

姜枣苏叶饮：苏叶 3 g，生姜 3 g，大枣 3 个。生姜切丝，大枣去核，与苏叶共同装入茶杯内，冲入沸水 200～300 ml，加盖浸泡 2～10 分钟，趁热饮用。

2. 适用于经常上火的人士

桑叶菊花水：桑叶 3 g，菊花 3 g，芦根 10 g。沸水浸泡代茶频频饮服。

薄荷梨粥：薄荷 3 g，带皮鸭梨一个（削皮），大枣 6 枚（切开去核），加水适量，煎汤过滤。用小米或大米 50 g 煮粥，粥熟后加入薄荷梨汤，再煮沸即可食用。

赤小豆，绿豆：适量熬汤食用。

最后还要提醒大家：**食疗重在预防调理，病情严重者还应尽快去医院就医，以免延误。**

19 预防保健

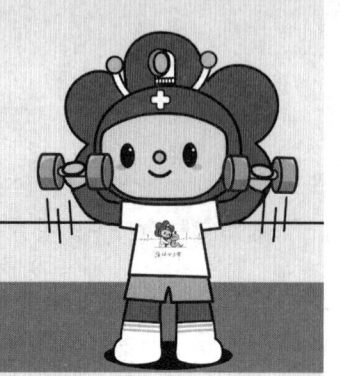

更年期遇上青春期,妈妈们该怎么办

妇产科 梁菊艳

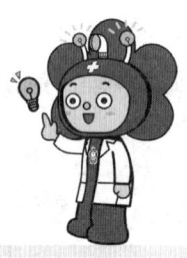

当更年期的妈妈遇上了青春期的孩子,难免会出现"火星撞地球"的场景——孩子觉得妈妈"唠叨""好管闲事",妈妈则认为孩子是"浑身带刺的小刺猬"。

孩子感觉"之前很温柔的母亲现在完全变了,变得不理解自己了,不尊重自己了,整天对着自己大声嚷嚷"。而妈妈感觉"孩子上小学的时候很听话,叫干什么干什么,可是到了初中,像变了一个人似的,什么事情都要和我对着干。说我对他管得太严了,不听他的解释,动不动就要发脾气"。面对这种情况,进入更年期的妈妈们,应该怎么办?

青春期是由儿童期向性成熟期过渡的一段快速生长时期,是内分泌、生殖、体格、心理等逐渐发育成熟的过程。世界卫生组织规定的青春期年龄为 10~19 岁。青春期的孩子会发生较大心理变化,出现性别意识,对异性有好奇心,情绪和智力发生明显变化,容易激动,想象力和判断力明显增强。

更年期是女性从中年步入老年的过渡期,与月经初潮、怀孕一样,是女性经历的正常生理过程。不管是欢迎还是拒绝,更年期都会如期而至。

常见的更年期症状有 10 余种,发生概率较高的有潮热出汗、激动易怒、睡眠障碍、乏力、骨关节与肌肉痛。除此之外,更年期还常见头晕、头痛、胸闷、心悸、皮肤出现蚁行感等症状。情绪障碍则包括焦虑、抑郁。

对于更年期女性而言，人处中年，作为家庭和工作中的中坚力量，社会压力不言而喻，同时加上身体不适、情绪烦躁，面对家中不好沟通的青春期孩子，要么家中经常"火星撞地球"般热闹，要么像一潭死水，相对无言。不少更年期妈妈对于如何与青春期孩子相处这一问题非常苦恼，不妨参考以下几条建议。

第一，与孩子和睦相处的前提是保持自身情绪稳定，而运动是减轻更年期症状的有效方法。如果症状较轻，更年期妈妈可以进行一些适度而非激烈的体育运动，如慢跑、健身操、瑜伽等，这有助于减轻潮热、失眠等症状，也能够缓解焦虑、易怒等负面情绪。如果症状较重，应该及时向医生寻求帮助。

第二，当孩子情绪激动，而自己也怒从中来的时候，不要直接与孩子发生冲突，这种形式的交流容易变成情绪的发泄。建议妈妈们选择适当回避，先让自己冷静下来，然后再去关注孩子的情绪问题。久而久之，在妈妈的影响下，孩子的情绪调节能力也会逐渐提高，这将为亲子之间的有效沟通打下基础。

第三，处于青春期的孩子可能因为自我意识的发展而变得"叛逆"，表现出对长辈（如家长、老师）要求与说教的抗拒。此时，妈妈们应该保持耐心，放弃使用家长权威，而是以平等、尊重的态度去和孩子相处，因为严厉的管教反而更容易让青春期的孩子变得攻击性高、脾气暴躁、违反纪律。

第四，在与孩子展开交流时，学会"多听少说"，认真倾听孩子的困扰和想法，并表达对于孩子的接纳、鼓励与信任。对于青春期的孩子，他们的观点和家长存在冲突是再正常不过的事情，妈妈们不必对此产生很大的恐慌，只需要予以恰当的指引，给孩子树立正确的道德标准即可。

更年期遇上青春期，两个不同年龄段的烦恼碰撞在一起，最需要的就是情感上的接纳、理解和慰藉。若能够多站在对方的角度思考问题，就易于找到和谐的相处之道。孩子就会明白父母永远是天下最爱自己的人，愿意努力成为让父母最值得骄傲的孩子！

如果妈妈们在与孩子相处时，总是怒火中烧，难以控制情绪，或是出现不适症状，如潮热出汗、睡眠障碍、乏力、骨关节与肌肉痛、头晕、头痛、胸闷、心悸、皮肤出现蚁行感等，可以到妇科更年期门诊就医，评估身体情况，看是否可以通过雌孕激素补充治疗来改善由于更年期激素水平波动导致的异常身体状态。

医生如是说

女性更年期如何自我保健？
雌孕激素能否与治疗其他疾病的药物同服？
出现骨质疏松只能静养吗

妇产科　耿力　　药剂科　王海滢　　康复医学科　杨延砚

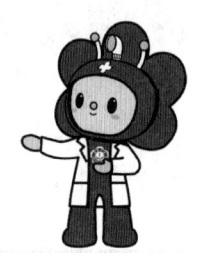

每年5月的第二个星期日是母亲节。关爱母亲，关注女性健康，下面就请来自北医三院多个科室的专家就女性健康话题答疑解惑，为您带来更年期如何自我保健、雌孕激素能否和其他疾病的药物同服、出现骨质疏松能否运动等相关问题。

◎ 更年期如何自我保健？

更年期意味着女性进入了一个新的阶段，卵巢功能开始衰退，一直到绝经。很多朋友会问："卵巢功能衰退，会带来哪些影响？"卵巢功能衰退会导致体内的雌激素水平下降，进而造成一系列改变，比如容易发脾气、烦躁、焦虑等，可能还会出现肌少症，骨质疏松以及心血管疾病的发病情况都会比绝经以前有所增加。所以，进入更年期的女性一定要注意自我保健。

首先，要定期（每年）参加健康体检。女性绝经后往往会出现血脂升高，有的女性可能会出现高血压等。通过定期参加健康体检，可以及时发现问题。

其次，要特别注意自己的饮食起居，注意保持心情愉快，这有益于人体免疫系统发挥功能，将外来病原体和各种不利因素的影响降到最低。根据自身的情况进行锻炼，可以选择游泳、慢跑或者走路等。饮食上要注意限盐、戒烟、限酒。

最后，如果出现了血压升高、血脂升高等问题，需要及时到医院就诊，寻求专业医生的帮助。

◎ 雌孕激素可以和其他疾病的药物同服吗？

女性一生中，雌激素和孕激素是非常关键的激素，随着卵巢功能的下降，雌孕激素分泌不足，会导致一系列更年期症状，严重影响女性的健康。为了帮助女性平稳度过更年期，绝经激素补充治疗是医学上常用的方法。经过多年研究发现，绝经激素补充治疗对女性的获益是确切的。

但是对于伴有多种慢性疾病的更年期女性来说，在使用激素之前会有一些顾虑："我目前使用的药品和要补充的激素能不能同服？有没有药物相互作用？"

对于绝大多数药物来说，雌孕激素都可以与其同服，只有一小部分药物需要我们关注。这类药物包括：抗癫痫药、抗结核药、抗凝药、抗病毒药等。如果您有长期服用上述这些药物的情况，又有雌孕激素补充需求，一定要主动告知医生或药师您正在使用的具体药品名称，医生会根据实际情况来调整方案。例如，您正在使用卡马西平，卡马西平可加速药物代谢，因而会影响药物的治疗效果。

绝经激素治疗对于患者来说是个体化的治疗，所以在补充雌孕激素治疗剂时，一定要在医生的指导下使用。

希望通过以上绝经激素补充治疗有关药物相互作用的分享，能够帮助广大女性享受高质量的健康生活。

◎ 更年期出现骨质疏松，只能静养吗？

很多骨质疏松患者，因为怕跌倒后骨折而不敢运动，甚至天天在家静养，这样做是完全错误的。

科学的运动训练不但能够帮助人们增强肌力、增加耐力、改善平衡、预防跌倒，更重要的是有助于增加骨量。所以，运动治疗已经成为抗骨质疏松治疗不可或缺的一环。

根据中华医学会骨质疏松和骨矿盐疾病分会的建议，老年人或骨质疏松患者要避免久坐，每周至少要进行150～300分钟中等强度或75～150分钟高强度的有氧运动，或与之相当的组合运动。

在临床中，比较推荐多元化的组合运动。例如，快步走、广场舞等有氧运动，加上1～2种利用沙袋或弹力带进行的抗阻训练，再加上顶书平衡走、踏步直线走等平衡训练，就是一个非常好的运动组合。

医生如是说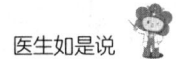

冰袋冷敷及温水、酒精擦浴，这些物理降温的方法您用对了吗

感染疾病科 张晓鹏

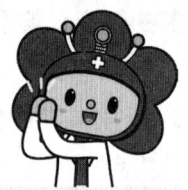

◎ 一位患者的就诊经历

发热门诊里，有位母亲带着18岁的女儿来到分诊台前，焦急地问道："能让医生先看看我女儿吗？她发高烧，以前吃退烧药又会起皮疹，也没敢吃，这都烧一晚上了。"

我抬头环顾着周围患者同样写满焦急的脸，说："阿姨，您别太着急，大家都是发热急症，先看您女儿可能不太合适，这样吧，我先帮您女儿做物理降温吧！"

"屋里降温？这不是已经在屋里了，也没降温啊？"

"物理降温就是用不吃药、不打针的一些方法来帮助您女儿退烧！"说着，我从后面冰箱里拿了两个冰袋，用干净布套包好，给患者夹在腋下，同时打来温水指导母亲给女儿小口喝下。

就这样过了一段时间，她女儿觉得好些了，这时扩音器里传来了呼叫就诊的通知声，进门前，母亲回过头感激地说："谢谢你，大闺女，以后我会记住你说的'屋里'降温！"

参加工作15年来，我一直在发热门诊，每天面对的都是发热患者，类似的故事周而复始，看到一个个患者高热难受的样子，要想让他们快速、有效、安全地退热，这其中有很多学问，在这跟大家分享。

◎ 什么是物理降温？

很多患者在高热时经常不知所措，就知道一味使用退热药，殊不知，不恰当地使用退热药物，有引起药物副作用的潜在风险。其实，除了用退热药外，还有其他简易有效的方法可选，**尤其对于孕妇、儿童或老人**，药物退热并非最佳选择，这时候就要用到物理降温了。

物理降温是指用低于人体的温度作用于局部或者全身，以达到减轻充血或出血、抗炎、镇痛、降温、降低细胞代谢等目的的治疗方法。

◎ 常用的物理降温包括哪些？

常用的物理降温方法包括：冰袋和冰囊降温法、冰帽降温法、温水擦浴、酒精擦浴、

灌肠降温法。**其中，冰袋降温、温水擦浴、酒精擦浴这三种方法最常用，我们在家就可以进行。**当然，采用任何退热方法最好有医生指导，特别是对于新生儿、体弱者、基础疾病多及免疫功能低下人群，以确保安全。

1. 冰袋和冰囊降温法

适用范围：高热患者（一般体温在 39 ℃以上）。
施予部位：腋窝、腹股沟及腘窝等血管丰富处。
放置时间：每次 10～30 分钟或遵医嘱，以免局部冻伤或产生继发效应。长时间使用冰袋或冰囊者，应休息 60 分钟后再使用，给予局部组织复原时间。
注意事项：随时观察，保证冰袋及冰囊完整、无漏水、布套干燥，冰融化后立即更换。如有局部皮肤发紫、麻木及冻伤发生，应立即停止使用。冰袋压力不宜过大，以免影响血液循环。腋下冰袋降温 30 分钟后复测体温。

2. 温水擦浴

温水擦浴是用低于患者皮肤温度的温水，一般水温在 32～34 ℃，可以将患者皮肤温度很快传导发散。

擦浴时，一般在**头部置冰袋**，以防止擦浴时表皮血管收缩、头部充血；**足底置热水袋**，可使患者感觉舒适，也可减轻头部充血。**擦浴顺序**为双上肢→背部→双下肢。

（1）双上肢：先擦拭侧颈、肩、上臂外侧、前臂外侧、手背；再擦拭侧胸、腋窝、上臂内侧、肘窝、前臂内侧、手心；同法擦拭对侧上肢。

（2）背部：依次擦拭颈下肩部、背部、臀部。

（3）双下肢：先擦拭髋部、下肢外侧、足背；然后擦拭腹股沟、下肢内侧、内踝；再擦拭臀下沟、下肢后侧、腘窝、足跟；同法擦拭对侧。

注意事项：腋窝、肘窝、手心、腹股沟、腘窝等大血管丰富处应稍用力擦拭，并延长擦拭时间，以促进散热。温水擦浴过程不要超过 20 分钟，避免患者着凉。注意患者的耐受性，擦浴后，应注意观察患者的皮肤表面有无发红、苍白、出血点、感觉异常。

3. 酒精擦浴

酒精擦浴是将纱布或柔软的小毛巾用浓度为 25%～35% 的酒精水蘸湿，拧至半干，水温在 32～34 ℃，**多用于体温在 40 ℃以上的高热患者。**

擦浴部位：腋窝、肘窝、腘窝、腹股沟、手心。
禁忌部位：胸前区、腹部、后颈部。

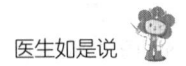

注意事项：擦浴过程中注意观察患者全身情况，如发现患者出现寒战、面色苍白、脉搏或呼吸异常时，应立即停止操作，及时就医。其他注意事项同温水擦浴。

最后强调冷湿敷（冰袋降温、酒精擦浴）的应用禁忌：①血液循环障碍者；②慢性炎症或深部化脓病灶者；③组织损伤、破裂、水肿者；④对冷刺激过敏者；⑤昏迷、感觉异常、年老体弱者慎用；⑥禁忌部位：枕后、耳后、阴囊处、胸前区、腹部、足底。

测量体温很简单吗

感染疾病科　张　岩　汲燕波

体温是一项重要生命体征，体温测量是临床最常见的基础护理工作，测量结果对疾病诊断、治疗和护理具有重要的参考价值。临床上多数医疗机构测量体温的方法仍以水银体温计测量腋温（腋下温度）为主，它是丹尼尔·加布里埃尔·华伦海特于1714年发明的，其原理是通过物质的热胀冷缩来反映人体的温度，是公认的体温测量的标准方法。

◎ 测量方法

测量前，先将已消毒的水银体温计甩至35℃以下，嘱患者擦干腋下汗液，然后将水银体温计水银端置于腋窝深处并紧贴皮肤，屈臂过胸夹紧，以免脱位或掉落。

◎ 测量时间

测温5~10分钟后读取数据。

◎ 注意事项

（1）人体每日早晚体温存在差异，通常下午和晚上会比清晨高些；

（2）在饭后、饮热水、剧烈运动（骨骼肌收缩）、洗热水澡、情绪激动时（交感神经兴奋）不要测量体温，30分钟后再测；

（3）腋下有汗时，应待擦干再测腋温，或者夹闭时间需更长一些；

（4）女性（脂肪含量多）比男性体温稍高，在排卵后至月经早期和妊娠初期的体温会升高，排卵日是低体温（孕激素的变化）；

（5）周围环境温度太高或者盖很厚的被子捂汗都会让体温升高。

◎ 物理降温

当患者发热需要使用冰袋进行物理降温时，不要双侧腋下同时使用冰袋，应留出一侧用来复测体温。正确的方法是选择一侧腋下和腹股沟轮流放置冰袋进行物理降温。

发热时，最好在每日早晨 6：00、上午 10：00、下午 14：00 和晚上 20：00 这四个时间段观察体温的变化并做好记录。

◎ 老年人需关注

由于老年人的新陈代谢减慢，各脏器功能下降，基础体温会偏低，体温调节功能及感知觉变迟钝，往往在家人发现老人发热时，疾病可能已经持续一段时间了，所以要从老人的情绪、体能、饭量等方面综合觉察，一旦出现变化，即刻测量体温、血压等生命体征，尽快送往医院进行诊治。

◎ 水银体温计不慎破碎

水银体温计里的液态银色内容物是汞（水银），特点是室温下即形成蒸气挥发，而且蒸气易吸附于墙壁、衣服上，可长期污染空气，并经过人体皮肤黏膜及呼吸道吸收，大量吸入时可导致汞中毒。

发现体温表破碎时，先确认患者体表皮肤是否被碎玻璃扎伤，远离碎表周围区域，关掉所有加热设备，打开门窗，再用锡纸收集，统一装在塑料袋内或瓶内封好口，有条件者尽量戴上口罩和手套，严禁徒手抓取水银、倒入下水道。

打针或输液后，如何避免局部皮肤淤青

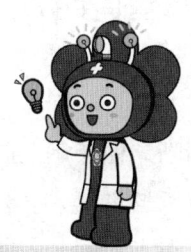

感染疾病科　张英春

很多患者在打针或输液后，经常因为没有按压好而出现淤青，下面我们就一起看看淤青形成的原因，以及怎样减少输液后淤青。

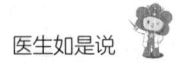

◎ 淤青的形成原因

1. 拔针时按压部位错误

护士在进行静脉穿刺操作时，针尖首先穿破的是皮肤，然后再进入血管，**因此，静脉穿刺其实会形成皮肤和血管两个穿刺点**。其中，穿过皮肤的针眼，看得见；而穿过血管的针眼，看不见。

一般进行穿刺时，在针头进入皮肤后会将针头沿着血管行进一段再进入血管，**那么"两个针眼"之间就有一定距离**，如果只按压皮肤的"针眼"而不按压血管上的"针眼"，则血液仍会从血管壁这个"针眼"渗入皮下，形成淤血，也就是后来患者看到的淤青了。

所以输液完毕护士应指导患者**最好用拇指顺着血管方向按压穿刺点，这样按压面积大**，能够很好地避免淤青。

2. 多次在同一血管穿刺

由于各方面原因，若多次在同一个部位打针，则会损伤局部血管，有可能造成血液流出血管，淤积在周围组织间隙的情况。所以在穿刺过程中护士应尽量减少多次在同一血管穿刺。

3. 拔针后按压时间不够

按压针眼的时间与是否发生皮下淤血有着密切关系。**拔针后按压时间至少需要5分钟以上**。对于存在凝血功能障碍者要延长按压时间。

4. 老年人血管脆性大

虽然老年人血管看着比较清晰，但老年人血管比较脆，弹性差，输液后没有及时按压针眼也会导致皮下淤青。另外，有些老年人有心脑血管疾病，需要长期服用阿司匹林以防止血栓形成，但这同时也延长了凝血时间，因此**应延长按压时间以防止淤青**。

5. 拔针后过度按压

一些患者拔针后过度紧张，使劲按压针眼处，如此一来虽然血管不渗血，但周围正常的组织也会被按淤青，所以请勿过度按压。

6. 拔针后按揉针眼

在按压过程中,不要来回挪动棉签,也不要边按压边揉针眼处,反复按揉可使已经凝血的血管重新出血,导致皮下淤青。

7. 避免输液侧手臂持重

输液后提重物也容易造成刚刚愈合的血管继续出血,请尽量避免输液侧手臂持重。

◎ 淤青处理小技巧

(1)将**土豆**切成薄片,贴在淤青处,土豆片氧化变黑后更换,一个小小的土豆基本可以解决淤青的困扰。

(2)**湿热敷**:将毛巾浸入 60 ℃左右的热水中,取出拧干后敷在淤青上,盖上塑料薄膜,每天早晚各一次,每次 20～30 分钟。

雾化吸入知多少

护理部　李葆华　刘春霞　王　璐　于庆昕

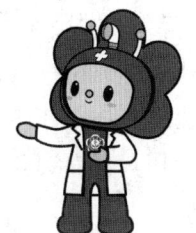

雾化吸入疗法是呼吸系统相关疾病的重要治疗手段之一,对哮喘、呼吸道炎症、痰多咳嗽等症状效果明显,与口服、肌内注射、静脉滴注等给药方式相比,具有药物直接作用、起效迅速、疗效佳、全身不良反应少、操作简单、给药简便等多种优势,所以被广泛使用,那么您了解雾化吸入的知识吗?

雾化设备通常通过压力、超声、气体流速等将药液分散成雾状喷射,随着吸入进入身体,起到局部或全身作用,雾化颗粒越小,越容易抵达支气管和肺泡,通常情况下,对于气管和肺部疾病患者,雾化和吸烟一样,从嘴吸入,经鼻呼出;对于鼻部疾病患者,经鼻吸入效果更好。

明白了这个原理,我们就准备开始雾化吧!

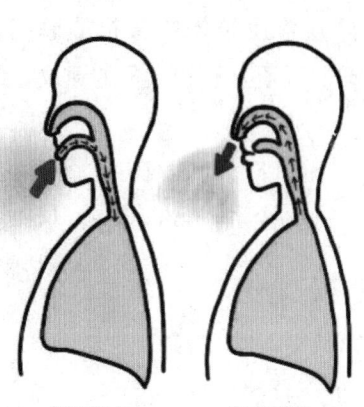

经口吸入　　经鼻呼出

（1）准备：在雾化吸入之前要清洁口腔，并检查设备，如雾化器、面罩或雾化嘴、药液等。

（2）连接：将设备管路、电源接好后，加入药液。

（3）体位：可以取坐位或床头抬高大于30°的半卧位。不建议取平卧位做雾化，因为这样会导致药液流出，甚至因为液体倒灌进口鼻引起呛咳等不适。

（4）开雾：打开雾化器开关，将雾化嘴口含吸入，深呼吸后经鼻呼出。使用面罩时，面罩应完全遮住口鼻，经口吸入，经鼻呼出。

（5）结束：雾化治疗一般持续10～15分钟，若药液用光可提前结束。

（6）尾声：雾化后要用清水漱口，有效咳痰，冲洗用具，用具消毒方法和使用频次需要看产品说明。

为了有助于痰液咳出，雾化后可以将五指并拢呈空杯状，用手自下而上、由外向内轻轻叩打患者背部（"砰砰"声为对，"piapia"声为错），边叩边嘱患者咳嗽。注意，对于胸腹部有伤口、肺部有血栓、严重骨质疏松或骨折的患者，叩背有风险，要听从医护人员的建议。

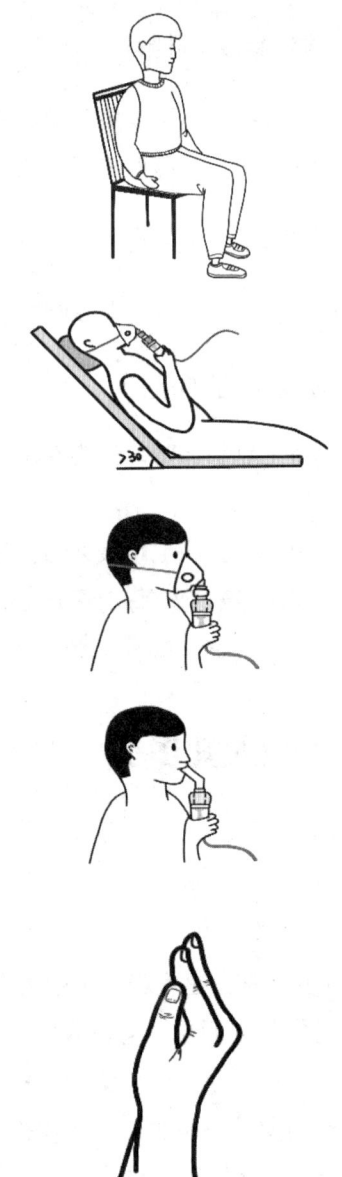

助记口诀　雾化吸入好处多，吸入体位要掌握；
口吸鼻呼效果好，鼻部疾病反操作；
药物主张莫自作，排痰叩背来配合。

（绘图　于庆昕）

极限运动，要警惕失温

急诊科　马青变

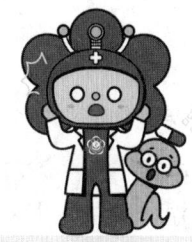

2021年5月22日，甘肃白银马拉松越野赛遭遇极端天气，21名参赛选手不幸遇难，这场事故引发了人们对"极限运动导致失温"的高度重视。

失温，医学上指意外性低体温。正常人体温在36.3～37.2 ℃，有的人会因为特殊情况，体温稍微低一些，但不会低于35 ℃。如果体温低于35 ℃，可能存在一些意外情况，比如长时间浸在水里、溺水，或在寒冷环境里发生了意外性低体温。

◎ 低体温会对人体造成哪些影响呢？

核心温度在32～35 ℃为轻度低体温。机体会有反馈机制，例如出现寒战、起鸡皮疙瘩，此时皮肤血管收缩、心率加快，这些反应会促进机体代谢，产热增加，促使体温回升。

核心温度在28～32 ℃为中度低体温。此时体温超出人体自我调节的范围，寒战会消失，产热会变少，心率减慢，血压下降，人的意识也会出现问题，反应变慢或者嗜睡，出现这种情况，会对人体造成很大危害。

核心温度低于28 ℃为重度低体温。机体可能会出现心室颤动、心脏停搏、昏迷、各种身体反射消失、凝血功能障碍、肠功能障碍等严重情况。如果没有及时发现并救治，则会危及生命。

◎ 哪些情况存在低体温的风险？

雪上运动出现低体温的情况可能会比较多见，尤其是在人数相对较少的高级雪道上。一旦滑雪爱好者在滑雪中摔倒、受伤，身体处于寒冷环境，若没有被及时发现，加上保暖措施不够，就会很危险。

除雪上运动外，长时间超耐力的户外运动，如爬山、越野跑、山地骑车、攀登，还有划船落水等情况也都有较大风险。

◎ 如何避免和预防低体温？

户外运动前做好防冷保温准备；出发前一定要看天气预报，了解自己的身体状况和运动极限，在必要的情况下，参加此类运动前可以考虑进行体检，全面评估自己的身体情况。运动时要随身带一些防冷保温的物品,学会处理一些轻外伤,准备足够的能量补给。

低体温在日常生活中也可能出现,如寒冷天气独居老人在家中晕倒或者醉酒者睡在马路边,时间长了都容易发生低体温,如果无人发现并及时送医院,则有可能出现失温。

◎ 出现低体温后,如何正确救治?

首先,大家对低体温要有足够的认知。如果在感觉特别冷的环境里进行运动量特别大、失水、失能量的活动,务必要做好保暖,这很关键。一旦发生低体温的情况,千万不要大范围揉搓皮肤,因为这样会使皮肤毛细血管扩张,加速体温下降。如果带了备用衣服,要赶紧裹住身体或者先用毛巾把身上的水擦干,再换掉湿衣服。如果能轻微走动更好,可以促进体温回升。

如果有队友在场,可以给伤员喝热水、热饮、热糖水或者吃糖块,并帮忙处理外伤。在援助时要注意,如果伤员神志不清或不能动,挪动伤员身体时要尽量轻一点。在低体温下,一旦动作较大,可能会影响伤员的心功能,甚至引发心律失常。

如果出现昏迷、麻痹、心脏停搏等严重情况,应立即将伤员送到医院救治。送医院之前,在现场要对伤员进行心肺复苏。需要指出的是,与抢救正常体温患者心脏停搏的情况不同,医生对低体温患者的抢救时间会更长,当患者体温慢慢回升后,需在综合治疗下救助患者。

高温预警 + 三伏天,急诊医生讲解如何预防热射病

急诊科　王　斌　马青变

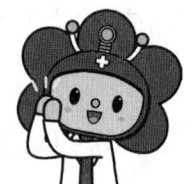

入夏以来,全球不时出现罕见的高温天气,多地报道了因高温引发重症中暑——热射病的确诊病例甚至死亡病例,引发了人们的广泛关注。在此提醒大家,每当三伏天酷暑时节,要谨防热射病的发生。

◎ 热射病是最严重的中暑

热射病是最严重的中暑类型,由于暴露在高温、高湿环境中,人体出现体温调节障碍,产热大于散热,导致机体核心温度迅速升高,超过 40 ℃,伴有皮肤灼热、意识障碍

（如谵妄、惊厥、昏迷）及多器官功能障碍的严重致命性急症，死亡率高达70%～80%。

◎ 哪些人群容易发生热射病？

高温（≥35℃）、高湿（≥60%）的气候因素和高强度体力活动是导致热射病最主要的危险因素，在高温和（或）高湿环境下工作的人群，即使没有剧烈体力活动也可能发生热射病（非劳力型热射病）。另外，汗腺功能障碍（如系统性硬化病、广泛皮肤烧伤后瘢痕形成或先天性汗腺缺乏症）、体温调节中枢障碍（如服用抗组胺药、抗胆碱药、安眠药等会引起血管收缩或颅内疾病等）或合并高代谢疾病（如甲状腺功能亢进、感染疾病等）人群也容易发生热射病。

老人与儿童在高温、高湿环境下，自身体温调节功能较差，如果不开空调或电扇，甚至有些人盖着被子或穿着较厚的衣服，也极容易发生热射病。在这里还要提醒开车的朋友，高温环境下一定不要将老人和儿童独自留在车内，否则容易导致车内人员发生严重中暑事件。

此外，从事室外高强度体力活动引起机体产热与散热失衡的人群（如运动员）也容易发生热射病（劳力型热射病）。

◎ 热射病有哪些临床表现？

热射病有三大常见的临床表现。首先是高热，核心体温多在40℃以上；其次是中枢神经系统功能障碍引起的神志改变（如谵妄、嗜睡、抽搐、昏迷等）和异常神经系统体征（如角弓反张、去大脑强直等）；最后是非特异性症状如头痛、恶心、呼吸急促、心率加快、肌肉痉挛或无力等。

◎ 如何预防热射病？

高温、高湿环境和室外高强度体力活动是诱发热射病的三大主要原因，因此对于在高温、高湿环境下工作的人群，应加强通风，饮用含钾饮料，以补充水分和电解质。此外，避免高强度体力活动，缩短在高温、高湿环境下作业的时间非常重要。

对于存在汗腺功能障碍、体温调节障碍的人群或合并一些高代谢疾病的人群，应尽量避免暴露在室外高温、高湿环境中的时间，出行做好防晒，在室内可以开空调，保证充分的休息时间，但应注意保持房间通风，避免因长时间吹空调导致空调病的发生。

◎ 如果出现热射病，现场应该如何急救？

在积极给患者降温的同时，应尽快拨打急救电话，将患者转运至医院救治。常用的现场急救方式是将患者转移到阴凉的地方，可以将凉水喷洒在患者身上或用凉湿毛巾擦拭身体。此外，还可以用冰袋冷敷头部、腋下及腹股沟处。

对于发生昏迷或抽搐的患者，不要给患者喂水或食物，尽可能将头偏于一侧，保持患者呼吸道畅通，避免发生误吸。

"空调病"是怎么回事

急诊科　王　斌

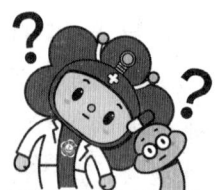

三伏天热浪袭人，闷热难耐，一进入凉快的空调房里，顿时倍感舒爽，可是时间久了，会出现一些身体不舒服的症状，轻者会出现头晕、头痛、咽喉不适、鼻塞、打喷嚏、乏力，严重者还会有记忆力减退、关节和肌肉酸痛以及腹痛等症状，尤其以老人、儿童更多见。如果出现上述症状，很有可能是患上了空调病，这是怎么回事呢？

出现"空调病"的主要原因是人体长时间处在空调环境下，导致人体调节方面出现一些功能障碍。很多人喜欢将空调温度调得很低，造成室内外温差较大，机体会适应不良，出现自主神经系统功能紊乱的情况。

在低温环境中，机体交感神经兴奋性增加，导致血管收缩或痉挛，如体表血管收缩，则血液流通缓慢，关节受凉而出现酸痛；若头部受凉，支配面神经区域的茎乳孔部的小动脉痉挛，可引起该区域动脉缺血，而静脉充血、水肿，会压迫面神经，导致口角歪斜，受凉后还可引起颅内血流减少，发生头痛和头晕；若腹部受凉，腹腔内血管收缩，则胃肠运动减弱，出现腹痛等不适。

此外，空调房间长久不通风，房间内湿度太低，过于干燥，可能出现口咽部、眼和鼻黏膜不适症状（如鼻塞、咽喉不适），空调房间内二氧化碳等废气增多后，空气混浊，阴阳离子失调、人体缺乏氧气会进一步加重头晕的症状，还会出现记忆力下降。同时，在密闭的空调房间，致病微生物更容易滋生，容易加重感染的风险，尤其是老年人和儿童，在自身调节功能和免疫功能不佳的情况下，更容易发生自主神经系统功能紊乱和感染的症状，甚至发生肺炎与胃肠道疾病。

◎ 如何预防空调病？

预防空调病可以从以下几方面着手：

（1）空调温度不宜过低，室内温度不低于 26 ℃，相对湿度调整在 50%～60%。

（2）在空调房间里不宜待太久，可以到户外适当活动；或使用空调一段时间后将其关闭，开窗通风，保持空调房空气流通，增加换气。

（3）在空调房间里，不可以对着通风口吹风，尤其是头部，对于胸部、腹部及四肢等暴露部位注意适当保暖，可以盖空调被；在空调房间里可以喝温热水，促进新陈代谢。

最后提醒大家，要养成定时开关空调的习惯，平时空调房一定要开窗通风，注意保持室内卫生。

什么是急性酒精中毒？醉酒后如何护理

急诊科　赵静静

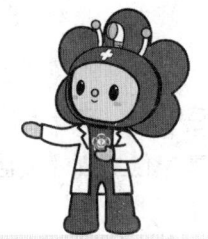

中国的酒文化源远流长，夏朝时有杜康酿酒，被尊为"酿酒始祖"，古往今来，酒更是成了文人雅士的标签，"何以解忧，唯有杜康""葡萄美酒夜光杯""李白斗酒诗百篇"，以酒会友，以酒抒情。时至今日，上至国宴招待外宾，下至百姓家常聚会，都少不了酒的助兴。

不过小酌怡情，过量伤身，且不说长期大量饮酒会导致酒精性的心肌病、肝病、酒精依赖、酒精戒断等一系列疾病，下面就单来看看急性酒精中毒。

◎ 什么是急性酒精中毒？

急性酒精中毒是由于短时间摄入大量酒精（乙醇）或含酒精饮料后出现的中枢神经系统功能紊乱状态，表现为行为和意识异常，严重者会损伤脏器功能，可导致呼吸循环衰竭，进而危及生命。血液或呼出气体酒精检测≥11 mmol/L（50 mg/dl）临床诊断为急性酒精中毒。

一般酒精的成人致死剂量在250～500 g，而婴儿仅为6～10 g。不同种族、不同个体对酒精的耐受性差异较大，长期大量喝酒的人比平常不怎么喝酒的耐受性就要高，另外酒精的吸收和清除还与胃内现存食物、胃动力、基础疾病有关，因此单从饮酒的量不能判断酒精中毒的程度，主要还是要看症状表现。

1. 轻度酒精中毒

就是我们常说的醉酒，仅表现为情绪兴奋、多话易怒、语无伦次，有轻度的运动不协

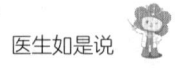

调，嗜睡但能被唤醒，简单对答基本正确，神经反射正常。

2. 中度酒精中毒

患者可出现昏睡、昏迷或躁狂状态，可有攻击行为，不能劝止；可出现意识不清、严重的共济失调伴神经反射减弱；可出现幻觉，或惊厥发作。血液检查可出现酸中毒、低血钾、低血糖等异常。还可出现其他脏器受损，如心律失常、心肌损伤、消化道出血、胰腺炎等。

3. 重度酒精中毒

患者可表现为昏迷，出现脸色苍白、皮肤湿冷、口唇发绀、脉搏浅快、血压下降等休克表现，严重的代谢紊乱（酸中毒、低血钾、低血糖等）以及重要脏器（心、肝、肾等）功能不全。

◎ 醉酒后的护理

轻度酒精中毒（单纯醉酒）不需要治疗，可在家观察，应采取侧卧位，以防止呕吐误吸，注意保暖，避免低体温。如果出现胸闷、呼吸困难、休克、呕血、腹痛、严重的意识障碍，则需要到医院检查治疗。要警惕酒后情绪失控而服用药物或毒物导致复合中毒，另外酒后服用某些药物还可能出现双硫仑样反应，轻者表现为胸闷、气短、心悸、恶心，重者可能会出现意识丧失，甚至危及生命。急性酒精中毒还会诱发或加重患者一些基础疾病，如心脑血管意外、消化道出血、急性胰腺炎等并发症。需要注意的是，酒后走路不稳摔倒或情绪激动打架还会导致隐性外伤的可能，尤其在无人了解事发经过的情况下，有可能贻误诊治。

走路一瘸一拐，当心间歇性跛行

介入血管外科　杨广鑫　栾景源

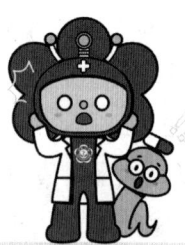

您是否遇到过这种情况：在刚开始走路的时候没有异常，连续走一段距离后便会出现下肢不适、一瘸一拐的症状，而休息一小段时间后不适感又可以完全消失。这种症状通常

被称为"间歇性跛行"。此时,您需要的不是拐杖,而是要警惕下肢血管疾病。

◎ 什么是间歇性跛行?

间歇性跛行由腿部动脉血供障碍所致,表现为患者常在步行中出现供血不足部位的沉重、乏力、胀痛、钝痛、痉挛痛或锐痛,或肢端的明显麻木感,迫使其止步,休息片刻后疼痛缓解,周而复始的症状。间歇性跛行是下肢缺血的早期表现。从开始行走到出现疼痛的行程,称为跛行距离,跛行距离越短,提示血管阻塞越严重。

◎ 间歇性跛行的病因和危害有哪些?

间歇性跛行作为动脉硬化闭塞症的一种常见临床症状,通常是由于一段动脉重度狭窄或闭塞所导致的,其病变位置常累及髂动脉或股浅动脉。动脉硬化闭塞症的病因尚不完全清楚,高脂血症、高血压、吸烟、糖尿病、肥胖、高同型半胱氨酸血症、血液高凝状态、高纤维蛋白原血症等均是高危因素。间歇性跛行若不加以控制任其发展,严重者甚至可能因缺血而丢失患肢。间歇性跛行患者10年累积截肢率为10%,血管重建的发生率为18%,进展为缺血性静息痛和溃疡形成的10年累积发病率分别为30%和23%。

◎ 间歇性跛行应如何检查和治疗?

出现间歇性跛行的患者,可以通过下肢动脉超声、血管 CT 对血管进行检查,明确病变位置。早期保守治疗可以通过控制体重、戒烟、适量锻炼、应用抗血小板聚集药及血管扩张药等方案延缓病情进展。对于病情较重的患者,经皮腔内血管成形术、内膜剥脱术、旁路转流术等是更优的选择。

一旦出现间歇性跛行,要早期诊断,积极治疗,这样才能拥有更健康的明天。

认识颈动脉狭窄,预防脑梗死

介入血管外科　赵世录　栾景源

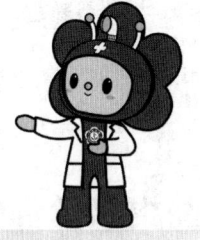

随着年龄的增长,颈动脉狭窄的发病率逐渐升高,在50岁以上人群中,其发病率高达35%~50%。据统计,在脑梗死病例中,20%~30%与颅外段颈动脉狭窄有关。下面就为大家带来关于颈动脉狭窄的相关知识。

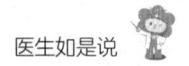

◎ 什么是颈动脉狭窄？

人体供应脑部的血管包括 1 对颈动脉和 1 对椎动脉，其中 2 条颈动脉供应大脑约 2/3 的血液（掌管人体感觉、运动及语言等重要功能）。**颈动脉狭窄最常见的病因为动脉硬化**，当斑块逐渐增大引起狭窄时，脑部供血明显减少，一旦斑块碎片脱落，会顺血流方向堵塞远端脑血管，引起脑梗死。

◎ 颈动脉狭窄的表现有哪些？

颈动脉狭窄早期可无任何症状。随着病情进展，部分患者会出现短暂性脑缺血发作（TIA），即"小卒中"，表现为突然发生一侧肢体麻木无力、肢体活动不灵、言语不清、一侧眼一过性黑蒙、口角歪斜等，常于 24 小时内完全恢复。

这些表现是由于脑部血流减少或颈动脉粥样硬化小斑块脱落所致，是重要的"预警"信号。如病情进一步发展，可能会导致急性大面积脑梗死，引起永久性的偏盲、偏瘫、偏身感觉障碍及语言功能障碍等。

◎ 导致颈动脉狭窄的危险因素有哪些？

颈动脉狭窄是全身性动脉粥样硬化的一种表现，导致颈动脉狭窄的危险因素主要包括：**高血压、高血脂、高血糖、高同型半胱氨酸、吸烟、肥胖、高龄以及不健康的生活习惯**（如精神紧张、缺乏运动）等。

◎ 如何检查颈动脉狭窄？

颈动脉彩色多普勒超声检查（彩超）是最常用的筛查手段，其特异性及敏感性均可达到 95%，当超声检查提示存在中度至重度狭窄或颈动脉不稳定斑块时，可能会引起脑缺血发作。

动起来！一起来做体能恢复操

康复医学科 吴同绚 马 奥 刘雨晴 饶子龙

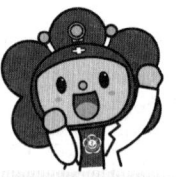

"阳康"之后如何恢复运动？如何摆脱乏力症状？怎样提升自己的免疫力？由于心、

肺、肾、血液系统等并发症的潜在风险，感染症状消失后，最好的做法是稳步恢复活动及运动量。

我们特此创编一套体能恢复操，以助您逐渐提高体能，恢复正常的日常活动和体育运动，优美的背景音乐还能让您身心愉悦。快快练起来吧！

◎ 注意事项

（1）适应人群：本套体能恢复操适用于无基础疾病的新冠病毒轻型感染者，对于曾住院治疗或有肺炎表现者，或有糖尿病、心血管疾病、肾病等慢性病者，运动处方请咨询专科医生。

（2）开始时间：开始于无症状后7~10天，且确保能在平地上行走500米并进行日常活动（例如进食、穿衣、洗漱、如厕等），没有过度疲劳或呼吸困难的症状。

（3）健康监测：进行体能恢复操训练期间，应该关注自己的心率、睡眠、压力、疲劳状态和肌肉紧张度等情况。

（4）心率：体能恢复操训练期间，心率应小于最大心率（220-年龄）的70%。例如您今年30岁，那么训练时心率应小于（220-30）×70% ≈ 130次/分钟。

（5）运动时间：建议首次训练时间少于15分钟，以后每次增加5~10分钟。

（6）后续处方：对于初级版体能恢复操，建议至少连续练习3天且无症状反复，再尝试过渡至中级版训练。

对于中级版体能恢复操，建议至少连续练习3天且无症状反复，再尝试过渡至快走等有氧运动或园艺、搬运家具等较重的体力劳动。

（7）最后提醒大家，若在训练期间出现症状反复，请至少休息24小时，直到再次无症状。必要时请咨询专科医生。

◎ 初级版北医三院体能恢复操动作详解

第一节　颈肩运动

第1八拍：双手背后交叉，保持腰背部直立，向上仰头到极限处保持，注意肩膀下沉；

第2八拍：双手背后交叉，保持腰背部直立，向下低头到极限处保持；

第3八拍：向左侧侧屈颈部，同时左手向左侧牵拉右手臂，在有牵伸感的位置保持；

第4八拍：向右侧侧屈颈部，同时右手向右侧牵拉左手臂，在有牵伸感的位置保持；

第5八拍：前四拍低头含胸肩膀前引，后四拍挺胸抬头肩膀后缩，注意收住腹部；

第6八拍：前4拍肩膀向耳朵的方向上提，后4拍肩膀向手指的方向下降；

第7八拍：同第5八拍；

第8八拍：同第6八拍。

第二节　胸背运动

第1八拍：右臂在上左臂在下，低头含胸双臂环抱置于胸前；

第2八拍：右臂伸直，左臂与右臂交叉向左侧牵拉右手臂，注意身体不要扭转；

第3八拍：左臂在上右臂在下，低头含胸双臂环抱置于胸前；

第4八拍：左臂伸直，右臂与左臂交叉向右侧牵拉左手臂，注意身体不要扭转；

第5八拍：双臂侧向展开，向前运动同时低头含胸保持；

第6八拍：同第5八拍；

第7八拍：双手置于头后挺胸抬头，双肘向前靠拢低头含胸保持；

第8八拍：同第7八拍。

第三节　躯干运动

预备动作：在提示音响起时坐在椅子上，注意应坐在椅子一半左右的位置，身体不要靠在椅背上。

第1八拍：左手置于左大腿，右手引导身体向左侧侧屈；

第2八拍：身体向右侧扭转，双手置于右侧椅子保持不动，注意双侧臀部不要离开椅子；

第3八拍：提左膝，双手环抱于左膝保持，注意保持腰背部挺直；

第4八拍：勾左脚，左膝向左前方伸展，同时低头弯腰双手沿左腿方向运动到极限处保持；

第5至第8八拍：动作同第1至第4八拍，方向相反。

第四节　整理运动

双臂交叉于腹前，缓慢打开后经由体侧向上举，掌心相对，同时配合呼吸，恢复原位。

◎ 中级版北医三院体能恢复操动作详解

第一节　颈部运动

第1八拍：双手叉腰，1-2拍颈部前屈，3-4拍恢复原位，5-6拍颈部

扫码观看

后伸，7-8拍恢复原位；

第2八拍：1-2拍颈部向左侧屈，3-4拍恢复原位，5-6拍颈部向右侧屈，7-8拍恢复原位；

第3八拍：动作同第1八拍；

第4八拍：1-2拍颈部向左旋转，3-4拍恢复原位，5-6拍颈部向右旋转，7-8拍恢复原位，双手自然下垂。

第二节 伸展运动

第1八拍：1-2拍双臂由体侧至前屈90°，掌心相对，3-4拍双臂收回至胸前同时肘关节屈曲，掌心向下，5-6拍双臂打开至外展90°，掌心向前，7-8拍恢复原位；

第2八拍：1-2拍双臂由体侧至外展90°，掌心向前，3-4拍双臂收回至胸前同时肘关节屈曲，掌心向下，5-6拍双臂由胸前向上举，掌心相对同时颈部后伸，7-8拍恢复自然站立；

第3八拍：动作同第1八拍；

第4八拍：动作同第2八拍。

第三节 腹背运动

第1八拍：1-2拍向左迈步，双手握拳肘关节屈曲至肩前，同时膝关节屈曲，腰背部挺直，3-4拍恢复原位，5-6拍向右迈步，动作同1-2拍，7-8拍恢复原位；

第2八拍：1-2拍向左迈步，上臂由体侧打开至双手抱头，肩关节打开，3-6拍腰部前屈至最大角度，膝关节微屈，腰背部挺直，7-8拍恢复原位；

第3八拍：动作与第1八拍一致，迈步方向相反；

第4八拍：动作与第2八拍一致，迈步方向相反。

第四节 体转运动

第1八拍：1-4拍双手叉腰，左腿向前迈步呈弓步，5-8拍右臂向前伸展，左臂向后伸展，同时腰部向左旋转，头向左转；

第2八拍：1-4拍保持弓步动作，双臂收回至胸前，肘关节屈曲，掌心向下，5-6拍双臂由胸前上举，掌心相对，同时颈部后伸，7-8拍恢复原位；

第3八拍：动作与第1八拍一致，方向相反；

第4八拍：动作与第2八拍一致，迈步方向相反。

第五节　体侧运动

第1八拍：1-2拍双手握拳抬至胸前，拳心向下，同时左髋屈曲至90°，3-4拍恢复站位，双臂由体侧向外打开，拳心向前，5-6拍动作同1-2拍，方向相反，7-8拍动作同5-6拍；

第2八拍：1-6拍向左迈步，足跟着地，左手叉腰，右臂由体侧上举靠近头部，同时腰部向左侧屈，背部挺直，7-8拍恢复原位；

第3八拍：动作与第1八拍一致，方向相反；

第4八拍：动作与第2八拍一致，方向相反。

第六节　提踵运动

第1八拍：1-2拍双手叉腰，双足跟同时抬离地面，3-4拍还原，5-6拍动作同1-2拍，7-8拍还原；

第2八拍：1-2拍双手叉腰，同时双足跟抬离地面，3-4拍保持1-2拍动作，同时向左连续迈步，5-6拍双手叉腰，左脚向左前方迈出，足跟着地，7-8拍动作与5-6拍一致，方向相反；

第3八拍：动作与第1八拍一致，方向相反；

第4八拍：动作与第2八拍一致，方向相反。

第七节　整理运动

第1八拍：双臂交叉于腹前，缓慢打开后经由体侧向上举，掌心相对，同时配合呼吸，恢复原位；

第2八拍：重复第1八拍动作。

轻松几招，预防崴脚

康复医学科　张巧云　郑旭园

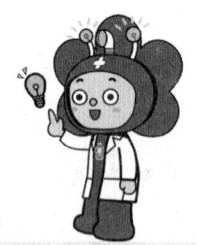

在日常生活中，相信很多人都有过崴脚（踝关节扭伤）的经历。打球、跑步等运动中，崴脚是常见的运动损伤之一。对于平时不常参与体育活动的朋友，在走路或者下楼梯时，也有可能一不注意就会崴脚。

崴脚事出有因，由于踝关节的特殊生理解剖结构，决定了这一关节的稳定性相对较差。既然崴脚可能由"先天不足"所致，那在生活中该怎样预防呢？别急，马上给您支几招。

◎ 抗阻勾脚

将弹力带一端套在脚上，另一端固定，适当拉紧弹力带，然后用力勾脚背，稍作停顿，再慢慢放开。15~20次为1组，组间休息30秒，一次做4~6组，每天1~2次。

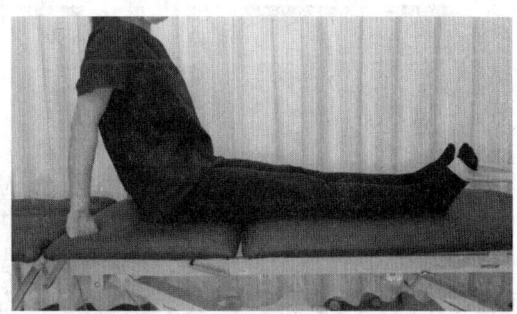

◎ 抗阻绷脚

将弹力带一端套在脚上，另一端用手握住，适当拉紧弹力带。脚用力向下踩，然后稍作停顿，慢慢放开。15~20次为1组，组间休息30秒，一次做4~6组，每天1~2次。

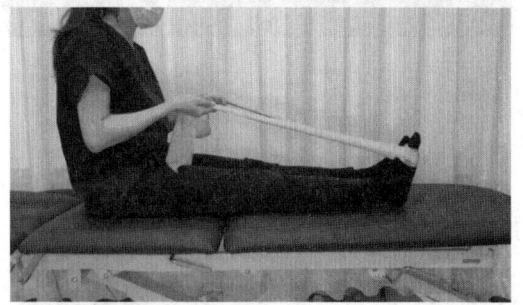

◎ 抗阻外翻

坐在床上，将弹力带扎成一个环，套在脚上。让患脚向外侧转动，脚尖拉紧弹力带完成踝外翻的动作。15~20次为1组，组间休息30秒，一次做4~6组，每天1~2次。

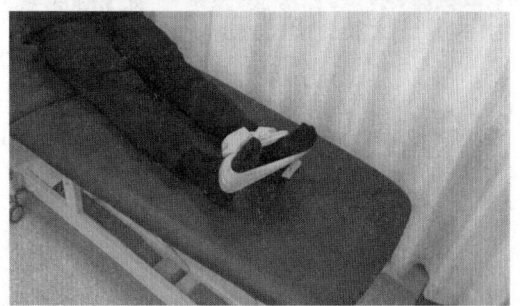

◎ 抗阻内翻

坐在床上，将弹力带扎成一个环，套在脚上。让患脚向内侧转动（内八字），拉紧弹力带完成踝内翻的动作。15~20次为1组，组间休息30秒，一次做4~6组，每天1~2次。

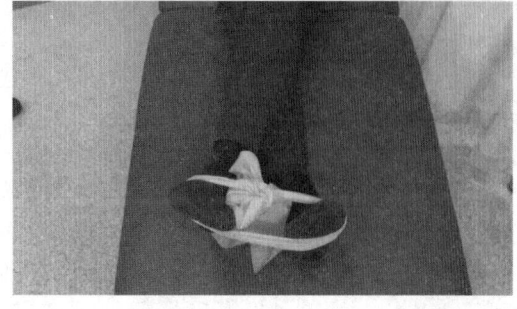

医生如是说

◎ 提踵练习

也就是俗称的"踮脚尖",包括三种姿势:①双足分立与肩同宽,足尖正向前;②"外八字"站立;③"内八字"站立。于最高位置保持3秒后缓慢将足跟落下,每种姿势15个为1组,休息30秒,做3~5组。

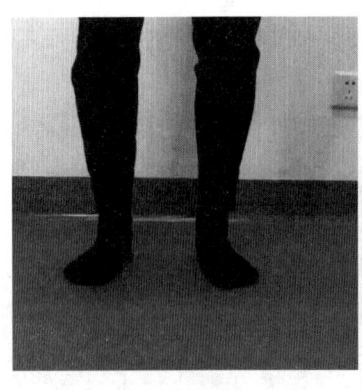 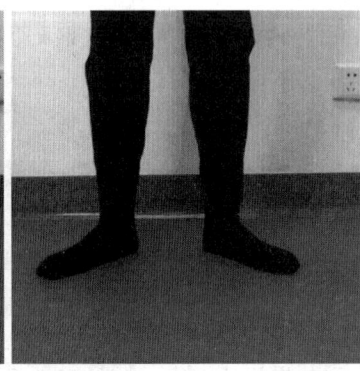 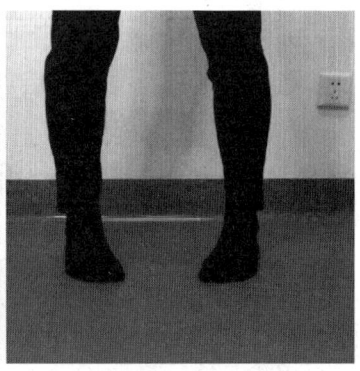

◎ 平衡练习

患者可先以患腿单侧站立在平地上,循序渐进到站立在专用平衡板或平衡垫上,将健腿抬起向前伸出,挺胸抬头,重心尽量往上提,用患腿力量控制身体平衡。每次1~5分钟,休息30秒,每组2~3次,每天进行1~2组。

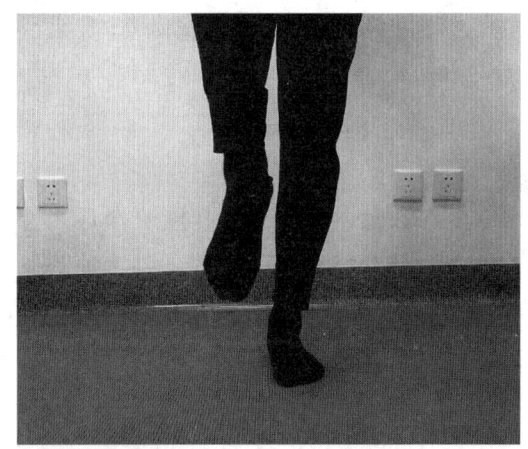

◎ 抓毛巾

通过足趾完成抓毛巾动作,可强化足部小肌肉群。坚持5秒为1个动作,10个动作为1组,练习3~5组。

🔔 **注意**

特别提醒大家,上述练习要**长期坚持**,才能真正达到增强肌群力量、稳定关节的目的。

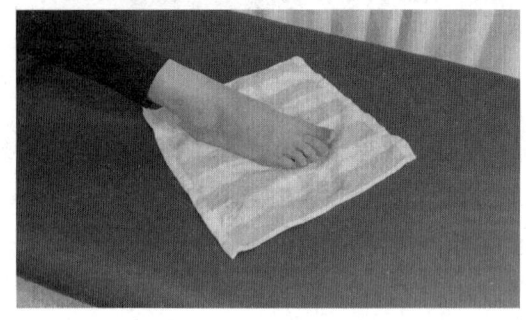

很多患者会有这种误区,认为崴脚后患处消肿了、不疼了就"万事大吉",顺利康复了,殊不知**损伤的软组织并没有恢复其原有强度,很容易导致关节松弛、不稳定以及疼痛,从而导致"习惯性崴脚"的发生**。如果您被"习惯性崴脚"所困扰,可以到康复医学科进行系统评估,由医生制订治疗方案。

弹力带
——随身携带的"热身专家"

康复医学科 赵 虎

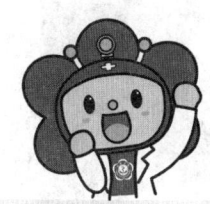

以弹性力作为阻力的训练早在100多年前就被应用于力量训练、修身塑形以及各项运动之前的热身准备等。到20世纪60至70年代,弹性训练工具才被康复治疗师应用在康复训练中。由于弹力带轻便、易于携带、方便使用的特性,弹性阻力训练得到了康复治疗师、体能教练、运动员等各领域人士的广泛认可。下面就来谈谈如何使用弹力带并使其成为我们随身携带的"热身专家"。

在训练之前,大多数健身爱好者或运动员都会采用跑步、单车或其他有氧运动来进行一定量的热身训练。但并不是所有的运动爱好者都有条件进行这些热身训练。这时候弹力带轻便易携的特点就显得格外突出。

出门运动之前,大家可以在口袋里装上一条弹力带,在热身训练中加入一些身体平衡性与稳定性的元素,同时关注身体在多个平面、多个关节的运动,从而提高身体的运动能力。接下来介绍几个热身训练中常用的动作。

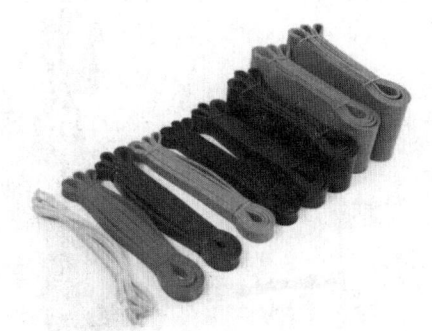

◎ 弹力带弓步前推

此动作可以使身体多组肌群同时做不同形式的收缩,增强核心前侧运动链的能力。将弹力带固定在后方略低于肩的位置,双手紧握弹力带,肘屈与上臂呈90°,肘略低于肩。背部挺直,收紧腹部。呼气,向前呈弓步蹲,同时双手直臂向前推;吸气,回到开始姿势。

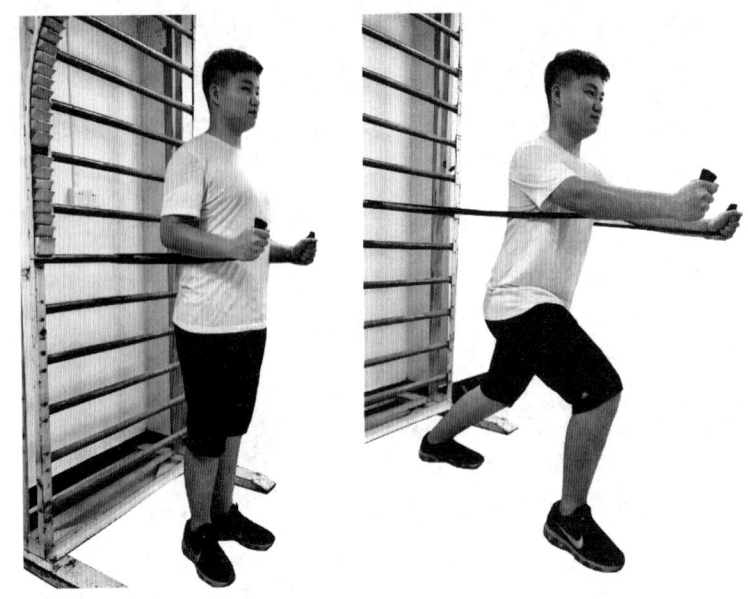

◎ 弹力带弓步后拉

此动作可以增强核心后侧运动链的能力。将弹力带固定在前方与髋同高的位置，双脚站立与肩同宽，双手紧握弹力带，直臂于前，背部挺直，收紧腹部，肩胛下压。呼气，向后呈弓步蹲，同时双手肘屈向后拉；吸气，回到开始姿势。

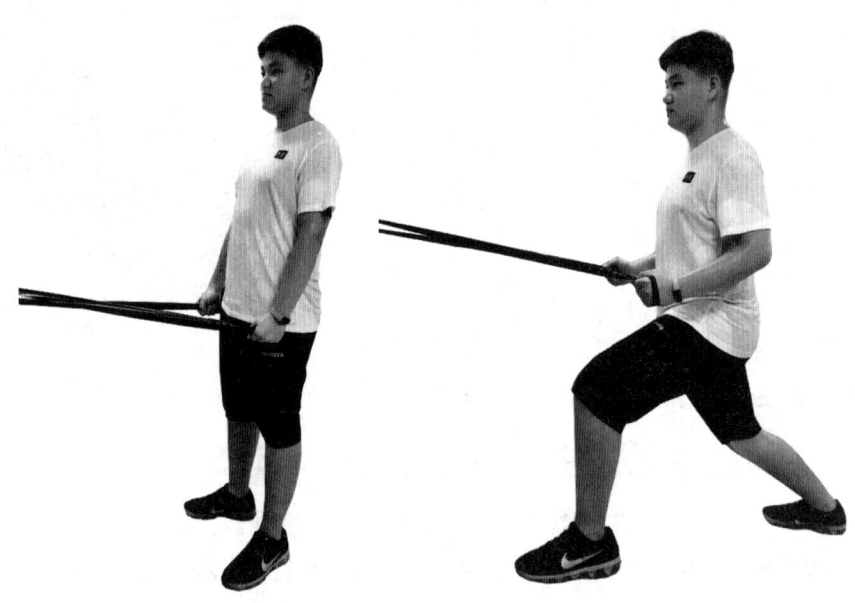

◎ 弹力环站姿髋外旋

此动作可以增加膝和臀部力量。将弹力环套在双脚脚踝上方位置，双脚站立宽于肩，屈膝。背部挺直，收紧腹部。呼气，左脚为轴，左髋打开，向后45°跨步；吸气，缓慢回到开始姿势。

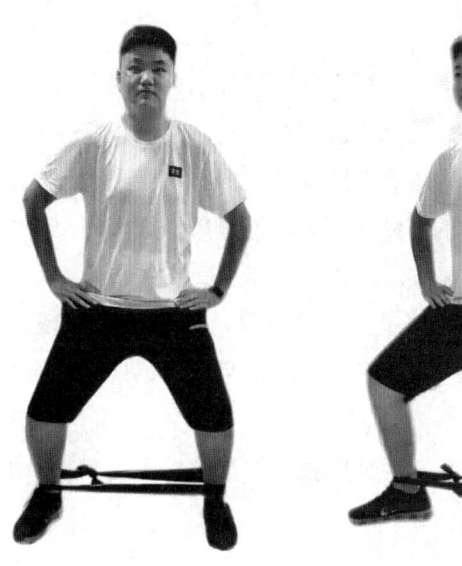

◎ 弹力带阻力跑

此动作可以增加跑步阻力，加速热身效果。将弹力带从前方绕过训练者髋部，另一端固定在后方，做起跑预备姿势。摆臂起跑，逐渐加速，对抗阻力向前，持续10~15秒。

最后，建议大家运动前使用弹力带进行相应的热身训练，对肌肉进行一定强度的刺激，可以激活肌肉群，从而有效地预防运动损伤。小伙伴们学起来吧！

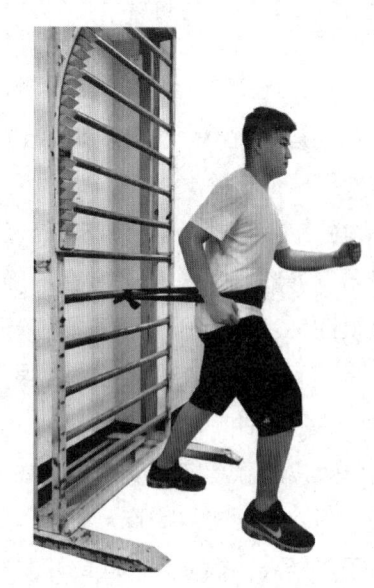

怎样洗澡才正确

皮肤科 姜薇

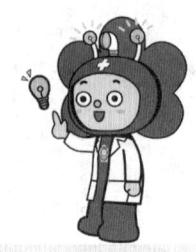

日常生活中，有些女性、老年人喜欢在洗澡的时候把水温调得很高，其实这对我们的皮肤特别不好。

皮肤表面有一层皮脂膜，它是由皮脂腺分泌的油脂、汗腺分泌的汗液和脱落的角质细胞经过乳化，在皮肤表面形成的一层保护膜。如果每次用温度特别高的水洗澡，会破坏皮脂膜，导致皮肤表面非常干燥。轻者会有些脱屑，严重者会出现一些湿疹样表现。我们发现在临床中有一种非常常见类型的湿疹——乏脂性湿疹，很大一部分原因是洗澡的时候水温太高或者洗澡过于频繁，破坏了皮肤表面的皮脂膜，皮肤屏障功能受损所导致的。

目前比较推荐的适合洗澡的水温是人体的温度，即 **37～38 ℃最为合适**。如果水温过低，会刺激血管收缩，引起心悸、头痛等不适，而且还容易感冒；若水温太高则会破坏皮肤屏障，引起皮肤干燥、湿疹。

对于洗澡的次数没有严格限制，但需要我们注意根据不同的季节来调整，而且不同年龄人群洗澡的次数也是不一样的。

首先要根据**季节**。

夏季炎热易出汗，我们可以天天洗澡，但洗澡的时候尽量用清水冲一下就可以了，不要每次都使用沐浴露，也不必全身都用沐浴露，可以用在颈部、前胸、上背部、腋下、腹股沟等区域，而四肢，尤其四肢伸侧，用清水冲洗即可。到了**秋冬季节**，天气特别干燥的时候，如果运动量不大、出汗又不多的话，一周洗 2～3 次就可以。

其次要根据**年龄**。

儿童的皮脂腺没有发育，皮脂分泌较少，皮肤表面极容易受外界环境的影响而改变。如果外界环境很干燥，那么宝宝的皮肤也会很干。宝宝如果出汗不多，没有必要天天洗澡，尤其是秋冬干燥季节。还要注意每次洗澡的时间掌握在 5 分钟左右，洗澡后要立即全身涂保湿霜。我们在临床上发现很多婴儿湿疹，都是由于洗护不当，皮肤干燥、皮肤屏障功能受损引起的。

老年人皮脂腺萎缩，皮脂分泌减少，皮脂膜受到破坏，皮肤很干燥。尤其到了秋冬季节，还常常会出现皮肤瘙痒，此时一周洗一次澡也是可以的。

对于**年轻人**，很多人喜欢或习惯一年四季天天洗澡，这就要注意洗完澡以后，尤其是秋冬季节一定要及时涂抹保湿霜，这个是非常重要的。

遮阳伞真的能防晒吗

皮肤科　马　川

正确使用遮阳伞是最重要的物理防晒方法之一，能够有效阻止皮肤晒伤和晒黑，减缓皮肤老化和预防皮肤癌发生。

每年春夏之时，阳光中的紫外线强度迅速升高，由于紫外线照射过度，会对皮肤产生各种急性或慢性损伤。因此，防晒任务变得尤为重要，打一把遮阳伞，对大多数人来说是一种简便易行的有效防晒方法。

日晒与人体健康的关系密不可分，一方面，适当日晒能帮助人体合成维生素 D，促进钙质吸收；而另一方面，过度暴晒可能对皮肤造成严重损伤。根据日光中紫外线（UV）波长的差异，分为长波紫外线（UVA）、中波紫外线（UVB）和短波紫外线（UVC），其中以 UVA 和 UVB 对皮肤的损伤最为显著，UVA 穿透力很强，可以破坏皮肤真皮层的胶原和弹力纤维，使皮肤晒黑；UVB 主要作用于表皮，造成皮肤老化。

长时间过度暴晒，常造成面部、颈部等光暴露部位的皮肤发红、变黑、干燥、脱屑，少数对紫外线过敏的人则出现皮疹和瘙痒等症状。长此以往，面颈部皮肤将加速出现皱纹、松弛、色斑、老年斑等皮肤光老化现象，严重影响爱美者的外观，甚至增加皮肤癌的发生率。

日光中紫外线的强度随季节和每日时间呈节律性变化，中国北方地区紫外线最强的季节是春季和夏季（4~9月），最强的时间段是晌午（上午 10 点至下午 2 点）。因此，春夏季午间的防晒，对保护皮肤、减缓皮肤老化和预防皮肤癌非常重要。

防晒的方法很多，主要分为化学防晒和物理防晒。化学防晒一般指涂抹各种防晒霜以阻止皮肤晒伤和晒黑。市面上，防晒霜的种类五花八门，需要提醒大家注意两个问题：一是最好选择同时标注 SPF 值（防晒系数）和 PA 值的防晒霜；二是需要提前 20~30 分钟涂抹防晒霜，并且大约每 2 个小时重复涂抹一遍，才能起到最好的防晒效果。因为部分防晒霜在光照时性质不稳定，所以对于紫外线过敏者，不推荐使用防晒霜防晒。

物理防晒主要是指使用遮盖物遮挡紫外线，包括使用遮阳伞或遮阳帽、戴口罩及墨镜、穿深色长袖长裤、戴手套或穿袜子等，一般可以阻挡绝大部分紫外线。其中，由于遮阳伞遮盖的身体面积大、且不妨碍通风散热，在盛夏骄阳的炙烤中，不失为一种简便易行、舒适有效、最值得推荐的防晒方法。

市售的遮阳伞材质及种类很多，有尼龙、绸缎、棉布、油纸等，伞面分为单层或双层，有涂层或无涂层（黑胶或银胶）。一般来说，打伞都能够防晒，但不同的伞，由于材质、使用目的不同，其遮阳能力多少存在差异。以防晒功能为主的遮阳伞，通常会标注紫外线防护功能（UV protection），甚至标注伞的防晒指数 UPF 值。遮阳伞的 UPF 值越大，隔绝紫外线的能力越强，一般来说，UPF 30～45 的遮阳伞已经足够用于平时防晒。如果家里只有普通雨伞，或者不知道伞的防晒功能如何，建议选择深色、密织、双层、有涂层的伞来遮阳，其防晒能力相对较强。

对于紫外线特别敏感者，单纯使用遮阳伞可能远远不够，还需要隔绝地面及环境散射、反射光等。因此，每年 3～5 月，紫外线强度急剧变化之时，这类患者需要提前做好戴口罩、穿长袖衣裤等严格防护工作，预防紫外线过敏的发生。

滑雪季警惕皮肤冻伤，这里有一份冻伤应急手册

皮肤科　门月华

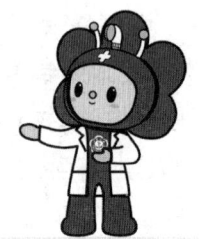

每到冬季，滑雪是广大运动爱好者们经常参与的活动。在尽情享受冰雪运动乐趣的同时，如何在寒冷环境中保护皮肤不受冻伤也需要滑雪爱好者们注意。

冻伤是指由寒冷环境造成人体局部或者全身的损伤，主要是由于血管灌注缺失，因此在人体的局部末梢特别容易发生冻伤，比如手、脚、鼻子和耳朵。以下是一份冻伤应急手册。

◎ 冻伤如何分级？

一度冻伤：冻伤仅累及皮肤的浅层；
二度冻伤：冻伤累及皮肤的浅层和真皮层；
三度冻伤：冻伤累及皮肤的浅层、真皮层和皮下组织；
四度冻伤：冻伤累及皮肤的浅层、真皮层和皮下组织，并累及皮下肌腱、肌肉。

通常我们大众滑雪还是以一度和二度冻伤较为常见。一度冻伤比较浅表，所以主要表现就是皮肤会发红、发紫，可能会有一些小的水疱形成。二度冻伤往往是伤及皮肤的真皮层，就是皮肤深层，这时候除了红肿，可能还会出现一些大疱。

滑雪的时候，外界温度比较低，而冻伤比较容易发生在湿冷的情况下。所以，如果雪水流到手套或者鞋子里面，又没有及时更换，就特别容易发生冻伤。此外，冻伤的发生还要考虑风寒效应，在温度较低的雪场，再加上刮风，也非常容易冻伤。

◎ 冻伤易发生在什么部位？有哪些先兆？

冻伤一般容易发生在肢端末梢的部位，最常见部位是手、脚、鼻子和耳朵。冻伤的先兆往往是感觉局部非常冷，出现刺痛感。我们观察时会发现这个部位是苍白的，进而会觉得有一些针刺的痛觉，然后会感觉缺失、麻木。此时就提示大家这个部位可能发生了冻伤。

如果我们已经发现有冻伤的先兆，要及时休息，回到温暖的环境中，然后进行局部复温。如果冻伤比较轻微，可以自行涂一些凡士林，这样一来有保暖的作用，二来可以帮助皮肤进行修复。

◎ 冻伤时如何正确复温？

最好的复温方法是将局部冻伤部位置于温水当中，一般推荐水温在 37～40 ℃，也就是接近人体的体温，把局部冻伤的部位放入温水后，直到局部变红或者变紫、质地变软就可以了。如果没有温水，我们还可以借用腹部或者腋窝这些比较温暖的部位来进行复温。应注意，**雪水不能帮助我们恢复到人体正常的温度。**

冻伤后泡温泉也需要注意，我们刚冻伤的部位都非常脆弱，就像装了凉水的杯子，如果立刻再装热水，杯子就很容易炸。冻伤之后，皮肤已经受到损伤了，这时候如果再揉搓，就会引起二次损伤。

◎ 冻伤要如何预防？

预防冻伤，首先要做好保暖，然后再选择合身的装备，太紧的滑雪装备会阻碍局部血液循环。另外，还要注意一些细节，如果鞋、袜子和手套湿了要及时更换；在开始滑雪运动之前，要做好热身，让全身的血液流动起来，流到末梢部位，就可以有效地帮助我们预防冻伤。此外，在滑雪途中要及时休息，充分补充热量。

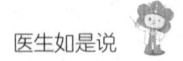

如何预防银屑病（牛皮癣）的发生和复发

皮肤科　王文慧

临床上经常有患者咨询："医生，我有银屑病，非常担心遗传给孩子，有什么可以预防的方法？""我家里人有银屑病，我很担心自己也会得，怎样可以预防？"

银屑病，也就是俗称的"牛皮癣"，近些年随着研究的逐渐深入，不仅在治疗上有了一些突破，人们也逐渐发现了一些明确的预防方法。

多数人都已经非常清楚，**银屑病是不传染的，但是有一定遗传性**。确实，银屑病是一个遗传和环境共同作用导致的疾病，这也说明，有遗传因素并不见得一定会发病，**健康的生活方式能够减少其发病率**。

先来澄清两个关于银屑病认知的常见误区。

误区一："我没有家族史，不会得银屑病。"这个说法是错误的。只有大概 1/3 的患者有家族史。

误区二："我已经步入中老年了，不会再得银屑病了。"这个说法也是错误的。银屑病可以在任何年龄发病。银屑病通常有两个发病高峰，20 岁左右是一个高峰，40～50 岁又是一个高峰。

下面就来介绍如何降低银屑病的发病率。

◎"小蛮腰"或者"虎背蜂腰"

已经有大样本前瞻性队列研究表明，**代谢综合征会使银屑病发病的风险增高**。代谢综合征主要包括高体重（肥胖）、高血压、高血脂、高血糖、高尿酸等。**其中对银屑病发病风险影响最大的是肥胖，主要是腹型肥胖，其次是高血脂**。

肥胖不仅与银屑病的发病有关，还跟银屑病的严重程度有关，并且多种治疗手段的效果也会相对较差，虽然体重对于不同药物的影响是不一样的。尽管随着年龄的增长，一直保持苗条细腰不太现实，但我们可以**通过健康的生活方式，尽量避免或延缓腹型肥胖的发生和加重**。

这里想强调的是，大家不要进行没有必要的减肥，多关注腹部脂肪即可。**良好的体格是维持身体全面健康的重要因素，过度减肥对身体只会有害无益**。要想达到良好的体格，健康的饮食习惯和中等强度的锻炼非常重要。

◎ 光滑的肌肤

皮肤是保护人体的最大的屏障器官，银屑病的发病与表皮角质形成细胞感受到各种压力（创伤、精神压力、感染、药物、干燥、寒冷等）后释放一系列因子，启动固有免疫和适应性免疫的瀑布反应有关，它造成的银屑病皮损就是表皮的一种过度增殖，这其实是一种我们身体病态的"加强屏障作用"。

因此，日常生活中保持光滑滋润的肌肤对于减少银屑病的发生、发展和复发具有重要意义。**具体实施策略包括：使用润肤霜，尽量穿宽松、柔软的衣物等**，例如尽量不穿或少穿牛仔裤。

◎ 远离烟草

有明确的前瞻性研究表明，**吸烟人群的银屑病发病率会增高**，而且吸烟与顽固性皮损及其复发都有关系。

更为重要的是，因为银屑病和代谢相关，**银屑病患者与一般人群相比，出现血压、血糖、血脂、尿酸异常的概率增高，出现心血管不良事件的概率也增高**。而吸烟就是一个强大的助推剂，把心血管不良事件的风险又增加了十几倍。

所以银屑病患者不吸烟的好处比一般人群更大。需要注意的是，不只是一手烟，二手烟和三手烟同样有害。

◎ 保护咽喉、肛门和鼻腔，避免病毒和细菌乘虚而入

在银屑病的发病和复发中，感染，尤其是链球菌感染，是很多银屑病患者发病和复发的重要因素。在人体免疫系统抵抗感染的过程中，可能会错把表皮细胞的成分误认为是外来入侵者，从而发动攻击，启动异常的免疫反应。

◎ 良好的心态

已经有很多研究表明，负性情绪，比如焦虑、抑郁、压力等与银屑病发病和严重程度相关。

对于如何改善心态，有时候很复杂，有时候也很简单。可以对自己建立正性的奖励机制、宽容对待他人和自己、加入温馨的团队等。当陷入负性精神情绪时，可以尝试腹式呼吸调理精神状态，严重者也可以尝试求助专业的心理医生。

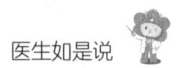

◎ 早发型银屑病的预防

对于有银屑病遗传史的患者，可能更容易出现早发型银屑病，比如20岁前就患病。以下有几点建议，可以帮助预防早发型银屑病。

如何避免婴儿银屑病？

婴儿银屑病多发生在尿布区，跟尿布皮炎引起的皮肤屏障破坏有关。所以，有效预防尿布皮炎，也是在预防银屑病。

那么尿布皮炎如何预防呢？**保持局部清爽，及时清理大小便非常重要，不建议过多用湿纸巾擦，而是建议用水清洗后用软布轻轻蘸干（注意不是擦干），然后抹上润肤霜。**如果皮肤已经发红，可以外用鞣酸软膏。

如何避免儿童和青少年银屑病？

有研究表明，儿童和青少年银屑病的发病与家长的教育水平、收入水平等有一定相关性。因为银屑病的发病和严重程度与负性的精神情绪相关，所以家长切忌在孩子面前长吁短叹，在得知孩子患有银屑病后，比孩子表现得更为痛苦，这样只会对疾病控制起到负面作用。要用阳光的心态去对待孩子，用实在的言行去关爱孩子，这样才会在控制疾病发生发展中起到积极的作用。所以，家长努力把自己做好，就是对孩子好。

儿童和青少年银屑病与成人银屑病相比，在皮损表现上，前者斑块通常比较小、比较薄，鳞屑相对也比较少，发病原因尤其初次发病时感染常为主要的诱因。因此，注意劳逸结合、保持良好的体格很重要。

总之，对于银屑病，**首先不用怕**，因为有一系列策略可以帮助我们预防；再就是**即使患病也不用怕**。随着对银屑病发病机制的了解不断深入，目前治疗的效果和安全性已经有了大幅度提高。

我们强调采取**个体化、动态评估的治疗方案**，因为每一位患者都有自己的独特性，治疗方法选择需要综合考虑各种因素，如银屑病的严重程度、患病时间、患病部位、家族史、关节情况、代谢情况、感染情况、胃肠道情况、眼部情况、肝肾疾病、焦虑抑郁状态等，还要考虑银屑病对患者生活质量的影响、患者的经济水平和用药偏好等。针对性治疗可使多数银屑病患者达到长期皮损清除或基本清除。

小动作,大收益——踝泵运动:简单易行的下肢功能锻炼法

心血管内科 张 嵩

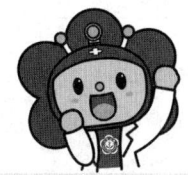

提到踝泵运动,大家可能会觉得熟悉而又陌生。其实它和日常的"勾脚尖"和"绷脚尖"是一样的。踝泵运动是通过踝关节的运动,起到像泵一样的作用,以促进下肢的血液循环和淋巴回流。踝泵运动包括踝关节的屈伸和环绕运动,对于卧床及手术后患者的功能恢复有着至关重要的作用。同时它也适用于久坐或久站人群,如长时间乘坐飞机、火车或久坐办公室者,可以预防下肢静脉曲张。

◎ 为什么要做踝泵运动?

因为长期卧床或手术之后的制动,均可能导致血流变慢,血小板在血管周边停留和聚集,容易形成血栓,这些因素都会影响下肢功能的恢复。而早期的血栓有时可以活动,万一血栓脱落,会引起肺或脑等部位的栓塞。

◎ 踝泵运动的原理是什么?

跖屈(绷脚尖)时,小腿三头肌收缩变短,胫骨前肌放松伸长;背伸(勾脚尖)时,胫骨前肌收缩变短,小腿三头肌放松伸长。肌肉收缩时,血液和淋巴液受挤压回流,肌肉放松时,新鲜血液补充。通过这样简单的屈伸脚踝动作,可以有效促进整个下肢的血液循环。环绕动作的原理与屈伸动作类似。

◎ 怎样做踝泵运动?

踝泵运动分为**屈伸和绕环**两组动作。

(1)屈伸动作:您可以躺或坐在床上,下肢伸展,大腿放松,缓缓勾起脚尖,尽力使脚尖朝向自己,至最大限度时保持10秒,然后脚尖缓缓下压,至最大限度时保持10秒,然后放松,这样一组动作完成。稍休息后可再次进行下一组动作。反复屈伸踝关节,最好每小时练习5分钟,一天练5~8次。

(2)绕环动作:您可以躺或坐在床上,下肢伸展,大腿放松,以踝关节为中心,足趾做360°绕环,尽力保持动作幅度最大。绕环可以使更多的肌肉得到运动,可顺时针和逆时针交替进行。

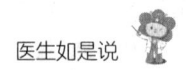

医生如是说

🔔 注意

需要注意的是，由于手术后长时间静卧，血液循环不畅，肌腱会有不同程度的萎缩，绕环动作的幅度会受限，甚至出现疼痛感。如果体力不够或疼痛剧烈，只做屈伸动作也有不错的效果。待疼痛减轻后，再加做绕环动作。另外，踝部术后或石膏固定者不宜进行踝泵练习。此外，在刚开始练习时先用较小的力量，逐渐适应后再增加强度。练习中如感觉疼痛明显，可减少练习的时间与次数。

当然，对于健康人群，我们也建议每隔1小时就活动一下。不要小看这短短的几分钟，这个小小的动作能给您的健康带来很大好处。

手机不离手的我们，眼睛还好吗

眼科　冯云

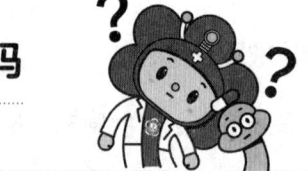

据统计，在显示器前连续工作6~9小时，有75%的人会出现眼部不适症状，视频终端引起的干眼症占82.27%。如果我们每日接触电子产品的时间超过4小时，眼泪的质和量就会发生改变。由于眼泪极度缺乏，重症干眼会造成眼表长期磨损并缺乏保护，导致角膜干细胞缺乏、炎症、感染、角膜溶解甚至穿孔。

"看电子产品怎么会导致干眼呢？而且我伤心的时候都泪流成河，怎么还会干呢？"

泪液是眼睑和眼球表面之间的一层液体，具有润滑和保湿的作用。泪液的分泌分为基础泪液分泌和刺激性泪液分泌，刺激性泪液分泌也称为流泪；而基础泪液分泌是我们无法感知的一种分泌状态，是24小时持续存在的，因此基础泪液分泌对眼表的保护更为重要。

泪膜由三层不同的结构组成，包括最表面的脂质层、中间的水质层和最里面的黏液层。电子产品对这三层都会产生影响。在我们看电子产品时，注意力相对集中，眨眼会变少，为了不错过精彩的瞬间，甚至会出现不完全眨眼的情况，也就是上下眼皮（眼睑）还没闭合就又睁开了。而眼泪需要通过眨眼均匀涂布到眼睛表面，如果眨眼少或眨眼不完全，就会导致部分眼睛表面干燥。

另外，由于上下眼皮接触少，甚至不接触，就会导致眼皮里面储存的油脂排出少或排不出来，眼泪缺乏油脂的保护就会蒸发得特别快，这样就会出现眼睛干涩，甚至出现角膜病变。

长期泪液异常会引起眼部的慢性炎症，甚至是神经痛，导致无法正常工作。可以通过以下这些方法减少或防止由视频终端引起的并发症。

◎ **改变生活方式**

视频终端相关的干眼症在一定程度上是可逆的，适当休息对缓解干眼症状十分关键。研究发现，停止使用智能手机1个月后，使用者的干眼症状和体征可完全缓解。除此之外，间歇性休息的工作模式也会改善眼部症状。连续性视频终端工作时长不超过1小时，每2小时进行户外活动，眺望远方，多看些绿色的植物，这种工作方式能更好地提高工作效率。

◎ **减少不必要的电子产品使用**

减少电子产品的使用，如无目的地刷微博、逛网店、追电视剧等。对于儿童，尤其是婴幼儿，尽量不用电子产品，并增加户外活动，每日户外活动超过2小时可以有效减少近视的发生。

◎ **增加眨眼次数**

眨眼，这个不经意的动作对眼睛而言至关重要。研究发现，佩戴眨眼玻璃（间隔5秒刺激佩戴者眨眼的设备）相比于对照组（佩戴透明塑料片）可以显著提高视频终端使用时的眨眼次数，延长泪液保护的时间，减轻干眼症状。

正确眨眼也很重要，或许您觉得很可笑，谁还不会眨眼了，然而门诊发现许多人为不完全眨眼，眨到一半就停了，所以平时应注意眨眼要到位，上下眼皮要完全闭合才算一次有效的眨眼。

◎ **调整屏幕放置的位置**

屏幕的摆放位置会影响自主眨眼的频率和眼部暴露的面积，合理调整屏幕的高度和距离可以减少对眼部的影响。研究表明，屏幕放至低于眼水平线的位置可以有效减轻眼疲劳，最佳屏幕高度是低于眼睛高度5 cm的位置，同时针对屏幕反光的情况，可适当减小屏幕倾斜角度或使屏幕处于垂直状态。

调整屏幕与眼睛之间的距离时，应该考虑到字符的大小和视力，如果计算机屏幕字符尺寸接近视力极限，建议将显示器定位在距离眼睛52~73 cm处。

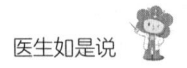

◎ 改善工作环境

环境因素如空气湿度低、使用空调装置和通风扇等是干眼症的诱因。新型加湿冷却空气装置可通过电场强度将液体拉出并变成小的带正电荷的液滴播撒至空气中，研究证实，在工作环境中使用这种装置可显著改善视频终端干眼症患者的眼部症状及功能性视力，并延长泪膜破裂时间，同时降低泪液蒸发率。

◎ 热敷

电子产品使用者可以经常用 40 ℃左右的湿毛巾敷眼睛，每天 10～20 分钟，能有效改善眼部情况。

◎ 药物治疗

如果您已经出现了比较严重、影响工作和生活的症状，建议尽早去医院进行治疗。

滑雪"小白"和"高手"都应该重视这几点

运动医学科　梅　宇

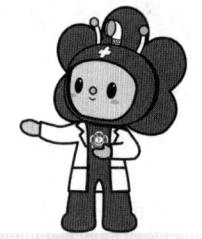

冬季是许多冰雪运动爱好者们最喜欢的时节，雪季一到，大家各自摩拳擦掌，随时准备登场。特别是在北京成功举办冬奥会以后，对广大的滑雪爱好者来说，每个冬天都是特别期待又难忘的季节。

在这里给大家打个预防针，冰雪运动比夏季运动项目更容易发生运动损伤，而且常为多重伤和联合伤。以滑雪为例，单板最容易伤及肩部和脊柱，而双板更容易伤及膝关节，其中膝关节损伤比例就占到 40%。因此提醒大家，不论水平高低，我们都要特别重视预防滑雪带来的运动损伤。

对于初学者，特别是第一次上雪场的朋友，千万不能盲目无畏，更不能把安全完全寄托在装备上。即使装备再专业，也要掌握一定的滑雪基础动作再上场，怎么启动、怎么刹车、怎么安全摔倒，都需要场下练习。现在正规雪场都有针对初学者的培训，大家一定不能忽视。

对于已经掌握常规技术的中级滑雪者，需要提醒的是，要注重在平时增加体能训练，特别是加强下肢的肌肉力量。在需要手术的严重滑雪损伤患者中，60%都是膝关节损伤，我们熟知的交叉韧带损伤、半月板损伤都会对膝关节造成不可逆的影响。

对于雪场上的"高手"来说，是不是就不用担心发生运动损伤了呢？答案显然不是。"高手"的技术、体能和经验都没有问题，但是要特别关注外界因素造成的运动损伤。有些雪场由于知名度高，人员密度大，这时高级道上不一定都是"高手"，因此要注意避免被其他技术不太好的滑雪者意外冲撞致伤。另外，有些"高手"的滑雪热情非常高，甚至会滑一整个雪季，而入冬和开春的时候气温相对较高，雪道上有些区域容易化雪成冰，摩擦系数发生明显变化，滑到这里时就特别容易摔伤，而且多是重伤。

最后提醒大家，在滑雪季到来前，应未雨绸缪，充分准备，注意避免发生意外和损伤。

"网红"筋膜枪对哪些人有效？专家来支招

运动医学科　苗　欣

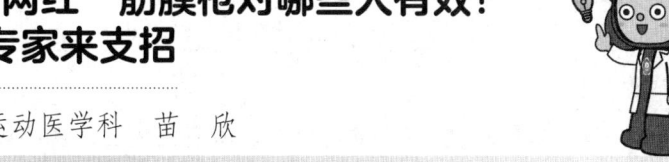

"每天5分钟，想瘦哪儿就瘦哪儿""快速缓解运动后肌肉僵硬和酸痛""有效缓解办公族久坐肩颈疼痛""深层按摩肌肉，告别酸、胀、痛"……

"网红神器"筋膜枪一夜出圈，其宣传的每一项功效几乎都戳中了年轻人的心。商家卖力推广、博主直播带货、买家疯狂抢购的筋膜枪真的具有这些神奇功效吗？

◎ 筋膜枪有一定效果，但要谨慎合理使用

人体的筋膜就是肌肉里白色丝状的部分，其遍布全身，肌肉、腱性组织内都可能有筋膜。筋膜枪针对的主要是肌筋膜，而不单纯指筋膜。

从临床实践和少量的科研证据上看，筋膜枪的确有一定效果——通过机械震动刺激局部血液循环，带来血管的收缩和充盈，改善局部血液循环与新陈代谢。通过筋膜枪可以适度缓解一些僵硬劳损导致的肌肉酸痛，但要注意合理使用，不要过量。但是不能说使用了筋膜枪就一定能达到某种功效，减肥塑形等更是过分夸大的说法。

几年前出现的深层肌肉刺激仪（DMS）可对肌肉进行击打与震动，替代人手作用于运动损伤的部位，能起到放松的效果。筋膜枪就是把这种震动放松的技术，进一步应用在新型商品上。**筋膜枪是比较新的商品，也正因为是刚刚出现，所以针对它的严谨科学的研究非常有限。** 对于哪块肌肉要打多长时间、训练完该放松多久、久坐僵硬的部位该放松多久、用多大的强度打等，都没有科研证据支持，更多还是要依赖治疗师、康复师的手感和经验。

◎ 有些部位不可使用筋膜枪，也不是所有人都能使用筋膜枪

长期伏案工作、长期用电脑、久坐不动的人是颈椎疾病的高发人群，这类人可能会有头晕、颈部僵硬、颈肩酸痛、麻木等症状。这类人群先要经过专业医生、康复治疗师的诊断。如果颈椎病是肌肉僵硬带来的，用筋膜枪能达到一定的缓解疼痛的效果，但很多颈椎病不仅仅是肌肉僵硬引起的，还有其他原因，这个时候就不能乱用筋膜枪。

在使用保健产品、运动健身产品之前，最好先寻求运动医学专科医生或者康复治疗师的建议，若自己盲目使用，有加重疾病的风险。

另外，使用筋膜枪绝对不能震动到神经。 我们的神经系统是"不喜欢"被震动的。比如，使用筋膜枪击打脊柱周边时，力度不能特别强，头颅、颈部附近也不能有强烈的震动感，否则可能带来病理损伤或附加损伤。

需要注意的是，**如果有急性损伤、新发伤，在不动的情况下就有疼痛感，也不能轻易使用筋膜枪。** 休息痛意味着损伤还处在急性炎症期，这时候用筋膜枪刺激可能会额外造成血流加速、新陈代谢加快，反而会促使炎症暴发，患者务必先让专业人士判断是否该使用筋膜枪。

应切记，孕妇绝对不能使用筋膜枪；老人和儿童虽然没有特殊的禁忌，但也要谨慎合理使用；对处于其他疾病状态者，要由医生或运动康复师进行判断，以确定能否使用。

◎ 筋膜枪无法代替主动运动

工作时坐着、吃饭时坐着、休息时刷手机也坐着……如今，职场人群几乎人人"久坐"，紧张的工作节奏和频繁的加班让"久坐大军"不断壮大。在某电商平台，一款筋膜枪月销量达3.5万件。评论区很多人表示"在办公室坐久了，买来缓解疲劳"。**人们在感到疲劳时，使用筋膜枪这类器械虽然可以得到即刻的缓解，但这是一时的，器械带来的改善会越来越弱。**

世界卫生组织早就将静坐少动列为心血管疾病的第一风险因素。虽然现在医院并没有开设专门的科室治疗"久坐"，但它已成为危害人体健康的极大风险因素。

在此提醒大家，每周应进行3~5次有一定强度的运动，坐30~45分钟要起身活动

几分钟，可以做一些柔和的拉伸动作，比如旋转颈部，定期改变坐姿，主动拉伸放松胸部、背部、颈部的肌肉。**筋膜枪等器械无法代替人的主动运动，想要减少病痛，最有效的方法是改变生活方式，积极运动起来。**

且练且珍"膝"
——腿部力量的练习与评估

运动医学科　印　钰

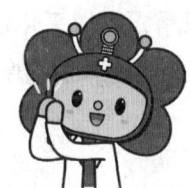

以"运动促进健康"为大概念，运动医学是一门多学科综合性基础和应用医学学科。很多人以为只有运动受伤后才需要到运动医学科就诊，但缺乏运动引起的身体疾病或者变化其实也在治疗范围之内。

◎ 肌肉力量在关节活动中具有怎样的作用？

关节活动度、协调性和力量是影响关节活动最主要的三个因素。如果用开车来打比方，关节活动度就像车轴，协调性是各个零件之间的配合，而力量就是动力。在关节受伤时，受到最大影响的是力量，然后是协调性，最后是活动度。然而在关节恢复时，人们往往会逆向关注，先关注活动度，肌肉力量是最容易被大家忽视的。

肌肉力量的特点是损伤时受影响早，恢复时却相当慢。关节不活动时，肌肉力量在24小时内就会开始下降。即使是体操运动员，在退役后身体肌肉没有得到以往高强度的练习，也会存在退化、脂肪含量增加的情况，但只要肌肉容量存在，通过适当锻炼就能够提升。锻炼时长因人而异，若肌肉含量低，脂肪含量高，想达到效果就需要非常长的周期。

◎ 运动医学的治疗理念——急病靠急治，慢病靠慢练

撕裂骨折等急性损伤需要进行手术或固定治疗，由缺乏运动引起的慢性伤病需要通过适量的锻炼来恢复。案例表明，通过长时间的适量锻炼可以增加肌肉力量，帮助关节恢复。比如，一位49岁的男性患者在治疗前出现腿部疼痛、上下楼无力等症状，通过3个月的肌肉训练后，肌腱中打褶的部位变得坚实有力，骨骼部位的水肿也慢慢消肿、恢复。

相对于关节活动度练习来说，肌肉练习既枯燥，又见效慢，因此需要充分调动患者的

运动积极性，鼓励并监督他们进行持之以恒的训练。此外，单纯走路无法有效地增加肌肉力量，"肌肉得到了训练"的错觉其实主要是通过神经支配和协调性来达成的。

◎ 如何练习腿部力量？

单纯走路不能有效提高肌肉体积，因此不能代替专门的肌肉训练。肌肉力量只能依靠自己一点一滴的训练来积累，可以采用以下 3 个动作。这 3 个动作可以组合起来完成，并持续练习 8 周以上，因为肌肉体积的增长至少需要 8 周时间。

1. 直抬腿

每天练习 300~500 个。虽然听起来比较难完成，但可以分解至每个小时练习 3~5 分钟，就会相对容易地达成目标。

2. 提踵训练

每天练习 100~150 个，手扶稳，绷紧大腿前后，重复立脚尖。

3. 静蹲训练

每天练习 20~30 分钟。

◎ 如何评估腿部力量？

患者经常会问："什么时候能下地行走？""什么时候能脱拐？"对此，肌肉力量也是最为重要的评估因素。具体有以下几种方法。

（1）如果在床上能够直腿抬高，那么就可以下地扶拐行走，此时肌肉力量已经足以负担体重的 10% 左右，双拐加上主力腿的使用较为安全有效。

（2）双脚站稳，重心放在伤腿，另一只脚轻扶并站立一分钟，如果没有不适感、不打滑，就可以脱拐行走。

（3）受伤后如需恢复不同运动，要达到相应的肌肉力量水平，可以到运动医学科门诊进行检查、评估。不同运动方式对肌肉力量的要求是不同的，如跑步要求肌肉力量达到对侧的 60%；中速跑或冲刺跑要求肌肉力量达到对侧的 80%；篮球、足球及对抗性训练需要肌肉力量达到对侧的 90%。

此外，术后或伤后 3~6 个月是膝关节周围肌肉力量恢复最快的时间段，因此，要在此阶段进行积极的肌肉力量练习。如果错过了最佳恢复期，在术后进行训练也会有一定成效，但需要更长的时间来恢复，才能进行正常运动。

◎ 什么情况下容易再次受伤？

（1）受伤的部位易反复受伤，薄弱点较难改变；

（2）疲劳状态下容易受伤，可通过肌肉力量、身体素质训练减轻风险；

（3）协调性差者易受伤，可通过训练肌肉力量及身体素质来改善。

且练且珍"膝"，只有合理训练膝关节，才能辅助我们走向更健康的生活。

足踝虽小，学问却大
——选择鞋子的6个建议

运动医学科　赵　峰　焦　晨

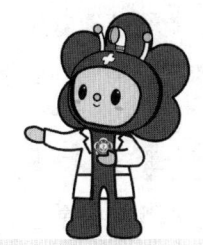

都说"千里之行，始于足下"，足踝部健康是人体站立和运动的根基，然而，全球约有1/4的人群正在遭受足踝部疾病带来的不同程度的痛苦。由于足踝部疾病症状隐匿，很容易被人们忽视而延误治疗，从而影响生活质量。

◎ 建议一：运动鞋不能只有一双，要根据运动类型选择合适的鞋

虽然大家都知道，做运动时要穿运动鞋，但需要提醒大家的是，没有一种运动鞋能够适合所有的运动。比如，**打篮球**时穿的篮球鞋，就要求鞋底厚一点，整体比较平一点，后面的鞋帮要高一点，以防止扭伤和滑倒；**踢足球**时穿的足球鞋，鞋帮就要稍低，这样脚踝活动可以更灵活；**打网球**时，地面通常比较硬，这就要求鞋子有防滑缓冲效果；而**慢跑**则要求穿稍微轻便一点的慢跑鞋，并且要有减震的气垫。因此，经常运动的人，一定要准备相应运动项目的鞋。

◎ 建议二：不能削足适履，要"削履适足"

每个人的长相都不一样，足踝部的28块骨头自然也各不相同。可以说，在我们几十亿人中找不出一样的脚。从整体来看，足弓有高低，脚有宽窄胖瘦，都需要在选择鞋子的时候特别注意。

对于**扁平足**的人，负重行走时足部的缓冲程度差，走路多了脚就会疼，因此要尽量选择把足弓垫抬高的鞋。有些人**脚趾比较宽**，**或者有踇外翻**的情况，应该选择鞋尖比较宽松

的鞋，否则会引起脚趾之间的磨损，长期行走会引起疼痛。另外，**体重大**的人在选择鞋时，要选择有弹性的鞋，以减少走路对足底的冲击。

◎ **建议三：老年人选鞋并非越软越好**

随着年龄的增大，足踝部筋膜和韧带会出现老化，骨骼与关节也会出现退行性改变。相对于年轻人，老年人的足踝就更容易受到损伤，且伤后恢复的速度也会比年轻人慢很多。因此，老年人更应该关注鞋的选择。

老年人喜欢穿软底布鞋，觉得越软越好，但这是个常见的误区。事实上，过于软的鞋底，反而不能给足底足够的支撑，同时，过于软的鞋子也不能提供很好的弹力缓冲，这些都会增加足底的损伤概率。

老年人应该选择那些有足够缓冲、弹力好的鞋。鞋垫部分也要求比较柔软和充分贴合足底。另外，老年人足底血液循环差，就应该选择更为宽松的鞋，要求不仅在试穿的时候没有挤脚、磨脚的情况，在走路较多、脚略微肿胀的时候，也不能磨脚。

◎ **建议四：好看昂贵的鞋并不一定是适合的鞋**

现如今，鞋已不仅仅是一件防寒遮体的工具，更是对美观的要求，甚至还是身份的象征，有的鞋子价格高达几千元乃至上万元。但需要提醒大家的是，再美、再贵的鞋子，如果不适合自己的脚，也不能要。

就像很多女性发现，穿高跟鞋会造成脚痛，有些时候，好看昂贵的鞋并不一定是适合的鞋。比如，对于**外踝韧带损伤**的患者，建议穿一些高帮的鞋子，这是因为高一点的鞋帮，能够给踝关节提供稳定，减少崴脚的发生；对于**跗外翻**的患者，选择鞋子时就要尽量减少前足的压力，避免穿着高跟鞋；同样，**经常崴脚**的女士也要少穿高跟鞋，尤其是鞋跟特别高的那种，因为穿高跟鞋的时候，踝关节是处于"跖屈"的状态，这时踝关节相对比较松动，再加上细细的高跟不容易保持稳定，会增加崴脚的概率。

◎ **建议五：不要等鞋底磨破了再换鞋**

虽然我们提倡艰苦朴素，但是从保护足踝的角度来看，千万不要等鞋底磨破了再换鞋。通过上面的内容，相信大家都已经知道了，每个人的脚都有所不同。一双合适的鞋，需要与脚具有很高的契合度。当一双鞋的鞋底磨薄了，鞋的形状也会相应发生变化。这个时候，这双鞋就不再适合自己的脚了，也就需要更换了。

生活中我们经常会发现，一双鞋总是某个部位磨损得比较重。比如有的时候，就是后跟的内侧磨薄了，其他地方都是好好的，这种情况下，很多人都舍不得更换鞋子。但其实通俗地说，就是这部分磨薄的鞋底，代替我们的脚承受了行走带来的损伤，**如果不及时更换，接下来受损伤的就该是我们的脚了。**

◎ 建议六：脚痛千万不能忍，及时就医是关键

足踝部是一个复杂的结构，并不能仅靠选对鞋就自认为"万事大吉"。一旦出现脚部疼痛的情况，还是要及时地就诊足踝专科医师。需要注意的是，很多的足踝部疾病患者需要手术治疗，还有许多患者需要规范的康复训练，所以希望大家千万不要大意，以免延误治疗，进而造成严重后果。

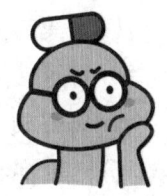

家庭氧疗小技巧

护理部　李葆华　刘春霞　王　璐　于庆昕

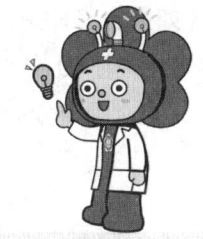

空气中的氧气含量约占 21%，这对于健康人群已足够，但是当身体罹患疾病时可能就需要额外补充氧气——吸氧。氧疗的方式有很多，如鼻导管吸氧、面罩吸氧、高流量吸氧、无创呼吸机和有创呼吸机等，那么居家时有哪些氧疗小技巧呢？

（1）**判断缺氧情况**：首先要通过氧饱和度、口唇及甲床颜色、呼吸情况（频率、有无呼吸困难）等来判断缺氧的情况，进而确定患者是否需要氧疗以及给氧的浓度和方式。

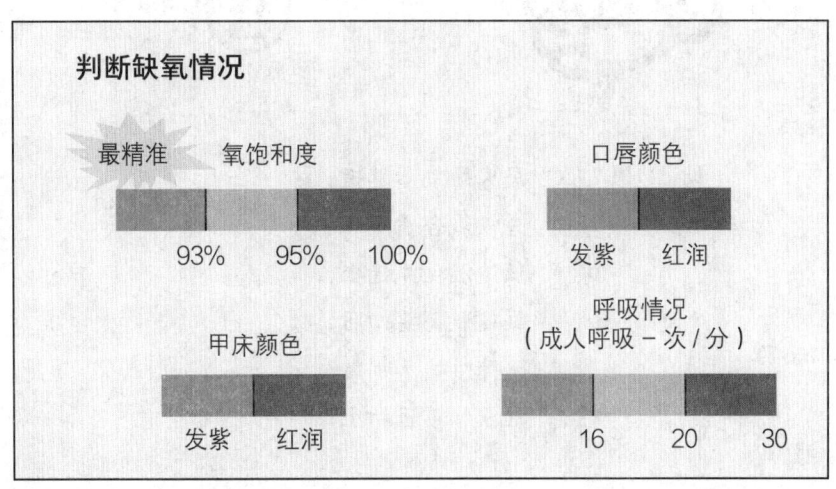

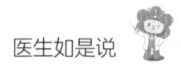

（2）**观察缺氧**：如果发现患者口唇、甲床虽红润，但呼吸频率为 26 次 / 分，氧饱和度为 92%，那就需要进行氧疗了。

（3）**选择吸氧**：应使用方便的氧气设施，如鼻导管，将流量调节为 1~2 升 / 分，确保鼻孔通畅后再佩戴。

（4）**莫忘湿化**：长期吸氧时应注意湿化氧气，如蒸馏水、纯净水都可使用，能增加患者舒适度，减少呼吸系统损伤。

（5）**好转指征**：1~2 小时后，若患者呼吸频率下降至 20 次 / 分，氧饱和度上升至 93% 以上，说明缺氧可控，为好转指征。

（6）**就医指征**：如果患者使用面罩吸氧（氧流量 5 升 / 分）后仍呼吸困难，呼吸频率为 40 次 / 分，口唇及甲床发绀，氧饱和度在 90% 或以下，那么需要立即前往最近的医院，寻求医护人员帮助。

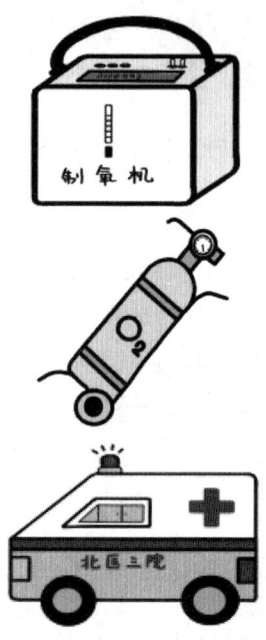

◎ 氧气浓度是不是越高越好呢？

高流量吸氧会加重慢性阻塞性肺气肿患者的二氧化碳蓄积，长时间会引发肺性脑病，后果更严重。由此可见，方式适合最重要，杀鸡无须用牛刀。

此外，使用制氧机要遵循说明书，使用氧气瓶要避免倾倒撞击，至少距离火炉 5 m，距离暖气 1 m，注意防震、防火、防热、防油，使用时注意余气量，压力不能低于 1 kPa。

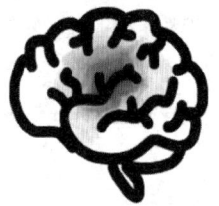

| 助记口诀 | 居家缺氧心莫慌，
呼吸氧合看甲床，
低流湿化先连上，
氧气瓶筒要四防，
俯卧咳痰加训练，
症状加重医护上。 |

（绘图　于庆昕）

科学健身，不能跟自己较劲

运动医学科　杨渝平

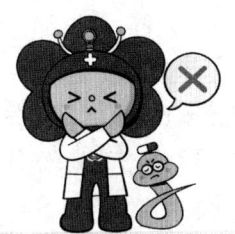

我们都知道运动有益健康。作为普通人，我们有时候也会为了追求运动成绩加大运动量，而忽视了身体发出的警告信号，这就很可能对身体健康造成危害。下面我们通过两个病例来跟大家聊一聊，为什么普通人健身时，不能自己跟自己较劲。

病例一

王女士是一名职场白领，10年前爱上了打羽毛球。但是从2018年开始，她的右腿膝盖总是隐隐作痛，其间间断接受过几次治疗，治疗后疼痛症状得到缓解。但王女士酷爱打羽毛球，一周不打就浑身不舒服，因此，治疗期间仍保持每周打2次球，打完羽毛球后症状又会反复。

近期，王女士参加了一场女儿学校组织的家长羽毛球比赛。比赛连续进行了2天，王女士最终取得了单打冠军和双打亚军。但赛后她感觉症状加重，下楼梯时右膝关节疼痛，去医院拍X线片发现半月板损伤。

病例二

张先生身高1.8 m，体重96 kg，从2015年5月开始跑步减肥。最初他每天跑5~8 km，每周4次，减肥效果明显。半年之后，他加入了一个跑团。看到团里的跑友进步很快，张先生也开始加码训练，每天跑12 km，每周4次。

3个月之后，他左脚脚后跟下面开始疼痛，去医院打了一次封闭针后不疼了，便继续跑。2016年4月和5月，他参加了2场半程马拉松比赛，每次跑完后右脚脚后跟都疼。他一边抹药一边坚持训练，半年内又打了2次封闭针。当年年底，他还参加了单位运动会男子800米比赛，忍痛跑完获得第一名。当到达终点时，他的右脚突然无法走路，同事将他送到医院急诊科，经医学影像诊断，张先生右脚跟腱部分断裂。

◎ 该休息时要休息

看完上面的病例我们不难发现，**造成两位患者身体损伤的主要原因是长期超负荷运动**。他们长期超负荷运动，造成了肌腱和周围软组织慢性炎症。由于未及时休息调整，继续超量运动，进而加重了炎症。运动员因为有成绩的要求，长时间休息不太现实。但是对

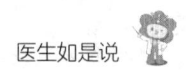

于普通人,是有比较充裕的时间休息调整的,一般的损伤基本都可以自愈。如果受伤了还继续大量运动,最终会导致损伤难以修复。

此外,运动时的争强好胜,经常是导致运动损伤的重要原因。好强好胜的心态,追求刺激,喜欢挑战极限,这类运动只有确保在非常良好的身体机能和状态下才能去尝试。**对于以锻炼身体为目的的普通健身人群来说,还是应该放松和摆正心态,根据自己身体的适应能力进行运动。**

我们都是普通人,不是运动员,专业运动员和我们最大的区别就是运动是他们的事业。对于高强度的训练和比赛,他们别无选择,因为只有这样才能取得良好的成绩,才能获得为国家争取荣誉、实现自身理想的机会。而我们普通人则不同,大家都有自己的本职工作,运动只是一种娱乐或生活方式,因此提醒大家,运动中到达疲劳点时就要赶快休息。

◎ 每周2~3次有效运动足矣

大多数人是在工作之余参加体育锻炼。如果运动过少甚至不运动,可能会造成健康状况下滑;而如果运动过多,则可能在工作时精力不足,疲劳困倦,降低工作效率。因此,**了解自己的身体、合理控制运动量,是预防慢性运动损伤的关键。认识自己,估计出自己能够承受的运动量,是每个人在开始运动之前都要做的事情。**

那么如何控制运动量呢?每隔几天进行一次运动、每次运动多长时间比较好呢?**根据人体运动能力的积累和疲劳消除的原理,一般建议每隔2~3天进行一次强度适中的有效运动是比较合适的。也就是说,一周进行2~3次有效运动就可以了。**

◎ 什么是有效运动?

运动员通常会用运动后心率等标准来衡量,但**对于普通人来说,并不是每次运动时都能准确地测量心率。所以我们可以把疲劳感作为一个比较好的指标。**如果不达到一定程度的疲劳,我们的运动系统就无法得到真正锻炼。但如果过于疲劳,也容易造成运动损伤。所以**我们要学会找到身体的疲劳点,达到疲劳点的运动就是有效运动。**

如果您在运动中出现了口干、心跳加速、头晕或者感觉"嗓子冒烟"等情况,这个时候身体其实在提示您:该喝点水,休息一会儿了。如果休息5~10分钟后感觉身体恢复了,那就说明刚刚到达了疲劳点。这就是比较简单的判断办法。

◎ 打封闭针要遵医嘱

很多人同张先生一样有体重超标的问题,在弹跳和奔跑时,自身体重会对膝盖和足踝产生很大冲击。因此，**大家应该时刻关注自己的体重，选择跟体重相适应的运动**。例如，**超重较多的人，尽量选择关节负重较小的运动**，例如游泳、骑车以及椭圆仪等健身器械。

另外，张先生在治疗上做了一个不太恰当的选择，就是打了不止一次封闭针。很多人都听说过打封闭针的疗法。该疗法是将激素注射到肌腱组织局部，以起到消炎止痛、解除痉挛等作用，但也可能造成组织损伤甚至坏死。因此，**受伤后是否应该打封闭针、何时可以打封闭针，都是需要由临床经验丰富的运动医学医生来帮患者决定的**。所以患者最好不要不听医生劝阻，执意要求医生给予封闭治疗，以尽量减少激素的副作用。

由此可见，**要想避免运动损伤，我们应该学习一些科学健身的方法和知识**。比如打球和跑步的正确姿势，还要了解一些相关的运动医学知识，以便在第一时间选择正确的治疗方法。

最后想提醒大家的是，**运动前的热身不仅可以降低伤病发生的概率，还可以快速激活肌肉、活动关节**。热身过程中不断加快的运动频率，也会让我们的心肺功能慢慢适应将要开始的运动所产生的负荷。所以**希望大家重视热身环节，在运动前认真做好热身**。

20 其他

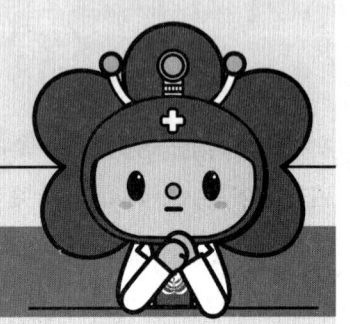

五招教您辨黑痣"善恶"

成形科 常旭

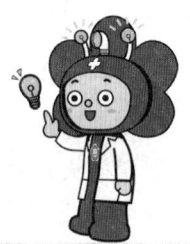

有一种我们每个人身上都会出现的皮肤病变——黑痣，也就是俗称的"痦子"，通常不会引起大家的重视。而电影《非诚勿扰》的上映使得一种可怕的皮肤癌走入了大众视线——这就是恶性黑色素瘤，简称恶黑。相信看过电影的观众都会产生这样的疑问，究竟什么是黑痣？什么是恶黑？二者有何区别？下面就带大家一探究竟。

◎ 什么是黑痣？

黑痣，或称色素痣、黑色素细胞痣，是人类常见的良性皮肤肿瘤，是表皮、真皮内黑色素细胞增多引起的皮肤表现。黑痣的自然病程通常十分稳定，但也有潜在的恶变概率。

对于一般的黑痣，应该尽量避免刺激它，如摩擦、搔抓等行为都会刺激痣细胞发生恶变。而那些长在手掌、足底、腋窝、腹股沟、腰部等容易被摩擦部位的黑痣，最好能及早切除，以防恶变。

◎ 什么是恶黑？

恶黑，即恶性黑色素瘤，是起源于皮肤黑色素细胞的高度恶性肿瘤，多发生于皮肤。恶黑与其他皮肤癌相比，恶性程度高、进展很快、较早发生转移，因此做到早发现、早诊断、早治疗尤为重要。对于早期的恶黑，根治性扩大切除手术是治疗的主要方法。另外，针对其他分期的恶黑，还有放疗、化疗、靶向治疗等方法，具体的选择需由专科医生加以判断。

◎ 黑痣与恶黑有何区别？

对于如何区分黑痣与恶黑，主要遵循"ABCDE"原则，也就是下面要教给您的这五招：①是否对称；②边界；③颜色；④直径；⑤变化。

表现	黑痣	恶性黑色素瘤
Asymmetry 不对称性	整齐、对称	不对称
Border 边界	清晰、规则	模糊、不规则
Color 颜色	色素分布均匀	色素分布不均匀
Diameter 直径	≤6 mm	>6 mm
Evolution 变化	常年维持稳定，无明显变化	突然变大、破溃、出血、刺痛，周围出现新生"黑点"等

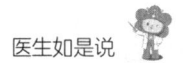

◎ 身上长有黑痣，平时应当注意些什么？

一般来说，除了美容目的外，大部分的黑痣无须治疗。但如果黑痣出现下面这几种"突变"，就应引起重视，及早就医。

（1）呈黑色或棕色的痣，几个月内颜色突然加深或不均匀，或是开始褪色；

（2）短期内黑痣面积或体积突然增大，或者突然隆起；

（3）黑痣突然出现破溃、出血或结痂；

（4）黑痣周围皮肤出现瘙痒、刺痛；

（5）黑痣边界模糊、参差不齐、向外浸润；

（6）黑痣四周出现许多新的小痣，专业术语称之为"卫星灶"，这是癌细胞分裂、扩展开的一个表现，是恶变的一个重要标志。

根据临床经验，以上变化的出现很可能就是黑痣恶变的征象，为了明确诊断、尽早治疗，应该尽快到正规医院就诊，彻底切除病变，将手术标本送病理检查以确认病变性质。切记不要去非正规机构通过不恰当的冷冻、激光等物理方法祛除黑痣，否则，由于无病理检查，无法确定病变性质，若痣细胞切除不彻底，反而可能激惹痣细胞促使其发生恶变。

助记口诀　别看皮肤病变小，
　　　　　诊断治疗要趁早，
　　　　　记住"ABCDE"，
　　　　　黑痣恶黑辨仔细。

就诊时，如何与医生"过招"

感染疾病科　邓忠华

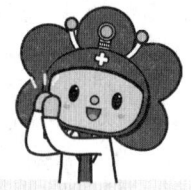

"医生，您别开玩笑啦，患者哪里敢和医生'过招'，简直'自寻死路'！"

作为医生，我们听过很多如何与患者沟通的讲座。有的是临床前辈传授经验，有的是专业心理大师的精彩剖析。但作为患者，您有没有听过关于"如何与医生沟通"的讲座呢？

"医生，这种讲座我还真没听过。"

那我给您讲讲，掌握与医生交流的方法后，能在有限的时间内，最大限度地得到优质服务，而且能使医患双方心情愉悦，甚至达到"期盼下次再见"的境界。

"医生，您说得有点悬，我听着有点晕，别卖关子，赶紧讲讲吧！"

好的，那咱们先说说，医生希望患者来看病时穿什么、不穿什么？

"啊？医生，你们看病也看颜值？还挑穿着吗？"

当然不是，患者来看病，一定要穿宽松衣物，尽量不穿太过紧身的衣物，不穿连脚裤，不穿高筒靴，尤其是女性，尽量不穿太紧的内衣。因为患者就诊时，医生会为患者进行详细的体格检查，比如心脏和肺部听诊，然而对于穿塑身衣的女性，根本没有办法进行肺部听诊，非常影响医生的判断。

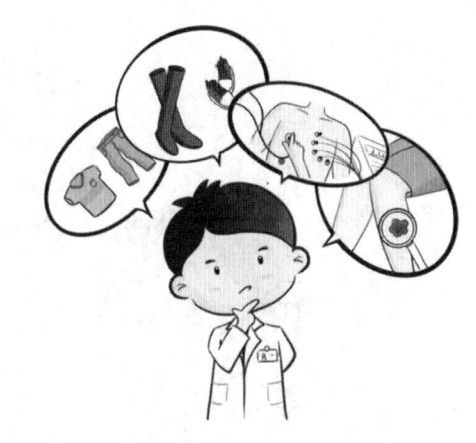

"那为什么不能穿连脚裤和高筒靴，难道要查脚？"

当然，系统查体时，医生要看患者腿部及双足皮肤有无红、肿、热、痛，以及有无水肿等，此外，如果患者需要做心电图，则要充分暴露胸部、手腕与脚踝，如果穿高筒靴、连脚裤就会很不方便。

"哇！这些小细节如果不注意还真是挺麻烦的。"

是的，咱们再说说医生希望您就诊的时候带些什么吧。

"我知道，要带上'三卡'——医保卡、就诊卡、银行卡！"

您说的没错，但医生更希望您带全医疗资料。比如您的既往病历，里边有关于病情的详细记录，还有您做过的检查及化验结果。另外，希望您携带用药处方或药品包装，医生会评估用药效果以及是否需要调整药物方案，同时也可避免重复用药，这样既能防止药物过量发生不良反应，又能为您节约医疗费用。

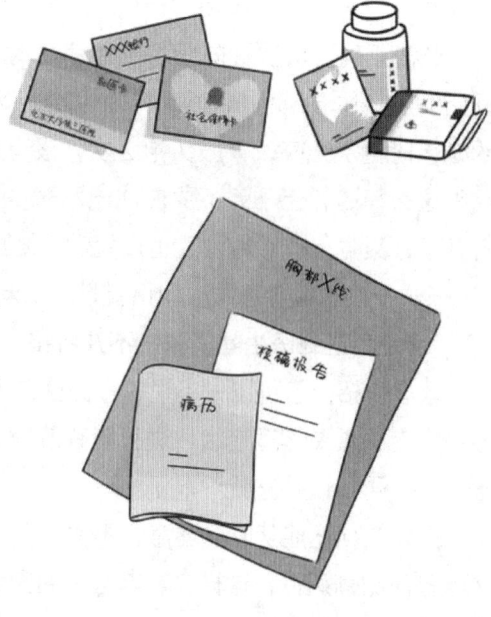

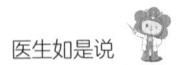

"您再说说患者怎么和医生聊病情吧?看病时,我面对医生,经常紧张到语无伦次。"

首先请您记住,要充分信任医生,不隐瞒病情。比如既往有什么疾病、怎么治疗的、吃的什么药、去过哪里、接触过什么,哪怕有一些"难言之隐",也要跟医生坦白。尤其是用药情况,有些药物应用存在禁忌证或药物相互作用等,必须向医生详细提供既往病史。对于女性患者,关于末次月经时间、月经是否规律、有没有妊娠可能,哪怕面对男医生也要真实相告,医生会保护患者的隐私。更重要的是,这些信息有助于医生判断,方便进一步检查、诊断及药物选择。

"明白,就是毫无保留,坦白'历史问题'。"

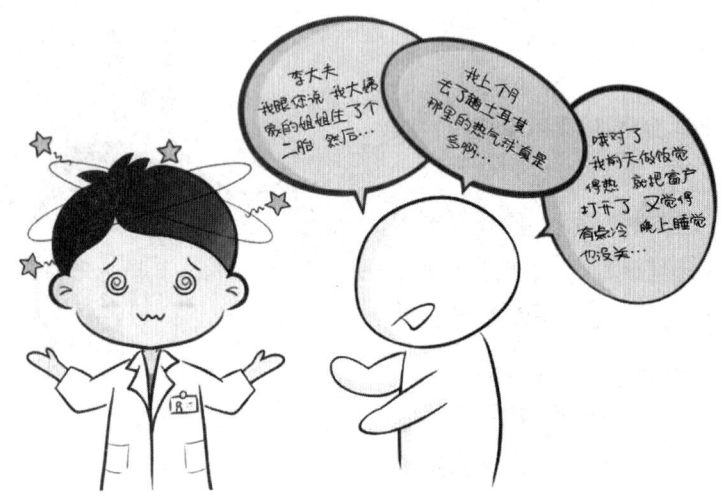

非常正确。其次,向医生描述病情时语言要简洁,突出重点。例如:"3 天前着凉后开始发热,体温最高 39 ℃,伴随怕冷、咽痛、咳嗽、无痰,自己口服泰诺林,体温正常约 6 小时再次升高,口服头孢 2 次,没有效果。"当然,患者没有经过专业培训,不会总结得这么简练,但千万不要变成流水账,如:"大前天在厨房做饭时,我有点热,把窗户打开了,又觉得有点冷,我也没关窗,结果夜里就觉得冷,盖了两个被子也还不行,又盖了一个……"。其实总结一句话就是"3 天前着凉后发热,伴畏寒"。

"可是我遇到医生就紧张、不知所措、不知所言,怎么办?"

教您一招,您可以先不说,等医生来问。医生从上学时就开始锻炼如何询问病史,会根据患者的重要不适症状,进行既有条理又详细的询问。等医生问完,您如果觉得还有其他情况,再加以补充就可以了。

另外,描述症状时应注意,不要为了引起医生的重视而夸大病情,当然也不能因为怕做检查而隐瞒病情,这样会影响医生的判断。

"嗯，客观描述，实事求是！"

总结到位！最后，当您陪伴家人看病时也有注意事项。如果患者对自己病情很了解，可以让患者自己描述，您负责照顾或补充。如果患者不了解病情，或老年人表达有问题，那就让家里最了解病情的家属做主要描述，其他人给予补充。千万不要几个人一起说，会影响医生的病史采集。

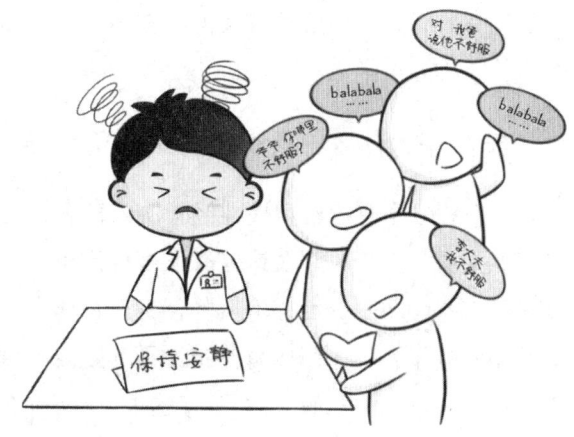

"切记人多聒噪，理解万岁！"

给您点赞！医生工作时精神高度紧张，要让医生在一个相对安静的环境下工作和思考，其实，这样对患者也有益处。

"有了这几招护体，再看病时面对医生，我就能'见招出招'，和医生高水平'过招'了！谢谢您！"

（绘图 崔 曼）

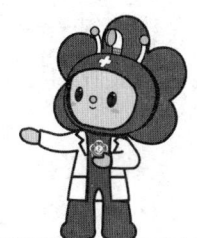

一起了解蚊子的黑历史

感染疾病科　张碧莹

蚊子作为"四害"之一，它凭借扰人清梦的嗡嗡声、迅雷不及掩耳之势的叮咬、挥之不去的瘙痒感以及随意附赠"病毒大礼包"的恶劣行径，成为人类最讨厌的害虫之一（可能没有之一）。说起蚊子，好像每个人都能说出与之相关的故事，或是追忆被"送包"的经历等。那么，您知道蚊子在黑暗中怎么寻找"送包"对象吗？一群人中蚊子最喜欢找谁？蚊子怎么传播病毒？如果您不太确定，所谓"知己知彼，百战不殆"，下面我们就来扒一扒蚊子的黑历史，进一步了解我们的"敌人"。

◎ 蚊子的历史

蚊子的出现远远早于人类，它们已经在地球上存在超过 2 亿年，进化出了多种多样的形态，包括 36 属，3600 余种。它们可以居住在沼泽、森林、沙漠，北极地区和城市中心等均有分布，能适应各种类型的生活。中国已发现 370 余种，其中按蚊、库蚊、伊蚊 3 个属的蚊种超过半数。

◎ 蚊子为什么总喜欢咬我？

每个和蚊子有着丰富战斗经验的人都有自己的一套理论，诸如衣服颜色、血型会影响蚊子对人群的选择。那么这些有没有理论依据呢？通过搜索文献发现，人类针对吸引和诱捕蚊子真是做了千奇百怪的实验，当然每一个实验都有其自身的局限性，最突出的就是囿于地域和蚊子种类，所以有些结论不一定能够被普适证实。举个例子，关于蚊子对血型有无偏好，在学术史已有长达 50 年的争议。Shirai 等在 2004 年选择 64 名受试者进行研究，仅仅观察到 O 型血人群比 A 型血人群更吸引白纹伊蚊的青睐，但是并没有发现蚊子对于不同血型人群之间有明确的着陆偏好。

那么蚊子是怎么在黑暗中蛰伏，找准时机对人类下手的呢？这方面人们也前仆后继做了许多有趣的研究。目前公认的是，蚊子选择目标主要依赖其发达的嗅觉和味觉系统。人类皮肤、汗液和呼吸释放的化合物（如乳酸、CO_2 等）能够引诱蚊子前来，因此，对于这些化合物浓度相对较高的宿主会备受蚊子青睐。此外，还受到宿主的遗传性影响。科学家还探讨了营养对蚊子的影响，并观察到一些有趣但未经证实的现象，比如肥胖者、糖尿病人群更吸引蚊子。一言以蔽之：只要我们呼吸，就逃不过蚊子的追捕。

◎ 蚊子会传播哪些疾病？

世界上每年有近百万人会死于蚊子传播的疾病。传播致病微生物的实际过程非常复杂精巧，得益于其强大的进化过程，可以简单理解为，蚊子从一个宿主吸食了相关病原体，在体内尤其是唾液腺大量复制，再瞄准下一个宿主的时候，蚊子的口器就像相通的针管一样，吸食血液，释放促进血流加快的化学物质，顺便将病原体留下。蚊子为什么会吸血呢？它们的动力来源于繁衍需求，产卵需要血液，所以只有雌性蚊子会吸血，我们打死的每一只带血的蚊子都是母蚊子。蚊子会携带很多种病原体，传播不同的疾病。每种蚊子分工明确，泛泛来说，伊蚊会传播黄热病毒、基孔肯亚病毒、登革病毒、寨卡病毒等，库蚊会传播乙型脑炎病毒，按蚊会传播疟疾等。

然而不该背的锅不背，蚊子不会传播艾滋病（获得性免疫缺陷综合征）。人是艾滋病的唯一传染源，蚊子不是艾滋病的储存宿主，人类免疫缺陷病毒在蚊子胃内无法生存，当病毒离开人体后，很快就会死亡。

科学家们在探究如何灭蚊方面费尽心力，从释放气味诱捕到基因工程改造等，希望不久的将来，伴随科学进步，我们能够降低蚊子传播疾病的发病率和死亡率。

冰雪运动的"速度与激情"

骨科 吕 扬

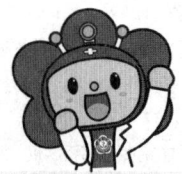

第 24 届冬季奥林匹克运动会于 2022 年 2 月 4 日至 20 日在中国北京举行。在这个美丽迷人的冰雪赛事中，每一个项目都有独特的起源及发展历程，也有各自的运动特点及损伤规律。2022 年北京冬奥会共设立 7 个大项 109 个小项。各个赛场内外都活跃着大量医疗保障工作人员，为冬奥健儿们保驾护航。

各个比赛项目的特点分别体现了奥林匹克精神的寓意，分为竞速类（更快）、技巧类（更高）和综合类（更强）。与夏季奥运会不同，冬奥会的精彩，更多来源于人类对速度的追求以及对地球重力的挑战。

在众多的比赛项目中，无论哪类项目，速度都是决定胜负的重要因素之一。在竞速类项目中，钢架雪车（skeleton）的速度首屈一指，其最高时速可达到 160 千米，被称为"雪上 F1"。钢架雪车选手俯卧在雪车上，头朝前、脚在后滑行，似一匹孤狼，目标坚定冲向终点。因为雪车项目过于惊险刺激，更是曾两次被取消冬奥会的入围资格。试想在高速公路上行驶的小轿车，如若在时速 160 千米的情况下发生碰撞，对驾驶员和乘客都是致命性的打击。更何况是以头部向下，只有头盔等简单防护的运动员。在如此高速下比赛，无论是对运动员、教练员还是场外的观众都是惊心动魄的体验，如果不把安全放在第一位，雪车项目对运动员的威胁将不仅仅是简单的外伤。

与雪车相似的是雪橇比赛，两者区别主要在头部的方向。雪橇（luge）又称无舵雪橇，是一种坐或卧在雪橇上，单手握住雪橇皮带，通过变换身体姿势来操纵雪橇高速回转滑降的运动。其起源于瑞士及北欧地区，运动员紧握把手，蓄势待发，当绿色信号亮起时，加速出发。不要觉得头部在上、仰卧比赛就会安全，高速仍是它的特点之一，228 米的赛道，运动员用时仅 50 几秒，雪橇运动员会以约 144 千米/时的速度在结冰、危险的跑道上滑行，并且可能承受 5 倍于重力的压力。雪橇比赛中单人项目需要滑行 4 次，根据参赛选手的滑行总用时排出名次。那么与速度相关的危险，运动员也将面临 4 次之多，而每次滑行稍有不慎就会失去争夺奖牌的资格，甚者受伤退出比赛。

在竞速类项目中，观赏性最强的莫过于高山滑雪了（Alpine sking）。从英文名称就可以看出其起源于阿尔卑斯山地区。高山滑雪在速度的基础上，还需要运动员有高超的技术，运动员在滑行过程中左右盘旋，将健美与优雅融为一体。高山滑雪一般在海拔 1000 米以上的高山上进行，其中最为惊险的速降项目，赛道长度达 2000 米，起点到终点的高度差，最高可达 700 米，选手滑行速度可以超过 130 千米 / 时。虽然其速度不及雪车和雪橇，但运动员既要保持速度上的优势，又要完成复杂的技术动作，对身体控制能力的要求极高，其受伤概率并不低于前两者。除了速度带来的危险外，运动员在比赛过程中使用错误的技术动作，也会使运动员受伤。观众在观看完美的比赛同时，也常常会为运动员捏一把汗。

短道速滑（short track speed skating）于19世纪80年代兴起于加拿大，短道速滑虽然不要求运动员做出跳跃、旋转等复杂动作，但要在不长的赛道上完成转弯、加速、超越等动作，且赛道上有多名选手，运动员不仅要面对高速度下彼此身体接触的风险，还要避免高速失控，与自己或他人的冰刀"亲密接触"。中国短道速滑项目具有一定竞争力，在已获得的53枚冬奥会奖牌中，短道速滑项目斩获30枚。

单板滑雪（snowboarding）起源于20世纪60年代的美国，是一项以一块滑雪板为工具，在规定的山坡路线上快速回转滑降，或在特设的U形场地内凭借滑坡起跳，在空中完成各种高难度的雪上竞技项目。单板滑雪由于双脚被固定，对身体控制及对力量的要求极高，双脚和雪板形成固定的三角形，踝关节也相对固定，不但要达到速度要求，还要在空中完成翻腾、转体等高难度动作。如果不能控制好各种变速和变向，身体一旦失控，将会面临跌倒、撞击、摔落的危险。

以上简单介绍的是往届冬奥会选手受伤相对较多且较重的项目，在往届冬奥会的伤病报告中，这些项目被列为受伤比例较高的几个项目，更是有死亡病例的报道。由于竞技过程中速度极快，且运动员防护措施相对简单，一旦受伤大多为高暴力损伤。高空和高速的坠落，伤病部位不限于膝、踝关节，还可能给脊柱和头部带来很大损伤风险。轻则腿断筋折，重则撬毁人亡。严重的颅脑损伤、内脏破裂、脊柱以及四肢骨折病例比比皆是。而这些损伤需要医务人员在短时间内快速准确地救治，这样才能从"死神"的手里抢回生命。在现场急救过程中，医务人员的首要任务以救命为主，需要充分发挥现场急救的五大技术：通气、止血、包扎、固定和搬运，需要医护人员在保持伤者基本生命体征的同时，以最快速度救治转运伤员，需要在"黄金一小时"内完成对伤员的基本救护。如果说，运动员是在和"人类的极限"赛跑，而医务人员则是在和"死神的镰刀"竞速。

冬奥会作为最高级别的体育赛事之一，运动员安全参赛是赛事成功的重要标志。只有做好运动员医疗保障工作，才能为运动员安全成功地参赛保驾护航。那一条条蜿蜒的赛道是冬奥健儿们的秀场，他们秀出技术、秀出风格、秀出梦想、秀出飞扬的拼搏精神。我们在欣赏紧张的比赛过程中，也希望运动员们保证自身的安全，医务工作者也将全程做好运动员们的坚实后盾，使其放心比赛！

您知道急诊看病要分级吗

急诊科　张　梅　赵静静

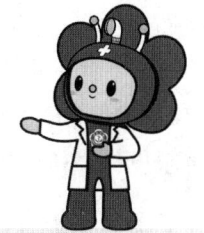

前几天，小张和妻子刚回到家，老丈人就说："你母亲胃不舒服，带她去医院看看吧。"小张一听，赶紧打车送丈母娘来到医院，一到急诊就看见不少人在排队。

这时一名导医过来说："你们是来看病的吗？请到这边填个表，测一下血压。"说罢，他把小张和母亲领到了一旁。"心率 80 次/分，血压 145/80 mmHg"，导医登记了一下，带他们来到分诊台。

护士："阿姨，您有什么症状？"

小张："我母亲胃不舒服。"

护士："请您到这边，先做个心电图吧。"

小张感觉莫名其妙："我们想看看胃，为啥要做心电图呢？"

护士："上腹部不适也有可能是心脏的问题，需要先做个心电图，除外急性心梗。"

小张赶紧陪母亲来到心电图室，心电图结果显示正常，护士将分诊条递给小张，嘱咐小张挂号后到诊室外候诊。小张看了一下分诊条，上面写着"Ⅳ级"。

等候期间，小张发现，急救车送来的一个患者直接进了诊室。不久后又有一位男患者，明明才刚来，按说排在他们后面，可也很快就被叫号了。

小张心里纳闷："是没有给我们登记上吗？"于是，小张找到分诊台的护士。

听完小张的困惑，护士指向一旁墙上的大屏幕，耐心地向小张解释："急诊是按照分级就诊原则，并非先来后到，而是按病情严重程度分级安排就诊顺序。针对濒危、生命体征不稳定或是可能有严重问题的患者，都会直接安排进入急诊抢救室；症状较重，但暂时无生命危险的患者，可以在诊室优先处理；病情普通的患者则依次排队等待就诊。阿姨刚来的时候，我们测了生命体征，做了心电图检查，没有发现异常，所以按照病情普通的级别排队就诊。如果在等待的过程中病情发生了变化，我们也会重新评估患者的病情等级，合理安排就诊。"

听完护士的解释，小张认为很有道理，后来上网查询发现，北京市从 2019 年起就已开展急诊预检分诊分级工作。

急诊就医，并非按照"先来后到"的原则，而是根据患者的病情严重程度，分级安排就诊顺序。由于医院急诊就诊人数较多，为了保障危重症患者能够尽快得到有效治疗，医院优化配置急诊资源,将所有患者按病情严重程度分级,并安排在抢救室、接诊区、留观区等不同区域管理救治,最大限度保障所有患者的生命安全。

牙龈出血的患者,怎么来了急诊科

急诊科 李 燕 张玉梅

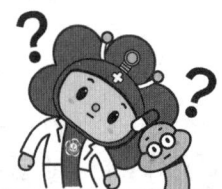

王女士牙龈出血有一段时间了,自己平时特别爱吃零食,有时候晚上睡觉前也不刷牙。她起初以为是牙齿有问题,可是牙龈出血越来越频繁。一天,王女士再次牙龈出血,且长时间不止血,身上还莫名其妙出现了片片瘀斑。这可把她吓坏了,赶紧跑到医院。血常规显示血小板计数很低,正常血小板计数在 $100\times10^9/L$ 以上,而王女士只有 $15\times10^9/L$,此外,其血红蛋白也偏低。医生建议王女士到急诊科就诊。

很多人都有牙龈出血的经历,通常会去口腔科寻求帮助。然而,有些牙龈出血可不能小视。

◎ 引起牙龈出血的因素

1. 局部因素

(1)菌斑、牙石的局部刺激,如菌斑性牙龈炎、牙周炎等;
(2)其他局部刺激因素(非菌斑、牙石)及不良习惯;
(3)牙龈外伤及牙周手术。

2. 全身因素

(1)内分泌失调;
(2)全身性疾病,如凝血系统存在异常、血小板减少等;
(3)其他一些作用于全身的外界因素。

◎ 血小板是干什么用的?

大家都知道,筑墙需要水泥、沙子、砖头,缺一不可。没有沙子,墙筑不起来,即便勉强筑起来了,其结构也不牢固。血小板在人体中的作用就类似筑墙时沙子的角色,是凝血的关键环节,没有血小板,止血就会很困难。

王女士的血小板数量跟正常值差距太大,导致出现了牙龈出血及皮下瘀斑的症状。

◎ 什么原因会导致血小板减少?

导致血小板减少的原因众多。如脾功能亢进会吞噬血小板,继而导致出血;白血病、系统性红斑狼疮都可能导致血小板减少;肝病(如肝硬化)也会有血小板减少、牙龈出血的表现;服用某些药物也可能导致严重的血小板减少;此外,还有特发性血小板减少性紫癜,同样会导致血小板减少。

◎ 王女士血小板减少的原因是什么呢?

检查发现,王女士血小板计数虽然少,但是血小板平均体积是增加的,而且血小板功能还是正常的。打比方来说,单个士兵(血小板)的战斗力没有下降,只是士兵人数(血小板数量)不够而已。

为了进一步判断病因,医生为王女士做了骨髓穿刺,发现骨髓中巨核细胞数量轻度增加,但是巨核细胞发育得不好,体积小。血小板来源于巨核细胞,血小板数量减少了,巨核细胞就要相应增加,以制造更多血小板。王女士的巨核细胞数量虽然有所增加,但是质量没跟上,依然无法产出足够的血小板。完善相关检查后,医生诊断为特发性血小板减少性紫癜(ITP)。

特发性血小板减少性紫癜是一种血液病。简单来说,是因为血液中产生了抗血小板抗体,其将矛头直指血小板,"消灭"体内产生的血小板。这就是王女士血小板减少的真正原因。

ITP不是绝症,激素是一线用药,对大多数患者有效。充分了解病情及治疗措施后,王女士积极配合治疗,很快血小板计数就上升至正常,出血现象也消失了。

注意

对于急性牙龈出血,应急止血、牙周检查及牙周支持治疗很重要。但也要警惕全身性疾病,对于可疑与全身健康状况有关的牙龈出血,应及时就医进行相关检查。根据病因,可采取有针对性的治疗措施。

医生如是说

食物意外堵塞气道怎么办

急诊科　葛洪霞

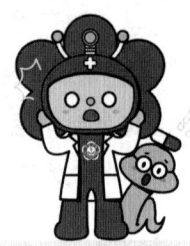

生活中，食物意外呛入气道的事件时有发生，如果气道完全梗阻，不及时解救，就会危及患者生命。如果遇到这种情况，该怎么办呢？

◎ **人体气管解剖以及气道梗阻的表现**

人体咽喉部位有两个重要的开口，一个是位于前方的气管开口，另一个是位于后方的食管开口。正常情况下，我们的气管是只允许气体通过的，在气管的开口处有一个保护装置，形似帽檐，称为会厌。在我们做吞咽动作的时候，会厌会盖住气管的开口，这样就能保证食物不会误入气管。如果人在进食的同时大声说笑，正常应该关闭的会厌会突然打开，此时正在通过的食物就可能误入气管。如果食物块比较大，完全堵塞了气管，会导致患者气道完全梗阻，此时患者呼吸困难，但发不出声音，也无法咳嗽，通常表现为双手扼颈，很快就会面色青紫，直至意识丧失、心搏骤停。

◎ **海姆利希急救法的作用原理和操作要点**

海姆利希是一名美国外科医生，通过反复实践，他发明了一种腹部冲击法，可解除气道梗阻，救治急性呼吸道异物堵塞的患者。这种急救方法后来在世界范围内被广泛应用，称为海姆利希急救法。

其操作方法是把双手放在患者的上腹部，然后用向上、向内的冲击力挤压，使得腹腔的压力增加，膈肌上抬，肺部残余的气体就会产生向上的气流，利用气流把异物冲出气道。

操作时，施救者要站在患者的后方，一般采取弓步，前腿放在患者的两腿之间，可以避免患者左右挪动位置，也可以防止患者跌倒。施救者的双臂要从患者腋下伸到身体前方环抱患者，右手（利手）握拳，大拇指侧的拳眼对着患者肚脐上两横指以上的位置，左手（不利手）抱拳，用向上、向内的力量冲击患者的上腹部。施救者如果是右利手，

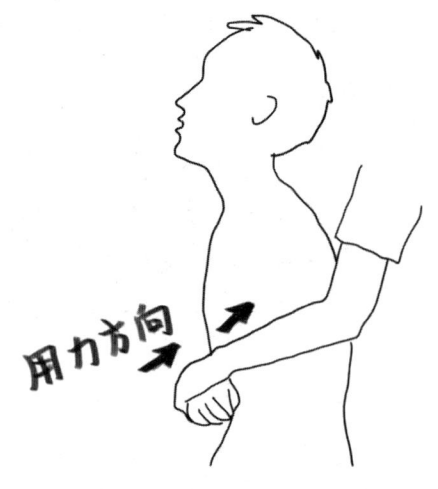

就用右手握拳；如果是左利手，就用左手握拳。

◎ 海姆利希急救法的手法要点——"剪刀、石头、布"

可以通过"剪刀、石头、布"这个口诀，记忆海姆利希急救法的手法和作用位置。

（1）第一步："剪刀"——两个手指并拢，像一个闭合的剪刀。在肚脐上方两横指以上的位置是海姆利希急救法的按压点。

（2）第二步："石头"——一手握拳，拇指侧的拳眼朝向并抵住按压点。

（3）第三步："布"——另一只手出"布"，抱住"拳头"，然后两只手一起用向上、向内的力量，冲击患者的上腹部。反复做冲击动作直至异物被吐出。

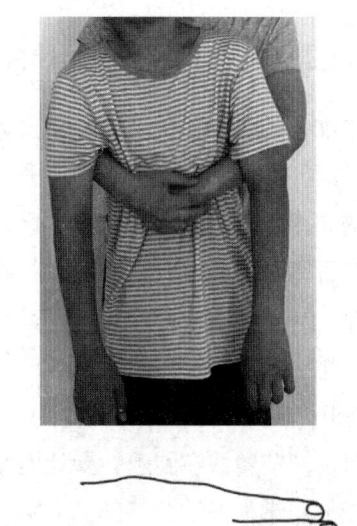

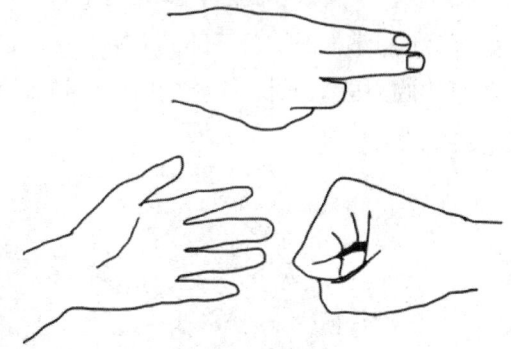

◎ 自己发生呛食该怎么办？

如果自己发生呛食，周围又没有其他人能帮助您，这时可以借助椅子，实施海姆利希急救法来自救。

椅子本身需要有一定的重量，位置相对稳定，不会随意晃动。椅背的高度一般比人稍矮，患者朝向椅背，将上腹部（肚脐上方两横指）向椅背冲击，通过冲击产生的气流把异物冲出气道。

◎ 孕妇发生呛食，使用什么手法？

如果孕妇或者是过度肥胖的人出现了气道梗阻，施救者可以从背后环抱患者使用胸部冲击法。

与一般的海姆利希急救法相同，施救者站在患者的身后，握拳放在胸骨下段，而不是上腹部。另一只手抱拳，同样用向上、向内的力量按压胸骨下端。

医生如是说

◎ 婴儿气道梗阻，使用什么手法？

施救者采取坐姿，用腿作为支撑，先让宝宝趴在施救者的左前臂，施救者用手托住宝宝的下颌，起到固定宝宝头部和开放气道的作用。让宝宝保持头部略低于胸部的姿态，用右手的掌根部，拍打背部中间的区域5次。

然后用右手固定宝宝的头部，将宝宝翻转，注意左手要始终托住宝宝的下颌，起到固定颈椎的作用。翻转后，用示指和中指按压宝宝的胸骨下段5次。重复这2个动作，直至异物排出。

有几个细节需要特别注意：

（1）把前臂放在腿上，要让腿承重；

（2）用掌根部拍打背部，而不是按压；

（3）按压胸骨时，手指的方向保持和胸骨垂直。

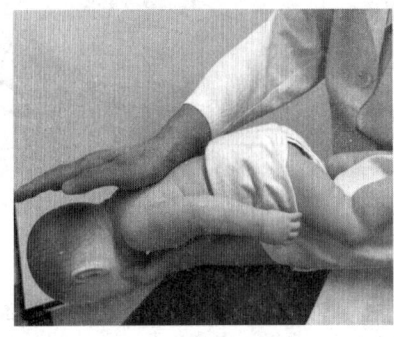 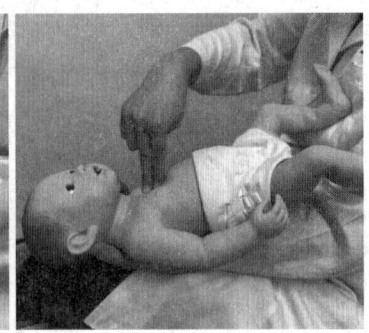

（绘图 赵静静）

下肢水肿真的有那么可怕吗

介入血管外科 冯琦琛

很多患者，特别是老年人，一旦发现自己腿部肿胀就非常紧张，匆匆来到介入血管外科就诊。下肢水肿真的有那么可怕吗？

咱们先来说个小常识：由于人类是站立行走，下肢相对接近地面处，由于重力作用，多数原因引起的水肿都是先见于下肢，或以下肢症状最明显。也就是说，下肢水肿其实是很多种疾病的共同表现，并不具有特别的指向。

接下来就按照危急程度来介绍以下肢水肿为表现的常见情况。

◎ 急性下肢深静脉血栓形成

说到最可能直接威胁生命的"下肢水肿"，首先要讲的就是急性下肢深静脉血栓形成。由于下肢血液回流受阻，最直接的表现就是下肢肿胀。**一旦大量静脉内血栓脱落，这些血栓就会回流至心脏，堵塞肺动脉，造成急性肺栓塞的发生。而急性肺栓塞很可能瞬间致命**。因此，下肢深静脉血栓形成是需要介入血管外科紧急处理的疾病。这也是为什么分诊台通常把下肢水肿患者首先分诊到介入血管外科的原因。

◎ 严重的心功能不全

严重的心功能不全会导致心脏无法将血液泵出，外周的血液也无法回流到心脏，由此造成下肢水肿。**这种下肢水肿反映了心功能很差，极有可能患者的心脏已经不能维持太久的跳动**。换句话说，不是下肢水肿危及了生命，而是致命性疾病造成了下肢水肿。

◎ 肿瘤对下肢回流静脉的压迫或侵犯

各种盆腔、腹腔原发或转移肿瘤生长到一定程度后，均有可能压迫或侵犯下腔静脉、髂静脉等下肢回流静脉，造成血液回流不畅、下肢水肿。如肝癌、肾癌、膀胱癌、卵巢癌、前列腺癌、直肠癌等。**这种情况往往提示着恶性肿瘤已达晚期，如果不能解决肿瘤问题，患者的预期寿命很可能不容乐观**。

◎ 严重的肝功能不全

低蛋白血症、水电解质紊乱、门静脉高压症、肝肾综合征等原因可造成水肿。**扭转这种情况的关键是改善肝功能**，必要时进行肝移植手术。

◎ 肾脏疾病

由肾脏疾病造成的水钠潴留、蛋白质丢失等是导致全身水肿的重要原因。**需根据具体病情制订合理的治疗方案**，必要时行透析治疗或肾移植治疗。

◎ 其他因素

其他因素包括血管功能、内分泌、高血压、药物、营养、感染、免疫、年龄等。**这些**

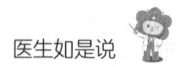

因素引起的下肢水肿大多没有特异性表现,也不会直接危及生命。但由于涉及的科室较广,诊治过程可能较为漫长。

注意

(1)下肢水肿涉及的科室很多,介入血管外科只是其中之一,主要诊治深静脉血栓形成。

(2)在对下肢水肿患者的诊治过程中,医生也是按照上述急迫程度进行排查的。在排除了最严重的几种可能后,希望患者在心理上不要过度焦虑;在诊疗过程中需要足够耐心。

(3)不少患者,尤其老年患者的下肢水肿可能是第六种情况中的多种因素共同导致的。虽然这种情况的下肢水肿在诊断和治疗中有一定的难度,但是它真的没那么可怕。

最后,针对下肢水肿患者的建议,可以总结为以下16个字:

尽早就医,专病专治,听从指导,平和心态。

颈动脉斑块会导致中风吗

介入血管外科 韩金涛

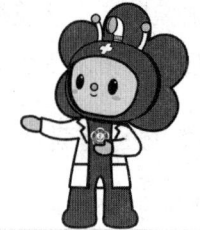

一些患者在体检或术前检查时发现有"颈动脉斑块",因而来到介入血管外科就诊。颈动脉斑块究竟是什么?颈动脉斑块会导致中风(卒中)吗?强回声斑块和低回声斑块有什么区别?如何才能有效治疗颈动脉斑块?下面就为大家带来颈动脉斑块的相关知识。

◎ 颈动脉为什么会长斑块呢?

准确地说,在颈总动脉末端和颈内动脉起始段更容易形成动脉粥样硬化斑块。这其实是人体血管自然老化的过程,就跟水管生锈一样。通过研究发现,动脉粥样硬化斑块在8岁孩子的主动脉就能被最早发现。而对于40岁以上的人群,在血管分叉部位出现动脉粥样硬化斑块,是非常正常的事情。动脉粥样硬化斑块的形成与脂质沉积和血管壁切应力变化损伤应答反应有关,我们能做的就是控制血压、血脂、血糖这些容易导致动脉硬化进展的危险因素。

◎ 颈动脉斑块会脱落导致中风吗？

一般来说，颈动脉斑块的筛查方式首选颈动脉彩超。在彩超中，会以斑块厚度 × 斑块长度来表示斑块大小。在手术中我们发现，其实粥样硬化斑块绝大多数都是连续的，只是在某些地方更厚一些而已。在没有严重狭窄导致的高切应力冲击、溃疡或者是斑块表面纤维帽破损的情况下，斑块突然脱落的概率并不高。所以若发现长有斑块，患者需要注意调整生活方式，预防动脉硬化进展，不需要过度担心。

◎ 强回声斑块一定比低回声斑块稳定吗？

经常能听到患者问："医生，我这是低回声斑块，是不是容易掉啊？"患者可能误解了斑块和水泥的区别。确实，水泥湿的时候容易掉，干了就不容易掉了，但是动脉粥样硬化斑块的早期是脂质斑块（低回声斑块），再变成纤维斑块（中等回声斑块），最后阶段才是钙化斑块（强回声斑块）。因此，所谓的强回声斑块其实是动脉粥样硬化最重的表现，和稳定与否没有关系。而斑块的稳定性取决于斑块表面纤维帽的厚度和完整性、斑块内成分的异常（比如斑块内出血、大的脂质核心斑块等）。

◎ 长了颈动脉斑块一定要做手术吗？

颈动脉斑块确实和中风的发生有关，尤其是当斑块长大到一定程度，造成血管狭窄时。但是，治疗颈动脉斑块首先应该控制高血压、高血脂、高血糖、高同型半胱氨酸血症，并戒烟。对于有同侧大脑缺血症状的患者，当狭窄率大于 50%，无症状患者狭窄率大于 70% 时，才需要考虑手术。当然，手术也需要考虑患者的具体情况，身体条件较差的患者建议选择药物治疗，主要基础用药就是阿司匹林和他汀类。

◎ 口服药物可以使颈动脉斑块消失吗？

通常吃药可以使斑块更稳定或减缓斑块的进展速度，但不会使其消失。一般来说，只有动脉粥样硬化早期的年轻患者，口服药物可能才会使斑块缩小。

◎ 采用哪种手术方式治疗颈动脉狭窄更有效？

剥脱和支架手术都是治疗颈动脉狭窄的有效手段，在手术风险及效果上几乎没有差异，但是具体到每个患者，需要依据患者个体情况来选择。目前手术治疗的唯一目的是预防中风，所以无论哪种手术，药物治疗都是基础，手术的效果没有什么不同。

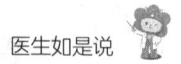

静脉曲张有哪些危害？
穿高跟鞋会引发静脉曲张吗

介入血管外科　王昌明

◎ **什么是下肢静脉曲张？有哪些临床表现？引发下肢静脉曲张的原因有哪些？**

下肢静脉曲张是指下肢浅静脉的扩张、迂曲，通常呈蓝色或紫色，突出于皮肤表面。这种异常现象通常是因静脉瓣膜功能异常导致浅静脉跨壁压升高所致。

下肢静脉曲张的临床表现

在疾病初期，下肢（常见于小腿）可见迂曲、扩张静脉，患者一般无不适感觉；随病情进展，患者会在活动或长时间站立后出现下肢酸胀、水肿等不适；夜间会有小腿"抽筋"等；继而可出现皮肤瘙痒、肤色变深、皮肤溃疡等。

引发下肢静脉曲张的常见原因

下肢静脉血的向心回流有赖于下肢肌肉泵的正常功能。可能造成肌肉泵"偷懒"的因素都可能导致下肢静脉曲张，如久站、久坐等；另外，下肢静脉血的向心回流也有赖于回流通路的通畅，特殊情况下（如妊娠等），回流静脉不通畅也可能导致静脉曲张。

◎ **下肢静脉曲张不治疗会产生哪些危害？有哪些并发症？**

随着病情的发展，下肢静脉曲张会产生一系列的危害。在疾病早期，扩张静脉及曲张团块会明显影响下肢的美观，特别对年轻人来讲，可能还会带来心理影响；疾病中期，因为静脉血回流不畅，在活动后，会出现下肢沉重感、酸胀等不适，还可能有夜间下肢"抽筋"等症状；疾病后期，因为下肢皮肤营养严重受累，会出现皮肤粗糙、色素沉着、组织萎缩等，直至皮肤出现溃疡，成为"老烂腿"。

下肢静脉曲张的并发症一方面与血液淤滞有关，如静脉炎、静脉血栓；另一方面与皮肤营养状况差有关，如皮疹、皮肤溃疡等。

◎ 哪些人易患下肢静脉曲张？患者在日常生活中应注意哪些方面？

从事可能让下肢肌肉泵"偷懒"的工作，如外科医生、教师、售货员、理发师等易患下肢静脉曲张；另外还有可能造成静脉回流不畅的情况，如妊娠女性。

患者在日常生活中，应该在物理上尽量减少静脉"跨壁压"。一方面，让肌肉泵动起来，需要久站或者久坐的工作者，应该规律迈步行走，促进血液回流；可能的情况下，做下肢抬高的动作（高于心脏平面），以减少静脉压力；若上述保护动作很难实现，应该借助弹力袜进行压力治疗，以促进静脉血液回流，减轻症状，减缓疾病的发展速度。

◎ 听说穿高跟鞋会引发静脉曲张，这是真的吗？

不能笼统地说穿高跟鞋就会引发静脉曲张，而是要从疾病的病因角度具体分析，主要是肌肉泵的功能。一般高度的高跟鞋不会明显影响行走能力，肌肉泵功能也可以正常发挥，就不会增加静脉曲张的发生率；若穿过高的高跟鞋，可能会影响正常行走，使人不自觉地增加站立时间，肌肉泵功能无法正常发挥，成为诱发静脉曲张的因素。其实，经常见女性朋友们穿着高跟鞋健步如飞，驾驭高跟鞋十分轻松，这样一般不会增加静脉曲张的发病率。

◎ 下肢静脉曲张患者可以泡脚吗？可以按摩吗？

一般不建议静脉曲张患者泡脚。一方面，在较高温度下血管床扩张，会进一步影响静脉回流，加重静脉曲张病情；另一方面，对于病情较重的患者，皮肤营养差，抵御高温的能力差，易发生烫伤，一旦发生，则易出现伤口不愈合的情况。

另外，只要无静脉血栓这种并发症，可以进行局部按摩；但应该牢记，静脉曲张患者的皮肤较脆弱，应注意力度，防止外伤。

◎ 所有的下肢静脉曲张患者都可以穿弹力袜吗？

对于轻中度患者，可以在站立时穿着合适压力的弹力袜，以减缓疾病的发展速度或减轻症状。

对于病情较重者，特别是皮肤溃疡患者，应该在专业医生的帮助下，借弹力绷带或弹力袜进行压力治疗，压力治疗及伤口护理都需要比较专业的知识，盲目或随意进行反而有可能加重病情。

对于年长者，特别是有动脉硬化者，应该对下肢动脉供血情况进行评估，若有明显动脉供血不足表现，应慎用或禁止使用弹力袜进行压力治疗。

医生如是说

要做手术了，千万别再"美甲"

麻醉科 王 宁

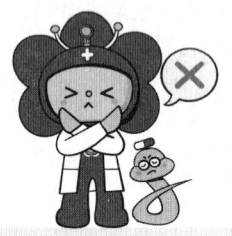

爱美之心，人皆有之，在工作和日常生活中，一双优雅、秀美的双手是很多女性的追求，越来越多的女性朋友开始喜欢美甲。

但是，当您因为疾病需要进行手术或有创操作时，经过"美甲"处理后的指甲反而会对临床监测数值造成一定的影响，导致医护人员对病情做出误判。

对于围术期患者，目前常用的临床监测主要包括血压、心电图以及血氧饱和度。大家对测血压、做心电图这两项监测一定都不陌生，但有人会问，什么是血氧饱和度？为什么要监测血氧饱和度呢？

氧是维系人体生命的基础，血氧饱和度反映的是人体血液中的氧浓度，其数值需要通过血氧饱和度探头来测定。

目前临床上常应用指套式传感探头进行血氧饱和度监测，其本质是一种光学测量方法，通过监测血液对光吸收量的变化，测量氧合血红蛋白占全部血红蛋白的百分比，从而求得血氧饱和度。

综上所述，由于血氧饱和度测量是基于动脉血对光的吸收量随动脉搏动而变化的原理，因此，在进行血氧饱和度监测前，应将手指尤其是指甲上的异物清理干净。

目前市面上的"美甲"用品，无论是传统的指甲油，还是甲油胶，均是覆盖在指甲上的异物，均会对光线的投射造成阻碍，从而对测量结果造成一定的影响，干扰医护人员的判断。

因此，爱美的您，在进行心电监测之前，一定要记得完成指甲的清理工作。

关于荨麻疹，这里有您想知道的

皮肤科 曹 源

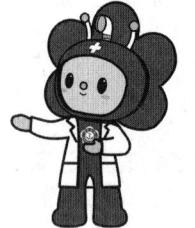

您是否有这样的经历：本来高高兴兴，吃吃玩玩，不知怎的全身就开始起大红包，像

蚊子叮出来的一样，刺痒难耐，而且越来越多，在身上不同部位此起彼伏。这种情况其实就是荨麻疹。您是不是光听着就开始痒了？其实很多荨麻疹患者对这个疾病也不是十分了解，那么下面就来为您深入介绍。

◎ 荨麻疹的分类

荨麻疹是一种很常见的皮肤病，可见于任何年龄和性别。约 30% 的人一生中至少发生过一次荨麻疹。其根据患病时间的长短，可分为急性荨麻疹和慢性荨麻疹，慢性荨麻疹的症状持续时间在 6 周以上。根据病因还可将荨麻疹分为自发性荨麻疹和诱导性荨麻疹，其中诱导性荨麻疹包括皮肤划痕症、寒冷性荨麻疹、延迟压力性荨麻疹、水源性荨麻疹、日光性荨麻疹、振动性血管性水肿、胆碱能性荨麻疹和接触性荨麻疹等。

◎ 荨麻疹的症状

荨麻疹主要表现为大小不等的风团伴瘙痒。风团的形状和大小可变，中央隆起，周边常伴有红晕，通常在 24 小时内自行消退，但常在身上其他区域轮流出现。大部分慢性荨麻疹患者病程可达数年，甚至长达 50 年。然而，荨麻疹并不完全等于风团，有些患者还会出现血管性水肿，表现为突发的真皮或皮下组织肿胀，伴瘙痒、疼痛和烧灼感（如眼睑和口唇）。血管性水肿的持续时间较风团更长，可达 72 小时。

除了风团和血管性水肿外，病情严重的荨麻疹患者还可伴有发热、恶心、呕吐、腹痛、腹泻、胸闷及呼吸道梗阻等全身症状，若累及喉头还可能出现呼吸困难甚至窒息。如果荨麻疹患者出现发热和呼吸困难，需要尽快前往最近的医院急诊科处理。

◎ 荨麻疹的病因

荨麻疹的病因非常复杂，根据来源不同一般可分为外源性和内源性。外源性因素多为一过性，内源性因素多为持续性。外源性因素包括阳光直晒、皮肤受到摩擦和压力、冷热刺激、吃了某种食物或药物、吸入过敏原等，而内源性因素包括细菌和病毒感染、劳累、精神紧张和慢性疾病等。除了以上列出的因素之外，还有其他诱发荨麻疹的病因。通常急性荨麻疹较易找到原因，而慢性荨麻疹的病因大多难以明确。根据目前的研究，成人或儿童慢性荨麻疹症状很少由过敏引起，而是自发性的。

人体中的肥大细胞是引起荨麻疹最主要的效应细胞，其广泛分布于皮肤及内脏黏膜下的微血管周围，具有强大的免疫调节功能。虽然名字叫做肥大细胞，但它与肥胖毫无关系！荨麻疹患者体内的肥大细胞可通过不同机制被激活，释放出组胺、类胰蛋白酶、白介素、白三烯等物质，导致风团、水肿和瘙痒症状。其中一种重要机制是人体内一种免疫球

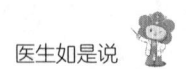

蛋白 IgE，它在荨麻疹发病机制中具有核心作用，IgE 可通过不同方式激活肥大细胞，进而释放组胺等炎症介质，导致荨麻疹症状。因此，抗 IgE 治疗可有效治疗荨麻疹症状。目前广泛使用的口服抗组胺药物，仅作用于炎症介质——组胺，而无法从源头抑制荨麻疹的发生及发展过程。

◎ 荨麻疹的诊断

病史采集是诊断荨麻疹的重要环节，医生可通过采集病史、评估皮疹及瘙痒来明确诊断。若您怀疑自己有荨麻疹症状而就医，医生一般会询问以下内容，包括但不限于：可能的诱发因素及缓解因素、病程、发作频率、皮损持续时间、昼夜发作规律、风团大小及数目、风团形状及分布、是否合并血管性水肿、是否伴随瘙痒或疼痛及其程度、消退后是否有色素沉着，以及是否伴恶心、呕吐、腹痛、腹泻、胸闷及喉梗阻等全身症状，个人或家族过敏史及个人感染史、内脏病史、外伤史、生活习惯、工作和生活环境、既往治疗反应等。除病史采集外，医生还会对您进行视诊、触诊等皮肤科专科检查，以便进行综合评估。

除上述外，实验室检查也有一定价值，可对荨麻疹的诊断提供辅助性参考。针对常规治疗效果差、病情严重、迁延不愈的慢性荨麻疹，医生会考虑进行相关的实验室检查，包括全血细胞计数、嗜酸性粒细胞计数、红细胞沉降率、甲状腺功能和相关自身抗体检测。若荨麻疹样皮损在同一部位持续超过 24 小时或伴有严重血管性水肿，可能需要进行补体系统的检查。

为了方便下次就诊时能详细并且迅速地了解疾病情况，医生可能会要求您定期在家中完成疾病相关的自我评估量表并做好记录。常用的量表包括：7 日荨麻疹活动度评分（UAS7）、荨麻疹控制评分（UCT）以及慢性荨麻疹患者生活质量评估问卷（CU-Q2oL）等。在做这些量表时请您认真作答，一定不要敷衍，这样才能帮助医生更好地了解您的病情。

◎ 荨麻疹的治疗

荨麻疹，尤其是慢性荨麻疹，大多病因不明，迁延不愈，部分患者具有自限性，医生的治疗目的是控制症状，提高患者的生活质量，最重要的是避免复发。患者应在医生的帮助下采取合理的治疗方案并坚持规范治疗。现有的治疗方案包括病因治疗、抗组胺药、生物制剂奥马珠单抗、雷公藤、环孢素、糖皮质激素和光疗等。消除诱因或可疑病因有助于荨麻疹消退，但很多患者无法明确病因，且在实际操作上也很难彻底清除所有的诱发因素，因此很多患者需要采用其他的治疗方式。

在药物治疗方面，目前首选第二代抗组胺药。若以常规剂量治疗 1~2 周后仍不能有效控制症状，则可考虑将剂量增加 2~4 倍。然而，仍有很多患者在上述治疗后无法有效控制症状。这也是由抗组胺药的机制所决定的，只能抑制组胺这一种介质，并不能从源头解决所有的问题。

生物制剂是在科学发展进程中、对疾病发病机制认知不断刷新的基础上研发的新一代治疗药物。它具有高度靶向性，可针对疾病发生的根源，同时不影响患者正常的生理功能。比如奥马珠单抗，就是以荨麻疹发病机制的核心——IgE 抗体为靶点的生物制剂，它可以通过结合人体内游离的 IgE 抗体并阻断向下发展的各级炎症级联反应，阻断多种炎症介质的释放，从而达到治疗荨麻疹的目的。

奥马珠单抗在全球已有约 20 年的用药经验，在国外，它于 2014 年获批用于慢性荨麻疹的治疗，临床有效性已得到普遍验证；在我国，该药于 2020 年 1 月获批用于治疗过敏性哮喘，其有效性及安全性均已得到证实。目前在国内，奥马珠单抗已获批用于治疗慢性自发性荨麻疹适应证，这将惠及广大深受疾病困扰的患者。

◎ 随访与复查

作为荨麻疹患者，经治疗后不论症状是减轻了，还是加重了，或是症状仍旧持续，都需要定期到医院进行随访、复查，以便医生全面掌握疾病变化，制订个体化治疗方案。通常情况下，如果您被确诊为荨麻疹，医生首先会给予第二代抗组胺药物进行治疗，若治疗 2~4 周后症状仍旧持续，建议您及时到医院进行复查。医生通常会根据您的疾病控制水平调整用药，如将抗组胺药物剂量升高至原来的 4 倍。但若症状仍旧无法控制，则可能属于抗组胺药难治性患者，根据您的病情状况医生可能会在抗组胺药基础上加用生物制剂奥马珠单抗或免疫抑制药进行治疗。

◎ 小结

以上为大家从分类、症状、病因、诊断、治疗、随访与复查等方面介绍了荨麻疹，希望大家能逐渐深入了解荨麻疹，从而更好地配合医生，更好地控制病情，并早日摆脱荨麻疹的困扰。

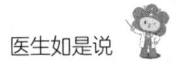

医生如是说

关于湿疹皮炎，您需要知道的几件事

皮肤科　路雪艳

湿疹皮炎是很常见的皮肤病，但治疗起来却不那么简单，很多人因为湿疹的瘙痒而坐立不安、夜不能寐，那么关于湿疹皮炎，我们需要了解什么呢？

◎ 湿疹皮炎是由什么引起的？

对于大多数的湿疹皮炎，我们不知道它是由什么引起的，也就是说病因不清，只有少数湿疹皮炎的病因是明确的，比如涂抹化妆品引起的面部皮炎，或者是戴橡胶手套引起的手部皮炎，这些都属于接触过敏原引起的接触性皮炎，其原因是清楚的。很多湿疹皮炎并不能找到这样一个明确的原因，但是容易得湿疹皮炎的人，通常我们认为还是与敏感的体质、肤质有关，也就是"爱过敏"。这种体质就与遗传因素有关了，如果说父母有过敏性疾病，孩子就更容易得过敏性疾病，但并不一定是同一种病，比如父亲患过敏性鼻炎，孩子可能患湿疹，遗传的是容易过敏的体质。这种过敏体质有时并不是出生时就会表现出来，而是在环境中，在各种因素共同作用下才慢慢表现出来，所以很多人的湿疹是在成年后，甚至是老年时才会出现。虽然原因不清，但湿疹皮炎患者都存在皮肤屏障功能差以及体内免疫系统紊乱等情况，我们对湿疹皮炎的治疗主要是针对这两点进行的。

◎ 湿疹皮炎能不能根治？

只有原因清楚的湿疹皮炎，比如接触性皮炎，避开过敏原后，可以得到根治。由于多数湿疹皮炎原因不清，不能通过用药根治。外用的激素药膏、口服的抗过敏药，甚至严重湿疹皮炎患者口服的激素、新上市的靶向治疗药物，都是控制湿疹皮炎症状的药物，并不能根治它。这就像治疗高血压的药物一样，服药可以降血压，但并不是根治高血压，所以停药后血压还会高。我们用药控制湿疹皮炎的症状，减轻瘙痒，可以减少搔抓，避免因为搔抓引起的炎症加重，同时加强皮肤保湿，可以慢慢使皮肤屏障功能恢复，再加上作息规律、饮食均衡、适度运动、保持好的情绪，那么免疫系统紊乱也可能慢慢恢复，这样湿疹可能就不会再复发了。

◎ 湿疹皮炎患者要查过敏原吗？

查过敏原对湿疹皮炎患者还是有一定意义的，虽然过敏原不一定是引发湿疹的最主要原因，但可能是诱发湿疹加重的因素。比如有的湿疹患者对某种香料过敏，他使用的润肤霜中如果含有这种香料，那么就可能使湿疹加重，通过过敏原检测明确了对哪种香料过敏，不再使用含有这种香料的护肤品，就可以避免症状加重。另外，如果过敏原检测发现患者对尘螨过敏，那么可以通过一些手段，减少患者居住环境中空气里尘螨的量，从而减轻湿疹症状。

◎ 湿疹皮炎患者能不能吃发物？

民间有说法，认为湿疹皮炎患者不能吃发物，这里的发物通常包括鱼、虾、蟹、牛肉、羊肉等，但是在湿疹皮炎患者中，吃了这些食物真正会加重病情的患者比例并没有那么高，尤其成人的湿疹皮炎通常与食物过敏关系不大。即使在容易出现食物过敏的儿童患者中，也不建议禁食所有的发物，而是应该结合过敏原检测的结果以及进食食物后的表现来判定患者具体对哪种食物过敏。如果进食某种食物后湿疹明确会加重，那么这种食物就不要再吃了，其他的食物都可以吃。很多食物都不吃会影响孩子的生长发育，对于成人的营养健康也会有影响。如果对于这一点有疑问，一定要咨询专业医生。

◎ 湿疹皮炎患者日常如何保护皮肤？

湿疹皮炎患者的皮肤屏障功能比较差，也就是皮肤比较薄弱，容易受到外界的刺激，所以保护皮肤、减少刺激是湿疹皮炎患者治疗的基础，必须长期坚持。第一，不能洗浴过度，要用温水冲澡，不要搓澡，一定要选择针对敏感肌肤的、偏酸性或中性的沐浴液，洗澡后涂抹润肤霜；第二，即使不洗澡，在寒冷干燥的季节，在皮肤容易干燥的部位也需要每天涂抹润肤霜，以增强皮肤屏障，有些患者即使在夏季也依然需要每日全身涂抹润肤霜；第三，穿着纯棉、宽松、光滑的衣物，减少衣物对皮肤的刺激；第四，尽量控制搔抓，因为搔抓会加重局部炎症，进而加重瘙痒，形成恶性循环。

◎ 激素药膏能用吗？

很多患者一听激素就恐惧，拒绝使用激素药膏，但是，外用激素药膏是国内外治疗指南一致推荐的治疗湿疹皮炎的首选药物，只要按照医生的医嘱正确使用，外用激素不光疗效好，也很安全。外用激素一般用于湿疹皮炎症状比较重的急性期，它起效快、刺激小，可以很快控制症状，在控制症状后可以选择不含激素的外用药物来接替激素，激素在局部

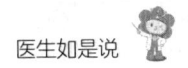

不要连续使用太长时间，一般都是安全的。

◎ 孕妇得了湿疹皮炎，可以用药吗？

由于激素水平的变化，女性在孕期其实是容易得湿疹皮炎的。由于担心药物会影响胎儿健康，很多孕妇得了湿疹都选择不治疗。如果湿疹不重，通过皮肤保护就能减轻瘙痒，在不影响睡眠的情况下，不用药是可以的。但对于严重的湿疹皮炎，若瘙痒明显，影响睡眠，这种情况还是应该酌情用药。有些药物在孕期是可以使用且相对安全的，孕妇得了湿疹，一定要到皮肤科就诊，听听专业医生的建议。

减肥"魔法"，您适合吗

普通外科　李智飞

肥胖不仅影响美观，更是多种疾病的温床。您是否努力尝试过减肥？如果通过控制饮食、增强锻炼，或者减肥药物、针灸、推拿按摩都效果不佳，还有一种减肥"魔法"——减重手术治疗。

◎ 什么是减重手术？

减重和代谢手术目前主要是针对胃的手术，通过减少有效的胃容积，来达到确切的减重及治疗糖尿病等多种代谢病的效果。所以，有人称减重手术为缩胃手术，但这并不是医学界公认的标准名称。

通过减少有效胃容积，可以达到限制食物摄入的效果，有些减重手术由于将胃肠道改道，还兼具减少营养吸收的效果。

除此之外，减重手术后人体会发生一系列胃肠道激素改变，包括 ghrelin（胃促生长素，又称食欲刺激素、饥饿素）、GLP-1（胰高血糖素样肽-1）、GIP（抑胃肽）、PYY（酪酪肽，又称肽 YY）等，从而使食欲降低、胰岛素抵抗缓解、血糖恢复正常。

尽管减重手术对于减肥及治疗糖尿病效果肯定，但其具体的作用机制，尤其是缓解糖尿病的机制还不十分明确。目前有一些假说在探究其可能的机制，这些假说包括热量摄入减少、前肠-后肠假说、胆汁酸和细菌菌群改变等。但既然是假说，也就说明还没有找到真正的机制，这就需要医学工作者继续努力去研究探索。

目前，国际上的减重手术都提倡用微创手术的方式，也就是在腹壁上最多打3~5个小洞，每个小洞直径在0.5~1.5厘米。用腹腔镜完成手术，腹部没有大的切口，患者术后恢复较快，可以早期下地活动，也减少了术后并发症的发生。

◎ 减重手术方式有几种？

目前最常见的微创减重手术方式为腹腔镜袖状胃切除术和腹腔镜胃旁路手术（这两种手术占减重手术总数的70%~80%），并且有相应的改进型手术。

腹腔镜袖状胃切除术可以减少胃容量，如同把宽松的泡泡袖剪裁成修身的小窄袖，使胃容纳的食物量减少，还可以降低刺激产生饥饿感的激素分泌。它的优点是不改变胃肠道的生理状况，不干扰食物的正常消化与吸收过程，手术简单，并发症少。

腹腔镜胃旁路手术需要改变肠道结构，去除大部分胃功能，减少胃内空间和小肠长度，在减少食量的同时，还通过"抄近道"来减少食物的吸收。其优点是减重效果明显，治疗效果（尤其对糖尿病的治疗效果）可望长期保持。

减重手术安全性高。数据显示，即使是相对复杂的胃旁路手术，术后并发症的发生率也仅为0.4%，甚至低于常见的胆囊切除手术（并发症发生率为0.9%）。而袖状胃切除术后并发症的发生率则更低，也极少出现影响生活的并发症。

据文献报道，患者减重手术后一年平均减重31kg，胃旁路手术可使75%的肥胖人群2型糖尿病患者的高血糖得到缓解，并可有效缓解高血压、高血脂、多囊卵巢综合征、睡眠呼吸暂停、骨关节炎等其他肥胖并发症，明显改善生活质量，是目前减肥和控制糖尿病效果最为确切的治疗方法。但具体到每一位患者到底适合哪种手术方式，一定要咨询减重手术医生。

◎ 哪些人适合减重手术治疗？

如果您经历过饮食控制或药物治疗，体重反复波动，不能有效减重，或者苦恼于各种肥胖并发症带来的损害，就可以考虑减重手术治疗。

对于什么情况适合做减重手术，最主要的一个判断指标为体重指数（BMI）。当一个人BMI大于等于32.5 kg/m^2，或者大于27.5 kg/m^{2}并且伴有2型糖尿病，糖尿病病程不超过15年或胰岛储备功能良好，就适合进行减重手术治疗。

经常有些女性觉得自己不够苗条，希望借助减重手术来实现自己的减肥愿望。但减重手术并不单纯是用来减肥的，由于具有一定的创伤性，减重手术有严格的适应证。

首先，BMI小于25 kg/m^{2}的人不适合做减重手术，可能会造成营养不良。

其次，1型糖尿病、胰岛B细胞功能已基本丧失的2型糖尿病和一些特殊类型糖尿病

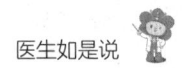

（如妊娠糖尿病）患者不适合进行减重手术。

再有，存在药物滥用、酒精成瘾、精神疾病、智力障碍或手术后不配合饮食和生活习惯改变，依然我行我素者不适合手术治疗。

另外，一些身体情况差、难以耐受全身麻醉或手术者都不适合手术治疗。

如果您大致符合减重手术的标准，又苦于其他方法不能有效减重降糖，那么可以咨询专业的减重手术医生，来判定是否适合进行这个减重"魔法"！

被猫抓伤了，就会得猫抓病吗

血液内科　包　芳

如今，"打工人"的生活压力山大，很多人会选择饲养宠物来缓解压力。在众多宠物中，最受欢迎的莫过于猫，也就是人们常说的"喵星人"，所谓"撸猫一时爽，一直撸猫一直爽"。虽然"喵星人"愉悦了"铲屎官"的身心，但是铲屎官却可能会忽略对它们的定期体检，而这小小的疏忽，可能会给"铲屎官"的身体健康埋下大大的隐患。

正如人体表面携带很多非致病菌一样，猫身上也会携带许多细菌及寄生虫（如跳蚤等）。这些细菌及跳蚤并不会导致猫生病，但是如果人被感染的猫或跳蚤抓伤、咬伤就会致病，这种疾病叫猫抓病。

人们在沉浸式撸猫时，猫会舔舐人们的眼睛、嘴或皮肤，而猫舌头上的小倒刺会造成人们皮肤黏膜出现细小的伤口，或者皮肤黏膜本身存在开放性伤口，在猫舔舐的过程中，猫或跳蚤携带的细菌就会侵入人体内。

刚出生的小猫或者幼猫抵抗力较弱，因而比成年猫更容易感染及携带这些细菌，更容易导致人体患病。成年猫因自身免疫系统逐渐完善，抵抗力增强，外加定期进行体检驱虫，携带跳蚤及细菌的概率将会大大降低。

◎ 猫抓病有哪些症状和体征？

一般在被感染（被猫咬伤或抓伤）3~10天后，伤口附近的皮肤会发红、肿胀，看起来像一个圆形的肿块或者丘疹，相应区域的淋巴结会肿大；还有可能出现发热、头痛、乏力和食欲下降等不典型的临床表现；极少数情况下会出现意识障碍、视力异常或罹患肝脏疾病。

◎ 出现猫抓病的症状，该怎么办？

当人们出现上述症状时，需要引起注意及警惕，建议去有检测资质的正规医院进行检查，明确是否患病。若确诊患病，部分症状会在几周内自行消失，医生通常会开具抗生素进行治疗。此时提醒大家，要记得同时给猫进行体检及除虫。

如果症状持续不缓解，比如淋巴结持续进行性肿大，多发及新发淋巴结肿大，就有必要进行淋巴结活检，明确是否因长期慢性炎症刺激导致罹患血液系统疾病，建议及时到血液科门诊就诊。

◎ 如何预防猫抓病？

为了避免罹患猫抓病，建议大家在撸猫时，避免被猫咬伤或抓伤，与猫玩耍后及时洗手，定期带猫体检并去除跳蚤，若不慎被咬伤或抓伤，立即用流动的清水和肥皂进行清洗。

最后提醒大家，"汪星人"也会携带相应细菌，被其抓伤或咬伤后，除了需进行狂犬疫苗注射外，也要警惕发生猫抓病。

淋巴结肿大，按着还疼，莫不是得了淋巴瘤

血液内科　景红梅

"我一直在挣扎，终于明白，与其在恐惧中等待死亡，不如直接面对。"这是电影《搜索》中罹患恶性淋巴瘤的女主角在终结自己生命前留下的遗言，她是个美丽的姑娘，不忍直面残酷的癌症而选择了死亡。电影折射出的生命观不禁让人惋惜。如今，随着治疗手段与预防意识的提高，在爱惜生命的同时，爱美的我们可以优雅地防治甚至战胜淋巴瘤。

◎ 淋巴瘤可发生在任何年龄

淋巴瘤是最常见的血液肿瘤，肿瘤细胞可随淋巴和血液循环扩散到身体任何部位。据统计，我国淋巴瘤发病率约为 6.68/10 万，居各类肿瘤发病的第 8 位，并且近几年呈增长趋势。

淋巴瘤可以在任何年龄发病，**不同类型好发人群不同，有些好发于年轻人，有些好发**

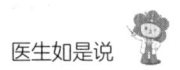
医生如是说

于老年人,这是与其他肿瘤不一样的地方;同时因为淋巴瘤有很多种类型,不同类型的**发病特点、常见受累部位也不同**;淋巴瘤也**不是一个确定的遗传性疾病,但是有一定的遗传易感性**,有家族史者的发病率可能会高于无家族史者。

根据肿瘤细胞的病理特征,淋巴瘤主要分为霍奇金淋巴瘤和非霍奇金淋巴瘤。非霍奇金淋巴瘤约占所有淋巴瘤的91%,其中占比最多的是弥漫大B细胞淋巴瘤。与同期的肝癌、肺癌、胰腺癌等相比,淋巴瘤的5年生存率要高很多,如最常见的弥漫大B细胞淋巴瘤,生存率能达到60%~70%。也就是说,通过治疗,患者是可以达到治愈的。

◎ 淋巴结肿大,不一定就是淋巴瘤

门诊医生常遇到一些患者来咨询:"我的淋巴结变大了,还很疼,是不是肿瘤呀?"

其实正相反:疼,反而是好事。因为淋巴瘤有一个最重要的特点即无痛性进行性淋巴结肿大,如果不疼,其为肿瘤的可能性则相对会增大;**如果淋巴结肿大伴有明显的疼痛,炎症的可能性更大**。淋巴结肿大还要看有没有动态变化,如果长时间不变化,没有一个动态的增大过程,淋巴瘤的可能性也不大。

最简单经济、且对患者没有伤害的检查就是全身**淋巴结彩超**,这样除了纵隔淋巴结,全身大多数淋巴结基本上都能看到,通过观察淋巴结大小、血流和结构,可以帮助医生和患者判断是否需要进行活检。

还有一个简单的方法就是自己摸一摸淋巴结,像腹股沟(连接腹部和大腿的部位)淋巴结等都是可以在浅表摸到的。**但不建议人们一旦发现淋巴结大,就总是去摸、去刺激它**。这种情况还是建议去医院做一个动态观察,可以间隔2周、1个月、2个月,定期做B超检查。

◎ 人若压力大,免疫系统可能会"遭殃"

这些年有不少名人罹患淋巴瘤,让公众对这种疾病渐渐熟悉起来。对于不同患者,他们的结局并不相同,这主要是由于淋巴瘤的类型不一样,有一些淋巴瘤是惰性的,有一些是侵袭性的,在治疗效果上可能有差距,但也需要患者积极、规范地进行治疗。

人们平时的生活状态,还有自身对待疾病的态度,对预防和治疗淋巴瘤也是有影响的。压力大的人,免疫系统可能会受到抑制,进而会使肿瘤细胞"长起来"。

在日常生活和行为习惯上,最主要的就是生活规律,尽量避免劳累,因为劳累最容易让免疫系统受损。不少淋巴瘤患者都处于一种比较抑郁的状态,即便现在人们普遍生活节奏都很快,还是建议要保持健康、规律的生活,拥有一个健康、乐观的心态。

射波刀，是真的"刀"吗

肿瘤放疗科　赵田地　王　巍

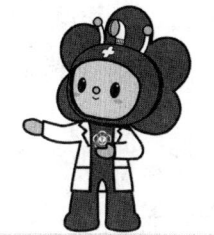

"医生，做放射治疗会有辐射吗？""不是说做放射治疗不用开刀吗？这个射波刀是什么？""做治疗的时候，在身上画的线是做什么用的？"在放疗科医生的日常工作中，每天都会遇到患者提出的各种问题，下面就来为大家统一解答。

◎ 做放射治疗有辐射吗？做完之后会对家人、孩子有影响吗？

放射治疗（放疗）是采用放射线杀伤肿瘤细胞的治疗方式，包括 X 射线、电子线、伽马射线、质子束等。根据远近，放疗分为外照射和内照射。

外照射（远距离放疗）

外照射常用的治疗设备有医用直线加速器、射波刀、伽马刀等。这些设备在治疗时会产生射线，对肿瘤细胞进行照射，治疗结束射线就会停止，不会在患者体内残留，患者也不会成为放射源，因此不会对其家人产生影响，患者可以正常生活。

内照射（近距离放疗）

内照射常用的治疗设备有后装治疗机、术中放疗机、碘 125 粒子植入治疗设备等。后装治疗和术中放疗与外照射一样，只在治疗时产生射线，治疗结束后患者体内无残留射线，不会对其家人产生影响。碘 125 粒子植入术是将放射源或放射性药物注入患者体内，此时身体具有放射线，对周围的人（尤其是儿童）和物均有影响。因此，应按照医生的要求采取必要的防护措施，待放射线衰减完后，患者可恢复正常生活。

◎ 在做放射治疗的过程中，为什么治疗机器的机架旋转圈数不一样？

接受外照射中的调强治疗时，一些患者会发现有的时候机架转三圈，有的时候机架只转两圈，为什么旋转的圈数不同？其实，加速器多旋转的一圈，是在给患者做治疗位置验证，确保治疗位置精确。

接受加速器调强治疗的患者，一般是前 5 次治疗时每次做治疗位置验证，以后则根据患者病情来实施每周的治疗位置验证，以保证治疗效果。所以说，每次治疗时机器旋转的圈数并不代表实际治疗情况。

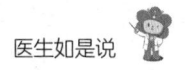

◎ 射波刀，是真的"刀"吗？

第一次听到这个名字时，很多患者都以为射波刀和手术刀一样，是用刀割掉病变组织。其实，射波刀并不是真实的刀，也不像传统意义上外科手术中使用的刀。

射波刀（cyberknife，也被音译为"数码刀""赛博刀"）是一种精准的放疗技术，是一种机器人辅助X射线立体定向放射外科治疗系统，它将直线加速器、计算机技术、肿瘤实时追踪技术与机器人技术结合在一起，使用大剂量、高能X射线精准对准肿瘤位置进行照射，达到消灭肿瘤的目的。因其治疗效果接近或超过传统外科手术切除，因此被形象地称为射波刀。

◎ 放射治疗前需要喝水憋尿吗？

在放射治疗中，不是所有的患者都需要喝水憋尿，喝水憋尿适用于盆腔肿瘤的患者。其中，妇科肿瘤中的子宫内膜癌、宫颈癌、部分外阴癌、卵巢癌，泌尿系统肿瘤中的前列腺癌、膀胱癌，以及部分直肠癌患者需要憋尿。

喝水憋尿的目的是减少放疗的不良反应，比如放射性肠炎（可能会引起腹泻、便秘、便血等）、膀胱炎（引起尿频、尿痛、尿急）。通过憋尿，可以保证照射期间各器官位置稳定，把不良反应降到最低，以达到最好的预期治疗效果。

在CT定位中，医生一般要求20分钟喝完1000 ml水，1小时后进行治疗。对于憋尿情况不好的患者会酌情缩短时间。对于治疗时憋尿没有感觉的患者，以CT定位时为准，尿感与CT定位时一致为最佳。

夏季如果患者出汗较多，水分流失较快，应适当多喝一些水，且增加憋尿时长（根据自身情况而定）。患者治疗一段时间，因受照射影响，膀胱憋尿情况减弱，可能出现提前憋不住的情况，因为每位患者治疗时长固定，这时应适当少喝水。

◎ 治疗时身上画的线是做什么的？

对于使用加速器进行常规调强治疗的患者，医生会在CT上定位，目的是找到肿瘤的位置，把肿瘤摆在靶子的正中心，精准打击肿瘤。医生会用特制的红色墨水在患者身体中间和两侧，画3个十字标记线，以患者自身建立坐标系。

治疗摆位的过程，就是将身体的坐标系与治疗机坐标系匹配的过程，以患者身上的红色十字线为基准，找到正确的治疗位置，保证患者在治疗时与定位时姿势、位置相同，放射线对准肿瘤的位置照射，达到精准放疗的目的。因此，要保护好身体上的定位线。

20 其他

◎ 治疗室里为什么那么冷？

治疗所使用的设备，在使用期间会产生较多的热量，为维持设备在工作期间的稳定性，需要保持室内恒温恒湿，所以屋内温度不能过高，一般以 18～25 ℃为宜，以免设备热量无法传导，造成设备故障。

摆位结束后，工作人员会为患者加盖毛巾被保暖，所以患者不用担心治疗期间会觉得治疗室内冷。

◎ 放疗和化疗，有什么不同？

目前，世界公认的三大治疗肿瘤的方法是手术、放疗、化疗。其中，放疗和化疗的区别主要有以下几方面。

（1）治疗方式不同：放疗采用的"武器"是射线；化疗采用的是药物。

（2）疗程不同：放疗根据单次放疗剂量、肿瘤部位、射线种类不同，疗程多在2～6周，后续同一部位多不采取二次放疗；化疗多以每3周为一个疗程，可以多次重复使用。

（3）副作用不同：放疗的副作用多表现为照射部位的局部副反应，如皮肤色素沉着、局部黏膜溃疡、放射性肺炎、放射性肠炎等；化疗副作用多表现在血液系统和消化系统，如白细胞下降、贫血、血小板减少、恶心、呕吐等，脱发也是常见的副作用。

放疗和化疗具有各自的优势和特点，因而被用在疾病的不同治疗阶段。二者有时也会同时应用，医生会根据患者的实际情况掌握治疗时机，制订治疗方案，在提高疗效的同时尽可能减少副作用。

为什么我们管不住自己的脾气

中医科　王春勇

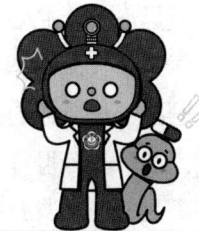

情绪，中医称为情志，是指喜、怒、忧、思、悲、恐、惊等心理活动，是人体对外界客观事物刺激的正常反应。

◎ 不良情绪会引发疾病吗？

不良情绪会直接扰乱人的心理、生理活动，影响健康，产生疾病。中医学把不良情绪

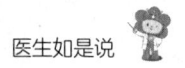

作为最为重要的致病因素，对其有着深刻的认识。

情绪源于人体脏腑功能，中医学把不同脏腑和不同情绪建立关联。《素问·天元纪大论》："人有五脏化五气，以生喜怒思忧恐。"简要总结即是：肝，在志为怒，怒伤肝；心，在志为喜，喜伤心；脾，在志为思，思伤脾；肺，在志为忧，忧伤肺；肾，在志为恐，恐伤肾。

◎ 不良情绪是脏腑功能的病态表现，益疏不宜堵

例如经前期综合征，是指成年女性在月经前期，表现出一系列症状，包括情绪失控，急躁易怒，常伴有偏头痛、乳腺胀痛、胁肋疼痛等，而在月经来潮后症状可自行恢复。中医把这种状态叫做"肝郁气滞"。中医认为，在月经前人体有"急躁易怒"的物质基础，即壅盛而疏泄不畅的气血，《黄帝内经》："肝气实则怒，血有余则怒"，所以此时脾气控制不住。而当来月经后，气血疏泄、通畅了，其情绪又回到了掌控之中，患者不再无故发脾气，相应的症状也就随之消失。

◎ 针对不良情绪，可进行专业治理

《素问·举痛论》："怒则气上，喜则气缓，悲则气消，恐则气下，惊则气乱，劳则气耗，思则气结。"

因此，在临床上可以通过针灸、药物或用言语来调整患者的情绪。比如，发怒气，导致头晕、头胀，可以用平肝潜阳药物，把上升的肝气引下来；受恐吓，大小便失禁，可以补肾升阳，把下坠的肾气托举上来。

针对不同情绪，药物调摄常用方法如下。

（1）悲伤，心肺气虚——补益心肺；
（2）思虑，脾胃气壅——通调脾胃；
（3）嘻笑，心火旺盛——清泄心火；
（4）愤怒，肝气太盛——疏肝降气；
（5）恐惧，肾气不足——补肾升阳。

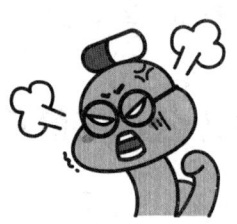

◎ 不良情绪也可以自治

每个人都是自我健康的第一责任人，可以加强情绪的自我调节，积极主动地促进健康。通过每个人的意志力，可以更好地驾驭自己的精神，适应环境，调整自我。《灵枢·本脏》："志意者，所以御精神，收魂魄，适寒温，和喜怒者也……志意和则精神专直，魂魄不散，悔怒不起，五脏不受邪矣。"

因此，应尽早认知、了解、掌握情绪规律，实施情绪管理，让它更好地守护我们的健康。

缩略语

Ab：抗体，antibody

ACEI：血管紧张素转化酶抑制剂，angiotensin converting enzyme inhibitor

ADHD：注意缺陷多动障碍，attention deficit hyperactivity disorder

AFC：窦卵泡计数，antral follicle count

AFP：甲胎蛋白，alpha-fetoprotein

AFU：α-L-岩藻糖苷酶，α-L-fucosidase

AIDS：获得性免疫缺陷综合征，acquired immune deficiency syndrome

ALT：丙氨酸转氨酶，alanine transaminase

AMH：抗米勒管激素，anti-Müllerian hormone

APP：应用程序，application program

ARB：血管紧张素Ⅱ受体阻滞剂，angiotensin Ⅱ receptor blocker

BI-RADS：乳腺影像报告和数据系统，breast imaging reporting and data system

BMI：体重指数，body mass index

CA125：糖类抗原125，carbohydrate antigen 125

CA15-3：糖类抗原15-3，carbohydrate antigen 15-3

CA19-9：糖类抗原19-9，carbohydrate antigen 19-9

CA242：糖类抗原242，carbohydrate antigen 242

CA72-4：糖类抗原72-4，carbohydrate antigen 72-4

CEA：癌胚抗原，carcinoembryonic antigen

CK：肌酸激酶，creatine kinase

CPP：慢性盆腔痛，chronic pelvic pain

CRISPR：成簇规律间隔短回文重复序列，clustered regularly interspaced short palindromic repeats

CT：计算机体层成像，computed tomography

CU-Q2oL：慢性荨麻疹患者生活质量评估问卷，chronic urticaria quality of life questionnaire

Cyfra21-1：细胞角质蛋白19片段抗原21-1，cyto-keratin 19 fragment antigen 21-1

DMARD：改善病情抗风湿药，disease modifying antirheumatic drug

DMPA：长效醋酸甲羟孕酮，depot medroxyprogesterone acetate

DMS：深层肌肉刺激仪，deep muscle stimulator

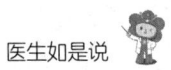

DNA：脱氧核糖核酸，deoxyribonucleic acid
DVT：深静脉血栓，deep vein thrombosis
E2：雌二醇，estradiol
ECDC：欧洲疾病预防和控制中心，European Centre for Disease Prevention and Control
ELISA：酶联免疫吸附测定，enzyme linked immunosorbent assay
En-DCR：内镜下泪囊鼻腔吻合术，endoscopic dacryocystorhinostomy
ERCP：内镜逆行胰胆管造影术，endoscopic retrograde cholangiopancreatography
ESSDAI：欧洲抗风湿病联盟干燥综合征疾病活动指数，EULAR Sjögren Syndrome Disease Activity Index
Ex-DCR：外路泪囊鼻腔吻合术，external dacryocystorhinostomy
FAP：家族性腺瘤性息肉病，familial adenomatous polyposis
FEV1：第1秒用力呼气容积，forced expiratory volume in one second
FISH：荧光原位杂交，fluorescence in situ hybridization
FJP：家族性幼年性息肉病，familial juvenile polyposis
FODMAP food：可酵解食物，fermentable oligosaccharides, dissaccharides, monosaccharides and polyol food
FSH：卵泡刺激素，follicle stimulating hormone
FS-LASIK：飞秒激光辅助准分子激光原位角膜磨镶术，femtosecond laser LASIK
FVC：用力肺活量，forced vital capacity
GA：糖化白蛋白，glycated albumin
GADA：谷氨酸脱羧酶抗体，glutamic acid decarboxylase antibody
GDM：妊娠糖尿病，gestational diabetes mellitus
GFR：肾小球滤过率，glomerular filtration rate
GI：血糖指数，glycemic index
GIP：抑胃肽，gastric inhibitory peptide
GLP-1：胰高血糖素样肽-1，glucagon-like peptide-1
GnRHa：促性腺激素释放激素类似物，gona dotropin-releasing hormone analogue
GPT：谷丙转氨酶，glutamic-pyruvic transaminase
GVHD：移植物抗宿主病，graft versus host disease
HCG：人绒毛膜促性腺激素，human chorionic gonadotropin
HDL-C：高密度脂蛋白胆固醇，high density lipoprotein cholesterol
HNPCC：遗传性非息肉病性结直肠癌，hereditary nonpolyposis colorectal cancer
HP：幽门螺杆菌，Helicobacter pylori
HPV：人乳头瘤病毒，human papilloma virus
HSIL：高级别鳞状上皮内病变，high-grade squamous intraepithelial lesion
IAA：胰岛素抗体，insulin antibody

IARC：国际癌症研究机构，International Agency for Research on Cancer
IBS：肠易激综合征，irritable bowel syndrome
ICA：胰岛细胞抗体，islet cell antibody
ICSI：卵胞质内单精子注射，intracytoplasmic sperm injection
IFG：空腹血糖受损，impaired fasting glucose
Ig：免疫球蛋白，immunoglobulin
IgE：免疫球蛋白 E，immunoglobulin E
IgG：免疫球蛋白 G，immunoglobulin G
IGR：糖调节受损，impaired glucose regulation
IGT：糖耐量减低，impaired glucose tolerance
IL：白细胞介素，interleukin
INR：国际标准化比值，international normalized ratio
IOF：国际骨质疏松基金会，International Osteoporosis Foundation
ITP：特发性血小板减少性紫癜，idiopathic thrombocytopenic purpura
IVF：体外受精，in vitro fertilization
LASEK：准分子激光上皮瓣下角膜磨镶术，laser-assisted subepithelial keratomileusis
LDL-C：低密度脂蛋白胆固醇，low density lipoprotein cholesterol
LES：食管下括约肌，lower esophageal sphincter
LH：黄体生成素，luteinizing hormone
MAP：结直肠 MUTYH-相关性息肉病，colorectal MUTYH-associated polyposis
MRI：磁共振成像，magnetic resonance imaging
NMR：核磁共振，nuclear magnetic resonance
NSAID：非甾体抗炎药，nonsteroidal anti-inflammatory drug
NSE：神经元特异性烯醇化酶，neuron specific enolase
NT：胎儿颈后透明层厚度，nuchal translucency
NV：诺如病毒，norovirus
OA：骨关节炎，osteoarthritis
OGTT：口服葡萄糖耐量试验，oral glucose tolerance test
OT：旧结核菌素，old tuberculin
OTC：非处方药，over-the-counter drug
PA：银屑病关节炎，psoriatic arthritis
PCOS：多囊卵巢综合征，polycystic ovary syndrome
PE：肺栓塞，pulmonary embolism
PGT：植入前遗传学检测，preimplantation genetic testing
PICC：外周中心静脉导管，peripherally inserted central venous catheter
PJS：波伊茨-耶格综合征，Peutz-Jeghers syndrome

医生如是说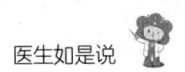

POR：卵巢低反应，poor ovarian response
PPD：纯蛋白衍生物，purified protein derivative
PRK：准分子激光屈光性角膜切削术，photorefractive keratectomy
PSA：前列腺特异性抗原，prostate-specific antigen
PYY：酪酪肽，peptide tyrosine-tyrosine；peptide YY
RF：类风湿因子，rheumatoid factor
RF：射频，radio frequency
RIA：放射免疫分析，radioimmunoassay
SARS-CoV：严重急性呼吸综合征冠状病毒，severe acute respiratory syndrome coronavirus
SCCA：鳞状细胞癌抗原，squamous cell carcinoma antigen
SD：标准差，standard deviation
SMILE：小切口角膜微透镜取出术，laser small incision lenticule extraction
SPF：防晒系数，sun protection factor
TC：总胆固醇，total cholesterol
TCT：液基薄层细胞学检查，thin-prep cytology test
TENS：经皮神经电刺激疗法，transcutaneous electrical nerve stimulation
TG：甘油三酯，triglyceride
TIA：短暂性脑缺血发作，transient ischemic attack
TIRADS：甲状腺影像报告和数据系统，thyroid imaging reporting and data system
TNF：肿瘤坏死因子，tumor necrosis factor
TPRK：经上皮准分子激光屈光性角膜切削术，transepithelial photorefractive keratectomy
UACR：尿白蛋白/肌酐比值，urine albumin-to-creatinine ratio
UAS7：7日荨麻疹活动度评分，urticaria activity score 7
UCT：荨麻疹控制评分，urticaria control test
UV：紫外线，ultraviolet
UVA：紫外线A，ultraviolet A
UVB：紫外线B，ultraviolet B
UVC：紫外线C，ultraviolet C
VTE：静脉血栓栓塞症，venous thromboembolism
WHO：世界卫生组织，World Health Organization